眼科精粹系列丛书

主 编 （德）乌维·布雷（Uwe Pleyer）
　　　 （德）巴特力·蒙迪诺（Bartly Mondino）
主 译 刘 虎 梁 舒

葡萄膜炎 和免疫异常

辽宁科学技术出版社
沈 阳

主译 刘 虎 梁 舒

译者 杨渊荃 管永清 郑日忠 张 斌 苏毅华
杭 荟 叶 辉 龚 宇 陈雪娟

Translation from the English language edition:

Well-Cemented Total Hip Arthroplasty edited by S. Breusch

Copyright © 2005 Springer-Verlag Berlin Heidelberg

Springer is a part of Springer Science+Business Media

All Rights Reserved

图书在版编目（CIP）数据

葡萄膜炎和免疫异常／（德）布雷（Pleyer，U.），（德）
蒙迪诺（Mondino，B.）主编；刘虎，梁舒主译. 一沈阳：
辽宁科学技术出版社，2008.10
　（眼科精粹系列丛书）
　ISBN 978 - 7 - 5381 - 5529 - 7

　Ⅰ. 葡⋯　Ⅱ. ①布⋯②蒙⋯③刘⋯④梁⋯　Ⅲ. 葡萄膜
炎—免疫学　Ⅳ. R773.9

中国版本图书馆 CIP 数据核字（2008）第 097009 号

出版发行：辽宁科学技术出版社
　　　　　（地址：沈阳市和平区十一纬路 29 号　邮编：110003）
印　刷　者：沈阳新华印刷厂　　　**出版时间**：2008 年 10 月第 1 版
经　销　者：各地新华书店　　　　**印刷时间**：2008 年 10 月第 1 次印刷
幅面尺寸：184mm×260mm　　　　**责任编辑**：倪晨涵
印　　张：15.25　　　　　　　　**封面设计**：刘　枫
插　　页：4　　　　　　　　　　**版式设计**：于　浪
字　　数：200 千字　　　　　　　**责任校对**：周　文
印　　数：1～2000

书　　号：ISBN 978 - 7 - 5381 - 5529 - 7
定　　价：150.00 元

联系电话：024 - 23284360　E-mail：lkzzb@mail.lnpgc.com.cn
邮购热线：024 - 23284502　http://www.lnkj.com.cn

眼科精粹系列丛书

主编：G.K.克里格尔斯坦（G.K.Krieglstein）
R.N.韦恩雷伯（R.N.Weinreb）

前　言

　　《眼科精粹系列丛书》是一套最新的涵盖眼科学8个亚专业综述性丛书。该书每季度定期出版，各亚专业内容每两年综述一次。

　　目前，大量的医学刊物不断出版发行，为什么还提供一套综述性丛书？这是因为医学知识的半衰期仅5年左右，即便在顶尖科学期刊上发表的具有原创性的研究成果反馈到医学教科书竟达8年之久。鉴于此，眼科临床工作中亟需一套丛书在期刊和教科书之间架起"桥梁"，缩短知识传播的"时间差"，将眼科学研究领域的最新进展更快、更有效地应用到临床实践中，以便使广大眼病患者从中受益。

　　本丛书各分册均由2位著名编辑精选题材，并由国际知名眼科专家综述而成，文中所选内容均为各专业的研究热点和最新进展。本套丛书中各专业均根据内容编排成10～20章，各章节采用标准化格式并统一篇幅。为了加深读者对重要知识点的理解，文中附有图表和参考文献。鉴于各分册的出版周期为两年，读者可以着重了解各专业的研究进展，也可以全面更新眼科学各领域的知识。书中对临床相关的内容皆有详尽介绍，读者如需将所学知识应用到临床可谓得心应手。

　　对力求在临床实践中与时俱进、不断创新的眼科医生而言，本书颇值一读。

丛书主编

G.K.克里格尔斯坦（G.K.Krieglstein）

R.N.韦恩雷伯（R.N.Weinreb）

序

《眼科精粹系列丛书》共有 8 个分册，其内容包括：青光眼，白内障和屈光手术，葡萄膜炎和免疫异常，玻璃体－视网膜手术，视网膜病，眼眶和眼整形，小儿眼科、神经眼科、眼遗传病，角膜和外眼病等亚专业。本套丛书每季度出版一册，出版周期为两年。各分册内容每两年就不同主题出版更新。

本丛书的出版旨在缩小基础研究和临床实践之间的"鸿沟"。其内容编排不仅强调时效和适用信息，同时也涉及基础研究的最新方向。为了方便读者阅读，本书附有大量图表，适用于眼科医生、视光师以及正在接受培训的各级眼科医师。

葡萄膜炎和免疫异常是该丛书的第三本。过去数十年，我们对葡萄膜炎的研究不断深入，尤其对该病的免疫病理和免疫遗传学等方面有了许多新的认识。本书向读者提供该类疾病以及部分致盲性眼病的诊断和治疗的最新信息。此外，联系当前最新的基础研究成果对此类疾病的发病机制进行深入讨论。"临床总结"和"临床要点"凸现每一章的重点所在，有助于读者对重点内容的理解和掌握。

本书不仅综述临床常见、仅需局部治疗眼病的最新进展。比如过敏性眼病、干眼症等，同时对部分严重性致盲眼病的诊治进展进行总结，比如，瘢痕性类天疱疮、巩膜炎和葡萄膜炎等。其中，"葡萄膜炎的免疫机制"和"眼部炎症性疾病的免疫遗传学"两章给读者总结了该领域基础研究的最新进展。

本书兼顾不同亚专业眼科医生的需求，比如，眼前段医生可以了解他们感兴趣的眼部过敏、干眼、瘢痕性类天疱疮、角膜移植、巩膜炎和单纯疱疹等内容；视网膜和葡萄膜炎医生可以全面地了解葡萄膜炎的发病机制、药物治疗和手术治疗等方面的进展，此外，还向小儿眼科医生提供了儿童葡萄膜炎的重要的、有用的信息。

乌维·布雷（Uwe Pleyer）
巴特力·蒙迪诺（Bartly Mondino）

目　录

第 1 章

眼部变态反应

Alessandra Micera, Sergio Bonini, Alessandro Lambiase,
Roberto Sgrulletta, Stefano Bonini

主要内容

- 过敏性结膜炎是涉及 IgE、免疫细胞、细胞因子和介质的眼表炎症。
- 过敏性结膜炎组织中可以检测到趋化因子、黏附分子、细胞因子和神经肽类物质。
- 在过敏性结膜炎患者的血液、泪液以及局部活检组织中，生长因子、多数神经生长因子（NGF）和转化生长因子 $\beta 1$（TGF$-\beta 1$）的水平均有不同程度升高。
- 春季卡他性结膜炎（VKC）的患者，睑结膜和球结膜内肥大细胞（MCs）和嗜酸性粒细胞（EOSs）的增多与血浆 NGF 水平升高有显著相关性。
- VKC 患者的继发表现有结膜纤维化、巨乳头形成。
- VKC 中胶原过度增生、沉积以及组织重构，可能与基质金属蛋白酶体和其生理性抑制因子失衡有关。
- 炎症细胞和基质细胞产生的各种生长因子（NGF、TGF$-\beta 1$）、细胞因子，与组织修复有关。
- VKC 和特异反应性角膜结膜炎（AKC）可以累及角膜，表现为角膜溃疡、瘢痕，最终导致视力丧失。

1.1 引 言

变态反应或 I 型超敏反应是一种由 IgE 介导的免疫反应，可以累及多器官。按其发生效应快慢和持续时间长短可以分为以下三种类型：（1）速发型变态反应：接触变应原后数秒或数分钟内发生；（2）迟发型变态反应：在接触变应原后数小时发生；（3）慢性炎症反应：可以持续数天、数月甚至数年[1]。变态反应性炎症累及眼表，并且常伴有其他器官受累，如过敏性鼻炎[1]。变态反应的免疫病理机制涉及 IgE 和 T 细胞。在变态反应性结膜炎中尤以 Th2 细胞作用最为主要[2]。该细胞通过释放多种调节和炎症细胞因子发挥作用，如 IL-3（限制肥大细胞和嗜酸性粒细胞分化）、IL-4（促使肥大细胞成熟、IgE 和血管细胞黏附分子合成）、IL-13、IL-5（促进嗜酸性粒细胞生长、趋化和脱颗粒）[1]。IgE 介导过敏性结膜炎很容易被特定的结膜变应原再次诱发。我们发现，在速发型变态反应后出现以嗜酸性粒细胞（EOSs）和肥大细胞（MCs）为主的细胞浸润，这是病变的关键所在[3]。在此类患者局部活检组织和泪液中，EOSs 的数量及其生成的蛋白质（ECP）水平增高[4]，EOSs 聚集的机制尚不十分明了。此外，MCs 的主要产物组胺和类胰蛋白酶[1]，在患者泪液中也有少量发现[5]。有趣的是，结膜上皮细胞也被认为在眼过敏性疾病中起着重要作用[6]。

1.2　慢性变态反应性眼病

眼部慢性变态反应性疾病包括季节性特异反应性结膜炎（SAC）、终年型特异反应性结膜炎、特异反应性角膜结膜炎（AKC）和春季角膜结膜炎（VKC）在内的一组疾病[7]。SAC 为自限性疾病，对多数患者而言，结膜炎仅是全身变态反应的一部分（鼻炎、枯草热，甚至累及肺部）。AKC 主要累及成人双眼的较为严重的变态反应性疾病，多有家族史并伴有全身特应性皮炎。其主要症状有痒、烧灼感、流泪。主要体征有上睑结膜乳头、角膜上皮中到重度炎性浸润，最终导致角结膜瘢痕、生成新生血管，甚至失明。另外，许多患者可出现葡萄球菌性睑缘炎，其眼部并发症包括睑缘结膜炎、白内障、眼部单纯疱疹病毒感染和圆锥角膜。VKC 的临床特点呈慢性、复发性、季节性，以儿童发病居多（世界各地均有发病，尤以地中海地区高发），其中半数以上儿童伴有其他部位的过敏表现[8]。与 AKC 较为严重不同，VKC 在多年后有自愈倾向。目前，遗传学上尚未找到与 VKC 相关的特殊基因型。该病多表现为季节性，通常从春季开始发病（症状明显），直至秋冬季症状减轻。虽然一年内儿童患者的症状随季节波动，但终年发病的病例并不少见，尤其在温暖的亚热带和沙漠气候地区。由于本病具有在花粉季节症状明显的特点，有力地证明了 VKC 是一种针对外界变应原的免疫变态反应。VKC 分为两型：Ⅰ 型为睑结膜型，临床特点为上睑结膜巨大乳头；Ⅱ 型为角膜缘型，临床特点为角巩缘胶状浸润。这为诊断 VKC 提供重要依据。此外，两型 VKC 的特殊症状均表现为：奇痒难忍、感觉异常、畏光、异物感，黏液性分泌物。这常常导致患儿喜欢待在阴暗地方。患者常主诉异物感，这是由结膜表面的不光滑和大量黏液性分泌物所致；疼痛是病变累及角膜的重要提示，表现为角膜上皮点状病变、大片糜烂、溃疡、斑块状浸润。和其他变态反应性结膜炎一样，VKC 病变主要为淋巴细胞（Th2）、EOSs、MCs 浸润[4,6,9]。特别是 Th2 细胞来源的 IL-4、IL-13，作为 IgE 抗体的生成和哮喘气道重建的必要因素[1]，在 VKC、AKC 以及 SAC 患者的泪液中均有发现[10]。

1.3　效应细胞和细胞因子释放

变态反应性结膜炎发病与眼表黏膜组织直接接触外界变应原有关，其发病机制涉及多方面因素，至今尚未十分清楚。豚草属是该病的主要变应原。临床主要症状有奇痒、烧灼感等，主要体征表现为苍白或偏粉红色的结膜伴有血管扩张，甚至表现为球结膜水肿。临床表现可能多种多样，但都离不开"红眼"。发病机制包括肥大细胞脱颗粒、嗜酸性粒细胞和其他炎症细胞的聚集以及调节因子作用，但最大特点应是肥大细胞和嗜酸性粒细胞的参与。

肥大细胞来源于髓系干细胞前体，胞浆颗粒丰富。它在变态反应中起着重要作用，同时也参与组织修复和固有免疫[11]。MCs 在 Ⅰ 型变态反应中促发了早期变应性炎症反应。具体而言，IgE 与 MCs 表面的高亲和力受体结合后，在变应原的交联作用以及多种细胞因子（比如组胺）共同作用下，促使致敏 MCs 立即脱颗粒。另外，激活的 MCs 通过释放趋化因子、细胞因子，趋化因子引发下一步的变态反应，如组织浸润和多种炎症细胞激活（尤其是嗜酸性粒细胞）。在人 MCs 中可以检测到的细胞因子有 IL-3、IL-4、IL-5、IL-6、IL-8、IL-10、IL-13、IL-16、TNF-α（肿瘤坏死因子 -α）、VEGF（血管源性生长因子）、GM-CSF（粒单核 - 集落刺激因子）、SCF（干细胞生长因子）、NGF（神经生长因子）、β-FGF（成纤维生长因子）和 MIP-1α（巨噬细胞炎症蛋白 -1α）。需要着重指出的是，MCs 通过释放 IL-5、GM-CSF、TNF-α 和类胰蛋白酶，在局部组织吸引并激活嗜酸性粒细胞[12]。

来源于髓系的嗜酸粒细胞，病理状态下在 IL-3、IL-5 和 GM-CSF 的作用下浸润病变组织，如寄生虫感染、变态反应、肿瘤病变[13]。EOSs 胞浆颗粒内含有多种特征性碱蛋白，如 EPO（EOS 过氧化物酶）、EDN（EOS 源性神经毒素）、MBP（髓磷脂碱性蛋白）和 ECP（EOS 阳离子活性蛋白）。最近有文献报道，EOSs 在反复刺激后仍能释放 ECP，由此推断成熟 EOSs 的胞浆颗粒可能储存了大量 ECP[14]。此外，它的胞浆颗粒还含有包括 GM-CSF、IL-2、IL-6、IL-4、IL-5、TGF-β（转移生长因子 -β）、NGF 和 TNF-α 在内的多种预先合成的细胞因子。关于 EOSs 在炎症和变态反应中的作用，尽管最近有研究认为它与组织修复有关，但其在炎症促发和引起组织损伤中的重要作用仍然不可否认。新近研究发现，EOSs 和 MCs 之间的相互作用进一步加剧了变态反应[12]。一方面，MCs 产生 TNF-α 和类胰蛋白酶增强了 EOSs 的活力和效应；另一方面，EOSs 利用 MBP、SCF 促使 MCs 释放组胺、GM-CSF 和 PGD2。其他细胞因子 GM-CSF、IL-3、γ-IFN 和 NGF 也参与了这种相互作用[12]。既往研究早已阐明各种生长因子在 MCs 和 EOSs 的生长、存活中所发挥的作用[12]。

1.4　趋化因子和黏附分子

在变态反应中，趋化因子和黏附分子在炎症细胞的选择性聚集和浸润中起着重要作用[15,16]。趋化因子通过与 EOSs 表达的趋化因子受体 -3（CCR-3）作用，特异性趋化和激活 EOSs[17]。水平增高的嗜酸细胞活化趋化因子 eotaxin-1 和 eotaxin-2（新近发现的一种趋化因子，作用与 eotaxin-1 类似），促使 EOSs 在上皮和皮下基质浸润，并进一步诱导 EOSs 脱颗粒，释放上皮损伤性蛋白[17]。最近有研究显示，体外培养的结膜成纤维细胞（FBs）在 IL-4、IL-13 和 TNF-α 的作用下，反应性生成 eotaxin-1，极有力支持 FBs 参与变态反应性炎症的假说[18]。这些 EOSs 来源的细胞因子主要局限于角膜溃疡，它们对角膜上皮组织毒性极大，在过敏患者泪液中也能检测到相当浓度的该因子，也可作为一个诊断标准。在正常结膜组织，黏附分子 ICAM-1 主要局限于血管内皮中，其表达水平抑制。但在 VKC 患者的组织活检中可以发现 ICAM-1/-3 大量、高水平表达，并且广泛存在于血管内皮、上皮、间质和炎症细胞中[19]。ICAM-1 是单核、淋巴、中性粒细胞与激活的血管内皮相黏附的必要条件，其表达受一些促炎细胞因子调节[19]。

1.5　神经肽和生长因子

神经肽（主要是 P 物质）也参与变态反应性炎症（如 VKC）[20]，它可以引起包括血管扩张、血管通透性增高和 MCs 释放组胺在内的特征性病理改变。SP（P 物质）释放可能与类胰蛋白酶释放因子和组胺释放因子密切相关，而后二者还能放大慢性变应性炎症效应，通过与蛋白酶激活受体结合，诱导神经肽的释放。

变态反应性结膜炎患者的血液、泪液、局部组织中均可检测到生长因子，主要表现为 GF、NGF、TGF-β1 水平升高[21]。鉴于 VKC 患者血浆 NGF 浓度随 IgE 和 ECP 水平增高而升高[22]，推测 NGF 与变应性炎症有关。另外，NGF 水平还与 VKC 患者睑球结膜 MCs 和 EOSs 的数量显著相关[22]。VKC 研究中一系列重要发现，促使科学家们进一步探讨 NGF 变化是否也存在于其他变应性结膜炎[23]。其结果已经得到证实，血浆 NGF 水平与总 IgE 水平相关，这促使我们提出一个新的假设，NGF 与所有眼部变态反应有关[24]。关于 NGF 的最新进展，来源于一种新近描述的疾病——青少年炎性结膜痣（IJCN）[25]。IJCN 患者结膜组织中发现大量的 EOSs 和

MCs，它们能合成、释放 NGF，并表达特异性 NGF 受体[25]。换言之，局部 NGF 的过量表达与 MCs 和 EOSs 的增多有关[25]。TGF-β1 作为 EOSs 的产物，其水平在 VKC 的两种临床类型中并无显著性差异[26]。VKC 患者病变组织和泪液中 TGF-β1 和 IL-1、IL-6 水平升高表明，上述细胞因子是局部炎症反应的产物，主要来源于 EOS[26]，与局部胶原组织过度增生有关。综上所述，上述生长因子由 MCs、EOSs 和 FBs 合成、释放、利用，而 NGF 和 TGF-β1 也可以视为眼部变态反应的标志，与变态反应性疾病密切相关（图 1.1）。

1.6 组织重构和成纤维细胞的作用

组织重构和巨乳头形成是慢性变态反应性炎症的结果[1,21]。组织重构涉及细胞外基质（ECM）的合成和沉积，中间产物降解和清除等几方面[21]。任何炎症反应都可以导致组织损伤和下一步的组织修复，这是一个非常复杂的过程，同时有炎症细胞和构架细胞的参与[1]。机体损伤后的反应大致分为三个阶段：炎症反应，肉芽组织形成[包括成纤维细胞（FBs）增生、迁移、分化]和组织重构。该过程可以处于良好的生理平衡状态，也可以在某些状态下表现为病理过程（如纤维化重构）[21]。在损伤修复反应过程中，FBs 是主要效应细胞，它能移行到损伤组织，增殖并合成 ECM、分化成肌成纤维细胞（myoFBs），使损伤部位收缩[21]。以前我们曾认为构架细胞仅仅作为细胞和细胞外间质支架，但现在观点已有所改变，比如 FBs 能作为调节细胞，自分泌或旁分泌细胞因子、

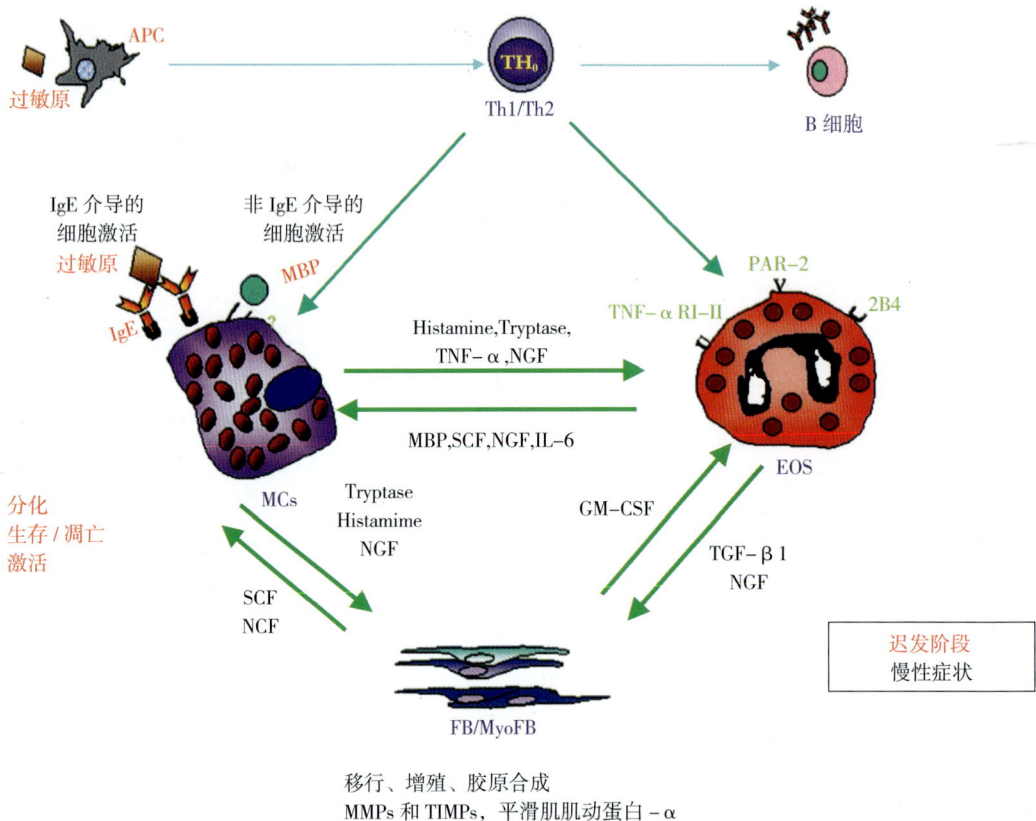

图 1.1 该图显示了在变态反应各时期中，MCs、EOS、FBs 三种细胞间可能存在的相互作用。MCs 和 EOS 主要引起 FBs 的成纤维和纤维溶解作用，这可能与组织修复、纤维化有关。同时，FBs 也作用于 MCs 和 EOS，增强其活力和效应，参与局部炎症反应。

生长因子，参与内环境调节[12]。体外研究表明，在 IgE 介导的超敏反应中，myoFBs 参与组织纤维化、重构、修复[21]。myoFBs 来源于 FBs，表达具有收缩性的蛋白质——平滑肌肌动蛋白 - α（α-SMA）。它仅是一种短暂存在的细胞类型，主要起收缩受损组织的作用，通过凋亡或向 FBs 分化自我调节，这也是完成组织修复所必需的。有学者提出一个颇有争议的理论，不能正常凋亡的 FBs 可能导致异常 ECM 沉积和纤维化。

VKC 患者结膜活检可以观察到组织纤维化，这是一个典型的慢性炎症导致组织重构的例子（图 1.2）。这种纤维化可以是变态反应的最终结果，也可仅是伴随症状之一[27]，最近，有学者开始考虑 FBs 和 myoFBs 在其中所起的重要作用。结膜结构改变，如巨乳头形成、上皮增生与 ECM 沉积相关的上皮下纤维化有关，亦有可能与该类疾病的慢性化有关。至今，尚未有 myoFBs 参与 VKC 病变的报道。培养正常组织来源的结膜 FBs，在生长因子诱导下能够表达 α-SMA，而 VKC 患者的 FBs 却能直接表达 α-SMA。对该细胞表达过程观察发现，其中似乎含有与活化 myoFBs 类似的细胞因子。

1.7　细胞外间质的代谢

在对 VKC 患者病变局部的 ECM 分析发现，蛋白多糖含量降低、总胶原含量增高并伴有 I 型、III 型胶原比例的改变（主要由于 III 型胶原增生所致）[27]。另有研究表明，睑结膜型 VKC 的泪液标本中，I、III 型胶原前体含量增高。在巨乳头中，I、III、IV 型胶原沉积增多，可能由于 EOSs、MCs 以及其他炎症细胞所表达的大量细胞因子和生长因子刺激 FBs 合成 ECM 所致。由此不难理解体

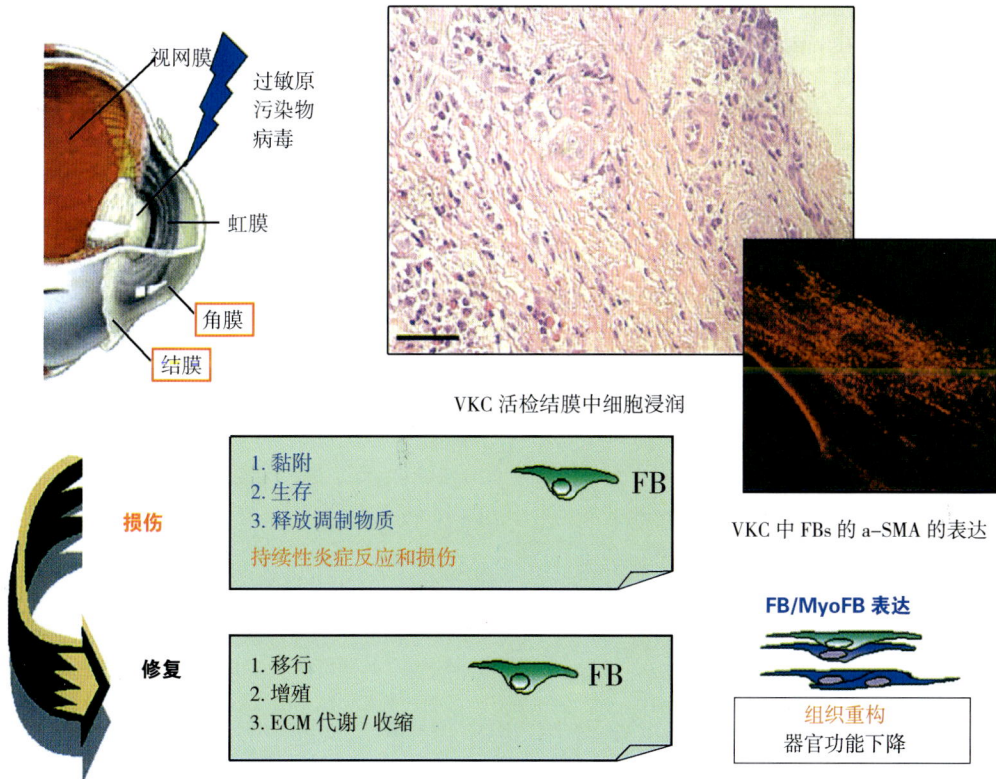

图 1.2　眼表黏膜组织反复、长期地暴露于变应原，可以使局部始终处于炎症状态合并导致组织损伤（MCs 和 EOSs 参与有关），进而引起组织修复（主要因为 FBs 和 myoFBs 的迁移、增殖、激活所致）。结膜组织结构重建的结果是功能降低。该图为 HE 染色的 VKC 结膜活检病理切片。

外 VKC 来源的 FBs 能够自发合成 Ⅰ、Ⅲ 型胶原（Micera）。对其他疾病的研究证实，Th2 细胞释放 IL-4 和 IL-3 作用于正常 FBs 控制 Ⅰ、Ⅲ 型胶原合成，而源于 IFN-γ 的 Th1 可能对 FBs 起抑制作用[1]。基质金属蛋白酶（MMPs）及其生理拮抗剂——MMPs 组织抑制因子（TIMPs）之间的失衡可能导致胶原组织过量合成、沉积甚至组织重构。VKC 泪液中曾发现异常的 MMP-1、MMP-9[28]。MMPs 是一类钙、锌依赖的蛋白酶，与多种病理生理过程有关，如肿瘤的浸润转移、炎症、组织修复。参与眼前段疾病最常见的 MMPs 是胶原酶（MMP-1）、明胶酶 A 和 B（MMP-2、MMP-9）、间质溶解素（MMP-3）、基质裂解素（MMP-7）等。以上仅是已知 17 种人 MMPs 中的一部分，主要由上皮细胞、炎症细胞和结膜 FBs 合成。MMP-1 能裂解 Ⅰ、Ⅱ、Ⅲ 型间质胶原的三螺旋结构。MMP-3 和 MMP-7 参与了一系列 ECM 组成成分的降解，如蛋白多糖、纤维粘连蛋白、层粘连蛋白。MMP-2 和 MMP-9 可以水解 Ⅳ（基底膜主要成分）、Ⅴ、Ⅶ、Ⅹ 型胶原及纤维粘连蛋白、层粘连蛋白、弹性蛋白等胶原降解产物。TIMP-1 是胶原酶 Ⅰ 和明胶酶抑制剂。

多种由炎症和间质细胞合成的生长因子和细胞因子都可能与组织修复有关，但导致组织纤维化的最主要因子仍是 TGF-β。其主要功能有促进 ECM 的合成、抑制其降解及 FBs 趋化。TGF-β 有三种不同亚型：TGF-β1（促纤维化）、TGF-β2（免疫调节）和 TGF-β3。TGF-β1 是导致纤维化的主要亚型[21]。然而，TGF-β1 并非发生组织重构的眼变态反应性疾病中唯一增多的生长因子[21]。最近，有新的理论提出，在多种器官的组织修复过程中，NGF 作为另一种重要调控因子参与间质上皮细胞的相互作用[29]。局部长期应用 NGF 治疗角膜神经营养不良性溃疡的有效性，证明 NGF 在眼组织修复过程中影响 FBs、myoFBs 和上皮细胞[29]，也提示 NGF 极有潜力成为我们治疗异常组织

修复的新药。

VKC 和 AKC 都能严重累及角膜，导致角膜溃疡、角膜瘢痕，最终导致视力丧失。值得一提的是，VKC 男性儿童多发，AKC 易发展成圆锥角膜[30]。这些儿童发生圆锥角膜是因某些遗传因素的作用，抑或仅为一种继发性表现，尚待研究证实。

临床小结

- 变态反应的临床表现可轻可重。
- 奇痒是最重要症状：没有痒，则没有过敏！
- 一旦累及角膜，均表示疾病严重，炎症剧烈。
- 轻症者可以采用推荐的常用方案治疗（联合用药）。
- 重症者可以局部试用皮质激素或免疫抑制剂，如环胞素。

1.8　总　结

局部药物治疗慢性变应性眼病主要是应用皮质激素抑制炎症反应，而 MC 稳定剂和白三烯拮抗剂则起协同作用。MCs 和 EOSs 参与变应性炎症主要作用是调控免疫细胞和 FBs 的活性以及保持 ECM 稳态。MCs 和 EOSs 主要通过合成多种介质作用于 FBs，相对应的是 FBs 通过释放趋化因子、黏附因子、激活因子促进局部炎症。以上病理生理过程给我们提示了临床治疗的研究方向：寻找新的细胞因子和生长因子拮抗剂，从不同途径抑制 MC 激活、EOS 聚集和 Th2 活性。

参考文献

[1] Holgate ST, Church MK, Lichtenstein LM (2001) Allergy, 2nd edn. Mosby International, London.

[2] Metz DP, Hingorani M, Calder VL, et al. (1997) T-cell cytokines in chronic allergic eye disease. J Allergy Clin Immunol 100:817-824.

[3] Abelson MB, Chambers WA, Smith LM (1990) Conjunctival allergen challenge. A clinical approach to studying allergic conjunctivitis. Arch Ophthalmol 108:84-88.

[4] Bonini S, Bonini S, Vecchione A, et al. (1988) Inflammatory changes in conjunctival scrapings after allergen provocation in humans. J Allergy

Clin Immunol 82:462-469.

[5] Bonini S, Lambiase A, Sgrulletta R, Bonini S (2003) Allergic chronic inflammation of the ocular surface in vernal keratoconjunctivitis. Curr Opin Allergy Clin Immunol 3:381-387.

[6] Bonini S, Lambiase A, Sacchetti M, Bonini S (2003) Cytokines in ocular allergy. Int Ophthalmol Clin 2003 43:27-32.

[7] Trocme SD, Sra KK (2002) Spectrum of ocular allergy. Curr Opin Allergy Clin Immunol 2:423-427

[8] Leonardi A (2002) Vernal keratoconjunctivitis: pathogenesis and treatment. Progr Retin Eye Res 21:319-339.

[9] Leonardi A, DeFranchis G, Zancanaro F, et al. (1999) Identification of local Th2 and Tho lymphocytes in vernal conjunctivitis by cytokine flow cytometry. Invest Ophthalmol Vis Sci 40: 3036-3040.

[10] Uchio E, Ono SY, Ikezawa Z, Ohno S (2000) Tear levels of interferon-g, interleukin (IL)-2, IL-4 and IL-5 in patients with vernal keratoconjunctivitis, atopic keratoconjunctivitis and allergic conjunctivitis. Clin Exp Allergy 30:103-109.

[11] Galli SJ, Williams CMM (2000) The diverse potential effector and immunoregulatory roles of mast cells in allergic disease. J Allergy Clin Immunol 105:847-859.

[12] Smith S, Levi-Schaffer F (2000) Cross-talk between eosinophils, mast cells and fibroblasts. Chem Immunol 78:81-92.

[13] Trocme SD, Aldave AJ (1994) The eye and the eosinophil. Surv Ophthalmol 39:241-52.

[14] Simon HU, Weber M, Becker E, Zilberman Y, Blaser K, Levi-Schaffer F (2000) Eosinophils maintain their capacity to signal and release eosinophil cationic protein upon repetitive stimulation with the same agonist. J Immunol 165: 4069-4075.

[15] Abu El-Asra AM, Geboes K, Al-Kharashi S, Tabbara KF, Missotten L, Desmet V (1997) Adhesion molecules in vernal keratoconjunctivitis. Br J Ophthalmol 81:1099-1106.

[16] Abu El-Asrar AM, Struyf S, Al-Kharashi SA, et al. (2000) Chemokines in the limbal form of vernal keratoconjunctivitis. Br J Ophthalmol 84:1360-1366.

[17] Forssman U, Uguccioni M, Loetscher P, et al. (1997) Eotaxin-2, a novel CC chemokine that is selective for the chemokine receptor CCR3, and acts like eotaxin on human eosinophil and basophil leukocytes. J Exp Med 185:2171-2176.

[18] Solomon A, Puxeddu I, Levi-Schaffer F (2003) Fibrosis in ocular allergic inflammation: recent concepts in the pathogenesis of ocular allergy. Curr Opin Allergic Clin Immunol 3:389-393.

[19] Leonardi A, Jose PJ, Zhan H, Calder VL (2003) Tear and mucus eotaxin-1 and eotaxin-2 in allergic keratoconjunctivitis. Ophthalmology 110:487-492.

[20] Lambiase A, Bonini S, Micera A, Tirassa P, Magrini L, Bonini S, Aloe A (1997) Increased plasma levels of substance P in vernal keratoconjunctivitis. Invest Ophthalmol Vis Sci 38:2161-2164.

[21] Micera A, Puxeddu I, Aloe L, Levi-Schaffer F (2003) New insights on the involvement of Nerve Growth Factor in allergic inflammation and fibrosis. Cytokine Growth Factor Rev 14:369-374.

[22] Lambiase A, Bonini St, Bonini Se, Micera A, Magrini L, Bracci-Laudiero L, Aloe L (1995) Increased plasma levels of nerve growth factor in vernal keratoconjunctivitis and relationship to conjunctival mast cells. Invest Ophthalmol Vis Sci 36:2127-2132.

[23] Bonini S, Lambiase A, Bonini S, Angelucci F, Magrini L, Manni L, Aloe L (1996) Circulating nerve growth factor levels are increased in humans with allergic diseases and asthma. Proc Natl Acad Sci USA 93:10955-10960.

[24] Bonini S, Aloe L, Bonini S, Rama P, Lamagna A, Lambiase A (2002) Nerve growth factor (NGF): an important molecule for trophism and healing of the ocular surface. Adv Exp Med Biol 506: 531-537.

[25] Levi-Schaffer F, Micera A, Zamir E, Mechoulam H, Puxeddu I, Piliponsky AM, Aloe L, Pe'er J (2002) Nerve growth factor and eosinophils in inflamed juvenile conjunctival nevus: a link with allergy. Invest Ophthalmol Vis Sci 43:1850-1856.

[26] Hingorani M, Calder V, Jolly G, Buckley RJ, Lightman SL (1998) Eosinophil surface antigen expression and cytokine production vary in different ocular allergic diseases. J Allergy Clin Immunol 102:821-830.

[27] Leonardi A, Borghesan F, DePaoli M, Plebani M, Secchi AG (1998) Procollagens and inflammatory cytokine concentrations in tarsal and limbal vernal keratoconjunctivitis. Exp Eye Res 67:105-112.

[28] Leonardi A, Brun P, Abatangelo G, Plebani M, Secchi AG (2003) Tear levels and activity of matrix metalloproteinase (MMP)-1 and MMP-9 in vernal keratoconjunctivitis. Invest Ophthalmol Vis Sci 44:3052-3058.

[29] Lambiase A, Rama P, Bonini S, Caprioglio G, Aloe L (1999) Topical treatment with nerve growth factor for corneal neurotrophic ulcers. N Engl J Med 338:1174-1180.

[30] Bawazeer AM, Hodge WG, Lorimer B (2000) Atopy and keratoconus: a multivariate analysis. Br J Ophthalmol 84:834-836.

第2章

干眼：泪液相关功能单位的炎症反应

Stephen C. Pflugfelder, Michael E. Stern

主要内容

- 干眼（泪性角结膜炎，LKC）是一种因泪膜成分改变而引起的疾病。
- 就病因而言，无论全身自身免疫性疾病如 Sjögren's 综合征，抑或局部自身免疫性病如干燥性角结膜炎，眼表及泪腺都存在因自身免疫功能紊乱导致的炎症反应。
- 泪液相关功能单位包括眼表、主副泪腺及其之间神经连接，主要功能是分泌泪液。
- 泪膜自外至内由脂质层、水液层及黏蛋白层构成。
- 由于年龄或其他因素导致的人体雄性激素水平降低，是 LKC 的发病因素之一。
- LKC 患者眼表组织的细胞凋亡（程序性细胞死亡）有所增加。

2.1 引 言

2.1.1 背 景

干眼曾一直被认为是一种泪液缺乏性疾病。近年来，研究相继发现眼表炎症反应在干眼发病过程中扮演了更为重要的角色。目前认为干眼是一种因泪液成分改变，形成不稳定泪膜，加重眼表炎症反应的一系列综合征。

新近研究发现，应将眼表和泪腺视为一个功能单位[33,41]。眼表组织的营养由一种自我调节机制进行调节：眼表感觉神经感受局部信息并反馈至脑干泪腺分泌中枢，从而调控泪液的量和成分（图 2.1）。

干眼因多种原因发生，如 Sjögren's 综合征是一种系统性自身免疫病，由于病变累及泪腺发生炎症反应，从而导致泪液的量和成分发生改变（包括某些促炎因子），进一步加重眼表组织炎症反应。此外，睑板腺病变也会导致干眼。睑板腺主要分泌泪液脂质层，其改变可以导致泪液过度蒸发，引起局部炎症，影响泪腺神经调控。之所以提出"泪液相关功能单位"概念，因为泪腺和眼表之间的联系紧密，各种导致干眼性疾病均表现泪膜不稳定和眼表炎症反应（图 2.2）。炎症主要表现为主副泪腺、结膜上皮细胞凋亡、眼表感觉神经迟钝。过去，伴有干眼的眼表疾病曾被称为干燥性角结膜炎，然而泪性角结膜炎（LKC）这一名称似乎更为贴切，因为干眼的症状在病程早期并不明显。

有关干眼的流行病学调查结果尚不统一，各研究结果的差异很大，推测可能因诊断标准各一所致。如对 65 周岁以上人群干眼患病率的两项调查，分别以眼部症状 + 两个以上的 LKC 体征或仅以主观症状眼干作为诊断标准，调查结果从 0.7% ~ 15% 不等[26,38]。干眼患病率随年龄增长，尤其多见于女性。屈光手术后也可多发，如由于 lasik 术中切断角膜感觉神经纤维，引起泪液相关功能单位的功能紊乱[7]。干眼给社会造成的损失包括直接医疗费用的上升和间接对工作带来不利的影响，尽管尚无确切数据，但从 2002 年全球人工泪液销售额超过 5 亿美元而言，也从侧面反映干眼的危害性。

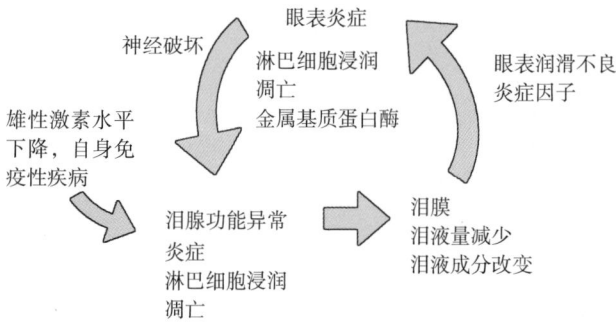

图 2.1　泪液相关功能单位对眼表组织的支持主要通过自我调节调控。泪膜正常更新有利于眼表的保护、润滑和上皮营养。泪膜成分由泪腺、睑板腺和结膜杯状细胞分泌构成，它们分别受眼表传入神经纤维和激素水平的调控。

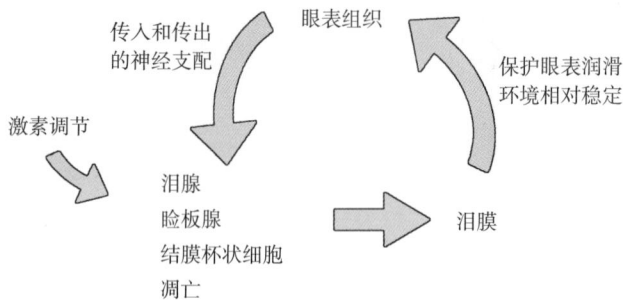

图 2.2　泪液相关功能单位的功能紊乱导致干眼。由于泪膜促炎因子的作用和泪液分泌不足后渗透压升高加重眼表的局部炎症。伴有淋巴细胞浸润和凋亡的泪腺炎症，造成泪膜更新障碍和成分改变。炎症对腺体神经的影响、激素水平紊乱和自身免疫性疾病均会导致泪腺功能紊乱。

2.1.2　泪液相关功能单位

　　泪液接受其相关功能单位的反射性调节（图 2.1）。泪液相关功能单位包括角膜、结膜、睑板腺、主副泪腺等眼表组织及其之间的神经连接[33,41]。其主要作用是保证角膜光学特性，以便在视网膜上的成像清晰。换言之，角膜清亮与泪膜稳定性和眼表组织的健康有关。

　　泪液相关功能单位主要通过自我调节维持其功能。眼表感觉神经感受局部信息并反馈到脑干泪腺分泌中枢。具有分泌功能的组织和腺体包括主副泪腺、睑板腺、结膜杯状细胞，它们均接受促分泌的植物神经支配。泪液分泌任一环节出现异常，最终都将出现相同的异常反应，即导致泪液分泌量和成分的改变[33,41]。

　　泪膜有四大功能：（1）提供光滑的光学表面；（2）润滑眼表；（3）保护眼表不受外界环境病原体感染；（4）含有一些因子保持上

皮健康。泪膜和角膜前表面共同的屈光力大约占眼总屈光力的 80%，由于泪膜的量和稳定性的轻微改变所导致的泪膜破裂都会产生光学像差，使眼球对比敏感度下降，进而显著影响视觉质量。许多 LKC 患者都有泪膜破裂所致的视物疲劳和畏光的症状[4]。眼表的感觉与泪膜的润滑特性有关，它可以缓冲正常瞬目时上睑缘对角膜的剪切力[6]，泪膜黏蛋白层在此过程中发挥了关键作用。眼表是全身暴露时间最长的黏膜组织，泪膜保护其免受高温、潮湿、变应原、刺激物和病原体的影响。泪膜脂质层由睑板腺分泌，可以防止水液层过度蒸发，在恶劣环境中通过增加自身含量提高泪膜渗透压。泪膜中含有诸如 IgA、乳铁蛋白、溶菌酶、过氧化物酶在内的多种蛋白质，有助于防止细菌和病毒感染。因为角膜缺乏血管，其营养主要依靠泪膜供应，同时泪膜中的生长因子可以刺激上皮不断自我更新，这对角膜损伤后的修复有着重要作用。泪膜中的抗氧化成分有助于清除眼表自由基，保持眼表局部处于还原状态。

　　泪膜从内到外分为三层：最内紧贴角膜上皮的黏蛋白层、中间最厚的水液层和最外较薄的脂质层。最新的观点认为，黏蛋白和水液层形成一种类似凝胶的结构，含有某些电解质、蛋白和调控因子，并且形成浓度梯度，越靠近脂质层越低（表 2.1）[6,33]。泪膜中的黏蛋白成分作为一种表面活性剂，帮助泪液完全覆盖具有疏水性的角膜上皮。泪膜中的多糖 – 蛋白质复合物含有跨膜黏液素，可以锚定上皮表面，而结膜杯状细胞和泪腺分泌的可溶性黏液素则满布于角膜上皮[16]。可溶性黏液素与多糖 – 蛋白质复合物相互作用，再加上泪液，共同形成了一种保水的凝胶结构。黏液素还有助于阻止眼表炎症细胞、病原体、异物的黏附[11]。水液层中含有氧分、电解质和多种蛋白以及调节因子。泪膜正常渗透压约为 300mOsm/l，这对于稳定上皮细胞数量、保持神经细胞膜电位正常和细胞稳态分泌功能的维持有着非常重要的意义。泪膜的水液成分由主、副泪腺分泌，但其对泪液量的调控究竟起了多大的作用尚未完全明了。主泪腺的主要功能是反射性泪液分泌，这有助于冲洗眼表病原体和异物。脂质层的成分相对复杂，极性脂质位于脂液层交界处，而非极性者则位于脂质 – 空气交界处。脂质主要由睑板腺分泌，其腺口位于睑缘皮肤黏膜交界处。正常瞬目有助于将脂质均匀散布于泪膜表面，同时脂质 – 空气交界面较小的表面张力也利于该过程实现。

　　泪液相关功能单位通过三叉神经第一支的感觉传入纤维获取眼表状态的信息。角膜上皮的神经分布在人体上皮组织中最为丰富，其他眼表上皮分布有非特异性神经感受器，也称游离神经末梢。触及角膜应表现为疼痛，但除某些外伤如角膜异物外，通常患者并无明显感觉。对角膜神经刺激明显者可引起反射性泪液分泌和眼睑闭合。

　　泪液相关功能单位的分泌腺同时也受蝶腭神经节副交感神经纤维支配。副交感胆碱能神经主要控制反射性泪液分泌，M3 型乙酰胆碱受体在泪腺分泌上皮和结膜杯状细胞均有表达[5]。泪腺上皮和睑板腺附近组织中同样可以发现副交感神经递质[13]。主、副泪腺、睑板腺和结膜杯状细胞也有交感神经分布。此外，泪腺分泌同时受激素调控，包括雄激素、雌激素、孕激素、肾上腺皮质激素、胰岛素、甲状腺素和生长因子[43]。

　　泪腺由许多小叶构成，每个小叶含有大量腺泡和腺泡管，后者汇集成分泌腺管。在横切面上，腺泡由极化的柱状分泌上皮排列成玫瑰花状，这些细胞的顶端均指向腺体内腔。腺泡细胞的顶端和中部含有大量分泌颗粒，其内有待分泌蛋白，细胞底部是细胞核和环绕的巨大内质网以及高尔基体。神经递质与腺泡细胞基底外侧的胞外受体结合，激活胞浆面的异三聚体 G 蛋白[13,25]。G 蛋白的异三聚体中的 $G\alpha$ 亚单位解离，由 GDP 生成 GTP，进而启动"瀑布式"的胞内调节机制，导致 Ca 离子内流和 cAMP 浓度升高。在这些调节因子的作用下，分泌颗粒向细胞顶端移位，最终胞膜融合，向外释放囊泡[44]。泪腺上皮分泌泪液的量，主要受内腔中电解质所维持的晶体渗透压的影响，黏蛋白和其他蛋白质也发挥部分作用。此过程可以同时激活至少七种离子转运体共同分泌 Na^+、K^+、

表 2.1　泪膜成分

成分	分泌腺	功能
脂质层	睑板腺	防止泪液过度蒸发
水液层	主、副泪腺	溶解黏蛋白、电解质、蛋白；冲洗眼表异物（反射性）
黏蛋白层	杯状细胞、上皮、泪腺	润滑；作为疏水性上皮和水液层之间的表面活性剂

Cl⁻，并使水液成分最终分泌进入导管中[45]。

2.2 泪液相关功能单位的特殊病理改变

2.2.1 传入神经功能紊乱

眼表感觉神经传入冲动减少可以导致泪液和黏蛋白分泌降低，从而引起 LKC。如家族性自主神经异常（Riley-Day syndrome）是一种因遗传性感觉和自主神经病变引起的角膜知觉丧失。患者在哭泣时泪液稀少，常伴有严重的 LKC。闻及洋葱等刺激物，其反射性泪液分泌功能丧失。但儿童患者使用胆碱能受体激动剂后仍可分泌大量泪液，这表明患者泪腺分泌功能并未受累。

部分或完全切断三叉神经传入纤维是角膜知觉减退的常见原因。很早以前，有学者发现切除三叉神经节（治疗三叉神经痛）可以导致 LKC。在三叉神经部分切除的动物眼中可以发现结膜杯状细胞和角膜上皮糖原减少，这些眼表改变与 LKC 特征性改变十分相似。临床常见的可致角膜知觉减退的手术有穿透性角膜移植术、PRK、LASIK 等。

另外，还有一些眼表和全身性疾病可致三叉神经功能紊乱和泪液分泌减少。水痘-带状疱疹病毒可以广泛分布于三叉神经第一支导致角膜知觉减退，单纯疱疹病毒性角膜炎也能导致部分或弥漫性角膜知觉减退，这两种疾病均能影响泪液分泌[12]。糖尿病末梢神经病变累及角膜时，常出现继发性泪液不足和 LKC。角膜知觉减退和泪液不足是糖尿病性角膜上皮病变的危险因素。

2.2.2 传出神经功能障碍

泪液相关功能单位传出神经纤维功能障碍可以影响植物神经对泪液分泌、瞬目和泪液排出泵的支配作用。传出神经系统功能障碍常因全身使用抗胆碱能药物引起，如抗组

胺药、抗痉挛药、抗晕动药和抗抑郁药等[26]。有趣的是，Sjögren´s 综合征所致的泪液分泌障碍可能与使用抗胆碱能药物的作用机制类似，该病的自身免疫性抗体可以与泪腺分泌细胞上 M3 型胰腺胆碱能受体结合[2,15]。年龄相关性副交感神经功能减退同样可以发生泪液分泌减少。

2.2.3 泪腺功能障碍

多种病因可以导致泪液相关功能单位的分泌腺功能障碍（表 2.2）。

表 2.2　泪腺功能障碍的相关病理改变

传入神经紊乱
抗胆碱能药物，抗 M3 型自身抗体
泪腺炎症反应
淋巴细胞浸润
促炎细胞因子
凋亡
激素水平紊乱
雄激素水平上升 / 雌激素水平下降
泪腺导管瘢痕性阻塞
因自身免疫和炎症性疾病引起

Sjögren´s 综合征是引起干眼的主要病因之一。该病是一种全身性自身免疫性疾病，女性多见，临床特征为淋巴细胞浸润泪腺和唾液腺，表现为泪膜水液成分缺乏、LKC 和口干。本病常继发于结缔组织病，最常见的是类风湿性关节炎，该病患者血清中可以检测到特异性自身抗体。Sjögren´s 综合征的 LKC 和泪腺功能障碍常较非 Sjögren´s 综合征更为严重[31]。泪腺功能障碍因多种机制作用发生，腺体淋巴细胞浸润，以 B 和 Th（CD4+）细胞为主，可伴少量细胞毒性 T 细胞（CD8+），并有腺泡上皮丢失和导管上皮增生等泪腺结构改变[30]。局部浸润的淋巴细胞和异常的上皮细胞所释放的炎性细胞因子，可以抑制泪腺分泌（如 IL-1）、诱导分泌上皮凋亡（如 TNF-α、INF-γ 和

IL-18）[19,49]。该病产生的自身抗体可与泪腺和唾液腺分泌上皮表达的 M3 型乙酰胆碱受体结合，可能会减弱泪腺的神经调控[2,15]。泪膜水液层缺乏和泪膜成分改变（包括泪膜高渗状态和促炎细胞因子浓度升高），可以加重眼表炎症和相关病理改变，并进而发展为 LKC[41]。

Sjögren's 综合征（也包括其他一些自身免疫性疾病）与雄激素水平降低和雌激素水平升高有关，这也是本病患者 90%~95% 为女性的原因所在[43]。其具体机制目前尚未完全明了，推测可能与上述激素对自动免疫和获得性免疫有所影响有关。

干眼是急性或慢性移植物抗宿主反应的并发症之一。泪液分泌受阻可能因一些颗粒、无定形物质以及细胞碎屑堵塞腺泡、导管内腔所致。患者常伴有严重的 LKC、结膜瘢痕和角膜上皮缺失[29]。

弥漫性小叶内或导管旁纤维化以及腺体萎缩在内的年龄相关退行性病变，可能是年龄相关性泪腺功能下降的主要原因[8]。雄激素水平降低[43] 和角膜感觉神经老化也可能与其有关。虽然自身抗体的作用在非 Sjögren's 综合征性 LKC 中并不显著，但免疫机制同样可能参与发病。

2.3　泪腺角结膜炎症反应

泪液相关功能单位功能障碍所致的眼表上皮病变，曾被称为干燥性角结膜炎。我们认为，新近提出 LKC 可以更加完整地描述此综合征的病理改变（表 2.3）。虽然由于泪腺分泌障碍所致的眼表病理变化还未完全明确，但泪液成分改变在病程中处于中心地位是确定无疑的。由于泪液相关功能单位的功能丧失，泪膜中的生长因子（如表皮生长因子 EGF）和抗炎因子水平下调[28]，而来源于病态泪腺、睑板腺或眼表上皮的促炎因子水平则上调[32,40]。Sjögren's 综合征患者泪液中可溶性黏蛋白（MUC5AC）浓度下降，纤维蛋

表 2.3　泪腺角结膜炎中眼表组织的病理生理变化

泪膜	
	泪膜破裂，润滑作用不足
	渗透压和促炎细胞因子升高
角膜	
	上皮屏障功能丧失
结膜	
	鳞状上皮化生
	上皮细胞凋亡（特别是杯状细胞）
	T 淋巴细胞浸润

白溶解酶和基质金属蛋白酶等蛋白酶水平上升，对泪液成分和角膜上皮完整性有着重要影响[39,40]。炎症反应、神经性过敏因素和眼表上皮病变构成了 LKC 最为显著的临床表现。

2.3.1　角膜上皮病变

泪液相关功能单位功能障碍所导致的泪液分泌减少和泪膜成分改变，常引起眼表润滑不足和泪膜不稳定。主要临床表现为泪膜破裂时间缩短，可以发现泪膜不完整[24,34]。泪膜不稳定与角膜上皮表面不规则有关，这可通过角膜自动显微成像系统检查得到证实[4]。LKC 的角膜上皮病变还可以导致视物模糊、成像不稳定、畏光和对比敏感度下降。

正常角膜上皮的渗透性远低于结膜上皮，具有屏障作用，这对维持角膜平滑和透明有着非常重要的意义。LKC 一个重要特点是角膜屏障功能受损，临床上可以用荧光素染色评价病变程度，未经治疗的干眼患者角膜上皮的渗透性较正常人高 2.7~3 倍。兔眼角膜的研究发现，这种屏障功能主要位于上皮层，大于 3kDa 的分子均不能透过兔眼角膜。损伤后再生的角膜上皮的通透性与其血管化程度有关。将结膜上皮诱导分化为角膜上皮并将血管化降至最低，可以表现出相对低的通透性；而保留了结膜表型的血管化角膜上皮则表现出较典型结膜上皮更高的通透性[14]。紧贴角膜上皮表面的黏蛋白层的改变可能影

响上皮屏障功能[9]。LKC中分化良好的角膜上皮死亡、丢失和功能紊乱，以及尚未分化成熟细胞的暴露，都将使上皮屏障功能缺失。

角膜上皮屏障功能同样与表层上皮细胞间的紧密连接有关。将培养的角膜上皮暴露于低浓度的表面活性物质或促炎细胞因子中可以破坏这种紧密连接[47]，具体机制可能与紧密连接蛋白如 ZO-1、ZO-2 和 occludin 等表达和降解异常有关。LKC眼表的高渗状态和促炎细胞因子，可以激活控制紧密连接形成的转录因子 NFκB 和 AP-1，还能增加角膜上皮中基质金属蛋白酶 -9（MMP-9）的表达[1,39]。众所周知，MMP-9 能水解紧密连接蛋白如 occludin，而 LKC 患者泪膜中 MMP-9 浓度升高，表明其在屏障功能障碍中起着重要作用。虽然其确切机制尚不清楚，但就目前所知而言，已经基本可以解释 LKC 的眼表炎症是如何破坏角膜上皮屏障功能。

眼表神经元性炎症可因支配角膜的无髓神经元的激活或受损引起。神经元释放的 P 物质和降钙素基因相关肽（CGRP）可以作用于眼前节血管组织，导致局部炎症反应和免疫活性细胞由血管内向组织间移位。此外，神经元性炎症可能与 LKC 患者眼表刺激症状有关。

2.3.2 结膜上皮病变

鳞状上皮化生，是结膜上皮过度增生和异常分化的结果，可以出现在多种眼表炎症性疾病中，包括 LKC[31]。

鳞状上皮化生的重要特点是结膜杯状细胞数量明显减少，无论 Sjögren′s 综合征还是非 Sjögren′s 综合征的 LKC 患者，这类患者泪液中杯状细胞特异性可溶黏蛋白 MUC5A 水平均明显下降[48]。免疫学研究表明，与正常人相比，主诉干眼患者的结膜表层上皮细胞膜结合黏蛋白的异常分布或糖基化明显增多，这与孟加拉红染色结果相吻合，可以作为干眼的诊断体征之一[3]。可溶性和膜结合

黏蛋白水平降低可能影响泪膜分布导致泪膜破裂。

过度增生表明细胞有丝分裂更为活跃，这可以在 Sjögren′s 综合征患者球结膜上皮分层和 DNA 合成增多中得到证实[17]。另一项对非 Sjögren′s 综合征性 LKC 与正常对照研究发现，患者球结膜细胞的增殖相关蛋白 KI-67 含量在免疫染色中明显增高，同样也证实了上述结果[20]。与此同时，在 Stevens-Johnson 综合征和类天疱疮伴严重鳞状上皮化生患者的结膜细胞中，谷氨酰胺转移酶、外皮蛋白和角蛋白的表达约上调 1/10[27]，这可能与结膜上皮分化异常有关。

LKC 患者多有结膜上皮细胞凋亡加速的表现，这在杯状细胞丰富的球结膜区域表现得尤为明显。在干燥环境下用抗胆碱能药物诱导制作狗和大鼠的试验模型，可以证实上述现象。在两种模型中通过不间断染色都可获得凋亡细胞[10,46]。有趣的是，狗干眼模型的结膜组织中，高表达的凋亡指示蛋白 fas、fasL 和 P53，在使用免疫调节剂环孢素 A 后可以下调[10]。在鼠科动物上做相似试验，所得结果与狗的研究相一致[46]。

维生素 A 类物质缺乏可以影响眼表上皮正常分化，并出现鳞状上皮化生和黏蛋白分泌杯状细胞减少[36]。碱性和酸性物质能破坏结膜杯状细胞和泪腺睑板腺导管，并且可能损伤上皮细胞。可溶性黏蛋白浓度降低可以使泪膜不稳定，并导致 LKC。

2.3.3 炎 症

大量研究包括抗炎药物对 LKC 的疗效在内，都强调了炎症在干眼发病中的重要性。细胞和可溶性介质通过多种途径和复杂的相互作用促进和调节眼表炎症反应。部分介质可能作为趋化因子，促使炎症细胞集聚在眼表炎症组织周围。另一部分则可刺激结膜上皮和血管内皮表达黏附分子如 ICAM-1，它们能与因趋化作用而至的炎症细胞表面的整

合素结合，使其定位于炎症发生部位。当细胞因子等炎症介质作用于炎症细胞时，炎症细胞即刻启动一种促炎基因表达，如分泌更多的炎症介质等，从而激活这些细胞。除此之外，炎症介质还有一些其他作用，如调控上皮增殖和分化、促进凋亡和致敏眼表痛觉感受器。

T 淋巴细胞浸润表明炎症参与干眼的发病过程，在 Sjögren´s 综合征和 Sjögren´s 综合征 LKC 患者中均能观察到 T 淋巴细胞浸润[31,42]。表现为 T 细胞数量增多，而且出现 CTL（CD8+）和 Th（CD4+）细胞比例倒置，以及 T 细胞表面 CD11a（整合素 - α 的亚基）和 CD23（IgE 受体）表达增多，这都表明 T 细胞处于激活状态[21]。对 LKC 患者使用免疫调节剂 CsA 可以降低结膜组织中 T 细胞数量。

在 LKC 患者角膜上皮和泪液中可以监测到一系列促炎细胞因子包括 IL-1α、IL-1β、IL-6、TGF-β1 和 TNF-α 在内的表达水平增高[18,32,40]。有研究表明，这些细胞因子中至少有部分是由激活的结膜上皮合成。与此相关的发现还有 IL-1α 与 IL-1 受体拮抗剂比例下降[40]。同时，LKC 患者结膜上皮表面 ICAM-1、HLA-DR、CD40/CD40L 等免疫激活标志分子的表达水平上调[18,46]。

LKC 患者眼表炎症的确切启动机制至今尚不清楚，比较明确的是，系统性自身免疫性疾病或雄激素缺乏在一部分患者中起着重要作用，而干燥的周围环境是一个重要诱因。人角膜上皮在高渗环境中会促发应激相关蛋白激酶的级联反应，进而激活炎性细胞因子转录和 MMP 合成。眼表上皮生成的炎症介质可以进一步引起组织炎症反应，导致泪液相关分泌单位成员功能障碍，如泪腺。这些细胞因子还能影响上皮增殖、分化和凋亡。此外，体外培养的人角膜上皮细胞能释放 IL-1α、TNF-α 和 TNF-β1，它们能刺激 MMP（包括明胶酶、胶原酶和间质溶解素）合成[22,23]。MMP 除能降解上皮间紧密连接

蛋白外，还能水解并激活潜在的促炎细胞因子，如 IL-1β、TNF-α、TNF-β 和 P 物质等神经肽。虽然只了解其中部分机制，但有证据表明，上皮细胞和 T 淋巴细胞在 LKC 眼表炎症中起着最为主要的作用。

2.4　诊　断

LKC 或干眼的诊断较为复杂，因为其具有的症状在其他眼表疾病中也很常见。但干眼患者通常有以下两个主诉：眼表易受周围环境的激惹，如干燥的空气、烟尘、冷气；较长时间的注视可引起眼部不适，如阅读书本或使用视觉终端时。如有 Sjögren´s 综合征或其他自身免疫性疾病病史，应考虑干眼的可能性。诊断干眼应有可靠的、客观的体征，大多数专家推荐多种试验相结合的方法。

由于炎症后泪膜成分异常所致的不稳定泪膜，是干眼的最显著标志[41]，所以泪膜破裂时间（TBUT）检测成为干眼诊断最为重要的试验，它基本能直接反映泪膜稳定性。具体操作方法是，先用微量移液管滴适量荧光素于下眼睑结膜囊，或者使用盐水沾湿的荧光素条，最好采用湿荧光素条，以便将泪膜检查的医源性影响因素降至最低。然后，嘱患者轻轻瞬目后不眨眼，一次瞬目完成后即刻开始计时，至泪膜刚出现破裂（钴蓝光下观察）停止计时，记录这个时间间隔。该试验不推荐使用表面麻醉和人为开睑，因为这样会缩短测定值。虽然尚未达成共识，我们建议重复测定 3 次后取其平均值，小于 10 者视为异常。有学者认为，泪膜破裂（或称为干燥斑）部位多发生在泪膜较薄位置，该部位疏水性脂质层"下沉"至亲水性黏蛋白层中，致使水液层向周围回缩，此学说目前尚未得到公认。该异常也可能由于泪膜破裂部位角膜上皮不完整所致，因为多次连续试验干燥斑往往出现在同一部位。泪膜水液层、黏蛋白层或脂质层异常均会使泪膜不稳定，

因此 BUT 检查并不能鉴别病变究竟发生在泪腺还是睑板腺。

现在已经有新的测定泪膜破裂方法，其特点是非侵入性的，避免了传统方法需在结膜囊内滴入荧光素以及外源性荧光素可能对泪膜造成影响等缺点。但该方法需要特别的仪器配合，如角膜自动显微成像系统。

Schirmer 试验主要用于评价泪液分泌量。具体方法是将一条标准滤纸片置于下睑中外 1/3 睑缘，5 分钟后观察滤纸被泪液浸湿的长度（以毫米为单位）。测定值（不用表面麻醉）≤5mm 提示干眼，但由于存在个体差异，仅用 5mm 这一数值诊断干眼，在某些病例可能并不十分准确。为了提高 Schirmer 试验结果的可重复性，有学者作了一些新的改进。如在放入滤纸片前使用表面麻醉剂，以此减少滤纸引起的反射性泪液分泌增多（此法也被称为 Schirmer II 试验）。用酚红染色的棉线替代滤纸片，减少刺激性，棉线可因泪液偏碱性而迅速变色利于观察。

睑板腺疾病通常不影响泪膜水液成分的分泌。这在显微镜下通过观察泪腺组织可以得到证实，如发现腺管开口化生，颗粒分泌减少，分泌物混浊黏稠和腺泡数目减少等。

角膜染色是一种简单而有效的评价 LKC 眼表受损程度的方法。上皮完整的正常角膜荧光素是不能着色的，屏障功能受损部位的上皮和皮下组织，由于这些位置的表层上皮死亡和脱失，荧光素常可以着色。即便角膜上皮完全缺失，荧光素仍能使基质层着色。检查方法与 BUT 试验相同，在结膜囊内滴入荧光素，然后在钴蓝光下检查。LKC 典型的角膜染色表现为散在染色小点或融合的片状染色，还可呈现为线性染色，这是丝状角膜炎的特点。评价角膜染色严重性的标准很多，但均与其他方法所得结果基本一致[4]。

孟加拉红角膜染色较荧光素更为敏感。它能将失去活力的角膜上皮甚至失去正常黏蛋白层保护的健康上皮染色，也可以说孟加拉红染色能评价泪膜的保护作用[35]。干眼

患者的角膜染色主要集中在内、外眦部经常暴露的球结膜。该试验结果与其他 LKC 客观检查基本相符合，如 Schiemer 试验。

印迹细胞法是利用醋酸纤维滤纸片在所需取材部位轻压，获取该处的表层细胞并进行分析的试验方法。为了不引起患者不适，通常需要表面麻醉。此方法有助于我们了解结膜杯状细胞密度和上皮细胞形态等重要信息。比如，我们判断结膜鳞状上皮化生程度，通常依据杯状细胞丢失情况，表层上皮胞浆核升高比值，上皮角化的加剧程度。尽管球结膜鳞状上皮化生在许多干眼病例中均可以发生，但在 Sjögren´s 综合征的 LKC 中尤为常见[31]。

印迹细胞法能够非常敏感地反映结膜表面的病理变化，该检查可以起到临床确诊的作用。所取标本还能采用免疫染色的方法，检测细胞表面黏蛋白和各种浸润的炎症细胞表面的特殊标志物。但在临床上常规使用该技术尚有一定困难，如缺少能够熟练完成角膜染色和诊断的专业人员。

临床小结

- 眼球易受干燥环境或长时间注视的影响，提示可能有干眼。
- 自身免疫性疾病是一个重要的潜在发病因素。
- 仅仅依靠症状诊断较为困难，建议结合多项客观试验检查结果诊断。
- 泪膜破裂时间和 Schirmer 试验分别评价泪膜稳定性和泪液分泌量。
- 角膜荧光素染色和结膜孟加拉红染色可以反映眼表上皮损伤的严重程度。

2.5　治　疗

传统的干眼治疗更多关注的是泪液分泌不足。最近，针对发病基础的抗炎疗法已在临床应用。

干眼治疗的首要任务是将可能加重干眼的因素减少至最低。如全身使用抗胆碱能药

物（抗组胺药和抗抑郁药），可能减少泪液分泌，应尽量避免使用。如果可能的话，尽量避免进入干燥环境。尽量减少电脑显示器的使用，以便减少眼睑张开的时间。阅读和使用电脑时，每隔一段时间应闭眼休息片刻有助于缓解症状。

人工泪液中含有多糖、电解质和其他缓冲成分，可以模拟正常泪液的黏度、渗透压和 pH 值。液体剂型可用于暂时缓解症状；对于每天使用人工泪液超过 4 次的患者，推荐使用不含防腐剂（无氯苯甲烷铵）的产品。新的乳剂型含有脂质成分，效果颇佳，但因为过量使用可能会引起视物模糊，每天用量不能超过 4 次。人工泪液虽然可以暂时缓解症状，但却不能逆转结膜上皮鳞状化生，并不能从病因上根治干眼。

泪小点填塞术是一种避免泪液流失的有效方法。具体操作是采用硅胶或不耐热聚合物制成的非永久性植入物，阻塞泪小点。此方法的最大优点是随时可逆，能够缓解患者的症状和眼表荧光染色状态。永久性泪小点封闭术是在表面麻醉下利用热熔或高频电磁针进行。施行泪小点封闭术后，应该注意的是泪液相关功能单位的炎症状态并没有解除，如何避免炎性泪液长时间存留在眼表组织中是治疗的关键所在。

中到重度干眼患者应该考虑抗炎治疗（如有角膜上皮病变的患者），也包括经人工泪液和改变生活环境后仍不能缓解症状的患者。最近，FDA 批准了一种适用于 LKC 相关性眼表炎症的 0.05% 环孢素乳剂（Restasis，Allergan）。环孢素 A 是一种免疫抑制剂，它能与一种名为亲环孢菌素蛋白（cyclophilin）的胞内蛋白质相结合，调控 T 细胞激活所需转录因子和细胞因子的合成。它们的相互作用还能抑制早期线粒体介导的细胞凋亡。一项关于 0.05% 环孢素的临床试验表明，与对照组相比，每日局部使用两次环孢素可以显著改善角膜染色和麻醉后 Schirmer 试验的结果[37]。在临床症状减轻的同时，我们还可

以观察到免疫激活和细胞凋亡标志物表达降低，T 淋巴细胞数目减少。这些结果均表明，环孢素能逆转 LKC 的炎症本质[21]。需要说明的是，该产品的乳液溶剂本身仅能短期缓解患者的症状，并不能改善结膜组织内的炎症反应指标。由于环孢素拥有良好的安全性，可以每日两次长期使用。

虽然有研究报道局部使用皮质类固醇激素可以缓解干眼的症状和体征，但由于存在眼压升高、引起白内障和感染的危险，皮质类固醇激素应小剂量、低频率地使用。

无论是否使用泪小点填塞或抗炎治疗，都应尽量避免可能导致干眼的环境诱因，并使用人工泪液作为基础治疗。

临床小结

- 尽量避免接触或使用可能加剧干眼症状的环境因素或药物。
- 人工泪液可以有效地缓解短期症状。
- 泪小点填塞有助于防止泪液过快流失，但干眼本质是炎症反应，改善炎性泪液对眼表组织的作用才是治疗的关键。
- 对中到重度干眼而言，应考虑选择针对病因的抗炎治疗。

参考文献

[1] Afonso A, Sobrin L, Monroy DC, et al. (1999) Tear fluid gelatinase B activity correlates with IL-1α concentration and fluorescein tear clearance. Invest Ophthalmol Vis Sci 40:2506-2512.
[2] Bacman S, Berra A, Sterin-Borda L, et al. (2001) Muscarinic acetylcholine receptor antibodies as a new marker of dry eye Sjogren syndrome. Invest Ophthalmol Vis Sci 42:321-327.
[3] Danjo Y, Watanabe H, Tisdale AS, et al. (1998) Alteration of mucin in human conjunctival epithelia in dry eye. Invest Ophthalmol Vis Sci 39:2602-2609.
[4] De Paiva CS, Lindsey JL, Pflugfelder SP (2003) Assessing the severity of keratitis sicca with video-keratoscopic indices. Ophthalmology 110:1102-1109.
[5] Diebold Y, Rios JD, Hodges RR, et al. (2001) Presence of nerves and their receptors in mouse and human conjunctival goblet cells. Invest Ophthal-

mol Vis Sci 42:2270–2282.

[6] Dilly PN (1994) Structure and function of the tear film. Adv Exp Med Biol 350:239–247.

[7] Donnenfeld ED, Solomon K, Perry HD, et al. (2003) The effect of hinge position on corneal sensation and dry eye after LASIK. Ophthalmology 110:1023–1029.

[8] Draper CE, Adeghate EA, Singh J, et al. (1999) Evidence to suggest morphological and physiological alterations of lacrimal gland acini with ageing. Exp Eye Res 68:265–276.

[9] Dursun D, Monroy D, Knighton R, et al. (2000) The effects of experimental tear film removal on corneal surface regularity and barrier function. Ophthalmology 107:1754–1760.

[10] Gao J, Schwalb TA, Addeo JV, et al. (1998) The role of apoptosis in the pathogenesis of canine keratoconjunctivitis sicca: the effect of topical cyclosporin A therapy. Cornea 17:654–663.

[11] Gipson IK, Inatomi T (1998) Cellular origin of mucins of the ocular surface tear film. Adv Exp Med Biol 438:221–227.

[12] Heigle TJ, Pflugfelder SC (1996) Aqueous tear production in patients with neurotrophic keratitis. Cornea 15:135–138.

[13] Hodges RR, Zoukhri D, Sergheraert C, et al. (1997) Identification of vasoactive intestinal peptide receptor subtypes in the lacrimal gland and their signal-transducing components. Invest Ophthalmol Vis Sci 38:610–619.

[14] Huang AJ, Tseng SC, Kenyon KR (1990) Alteration of epithelial paracellular permeability during corneal epithelial wound healing. Invest Ophthalmol Vis Sci 31:429–435.

[15] Humphreys-Beher MG, Brayer J, Yamachika S, et al. (1999) An alternative perspective to the immune response in autoimmune exocrinopathy: induction of functional quiescence rather than destructive autoaggression. Scand J Immunol 49:7–10.

[16] Inatomi T, Spurr-Michaud S, Tisdale AS, et al. (1996) Expression of secretory mucin genes by human conjunctival epithelia. Invest Ophthalmol Vis Sci 37:1684–1692.

[17] Jones DT, Ji A, Monroy D, Pflugfelder SC (1998) Evaluation of ocular surface cytokine, mucin, and cytokeratin expression in Sjögren's syndrome. Adv Exp Med Biol 438:533–536.

[18] Jones DT, Yen M, Monroy D, et al. (1994) Evaluation of cytokine expression in the conjunctival epithelia of Sjogren's syndrome patients. Invest Ophthalmol Vis Sci 35:3493–3504.

[19] Kimura-Shimmyo A, Kashiwamura S, Ueda H, et al. (2002) Cytokine-induced injury of the lacrimal and salivary glands. J Immunother 25(Suppl 1):S42–51.

[20] Kunert KS, Tisdale AS, Gipson IK (2002) Goblet cell numbers and epithelial proliferation in the conjunctiva of patients with dry eye syndrome treated with cyclosporine. Arch Ophthalmol 120:330–337.

[21] Kunert KS, Tisdale AS, Stern ME, et al. (2000) Analysis of topical cyclosporine treatment of patients with dry eye syndrome: effect on conjunctival lymphocytes. Arch Ophthalmol 118:1489–1496.

[22] Li DQ, Lokeshwar BL, Solomon A, et al. (2001) Regulation of MMP-9 production by human corneal epithelial cells. Exp Eye Res 73:449–459.

[23] Li D-Q, Tie Yan Shang TY, Kim H-S, et al. (2003) Regulated expression of collagenases (MMP-1, -8, -13) and stromelysins (MMP-3, -10, -11) by human corneal epithelial cells. Invest Ophthalmol Vis Sci 44:2928–2936.

[24] Liu Z, Pflugfelder SC (1999) Corneal surface regularity and the effect of artificial tears in aqueous tear deficiency. Ophthalmology 106:939–943.

[25] Meneray MA, Fields TY, Bennett DJ (1997) G_s and $G_{q/11}$ couple vasoactive intestinal peptide and cholinergic stimulation to lacrimal secretion. Invest Ophthalmol Vis Sci 38:1261–1270.

[26] Moss SE, Klein R, Klein BE (2000) Prevalence of and risk factors for dry eye syndrome. Arch Ophthalmol 118:1264–1268.

[27] Nakamura T, Nishida K, Dota A, et al. (2001) Elevated expression of transglutaminase 1 and keratinization-related proteins in conjunctiva in severe ocular surface disease. Invest Ophthalmol Vis Sci 42:549–556.

[28] Nava A, Barton K, Monroy DC, et al. (1997) The effects of age, gender, and fluid dynamics on the concentration of tear film epidermal growth factor. Cornea 16:430–438.

[29] Ogawa Y, Okamoto S, Wakui M, et al. (1999) Dry eye after haematopoietic stem cell transplantation. Br J Ophthalmol 83:1125–1130.

[30] Pepose JS, Akata RF, Pflugfelder SC, et al. (1990) Mononuclear cell phenotypes and immunoglobulin gene rearrangements in lacrimal gland biopsies from patients with Sjögren's syndrome. Ophthalmology 97:1599–1605.

[31] Pflugfelder SC, Huang AJ, Feuer W, et al. (1990) Conjunctival cytologic features of primary Sjogren's syndrome. Ophthalmology 97:985–991.

[32] Pflugfelder SC, Jones D, Ji Z, et al. (1999) Altered cytokine balance in the tear fluid and conjunctiva of patients with Sjogren's syndrome keratoconjunctivitis sicca. Curr Eye Res 19:201–211.

[33] Pflugfelder SC, Solomon A, Stern ME (2000) The diagnosis and management of dry eye: a twenty-five-year review. Cornea 19:644–649.

[34] Pflugfelder SC, Tseng SCG, Sanabria O, et al. (1998) Evaluation of subjective assessments and objective diagnostic tests for diagnosing tear-film disorders known to cause ocular irritation. Cornea 17:38–56.

[35] Pflugfelder SC, Tseng SCG, Yoshino K, et al. (1997) Correlation of goblet cell density and mucosal

epithelial mucin expression with rose bengal staining in patients with ocular irritation. Ophthalmology 104:223–235.

[36] Rao V, Friend J, Thoft RA, et al. (1987) Conjunctival goblet cells and mitotic rate in children with retinol deficiency and measles. Arch Ophthalmol 105:378–380.

[37] Sall K, Stevenson OD, Mundorf TK, et al. (2000) Two multicenter, randomized studies of the efficacy and safety of cyclosporine ophthalmic emulsion in moderate to severe dry eye disease. CsA Phase 3 Study Group. Ophthalmology 107:631–639.

[38] Schein OD, Munoz B, Tielsch JM, et al. (1997) Prevalence of dry eye among the elderly. Am J Ophthalmol 124:723–728.

[39] Sobrin L, Liu Z, Monroy DC, et al. (2000) Regulation of MMP-9 activity in human tear fluid and corneal epithelial culture supernatant. Invest Ophthalmol Vis Sci 41:1703–1709.

[40] Solomon A, Dursun D, Liu Z, et al. (2001) Pro- and anti-inflammatory forms of interleukin-1 in the tear fluid and conjunctiva of patients with dry-eye disease. Invest Ophthalmol Vis Sci 42:2283–2292.

[41] Stern ME, Beuerman RW, Fox RI, et al. (1998) The pathology of dry eye: the interaction between the ocular surface and lacrimal glands. Cornea 17:584–589.

[42] Stern ME, Gao J, Schwalb TA, et al. (2002) Conjunctival T-cell subpopulations in Sjogren's and non-Sjogren's patients with dry eye. Invest Ophthalmol Vis Sci 43:2609–2614.

[43] Sullivan DA, Wickham LA, Rocha EM, et al. (1998) Influence of gender, sex steroid hormones and the hypothalamic-pituitary axis in the structure and function of the lacrimal gland. Adv Exp Med Biol 438:11–42.

[44] Sundermeier T, Matthews G, Brink PR, et al. (2002) Calcium dependence of exocytosis in lacrimal gland acinar cells. Am J Physiol 282: C360–C365.

[45] Walcott B, Moore L, Birzgalis A, et al. (2002) A model of fluid secretion by the acinar cells of the mouse lacrimal gland. Adv Exp Med Biol 506: 191–197.

[46] Yeh S, Song XJ, Farley W, et al. (2003) Apoptosis of ocular surface cells in experimentally induced dry eye. Invest Ophthalmol Vis Sci 44:124–129.

[47] Yi X, Wang Y, Yu FS (2000) Corneal epithelial tight junctions and their response to lipopolysaccharide challenge. Invest Ophthalmol Vis Sci 41: 4093–4100.

[48] Zhao H, Jumblatt JE, Wood TO, et al. (2001) Quantification of MUC5AC protein in human tears. Cornea 20:873–877.

[49] Zhu Z, Stevenson D, Ritter T, et al. (2002) Expression of IL-10 and TNF-inhibitor genes in lacrimal gland epithelial cells suppresses their ability to activate lymphocytes. Cornea 21:210–214.

第 3 章

眼部瘢痕性类天疱疮

Ahmed Muna,C.Stephen Foster

主要内容

- 黏膜类天疱疮（MMP）是一组慢性全身性自身免疫性疾病，主要特点是 T 和 B 淋巴细胞功能紊乱。眼部瘢痕性类天疱疮（OCP）是 MMP 的眼部亚型。
- 免疫系统紊乱产生结膜上皮的内整合素$\alpha_6\beta_4$的β_4亚基和表皮正黏配体蛋白（epiligrin，层黏连蛋白 5 型）的自身抗体（IgG 和 IgA）。
- HLA-DR2、HLA-DR4[HLA-DR*0401]、HLA-DQw7[DQB1*0301]、HLA A2、HLA-B*B、HLA-B*35 和 HLA-B*49 等为 OCP 的易感基因型。
- 改变构型的 β4 肽段可对某些 B 细胞产生抗原性刺激，从而产生针对结膜上皮基底膜区糖蛋白的自身抗体。
- 炎性细胞因子激活成纤维细胞合成胶原，最终导致结膜瘢痕化。
- 结膜纤维化加剧了角膜损害和视力下降。
- 使用改良 Foster 分期可对早期疾病进行评估，有利于治疗和预后。
- 本病确诊的依据是在活检组织中发现免疫反应物（IgG、IgA、IgM）或补体（C3）沉积于基底膜区。
- 推荐使用免疫调节剂治疗。

3.1 绪 论

眼部瘢痕性类天疱疮（OCP）属于黏膜类天疱疮病的一种。这是一组以 T 和 B 淋巴细胞功能异常为特征的慢性全身性自身免疫病，产生针对结膜上皮基底膜区黏附分子产生相应的自身抗体。除结膜外，口腔、气管、咽、喉、食管、阴道、肛门和尿道的黏膜组织均可受累。

3.2 病理生理

OCP 的病理生理和与之相关的结膜纤维化的确切机制至今还未完全明了。目前认为，免疫调节系统的某种重要缺陷导致了自身抗体（IgG 和 IgA）的产生[9,24]，自身抗体主要作用于结膜上皮（半桥粒膜复合系统）中的整合素、表皮正黏配体蛋白和层黏连蛋白的重要亚基[16,31]。

OCP 潜在的诱因包括遗传背景和局部或全身使用某种药物等。有研究认为，人白细胞分化抗原（HLA）DR2、HLA-DR4 和 HLA-DQw7 可能为 OCP 易感基因型[1,2]。具有遗传易感性的个体，在特定的环境因素诱导下发病。

一些患者可能在全身或局部使用某种药物后出现药物性类天疱疮，如全身使用普奈洛尔，局部使用匹罗卡品、肾上腺素、碘化二乙氧膦酰硫胆碱和噻吗洛尔等[14,27]。

从 OCP 患者血清中分离出的自身抗体能

识别整合素 $\alpha_6\beta_4$ 的 β_4 亚基并与之特异性结合[10]。部分患者的血清中能同时找到针对表皮整联配体蛋白[13]、整合素 β_4 [29]、整合素 α_6 [15] 的自身抗体。当自身抗体与靶抗原相结合，即启动了一系列慢性炎症改变并最终引起组织纤维化。如果纤维化累及泪腺和睑板腺导管系统，则表现为泪膜异常（泪膜水液层和黏蛋白层减少）、倒睫、结膜收缩角化。上述并发症可能会加重角膜损伤和视力下降。

3.3　流行病学

OCP 较为少见，美国大约有 20 000 名患者[10]。全球各地均有发病，没有明显的地域性。该病多累及老年人，我们 130 名研究对象的平均年龄为 64 岁（20～87 岁）[9]。但了解 OCP 的确切发病年龄比较困难，因为多数早期患者并没有及时诊断。女性患者多于男性，女性 / 男性约为 1.6/1 [21]。

3.4　病　史

OCP 患者的典型表现为慢性结膜炎。主诉有眼红、眼干、眼睑痉挛、痒、烧灼感、畏光、异物感、眼睑肿胀、视力下降和复视等，当然并不局限于上述症状。眼外其他部位如皮肤、口腔、咽、喉、气管、食管、阴道、尿道和肛门也常受累。

3.5　临床体征

眼前节检查可见结膜充血，并有一级以上的上皮下纤维化，常伴有多种眼睑和角膜异常（表 3.1）。

3.6　临床分期

在此，我们综合 Foster[12] 和 Mondino[21] 两种分类方法的优点，提出一种新的分期方法。对瘢痕性类天疱疮患者的病情分期评估有助于治疗和预后。绝大多数典型的 OCP 为双侧发病，但亦有两眼不对称的病例。所以对每一眼分别进行评估同样重要。

I 期表现为：结膜炎症、黏液性分泌物、结膜上皮孟加拉红染色和结膜上皮下纤维化。本期纤维化程度较为轻微，最好在裂隙灯显微镜下检查。其主要表现为实质层组织浅层血管旁的白色细线（图 3.1）。II 期特点为：纤维结缔组织收缩，导致结膜皱缩，结膜下穹隆部缩窄，穹窿部睑结膜和球结膜的移行角变钝（图 3.2）。该期还能根据穹窿部缩窄的程度进一步细分为四个亚类：①0%～25%；②25%～50%；③50%～75%；④75%～100%。III 期可见上皮下纤维组织进一步收缩引起睑球粘连（图 3.3）。根据睑球粘连穹窿部水平

表 3.1　裂隙灯检查的临床体征

眼　睑	结　膜	角　膜
倒睫	乳头 / 滤泡	浅层点状角膜炎
双行睫	角化	上皮缺失
睑缘炎	上皮下纤维化 a	基质溃疡
睑板腺	结膜皱缩	新生血管
功能紊乱		
	穹窿部缩短或消失 b	角化
	睑球粘连	角膜缘炎症
	睑缘粘连	角膜穿通

a. 实质组织浅层血管旁有白色条纹；b. 通常最先累及下穹窿部。

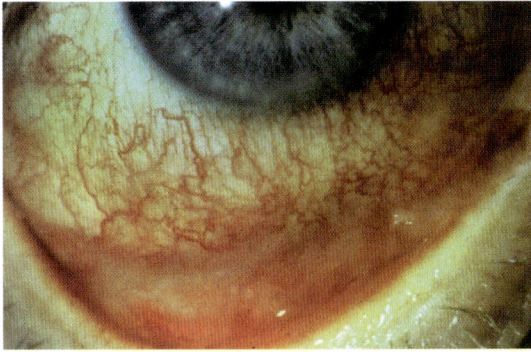

图 3.1　睑结膜上皮下纤维化。特点为上皮下线样纤维组织。

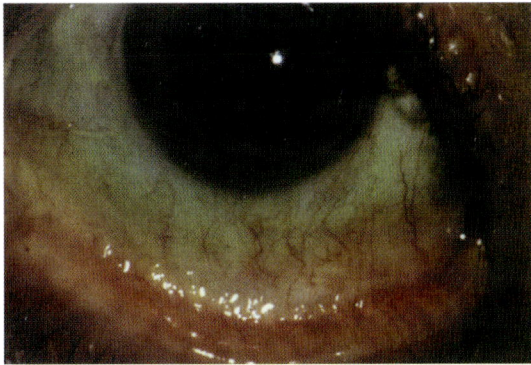

图 3.2　上皮下纤维化，伴有结膜穹隆部缩窄。

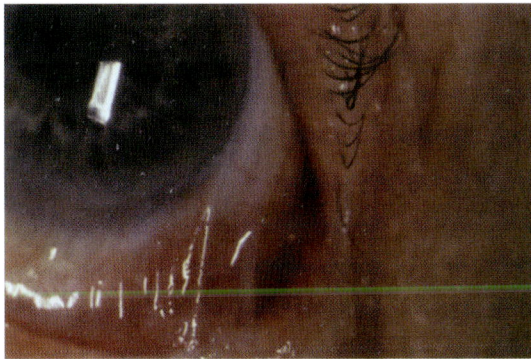

图 3.3　上皮下纤维化，伴有结膜穹隆部缩窄和睑球粘连。

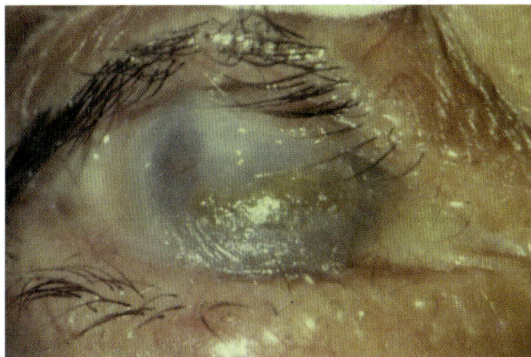

图 3.4　眼类天疱疮终末期，眼表组织完全角化。

方向的受累程度将其分为五个亚类：①0% ~ 25%；②25 % ~ 50%；③50 % ~ 75%；④>75%。Ⅳ期也就是终末期，主要表现为眼表组织严重纤维化、角化和睑缘粘连（图 3.4）。

3.7　诊　断

根据临床表现和结膜组织免疫荧光检查的结果进行 OCP 诊断。

3.7.1　实验室检查

目前尚无标准化的实验室检查诊断和评价本病的病情进展。有研究认为本病患者白细胞介素水平下降；也有研究认为 TNF-α 水平上升[17]。对使用免疫抑制剂的患者，应常规监测血象，避免出现严重副作用。

3.7.2　结膜活检

在结膜活检组织中发现上皮基底膜区免疫反应物（免疫球蛋白 IgA、IgM、IgG 或补体 C3）线样沉积是诊断 OCP 的"金标准"（图 3.5）。活检组织的取材、固定、染色应由眼科医师和能够熟练处理细小标本的技师完成。一次活检阴性并不能排除诊断，这可能

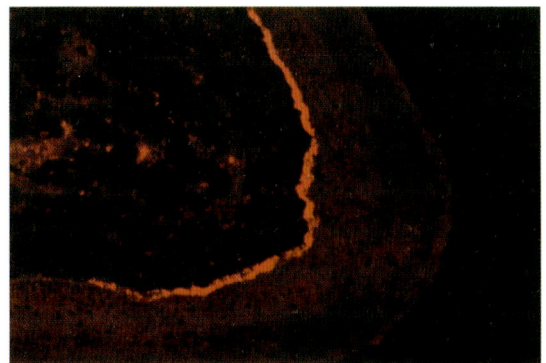

图 3.5　活检一名疑似瘢痕性类天疱疮患者的结膜组织，并进行免疫荧光染色。实验组所用的抗体为绵羊抗人 IgG 抗体，显示上皮基底膜区荧光显著阳性。而阴性对照组使用抗人血清蛋白抗体，结果为阴性。由此，该患者本病诊断成立。

由于处理技巧或方法错误所致，也可能发生假阴性的结果[11]。

3.7.3　组织学

HE 染色显示本病的炎性结膜组织中有浆细胞、中性粒细胞、嗜酸性粒细胞、朗罕氏细胞和巨噬细胞浸润。PAS 阳性杯状细胞数目有不同程度减少（与炎症反应程度和持续时间有关）。

Giemsa 染色显示肥大细胞总数和结缔组织与黏膜肥大细胞数量的比值均显著高于正常的结膜组织。

3.8　治　疗

3.8.1　药物治疗

眼表瘢痕性类天疱疮，是一种慢性、系统性、伴免疫系统调节功能紊乱的自身免疫性疾病。令人感到惋惜的是，绝大多数患者直到病程晚期才得到诊断，为了挽救视力不得不采用最具破坏性的治疗措施。

3.8.1.1　局部点药

尚未发现对 OCP 治疗有效的局部药物。人工泪液中混杂有多种成分有助于保持眼表的正常生理状态。

3.8.1.2　球结膜下注射

某些患者在全身治疗有效的基础上，外加球结膜下注射皮质类固醇或丝裂霉素 C 能够进一步缓解病情进展。但这种局部治疗作用通常短暂，并且长期使用效果有限[6]。

3.8.1.3　全身用药

全身使用皮质类固醇激素能够有效地控制 OCP 病情[23]。但由于所需剂量相当大，其副作用导致的停药会使炎症反复，而且其总体疗效也不如免疫调节剂，这些缺点限制

其进一步使用[20,22]。长期使用皮质类固醇药物难以避免的副作用包括股骨头坏死、骨质疏松、高血压、糖耐量降低甚至发生皮质类固醇相关性糖尿病等。由于皮质类固醇激素存在上述严重并发症，所以，对重症患者，只能在长期使用免疫调节剂（IMT）治疗的同时辅以短期使用皮质类固醇激素。如果治疗方案中不得不使用皮质类固醇，时间也不应超过 3 个月，并需逐渐减量。

3.8.1.4　免疫调节剂

在经验丰富医师的指导下使用免疫调节剂，不仅有效而且安全[9,12,22,25]。该药较长期使用皮质类固醇更为安全[12]。

在此，我们推荐一种渐进性 OCP 治疗模式。首先，我们需要对患者的全身状况评估，包括一般情况、用药情况、病情严重程度和发展速度。终末期患者通常表现为不可逆性眼部损伤，全身使用免疫调节剂多疗效甚微。此时，我们必须及时调整治疗目标，必须控制炎症反应，避免眼表进一步瘢痕化即可。

在治疗方案制订前，患者需完成详细的实验室检查，主要包括血常规和肝肾功能。患者依从性在治疗能否成功中也起着重要作用。患者必须定期复诊，复查血象。如果有任何全身症状（如寒战、发热）应及时与主治医生联系或就近诊治。

对轻度和中度活动性 OCP 而言，如没有药物禁忌（磺胺制剂、6-磷酸葡萄糖脱氢酶缺乏，G6PD），我们多首选氨苯砜。氨苯砜是一种磺基类合成化合物，同时兼具抗炎和抗感染作用。本药能干扰中性粒细胞的化学趋化作用、释放溶酶体酶和吞噬作用。短期使用氨苯砜十分有效，但 Fern 等研究表明其有效期短暂，即使持续用药，病情仍可能在数周或数月内反复[8]。患者对该药的反应与药物剂量无关，有效者即便在较低剂量下仍呈阳性反应。

氨苯砜不能用于 G6PD 缺乏和磺胺类过敏患者。初始剂量多为 25mg/bid，最高不超

过 50mg/tid。此外，某些患者可试选用磺胺嘧啶[7]。

临床医师应密切监测用药患者的全血细胞计数、血红蛋白水平、网织红细胞计数、肝功能等，并排除其他可能的亚临床副作用，包括溶血性贫血和粒细胞缺乏症，多在开始治疗后 8～10 周发生。一旦发生严重副作用，应立即停用氨苯砜，可选的备用药物有硫唑嘌呤、甲氨蝶呤或麦考酚酸酯等。使用氨苯砜治疗不能控制者，可联合使用硫唑嘌呤或甲氨蝶呤。若 OCP 仍处于活动期，应考虑用硫唑嘌呤或麦考酚酸酯替代氨苯砜。

硫唑嘌呤是一种嘌呤类似物，代谢后可转化为 6- 巯（基）嘌呤，后者能抑制 DNA 和 RNA 合成。Dantzig 首先提出应用硫唑嘌呤治疗黏膜型类天疱疮，当然也包括累及结膜者[3]。

OCP 治疗硫唑嘌呤的起始剂量通常为每天 2.0mg/kg，最大可加至每天 3.0mg/kg。每 6 周复查血象和肝功能。可能出现的副作用有药物性肝炎、粒细胞缺乏和关节痛等。

甲氨蝶呤是一种叶酸拮抗剂，该药相当安全且有效，同时兼具抗炎和免疫抑制作用，起始剂量常为每周 7.5mg，最大可用至每周 35mg。每周一次的用药方式大大减少潜在副作用。虽不常见但可能发生的副作用有骨髓抑制、肝毒性、肺炎和口腔溃疡。临床研究表明，在使用甲氨蝶呤同时给予叶酸或亚叶酸制剂并不会降低疗效，还能减轻可能出现的副作用。同时使用叶酸的剂量为 1mg/d。定期随诊、复查血象和肝功能仍为常规，以便将危险降至最低。

其他可能的副作用还包括恶心、疲劳和脱发（轻，多只自己知道）等。不能耐受胃肠道副作用的患者，在改为皮下注射用药后多可缓解。

治疗初期，患者需在开始治疗后第 3 周时复查血象和肝功能。然后，每 6 周复查一次即可。

麦考酚酸酯（cellcept）已在作者所在的马萨诸塞州眼耳医院成功应用于瘢痕性类天疱疮活动期的患者。我们通常从 1g/d 开始，在加大用量至 2g/d 前，至少观察患者对药物耐受性一周。每月监测全血细胞计数和肝功能。医生可以 500mg 为一个单位加量，但总剂量我们从未超过 3g/d。

对炎症反应重的患者，环磷酰胺可作为起始的首选用药。已有研究证明，该药治疗活动性 OCP 有效[12]。起始剂量常为 2mg/kg·d，早晨顿服。若需加量应考虑多方面因素，包括是否存在副反应和骨髓耐受性。用药患者应每 4 周复查血象，常规剂量下也可能出现粒细胞缺乏。给药剂量应至少保证外周白细胞计数 4500/mm³、中性粒细胞分类计数 1500/mm³ 和血小板 70000/mm³。虽然发生潜在副作用几率较低，但临床医师仍需注意，如血小板减少症、胃肠道副作用、感染和出血性膀胱炎等。常规每月复查尿常规和肾功能，以便早期发现可能出现的药物肾毒性。

拒绝化疗，不能耐受副作用或长期免疫抑制治疗无效的患者是静脉使用免疫球蛋白（IVIg）的适应证。IVIg 可以阻断 B 细胞表面的 Fc 受体（从而抑制其活性），激活抑制性 T 细胞（Ts），减少 IL-10 的合成，调节补体与靶细胞的相互作用，影响 T 细胞功能。IVIg 能通过降低抗 β4 抗体的水平控制 OCP 进展[18]。我们给予患者的剂量通常为每疗程 2～3kg/kg，分 3 次使用，每次给药时间不少于 5 小时，连续 3 天。将药物合理分配至 3 天使用，目的是为了预防潜在并发症，短时间内注入大量 IVIg 可能导致血容量超负荷和血管栓塞。疗程重复的次数主要取决于不同个体对药物的反应，但多在 15～29 次之间[18]。患者和医师均严格按照既定治疗方案进行至关重要。我们曾经监测过患者在治疗开始前的抗体滴度，以及开始治疗后每月一次抗体滴度直至治疗结束。使用 IVIg 有两种禁忌即选择性 IgA 缺乏和静脉或肌注人免疫球蛋白有严重血清反应者。

已有研究证明，激活淋巴细胞表达的

CD25 分子（IL-2 受体）在 OCP 相关的炎症反应中起着重要作用。达珠单抗是一种针对 CD25 分子 α 链的人源化单克隆抗体[26]。和 IVIg 类似，达珠单抗副作用极少。常规静脉给药剂量每疗程 1mg/kg。最初 12 周，每 2 周重复疗程一次（共 7 次）。然后，每 3 周一疗程，直至第 24 周（共 4 次）。最后，患者每月复查和静脉给药一次到第 52 周止（共 7 次）[26]。是否另加疗程，取决于不同个体对药物的反应程度。白细胞计数轻度降低是可能的，但若低于 3500/mm³ 则需暂时停药，待血象恢复后继续。所以患者需每 6 周复查全血细胞计数、肝功能和肾功能。

3.8.2　手术治疗

眼瘢痕性类天疱疮患者在实行任何手术治疗前必须完全控制眼部炎症。手术主要针对倒睫、眼睑后缘角化、干眼、角膜暴露和睑内翻等眼部并发症。

3.8.2.1　去除睫毛

除去乱生的睫毛可以防止其对角膜的损伤，有助于客观评估治疗的有效性。在所有可供选择的方法中，电解毛囊是永久性解除倒睫的最好方法，即便有复发也可重复治疗。

3.8.2.2　干眼

干眼患者多伴有睑板腺功能障碍。治疗干眼可以使用人工泪液和泪小点填塞等方法，后者疗效更为持久。睑板腺功能障碍可采用热敷加按摩，促使腺管引流通畅。同时也常全身加用四环素。

3.8.2.3　羊膜移植

De Roth 于 1940 年最先将羊膜移植（AMT）应用于眼科，他将羊膜应用于睑球粘连术后结膜上皮缺失的患眼[4]。人羊膜主要来源于胎盘，其所含的内层羊膜由单层羊膜细胞固定于胶原含量丰富的间充质构成，而后者结构疏松，约有 6~8 层细胞与绒毛膜相连。羊膜分单层上皮细胞层、较厚的基底层和无血管的基质层三层。人羊膜组织无抗原性，并且含有一种特殊的抗炎蛋白复合物和多种有利于损伤修复的细胞因子。

我们通常在控制原发病的基础上，使用羊膜移植促进永久性上皮缺失部位的修复，如夜间兔眼、倒睫和眼睑后缘角化。我们多采用一种名为"onlay"的手术方式，将羊膜覆盖于整个眼球表面，使用 8-0 锦纶线间断缝合固定于结膜。羊膜表面放置一个软性接触镜，起到类似绷带的作用。羊膜将在术后 4 周内"溶解"，大部分患者上皮缺失的部位会完全修复。

利用羊膜我们还可以重建结膜穹窿部，特别是损伤较轻者。对需广泛切开、双侧完全重建者，则需借助黏膜移植才能完成，供体我们多取自身下唇内侧口腔黏膜。

3.8.2.4　角膜缘干细胞移植

自身免疫性疾病如 OCP，眼表干细胞的损伤数量取决于疾病活动严重程度和持续时间。慢性重症者可以损失绝大多数角膜缘干细胞，角膜表面将由结膜上皮取代，并有反应性新生血管长入，逐渐形成不规则、半透明外观导致畏光和视力下降。在 OCP 炎症反应静止和局部解剖结构异常（干燥、倒睫、暴露）完全纠正的前提下，可以尝试使用角膜缘干细胞移植（LSCT）以重建眼表。但大家认为，患有自身免疫性疾病者如 OCP，施行 LSCT 的效果远较非炎性疾病者差。

3.8.2.5　板层角膜移植和穿透性角膜移植

穿透性角膜移植（PK）和板层角膜移植（LK）的常见适应证是角膜穿孔和大片角膜白斑[29]。然而，慢性瘢痕性结膜疾病（如 OCP）的终末期，即使手术过程顺利，其最终效果也多不令人满意。这多因免疫功能紊乱相关性结膜炎、倒睫、双行睫、重症干眼和广泛角膜新生血管影响所致。移植失败是多种因素独立或共同作用的结果，包括免疫相关性结膜炎、倒睫 / 双行睫、永久性上皮缺失、基质溃疡、干眼、睑板腺疾病、睑后缘角化、感觉减退、角膜穿孔、角膜缘干细胞缺失和移植物排斥反应。尽管总体上看手术效果并不理想，但仍有充分抗炎治疗后成功的病例报道[29]。

3.8.2.6　人工角膜

对继发于慢性瘢痕性疾病的严重角膜损伤患者而言，人工角膜（KPro）是恢复功能性视力的唯一可行方法。此方法最适用于不宜行穿透性角膜移植术者或手术失败者。我们再次强调，施行任何手术（包括人工角膜）前，必须做充分的抗炎治疗，以确保术后效果。已有研究报道眼瘢痕性类天疱疮患者术后长期满意的视力结果[5]。然而，该手术发生并发症的可能性较大，其中人工角膜侧缘组织坏死居于首位。其他可能并发症包括异体排斥、视网膜脱离和青光眼等。

3.9　多方协作

眼瘢痕性类天疱疮治疗过程中，需要眼科医生和其他医疗专业人员紧密协作。试图让每位眼科医生都同时精通化疗和管理的潜在并发症，这显然是不现实的。这就需要眼科医生与血液科（或风湿免疫科）医生共同协作。眼科医生先检查 OCP 活动情况，然后与血液科医生讨论血象，再制订化疗计划。这种三方协作的医疗模式，依照我们的经验可以增加患者依从性，增加病人的最终视力满意度。

3.10　预　后

眼瘢痕性类天疱疮是一种致盲性全身免疫性疾病。因为大多数患者直至终末期才得到诊治，所以疗效难以令人满意。我们曾报道 OCP 患者在停止免疫抑制治疗后，其中

1/3 患者在随后平均 4 年时间里仍处于缓解期；有 22% 复发但均能被提前预备的治疗方案控制[25]。该病复发通常是一个较长过程，所以多能被控制。因此，患者无论处于活动期还是非活动期，都必须终生定期复诊，监测可能出现的复发。

临床小结

- 眼瘢痕性类天疱疮是一种慢性、自身免疫性疾病，同时伴有全身症状。
- 眼部受累因瘢痕化不断进展，最终导致视力严重下降。
- 在结膜活检标本中发现基底膜区免疫球蛋白线样沉积即可诊断 OCP。
- 治疗目标包括抑制免疫反应、促进修复和防止瘢痕化。
- OCP 治疗中，与皮质类固醇类药物相比，非类固醇药物拥有更少的、能预防和可逆的副作用。

参考文献

[1] Ahmed AR, Foster S, Zaltas M, et al. (1991) Association of DQw7 (DQB1*0301) with ocular cicatricial pemphigoid. Proc Natl Acad Sci U S A 88:11579–11582.

[2] Ahmed AR, Konqui A, Park MS, Tiwari JL, Terasaki PI (1984) DR antigens in bullous pemphigoid. Arch Dermatol 120:795.

[3] Dantzig PI (1974) Immunosuppressive and cytotoxic drugs in dermatology. Arch Dermatol 110:393–406.

[4] De Rotth A (1940) Plastic repair of conjunctival defects with fetal membranes. Arch Ophthalmol 23:522–525.

[5] Dohlman CH, Terada H (1998) Keratoprosthesis in pemphigoid and Stevens-Johnson syndrome. Adv Exp Med Biol 438:1021–1025.

[6] Donnenfeld ED, Perry HD, Wallerstein A, et al. (1999) Subconjunctival mitomycin C for the treatment of ocular cicatricial pemphigoid. Ophthalmology 106:72–78.

[7] Elder MJ, Leonard J, Dart JK (1996) Sulphapyridine – a new agent for the treatment of ocular cicatricial pemphigoid. Br J Ophthalmol 80:549–552.

[8] Fern AI, Jay JL, Young H, MacKie R (1992) Dapsone therapy for the acute inflammatory phase of ocular pemphigoid. Br J Ophthalmol 76:332–335.

[9] Foster CS (1986) Cicatricial pemphigoid. Trans Am Ophthalmol Soc 84:527–663.

[10] Foster CS (1993) Immunologic disorders of the conjunctiva, cornea, and sclera. In: Albert DM, Jakobiec FA (eds) Principles and practice of ophthalmology, vol 1. Philadelphia, Saunders, pp 196–199.

[11] Foster CS, Dutt JE, Rice BA, Kupferman AE, Lane L (1994) Conjunctival epithelial basement membrane zone immunohistology: normal and inflamed conjunctiva. Int Ophthalmol Clin 34:209–214.

[12] Foster CS, Wilson LA, Ekins MB (1982) Immunosuppressive therapy for progressive ocular cicatricial pemphigoid. Ophthalmology 89:340–353.

[13] Fujimoto W, Toi Y, Okazaki F, et al. (1999) Anti-epiligrin cicatricial pemphigoid with IgG autoantibodies to the beta and gamma subunits of laminin 5. J Am Acad Dermatol 40:637–639.

[14] Hirst LW, Werblin T, Novak M et al. (1982) Drug-induced cicatrizing conjunctivitis simulating ocular pemphigoid. Cornea 1:121.

[15] Kanitakis J, Zambruno G, Vassileva S, Giannetti A, Thivolet J (1992) Alpha-6 (CD 49f) integrin expression in genetic and acquired bullous skin diseases. A comparison of its distribution with bullous pemphigoid antigen. J Cutan Pathol 19:376–384.

[16] Kirtschig G, Marinkovich MP, Burgeson RE, Yancey KB (1995) Anti-basement membrane autoantibodies in patients with anti-epiligrin cicatricial pemphigoid bind the alpha subunit of laminin 5. J Invest Dermatol 105:543–548.

[17] Lee SJ, Li Z, Sherman B, Foster CS (1993) Serum levels of tumor necrosis factor-alpha and interleukin-6 in ocular cicatricial pemphigoid. Invest Ophthalmol Vis Sci 34:3522–3525.

[18] Letko E, Bhol K, Foster SC, Ahmed RA (2000) Influence of intravenous immunoglobulin therapy on serum levels of anti-beta 4 antibodies in ocular cicatricial pemphigoid. A correlation with disease activity. A preliminary study. Curr Eye Res 21:646–654.

[19] Miserocchi E, Baltatzis S, Roque MR, Ahmed AR, Foster CS (2002) The effect of treatment and its related side effects in patients with severe ocular cicatricial pemphigoid. Ophthalmology 109:111–118.

[20] Mondino BJ, Brown SI (1981) Ocular cicatricial pemphigoid. Ophthalmology 88:95–100.

[21] Mondino BJ, Brown SI (1983) Immunosuppressive therapy in ocular cicatricial pemphigoid. Am J Ophthalmol 96:453–459.

[22] Mondino BJ, Brown SI, Lempert S, Jenkins MS (1979) The acute manifestations of ocular cicatricial pemphigoid: diagnosis and treatment. Ophthalmology 86:543–555.

[23] Mondino BJ, Ross AN, Rabin BS, Brown SI (1977) Autoimmune phenomena in ocular cicatricial pemphigoid. Am J Ophthalmol 83:443–450.

[24] Neumann R, Tauber J, Foster CS (1991) Remission and recurrence after withdrawal of therapy for ocular cicatricial pemphigoid. Ophthalmology 98:858–862.

[25] Papaliodis GN, Chu D, Foster CS (2003) Treatment of ocular inflammatory disorders with daclizumab. Ophthalmology 110:786–789.

[26] Pouliquen Y, Patey A, Foster CS, Goichot L, Savoldelli M (1986) Drug-induced cicatricial pemphigoid affecting the conjunctiva. Light and electron microscopic features. Ophthalmology 93:775–783.

[27] Tugal-Tutkun I, Akova YA, Foster CS (1995) Penetrating keratoplasty in cicatrizing conjunctival diseases. Ophthalmology 102:576–585.

[28] Yancey KB, Kirtschig G, Yee C, Lazarova Z (1995) Studies of patients with anti-epiligrin cicatricial pemphigoid. J Dermatol 22:829–835.

第4章

角膜移植的免疫调节

Douglas J. Coster, Keryn A.Williams

主要内容

- 尽管角膜存在某种"免疫赦免"，但不可避免地排斥反应仍是角膜移植失败的主要原因。
- 移植排斥反应是 CD4 介导的迟发性高敏反应的典型代表。
- 炎症反应破坏角膜的"免疫赦免"状态，因此，精细的手术和密切的术后观察对降低术后排斥反应的发生率非常重要。
- 局部使用糖皮质激素是角膜移植的主要免疫抑制疗法，但其确切用量尚不明了。
- 在角膜移植术中常规开展组织相容性抗原配型有着重要的临床意义，但在具体实施过程中存在着很多困难。
- 角膜移植患者全身使用糖皮质激素抑制免疫反应、抗代谢药物，钙调神经磷酸酶抑制剂，需要权衡利弊。
- 未来治疗角膜移植后排斥反应的最新方法包括使用单克隆抗体，供体角膜转基因处理等。

4.1 前 言

角膜移植是临床最常见的一种同种异体移植，尽管其应用广泛，但仍受到同种异体移植排斥反应的限制，排斥反应是角膜移植失败的最主要原因。

免疫调节研究尤其是免疫抑制理论的研究进展，使器官移植学取得了巨大进步。遗憾的是，角膜移植手术并未因此取得明显的进展。文献报道表明，肾脏移植的疗效较角膜移植更佳。病例统计显示，肾移植存活率超过 90%[1,2]，而角膜移植的成功率仅为 50%[3]。多数角膜移植失败原因多因排斥反应所致，我们需要对角膜移植患者的术后免疫反应进行更有效的免疫调节。

并非所有角膜移植的患者都需行免疫治疗。圆锥角膜和角膜间质营养不良的患者很少发生移植后的排斥反应。这些"低风险"人群的角膜处于免疫赦免状态，但可惜的是，这些病例相对很少。澳大利亚和一些西方国家的角膜移植病例中，30%是因圆锥角膜所致，而角膜间质营养不良者仅占 1%。其余病例均因角膜炎症所致或并发有其他眼部疾病。这些患者的角膜免疫赦免状态不同程度上遭受破坏，角膜移植术后应常规接受免疫调节治疗，以便将排斥反应降至最低。

角膜移植免疫调节的问题和临床实施密切相关。实质脏器移植患者一般都存在危及生命的严重疾病，对这些患者施行免疫抑制治疗是恰当的。而角膜移植则另当别论，其手术对象仅存在视力残疾但没有生命危险，对这些病例采取全身免疫抑制治疗也许并不恰当。对少数病例而言，如果经免疫抑制治疗后视力有明显好转，这种治疗也许是恰当的。在器官移植学中，角膜移植术有其特殊性——必须选用副作用少、对全身脏器功能影响小的特异性免疫抑制剂。

4.2　为什么角膜移植技术落后于实体脏器移植

近40年来，肾脏移植手术疗效不断提高与以下三因素有关：

1. 组织相容性配对。
2. 更好的全身免疫抑制治疗。
3. 使用抗体治疗排斥反应。

以上诸方法尚未在角膜移植手术中广泛应用。

Ⅰ、Ⅱ类组织相容性抗原配对尚未成为角膜移植术的常规检查。尽管术前抗原匹配对患者是有益的，但对角膜移植患者进行抗原匹配尚存争论。因为面临死亡，需要接受实质脏器移植的患者较角膜移植患者更能接受移植手术的失败，而接受角膜移植的患者却难以接受移植失败后导致的失明。全身使用抗体治疗同种异体移植排斥反应，在实体脏器移植中很有用，但在角膜移植术中其作用非常有限。局部使用免疫抑制剂滴眼液或眼膏并不能避免其全身副作用，类固醇激素眼用剂型其作用并不完全，而另一些药，如钙阻滞剂、抗增殖类药物的眼用剂型多半无效。抗体因其体积过大不能穿透角膜进入眼内，妨碍其局部使用。

4.3　角膜移植的免疫调节

角膜移植的患者需行免疫调节治疗。部分患者因角膜疾病严重致残，而功能性角膜移植可以恢复视力，显著提高生活质量。从此点出发，需对患者进行术前评估，评估内容不仅需要临床实践的数据，还应包括移植手术成功给患者带来的生活便利和移植失败带来的风险，以及评估患者对手术成功或失败的态度。最后还应对手术本身进行风险评估，以便最大程度提高患者的生活质量。总之，评估的最终目的是尽可能提高角膜移植手术的成功率。例如，使用全身免疫抑制剂的风险包括严重疾病甚至死亡。HLA配对不会直接给患者带来风险，但会造成手术时机延迟，对某些患者，尤其是老人，这是一个重要的考虑因素。

4.4　角膜移植的实际生存数据

从既往资料中可以了解角膜移植存活率以及影响生存率相关因素的长期数据。总体而言，10年的总生存率大约50%（图4.1）。表4.1列出了产生最佳疗效的临床指征[3]。在这些数据的基础上，我们能相对容易地预测某个患者手术成功或失败的几率，定义"高风险"患者则更为简便。由于在文献中尚无统一标准进行规范，使解释结果变得非常困难。表4.2列出了我们的定义"高"、"中"、"低"风险患者的标准。

临床相关知识点

并发症仅是手术风险的一部分内容。手术副作用本身也应考虑其中。针对不同的治疗目的，疗效评估的标准不尽相同。不同的患者施行角膜移植术，手术成功率或失败率也不相同。对一眼患角膜疾病，而对侧眼正

表4.1　角膜移植的预后指征

对1999年澳大利亚角膜移植术进行多因素分析的总结
角膜移植的手术指征
既往同侧眼角膜移植的数量
角膜移植伴有眼部感染
角膜移植的范围
角膜移植后的晶状体状态
角膜移植后植片新生血管化
角膜移植后早期拆除缝线
术后眼内压升高

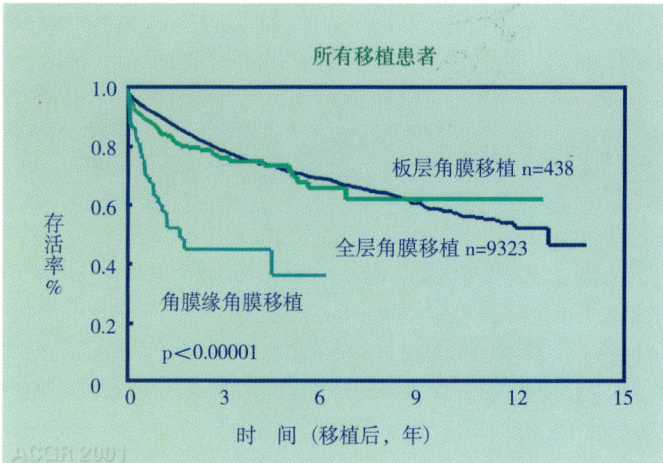

图 4.1　澳大利亚角膜移植术的总结：角膜移植存活率与时间的曲线。

表 4.2　角膜移植术后发生排斥反应的风险程度分级，只要患者具备高风险组的任一临床表现，则该患者具有发生排斥反应的高风险

高风险	3 ~ 4 象限角膜新生血管
	既往角膜移植失败史
	手术前伴有角膜炎症
中等风险	1 ~ 2 象限角膜新生血管
	既往有角膜炎症
	既往有眼内压升高
	儿童（<12 岁）
	晶状体脱位
	人工晶状体或无晶状体眼
低风险	单纯圆锥角膜
	单纯角膜间质营养不良

常的患者而言，即便角膜移殖成功，患眼并未从手术中获益许多，因为患者视力是由好眼即对侧眼决定的，而并非取决于坏眼的视力水平。角膜移植术适用于许多情况，对一眼为圆锥角膜及角膜间质营养不良时，如果对侧眼正常也应避免手术。但对另一些患者而言，即便患者处于高风险情况下，也需行功能性角膜移植。通常这些患者多为单眼患者，而且单眼因角膜疾病导致视力低下。这些病例均需慎重考虑，因为术后进行免疫调节治疗颇受争议，严重者甚至会危及生命。

4.5　免疫调节治疗的选择

理论上，有许多方法可以降低角膜移植术后的排斥反应。但所有方法都作用于两个环节，即角膜炎症对角膜免疫赦免状态的破坏和角膜移植本身引起的排斥反应。充分了解角膜免疫赦免及其破坏机制，以及角膜移植本身所致排斥反应的本质有助于我们掌握现有和潜在的免疫调节治疗方法。

4.6　角膜免疫赦免

角膜免疫赦免的相关因素颇多，具体如下：

1. 血 – 眼屏障。正常角膜无血管，仅周边角膜的营养有赖于血管系统，角膜中央通过泪膜及房水提供营养完成新陈代谢。房水由睫状体分泌。正常时前房和虹膜组织血管没有细胞或蛋白质漏出。分隔血管及眼内组织的解剖结构称血 – 眼屏障[4~7]。

2. 血管及淋巴系统缺如。正常角膜无血管及淋巴组织，角膜移植排斥反应缺乏相应的传入和传出弧[8~10]。

3. HLA 的适度表达。角膜上皮细胞、内皮细胞和角膜间质细胞可以适度表达 HLA Ⅰ 类抗原[11]。周边角膜上皮的朗罕氏细胞和周边基质的树突状细胞适度表达 Ⅱ 类抗原。

上皮细胞表达 ABO 抗原[12,13]。老鼠的实验研究表明微小移植抗原在角膜移植的排斥反应中非常重要[14]。

4. 成熟抗原提呈细胞的相对缺乏。抗原提呈细胞引起角膜移植排斥反应。正常角膜缺乏提呈抗原细胞。周边角膜基质中有间质树突状细胞[15,16]，周边角膜上皮细胞中有朗罕氏细胞[17,18]。这些细胞多处于角膜移植术野外。最近，在老鼠角膜中央部发现了 CD45+ 细胞集落[19,20]。这些细胞的谱系均属于树突状细胞，单核细胞，还是巨噬细胞，但该结果仍存有分歧。有研究显示，当细胞成熟后，这些细胞能够相互刺激发挥作用。

5. 配体的构成性表达（CD95L）。和其他免疫赦免部位如睾丸和大脑一样，角膜也表达配体。其本质说明凋亡细胞如淋巴细胞生成配体[21~23]。

6. 房水中存在免疫抑制性细胞因子。正常房水中存在转化生长因子（TGFβ）[24,25]，促黑色素细胞激素（MSH）[26]和血管活性肠肽（VIP）[27]等。

7. 前房相关的免疫偏离。将抗原接种于眼前房可以诱导迟发性超敏反应，而且这种超敏反应对特异性抗原具有免疫抑制作用[28]。

炎症破坏角膜免疫赦免状态。炎症影响免疫赦免的许多过程。细胞和蛋白从血管向外渗漏是急性炎症的基本病理过程[7,29]。新生血管形成和新生血管持续渗漏是慢性炎症的重要特征，淋巴管也在这种条件下不断生成[10]。临床很容易发现新生血管，植床或植片周围出现新生血管与角膜移植手术失败有很大的关系[30]。临床检查并不能发现角膜上的淋巴管，但通过组织学检查可以证实处于炎症期的角膜上含有淋巴管[31,32]，角膜淋巴管与免疫赦免状态的破坏有关。

在炎症环境下，角膜细胞出现 HLA 表达的增量调节[33,34]。另外炎症使具有抗原提呈能力的骨－骨髓－衍生细胞集聚至角膜，并持续多年。因此可以认为，一旦角膜发生炎症，它将不可能恢复至原有的正常状态。角膜中骨－骨髓－衍生细胞的数量与其后发生的同种异体排斥反应密切相关[35]。

为了保护角膜处于免疫赦免状态，临床医生能做的也仅是减轻炎症。面对任一角膜炎患者，临床医生必须也只能这样做。炎症浸润的角膜再不可能恢复到原先状态。手术采用精确的显微外科技术和具有生物相容性的手术材料可以减少创伤。术后应局部使用皮质类固醇激素抑制炎症反应，这些简单的处理方法很重要。重视这些简单的治疗细节，将会产生迥异的治疗效果[3]。

4.7　同种异体角膜移植排斥反应的机制

同种异体角膜移植排斥反应是角膜移植失败的最常见原因。同种异体角膜移植排斥反应和其他同种异体移植的排斥反应有很多相似之处；尽管如此，两者之间仍有许多重要的不同之处。只有充分了解两者之间的不同，我们才能采取有效措施消除排斥反应。

4.8　传入支：角膜自身抗原的致敏作用

通过植片进入眼部的异体抗原主要存在于角膜上皮细胞、基质细胞和内皮细胞的细胞膜上。只有供体内皮细胞能够维持植片的生命。植片上皮细胞在数周或数月内被宿主上皮细胞所替代，基质细胞亦如此，但时间可能稍长些。术后早期，供体抗原可能隐藏在其角膜细胞中，一旦发生致敏作用，抗原仅存在于内皮细胞中。

临床中同种异体角膜移植排斥反应较其他器官发生晚。角膜移植不存在于其他脏器移植发生的急性排斥反应。即便高风险角膜移植，其植片发生持续、稳定的病理损害，植片仍有一年的高存活率。同种异体角膜移植发生排斥反应常并发炎症感染，如偶发疱疹性角膜炎、结膜炎，或其他偶发的少见炎症。同种异体角膜移植排斥反应出现较迟及其与局部炎症的关系可能与潜在的病理机制相关。炎症使组织相容性抗原增量表达，并使免疫活性细胞集聚至角膜。

在创面修复或发生炎症时，宿主抗原提呈细胞进入角膜中。排斥反应是否发生与手术时宿主角膜中Ⅱ型阳性细胞的数量有关[35]。这些细胞驻留在邻近植片的宿主角膜植床周围，当角膜创面修复或伴有角膜炎症时，则立即进入角膜中。如果这些细胞提呈抗原，则可能将抗原带入至植片中。由于结膜富含淋巴组织，通常抗原的加工处理均在结膜进行。换言之，阻断结膜中协同刺激分子的产生，就可以阻断实验性 CD4+T 细胞介导的疱疹性角膜炎；角膜内皮细胞重组体 IL-10 的表达能阻断角膜移植排斥反应。以上研究支持了抗原驻留在眼内或眼周围的概念。

此外，尚有与植片中相似的细胞可以将抗原提呈至免疫系统。虹膜和小梁网含有Ⅱ型等阳性间隙的树突状细胞，这些细胞可以加工内皮细胞释放的抗原或抗原碎片。研究发现，注入前房中的抗原可以到达脾脏，注入后房的抗原能到达局部的淋巴结，至少也在淋巴管中。

另一组抗原提呈细胞驻留在角膜周边以及相邻结膜中，与葡萄膜树突状细胞不同，这些细胞在一个低 TGF-β 浓度的环境中与抗原互相作用，更可能产生与角膜移植排斥反应相似的 Th1 反应[43]。有证据显示，鼠角膜释放的抗原可以出现在其颈部淋巴结[44]，鼠的浅表淋巴结可以引流眼前节的淋巴回流，这也是将角膜抗原提呈至 T 细胞的主要位点。尽管人类相似研究的结果尚不十分清楚，但基于眼部疾病（如病毒性角结膜炎）对眼和淋巴结的观察，在面部和颈部等处同样存在相关的引流淋巴结。抗原提呈以及随后的 T 细胞激活和克隆扩增，可以发生在距眼较远处，这将有助于治疗方法的创新。经眼局部给药途径比如采用神经钙蛋白抑制剂干扰 IL-2 介导的克隆扩增不能奏效，——说明其作用位点应在其引流淋巴结上。

4.9 传出支：组织学相关性

角膜移植排斥反应与其他器官同种异体移植排斥反应一样，是一种典型的 DTH 反应[45~48]。血—眼屏障完整性破坏，白细胞和蛋白涌入前房和角膜，纤维蛋白聚集在前房，同时可见白细胞在房水中对流。角膜中有巨噬细胞、单核细胞、中性粒细胞、CD4+ 和 CD8+ 等 T 细胞浸润[47,49~52]。实验研究已经证实，CD4+T 细胞在角膜移植排斥反应中起着重要作用[53]。针对此细胞抑制角膜移植排斥反应是有效的。针对体液免疫反应似乎并不重要。对角膜植片产生排斥反应的患者会产生特异性抗体[54,55]，但抗体缺乏宿主也会对角膜植片产生排斥反应[56]。同种异体移植反应可以发生在眼细胞的所有部位，尤其对没有再生能力的角膜内皮细胞损害更为严重[57]。和供体其他角膜细胞不同，角膜内皮细胞持续存在但数量以一定比例逐渐减少，因为角膜内皮细胞具有极其重要的功能，即维持角膜透明，损伤后不能再生，所以内皮细胞排斥反应是角膜移植排斥反应中最严重的一种。

4.10 角膜移植免疫调节的最新研究

4.10.1 抑制炎症反应

炎症是影响角膜植片存活的主要危险因素。术前甚至多年前发生的角膜炎症，仍会影响角膜免疫赦免状态，使角膜移植成功率降低。而术中、术后，甚至术后多年发生的炎症反应，也会影响植片存活。抑制炎症反应是角膜移植术后患者常规治疗的基础，这包括两方面的内容。

4.10.2　无创伤性显微外科技术

精细的显微外科技术和无刺激性外科材料（如单丝锦纶缝线）的应用，能够有效减少角膜移植患者术后的炎症反应。20世纪50年代所报道的手术疗效改善主要集中于显微外科手术技巧，以及局部皮质类固醇激素的应用两方面。

4.10.3　局部皮质类固醇激素

所有角膜移植患者术后，都应局部给予皮质类固醇激素。局部应用的 11β-羟基复合物如泼尼松盐或者地塞米松，是临床角膜移植术后主要的免疫抑制剂。有关其最佳剂量和应用时间目前尚有争议。在联合角膜移植试验中（CCTS），局部大剂量应用皮质类固醇激素取得了意想不到的良好效果，但激素用量高于以往临床的常规用量。[37]

单独应用皮质类固醇激素不能消除高危病例发生排斥反应的危险。对高危病例而言，即使采用最高剂量的皮质类固醇激素并不能消除排斥反应、降低移植失败的比例。

4.10.4　I 型和 II 型 HLA 抗原配对

角膜移植中的组织配型尚有争议。欧洲普遍认为 HLA I 型配对效果较好。但美国并不接受这一观点，CCTS 研究发现，HLA I 型和 HLA II 型抗原配对并无临床意义，相反 ABO 抗原匹配却获得满意的效果[58]。但由于配型的误差率较高，这一研究也饱受争议[59]。但在 CCTS 研究中也有特殊发现，即对高风险的角膜移植患者而言，对其实施 HLA I 型抗原配对仍有一定临床意义[60~64]，而 HLA II 型抗原配对的效果并不十分显著。现在各家报道不一，甚至有报道认为，组织相容性抗原配对还会产生副作用[65~69]。

总之，HLA-A，HLA-B，HLA-DR 配对应有良好的临床疗效。该研究结果仅是免疫调节研究进展的一部分。高水平的抗原匹配不仅难以达到，而且即使达到这一目标，由于次要移植抗原的作用，在高危患者中植片也不能完全避免免疫排斥反应。发生免疫排斥危险性较高的患者角膜移植前，应常规组织配型，这是避免发生副作用、提高患者治疗效果的唯一办法。

该问题属于后勤管理的范畴。在欧洲，由于拥有大量同源、同族人口，配型问题很容易解决。但在人口稀少而且人口组成多为异族的地区，这一问题则较难解决。在这种地区，如澳大利亚，就必须建立一个成本 - 效益分析体系，监控在现有眼库和更大范围内寻找合适眼角膜，以及维持眼角膜存活的费用成本，因为不论对个人还是社会，移植失败的费用都是非常昂贵的，监控这一过程和结果并作分析也显得相当必要。

4.10.5　全身免疫抑制剂

所有带血管的器官移植应使用全身免疫抑制剂。免疫调节治疗的不断改进是提高器官移植手术成功率的重要因素[70]。但免疫调节治疗在角膜移植应用中尚未普及，也鲜有其临床应用效果的相关报道。目前有三种药物：皮质类固醇激素，钙调神经磷脂酶抑制剂，以及抗代谢药物的应用。

4.10.6　全身皮质类固醇激素

皮质类固醇激素是一种有效的免疫调节剂，但其特异性差，副作用严重。众所周知的严重副反应包括骨质疏松、肥胖、高血糖、高胆固醇血症、高血压，即便短期、小剂量使用，也不能避免上述副作用的发生。尽管如此，皮质类固醇激素仍被广泛应用于器官移植中，人们将其与其他免疫抑制剂联合应用，以使各种药物都使用最小剂量，以减少副作用的发生。但即便采用联合应用，全身使用激素的副作用仍然较重。所以，即便高危角膜移植患者，我们也应尽量避免使用这一药物维持治疗。

全身皮质类固醇激素治疗常用于已发生排斥反应的角膜移植患者，以及由于药物副作用不能长期维持使用必须停药的患者（如环孢霉素出现毒性反应）。自 20 世纪 60 年代起，临床开始使用全身皮质类固醇激素治疗角膜移植排斥反应，尽管该方法疗效很差，但其临床作用仍被广泛接受，这是因为当时该药物投入使用但并未做过相关的正式评估，此外，使用全身激素治疗移植排斥反应也是有理论依据的。现在研究发现，全身使用类固醇激素根本无法到达面颈部淋巴结[71]，而面颈部淋巴结是免疫系统增殖、发生排斥反应的核心所在[72]。此外，循环血流中高水平的皮质类固醇激素浓度能够改变免疫系统的作用方向。其具体机制是减少了循环血流中的 T 淋巴细胞[73,74]，抑制原先在淋巴结内可以引发免疫反应的 CD4 阳性 T 细胞[75]，最终抑制炎症反应。

尽管数据不一，但有数据显示，口服和静脉注射皮质类固醇激素对角膜移植的患者有益。有研究显示静脉注射甲基氢化泼尼松有助于抑制排斥反应[76~78]，而静脉注射其他药物则无明显疗效[79]。最佳的治疗方法是继续口服泼尼松龙抑制角膜移植排斥反应，因为并没有证据显示静脉注射具有更多优点。各种使用方法都会导致并发症，静脉注射还会引发其他的更为严重的急性并发症[58]。使用口服皮质类固醇激素时应避免长期维持治疗。我们的经验是，将口服皮质类固醇激素的治疗期限定为 3 周。如果 3 周内不见好转，则认为移植排斥反应对激素具有对抗性，应停止口服皮质类固醇激素。

4.10.7　抗代谢药物

作为一种免疫抑制因子，（硝基）咪唑硫嘌呤已使用多年，它是继皮质类固醇激素后使用的第一种免疫抑制剂，并且在接受器官移植的患者中广泛应用。

（硝基）咪唑硫嘌呤是一种 6- 巯基嘌呤（6-MP）的咪唑衍生物，它在体内迅速降解为 6- 巯基嘌呤，而 6- 巯基嘌呤随时通过细胞膜并转化为大量的嘌呤类似物。虽然确切机制尚不明了，其免疫抑制作用主要通过干扰细胞分裂和增殖，抑制免疫应答细胞的增殖反应。（硝基）咪唑硫嘌呤是 1967 年报道的第一种对高危排斥角膜移植病例作用显著的药物[81]。

霉酚酸酯是一种更新的免疫抑制药物，其作用原理与（硝基）咪唑硫嘌呤相同，主要抑制免疫应答细胞的增殖。但该药的特异性更高，对非淋巴细胞作用很少。磷酸脱氢酶是鸟嘌呤核苷酸代谢通路的关键酶，霉酚酸酯是一种高效、选择性、非竞争性、可逆的磷酸脱氢酶抑制剂。由于淋巴细胞增殖依赖于嘌呤代谢生成的 DNA，而其他细胞可以采用补救合成途径，因而霉酚酸酯对淋巴细胞增殖和分化的抑制作用较对其他细胞更强。有研究证实，对高危角膜移植患者而言，霉酚酸酯与环孢菌素同样有效。

4.10.8　钙调神经磷酸酶抑制剂

环孢霉素和其后他克莫司（FK506）的引入，使器官移植出现了突破性进展。前文中并没有太多篇幅报道，可能有研究认为它们对角膜移植治疗并不十分有效。因为在免疫抑制剂出现前，药物副作用非常普遍，有时甚至会危及生命。而且在高危病例中，即使应用最佳剂量药物，免疫排斥反应仍十分普遍。

环孢霉素是一种真菌类循环代谢产物。体内试验证明，该药主要作用于细胞介导的免疫反应，如移植物本身诱导的免疫反应、迟发型超敏反应、移植物抗宿主反应以及 T 细胞依赖抗体产生等。环孢霉素阻滞 G0 期和 G1 期的静止淋巴细胞的转化，同时抑制抗原激发的白细胞毒素的释放，如白介素

IL-2。此外，环孢霉素似乎仅作用于淋巴细胞，在剂量恰当时对造血细胞并无影响，其使用后的感染发生率较抗代谢药物低。

他克莫司（FK506）是一种具有较强免疫抑制活性的大环内酯物。该药物可在细胞水平抑制对同种异体移植反应至关重要的白细胞毒素的合成。此外，该药还同时抑制 T 细胞和辅助性 T 细胞依赖的 B 细胞增殖，以及白介素的释放，如 IL-2 和 IL-2 受体。在分子水平药物与胞核嘧啶蛋白结合，而这种药物蛋白复合物与钙离子，钙调蛋白以及钙调神经磷酸酶结合可以抑制钙调神经磷酸酶的磷酸化[83]。

尽管这类药物对淋巴系统的特异性很强，但全身应用时其副作用即使在治疗剂量也相当强，局部应用尚不能证明其有效性。

全身应用环孢霉素已经被推荐用于预防高危病例发生排斥反应。在角膜移植动物模型的体内试验中，该药物的疗效肯定[84~86]。一些临床研究也证实其有效性[89]，但尚有部分研究对此提出异议[90~92]。目前达成共识的是，全身使用钙调神经磷酸酶抑制剂的并发症相当严重[93]，因此也限制了该药物在角膜移植中的应用。

4.10.9　联合治疗

角膜移植患者同时应用（硝基）咪唑硫嘌呤与霉酚酸酯，并联合环孢霉素或他克莫司（FK506），可以起到较好的全身免疫抑制作用。大量研究显示其他脏器移植患者使用该方法是有益的，但对角膜移植而言，同类报道仍较少[70]。

由于缺乏各种全身免疫抑制疗法的相关数据，我们选择肾移植术后采用的免疫抑制疗法进行免疫调节。这样避免了药物配伍带来的副作用。

除非由于严重副作用必须换药或者患者中断治疗，目前，我们对接受角膜移植的患者均使用一年的环孢霉素并联合应用（硝基）咪唑硫嘌呤或霉酚酸酯。通常在手术结束后即使用。由于角膜移植不同于其他脏器移植，不会发生术后急性排斥反应，所以不需要在术前进行免疫抑制治疗。药物剂量一般根据血液中药物浓度进行调整。我们的方法已在表 4.3 中列出。患者用药后副作用的监测非常重要，即使只进行短期治疗，这些药物在其免疫抑制剂量下也常有副作用。

4.10.10　全身免疫抑制的副作用

全身免疫抑制的副作用非常普遍，严重时甚至危及生命。免疫系统是我们身体中对抗外部侵袭的系统，一旦抑制会造成免疫缺陷并招致疾病的发生，我们很难准确定位某种药物及其对应的副反应。因为这些药物通常用于已经出现严重的系统紊乱的患者，并且经常与其他的强效药物联合应用。而且许多副作用仅是免疫抑制的结果，它们并不具有特异性。

应用环孢霉素时的副作用包括严重感染、皮肤、毛发以及口腔病变、高血压，还有肾毒性等。（硝基）咪唑硫嘌呤与霉酚酸酯等抗代谢药物则会造成骨髓抑制和内脏损害，

表 4.3　泪膜成分

	起始剂量	理想的血浓度	其他监测指标
环孢霉素	75 ~ 100mg bd	80 ~ 100/mg/l（极小值）1.0 ~ 3.5/mg/l	每月复查血电解质，以便了解肾功能有无受损
Mycophenolate	1g bd		全血细胞计数第一月每周一次，第二、三月每月两次，然后每月一次。此外，每月检查一次中性粒细胞

由于其安全剂量范围较小，这种副作用显得更为多见。

由于单一治疗方法有效性的证据不足，免疫抑制治疗需要持续多长时间尚无定论。我们目前以一年为限，但就器官移植来说，长期维持免疫抑制治疗可能更好。但长期免疫抑制可能会导致肿瘤的发生，这是我们选择 12 个月的免疫抑制治疗的原因所在。

4.11　免疫调节的最新进展

临床上角膜移植术亟需更为有效的免疫调节方式。其他器官移植所用的方法在角膜移植术中并不十分奏效。解决角膜移植排斥反应的理想方法应具有以下特点：高度特异性、能够阻断自身抗原尤其是针对角膜产生排斥反应的相关抗原、尽可能局部使用避免全身用药以免发生相关副作用。目前单克隆抗体片断和基因治疗正在处于临床研究中。

4.11.1　单克隆抗体片断

多年来，治疗排斥反应常采用抗体为主的免疫治疗方法。最初人们采用异体抗淋巴细胞血清或球蛋白，最近人们采用单克隆抗体。OKT3 是一种用来治疗器官排斥反应的抗 T 淋巴细胞单克隆抗体，但对角膜移植排斥反应的效果并不理想。该药的主要不足是：仅能使用一次，而且全身用药的副作用很大。其他器官移植全身使用免疫抑制剂的副作用已被证实，但在角膜移植术中使用全身免疫抑制剂的相关副作用尚有待证实。有报道显示[94,95]，向前房注射单克隆抗体可以治疗角膜移植排斥反应，尽管该报道的结果令人欣喜，但除此研究外并无其他同类报道。最近，有报道显示全身使用单克隆抗体如 CAMPATH–1H（CD52）和抗 –CD25 治疗角膜移植排斥反应[96,97]。目前，实验性角膜移植术中已应用多种抗体治疗，有关抗体在治疗角膜移植排斥反应中的疗效已经做了系统

回顾[99]。

分子量大不能直接穿过角膜进入眼内是传统抗体治疗的一大问题。换句话说，抗体治疗不能以点眼液的形式局部给药只能全身用药，这促使单克隆抗体片断的研发和应用，单克隆抗体片断不仅保留与相应受体相互作用的能力，而且只要能通过角膜表面的泪膜，单克隆抗体片断就可以穿过角膜[100]。目前，特异性作用于移植物排斥反应传入近端成分的抗体片断已经设计成功。研究发现，该抗体片断不仅可以穿过角膜，而且保留了基本生理活性。但这种抗体片断是否能有效地处理角膜移植排斥反应仍有争议。

4.11.2　基因治疗

研究发现，基因治疗也可以调节角膜移植的术后反应，延长植片存活时间。早期的研究结果是令人振奋的，研究者将能够自然表达免疫抑制蛋白的基因转入角膜内皮细胞。将能够表达 IL–10 细胞因子的基因转入羊角膜内皮细胞发现角膜植片的存活时间延长。这种细胞因子转入后能够在早期角膜移植反应中发挥重要的作用，由于针对角膜移植患者角膜内皮细胞的操作相对方便，基因表达增强，最终都能使不可再生的角膜内皮细胞的存活时间延长，由此可见，该研究方法前景广阔。

临床总结

- 移植排斥反应仍然是穿透性角膜移植术失败的重要原因。
- 移植排斥反应需采用局部和全身免疫调节治疗，我们仍需要研制特异性更高的预防和治疗手段。
- CD4+ 淋巴细胞是角膜移植排斥反应中的重要一环，该细胞也是成为免疫调节治疗的"靶目标"。
- CD4+ 亚型"Th1/Th2"的重要性仍存有争议，但深入研究有助于我们发现新的免疫调节策略，如基因治疗。

4.12 小 结

目前，我们采用调节免疫预防和处理角膜移植术后排斥反应的方法还相对比较缺乏。临床常用的两种方法主要是通过减少显微手术创伤和局部大量使用激素减轻炎症反应。此外，还可以在术前做 HLA-A，HLA-B，HLA-DR 抗原配对，但这尚需眼库也做出相应调整。传统的全身免疫抑制治疗已用于其他器官移植术，但还未应用于角膜移植术，因为该方法所带来的风险很难证实。即便其风险已被证实，仍然需要高水平的证据来支持这种方法，或证实某种免疫移植剂更为有效。收集证据绝非易事，即便在高危人群中，角膜移植后植片的一年存活率也达 90%，但最终同样面临失败。我们还需继续开展临床研究，仅仅依靠一个中心或一个地区的患者数量是很有限的，通过注册登记的方法可以提供角膜移植所需的各种信息，这与其他脏器移植术中所提供的内容完全一样。虽然我们借鉴其他移植领域的成功经验可以将角膜移植做得更好，但深入开发特异地针对角膜移植术的方法将给角膜移植术带来新的突破性进展。我们需要的理想干预方法是：能直接应用于眼球，高度特异地干扰移植物抗原引起的排斥反应。应该说，局部使用的抗体片断和基因治疗是两种前景广阔的治疗方法。

参考文献

[1] http://www.anzdata.org.au/ANZDATA/anzdatawelcome.htm.

[2] Opelz G (1994) Effect of the maintenance immunosuppressive drug regiment on kidney transplant outcome. Transplantation 58:443–446.

[3] Williams KA, Muehlberg SM, Bartlett CM, Esterman A, Coster DJ (2000) Report from the Australian Corneal Graft Registry 1999. Snap Printing, Adelaide, pp 1–137.

[4] Grabner G, Zehetbauer G, Bettelheim H, Honigsmann C, Dorda W (1978) The blood-aqueous barrier and its permeability for proteins of different molecular weight. Graefes Arch Klin Exp Ophthalmol 207:137–148.

[5] Dernouchamps JP, Heremans JF (1975) Molecular sieve effect of the blood-aqueous barrier. Exp Eye Res 21:289–297.

[6] Maurice D, Mishima S (1984) Ocular pharmacokinetics. In: Sears M (ed) Pharmacology of the eye. Springer, Berlin Heidelberg New York, pp 19–116.

[7] Kuchle M, Nguyen NX, Naumann GO (1994) Aqueous flare following penetrating keratoplasty and in corneal graft rejection. Arch Ophthalmol 112:354–358.

[8] Barker CF, Billingham RE (1973) Immunologically privileged sites and tissues. In: Porter R, Knight J (eds) Corneal graft failure. CIBA Foundation Symposium 15 (new series). Elsevier, Amsterdam; Excerpta Medica, North-Holland, pp 79–104.

[9] Medawar P (1948) Immunity of homologous grafted skin III. The fate of skin homografts transplanted to the brain, to subcutaneous tissue, and to the anterior chamber of the eye. Br J Exp Pathol 29:58–69.

[10] Collin HB (1996) Endothelial cell lined lymphatics in the vascularized rabbit cornea. Invest Ophthalmol 5:337–354.

[11] Whitsett CF, Stulting RD (1984) The distribution of HLA antigens on human corneal tissue. Invest Ophthalmol Vis Sci 25:519–524.

[12] Nelken E, Michaelson IC, Nelken D, Gurebitch J (1956) ABO antigens in the human cornea. Nature 177:840.

[13] Salisbury JD, Gebhardt BM (1981) Blood group antigens on human corneal cells demonstrated by immunoperoxidase staining. Am J Ophthalmol 91:46–50.

[14] Katami M, Madden PW, White DJ, Watson PG, Kamada N (1989) The extent of immunological privilege of orthotopic corneal grafts in the inbred rat. Transplantation 41:371–376.

[15] Williams KA, Ash JK, Coster DJ (1985) Histocompatability antigen and passenger cell content of normal and diseased human cornea. Transplantation 39:265–269.

[16] Catry L, Van den Oord J, Foets B, Missotten L (1991) Morphologic and immunophenotypic heterogeneity of corneal dendritic cells. Graefes Arch Clin Ex Ophthalmol 229:182–185.

[17] Jager MJ (1992) Corneal Langerhans cells and ocular immunology. Reg Immunol 4:186–195.

[18] Baudouin C, Brignole F, Pisella PJ, Becquet F, Philip PJ (1997) Immunophenotyping of human dendriform cells from the conjunctival epithelium. Curr Eye Res 16:475–481.

[19] Liu Y, Hamrah P, Zhang Q, Taylor AW, Dana MR (2002) Draining lymph evidence for major histocompatibility complex (MHC) Class II-positive cells derived from Class II-negative grafts. J Exp Med 195:259–268.

[20] Hamrah P, Zhang Q, Liu Y, Dana MR (2002) Novel characterization of MHC Class II-negative

population of resident corneal Langerhans cell-type dendritic cells. Invest Ophthalmol Vis Sci 43:639–646.

[21] Wilson SE, Li Q, Weng J, Barry-Lane PA, Jester JV, Liang Q et al. (1996) The Fas-Fas ligand system and other modulators of apoptosis in the cornea. Invest Ophthalmol Vis Sci 37:1582–1592.

[22] Griffith TS, Yu X, Herndon JM, Green DR, Ferguson TA (1996) CD95-induced apoptosis of lymphocytes in an immune privileged site induces immunological tolerance. Immunity 5:7–16.

[23] Stuart PM, Griffith TS, Usui N, Pepose J, Yu X, Fergusin TA (1997) CD95 ligand (FasL)-induced apoptosis is necessary for corneal allograft survival. J Clin Invest 99:396–402.

[24] Wilbanks GA, Mammolenti M, Streilein JW (1992) Studies on the induction of anterior chamber-associated immune deviation (ACAID), III. Induction of ACAID depends upon intraocular transforming growth factor-beta. Eur J Immunol 22:165–173.

[25] D'Orazio T, Niederkorn JY (1998) A novel role for TGF-beta and IL-10 in the induction of immune privilege. J Immunol 160:2089–2098.

[26] Taylor AW, Streilein JW, Cousins SW (1994) Alpha-melanocyte-stimulating hormone suppresses antigen-stimulated T cell production of gamma-interferon. Neuroimmunomodulation 1:188–194.

[27] Taylor AW, Streilein JW, Cousins SW (1994) Immunoreactive vasoactive intestinal peptide contributes to the immunosuppressive activity of normal aqueous humor. J Immunol 153:1080–1086.

[28] Streilein JW (1996) Peripheral tolerance induction: lessons from immune privileged sites and tissues. Transplant Proc 28:2066–2070.

[29] Williams KA, Coster DJ (1997) Rethinking immunological privilege: implications for corneal and limbal stem cell transplantation. Mol Med Today 3:495–515.

[30] Coster DJ (1981) Factors affecting the outcome of corneal transplantation. Ann R Coll Surg Engl 63:91–97.

[31] Collin HB (1966) Endothelial cell lines lymphatics in the vascularized rabbit cornea. Invest Ophthalmol 5:337–354.

[32] Cursiefen C, Schlötzer-Schrehardt V, Küchle M et al. (2002) Lymphatic vessels in vascularized human corneas: immunohistochemical investigation using LYVE-1 and podoplanin. Invest Ophthalmol Vis Sci 43:2127–2135.

[33] Treselet PA, Foulks GN, Sanfilippo F (1984) The expression of HLA antigens by cells in the human cornea. Am J Ophthalmol 98:763–772.

[34] Pepose JS, Gardner KM, Nestor MS, Foos RY, Pettit Th (1985) Detection of HLA class I and II antigens in rejected human corneal allografts. Ophthalmology 92:1480–1484.

[35] Williams KA, White MA, Ash JK, Coster DJ (1989) Leukocytes in the graft bed associated with corneal graft failure. Analysis by immunohistology and actuarial graft survival. Ophthalmology 96:38–44.

[36] Knop N, Knop E (2000) Conjunctiva-associated lymphoid tissue in the human eye. Invest Ophthalmol Vis Sci 4:1270–1279.

[37] Porgador A, Staats HF, Itoh Y, Kelsall BL (1998) Intranasal immunization with cytotoxic T-lymphocyte epitope peptide and mucosal adjuvant cholera toxin: selective augmentation of peptide-presenting dendritic cells in nasal mucosal-associated lymphoid tissue. Infect Immunol 66:5876–5881.

[38] Chen H, Hendricks RL (1998) B7 costimulatory requirements of T cells at an inflammatory site. J Immunol 160:5045–5052.

[39] Klebe S, Sykes P, Coster D, Krishnan R, Williams K (2001) Prolongation of sheep corneal allograft survival by transfer of the gene encoding ovine interleukin 10 to donor corneal endothelium. Transplantation 15:1214–1220.

[40] McMenamin PG, Crewe J, Morrison S, Holt PG (1994) Immunomorphologic studies of macrophages and MHC Class II-positive dendritic cells in the iris and ciliary body of the rat, mouse, and human eye. Invest Ophthalmol Vis Sci 35:3234–3250.

[41] Streilein JW (1996) Peripheral tolerance induction: lessons from immune privileged sites and tissues. Transplant Proc 28:2066–2070.

[42] Egan RM, Yorkey C, Black R, Loh WK, Stevens JL, Woodward JG (1996) Peptide-specific T cell clonal expansion in vivo following immunization in the eye, an immune-privileged site. J Immunol 157:2262–2271.

[43] Williamson JS, Di Marco S, Streilein JW (1987) Immunobiology of Langerhans cells on the ocular surface. I Langerhans cells within the central cornea interfere with induction of anterior chamber associated immune deviation. Invest Ophthalmol Vis Sci 28:1527–1532.

[44] Yamagami S, Dana MR (2001) The critical role of lymph nodes in corneal alloimmunization and graft rejection. Invest Ophthalmol Vis Sci 42:1293–1298.

[45] Ayliffe W, Alam Y, Bell EB, McLeod D, Hutchinson IV (1992) Prolongation of rat corneal graft survival by treatment with anti-CD4 monoclonal antibody. Br J Ophthalmol 76:602–606.

[46] Joo CK, Pepose JS, Stuart PM (1995) T-cell mediated responses in a murine model of orthotopic corneal transplantation. Invest Ophthalmol Vis Sci 36:1530–1540.

[47] Katami M (1995) The mechanisms of corneal graft failure in the rat. Eye 9:197–207.

[48] Yamada J, Kurimoto I, Streilein JW (1999) Role of CD4+ T cells in immunobiology of orthotopic

corneal transplants in mice. Invest Ophthalmol Vis Sci 40:2614–2621.

[49] Callanan DG, Luckenback MW, Fischer BJ, Peeler JS, Niederkorn JY (1989) Histopathology of rejected orthotopic corenal grafts in the rat. Invest Ophthalmol Vis Sci 30:413–424.

[50] Larkin DFP, Alexander RA, Cree IA (1997) Infiltrating inflammatory cell phenotypes and apoptosis in rejected human corneal allografts. Eye 11:68–74.

[51] Kuffova L, Holan V, Lumsden L, Forrester JV, Filipec M (1999) Cell sub-populations in failed human corneal grafts. Br J Ophthalmol 83:1364–1369.

[52] Matoba AY, Peeler JS, Niederkorn JY (1986) T cell subsets in the immune rejection of murine heterotopic corneal allografts. Invest Ophthalmol Vis Sci 27:1244–1254.

[53] Hegde S, Niederkorn JY (2000) The role of cytotoxic T lymphocytes in corneal allograft rejection. Invest Ophthalmol Vis Sci 41:3341–3347.

[54] Jager MJ, Volker-Dieben HJ, Vos A, Broersma L, Kok FG, van der Gaag R (1991) Cellular and humoral anticorneal immune response in corneal transplantation. Arch Ophthalmol 109:972–977.

[55] Hutchinson IV, Alam Y, Ayliffe WR (1995) The humoral response to an allograft. Eye 9:155–160.

[56] Goslings WR, Yamada J, Dana MR et al. (1999) Corneal transplantation in antibody-deficient hosts. Invest Ophthalmol Vis Sci 40:250–253.

[57] Tuft SJ, Coster DJ (1990) The corneal endothelium. Eye 4:389–424.

[58] The Collaborative Corneal Transplantation Studies Research Group (1992) The collaborative corneal transplantation studies (CCTS). Effectiveness of histocompatibility matching in high-risk corneal transplantation. Arch Ophthalmol 110:1392–1403.

[59] Hopkins KA, Maguire MG, Fink NE, Bias WB (1992) Reproducibility of HLA-A, -B, and -DR typing using peripheral blood samples; results of retyping in the collaborative corneal transplant studies. Corneal Transplantation Studies Group (corrected). Hum Immunol 33:122–128.

[60] Batchelor JR, Casey TA, Werb A, et al. (1976) HLA matching and corneal grafting. Lancet 1:551–554.

[61] Volker-Dieben HJ, Kok-van Alphen CC, Lansbergen Q, Persijn GG (1982) The effect of prospective HLA-A and -B matching and corneal graft survival. Acta Ophthalmol (Copenhagen) 60:203–212.

[62] Gore SM, Vail A, Bradley VA, Rogers CA, Easty DL, Armitage WJ (1995) HLA-DR matching in corneal transplantation. Systemic review of published evidence. Corneal Transplant Follow-up Study Collaborators. Transplantation 60:1033–1039.

[63] Foulks GN, Sanfilippo FP, Locascio JA III, MacQueen JM, Dawson DV (1983) Histocompatability testing for keratoplasty in high-risk patients. Ophthalmology 90:230–244.

[64] Sanfilippo F, MacQueen JM, Vaughn WK, Foulks GN (1986) Reduced graft rejection with good HLA-A and B matching in high-risk corneal transplantation. N Engl J Med 315:29–35.

[65] Hoffman F, von Keyserlingk HJ, Wiederholt M (1986) Importance of HLA DR matching for corneal transplantation in high-risk cases. Cornea 5:139–143.

[66] Khaireedin R, Wachtlin J, Hopfenmüller W, Hoffman F (2003) HLA-A, HLA-B, and HLA-DR matching reduces the rate of corneal allograft rejection. Graefes Arch Clin Exp Ophthalmol 241:1020–1028.

[67] Baggesen K, Lamm LU, Ehlers N (1996) Significant effect of high-resolution HLA-DRB1 matching in high-risk corneal transplantation. Transplantation 62:1273–1277.

[68] Munkhbat B, Hagihara M, Sato T, et al. (1997) Association between HLA-DPB1 matching and 1-year rejection-free graft survival in high-risk corneal transplantation. Transplantation 63:1011–1016.

[69] Vail A, Gore SM, Bradley BA, Easty DL, Rogers CA, Armitage WJ (1994) Influence of donor and histocompatibility factors on corneal graft outcome. Transplantation 58:1210–1216.

[70] Morris PJ (1996) A critical review of immunosuppressive regimens. Transplant Proc 28 (Suppl): 37–40.

[71] Abrahams C, Gaillard V (1980) Instillation of steroids in the eye: its effect on lymphocytes in regional lymph nodes and in peripheral blood. S Afr Med J 57:993–995.

[72] Meyer PA, Watson PG, Franks W, Dubord P (1987) 'Pulsed' immunosuppressive therapy in the treatment of immunologically induced corneal and scleral disease. Eye 1:487–495.

[73] Silverman ED, Myones BL, Miller JJ 3rd (1984) Lymphocyte sub-population alterations induced by intravenous megadose pulse methylprednisolone. J Rheumatol 11:287–290.

[74] Zweiman B, Atkins PC, Bedard PM, Flaschen SL, Lisak RP (1984) Corticosteroid effects on circulating lymphocyte subset levels in normal humans. J Clin Immunol 4:151–155.

[75] Berge RJ, Sauerwein HP, Yong SL, Schellekens PT (1984) Administration of prednisolone in vivo affects the ratio of OKT4/OKT8 and the LDH-isoenzyme pattern of human T lymphocytes. Clin Immunol Immunopathol 30:91–103.

[76] Hill JC, Maske R, Watson P (1991) Corticosteroids in corneal graft rejection. Oral versus single pulse therapy. Ophthalmology 98:329–333.

[77] Hill JC, Ivey A (1994) Corticosteroids in corneal graft rejection; double versus single pulse therapy. Cornea 13:383–388.

[78] Lam DS, Wong AK, Tham CC, Leung AT (1998) The use of combined intravenous pulse methyl-

prednisolone and oral cyclosporine A in the treatment of corneal graft rejection: a preliminary study. Eye 12:615–618.

[79] Hudde T, Minassian DC, Larkin DF (1999) Randomized controlled trial of corticosteroid regimens in endothelial corneal graft rejection. Br J Ophthalmol 83:1348–1352.

[80] Thompson JF, Chalmers DH, Wood RF, Kirkham SR, Morris PJ (1983) Sudden death following high-dose intravenous methylprednisolone. Transplantation 36:594–596.

[81] Mackay IR, Bignell JL, Smith PH, Crawford BA (1967) Prevention of corneal graft failure with the immunosuppressive drug azathioprine. Lancet 2:479–482.

[82] Reinhard T, Reis A, Bohringer D, Malinowski M, Voiculescu A, Heering P, Godehardt E, Sunmacher R (2001) Systemic mycophenolate motefil in comparison with systemic cyclosporin A in high-risk keratoplasty patients: 3 years' results of randomized prospective clinical trial. Graefes Arch Clin Exp Ophthalmol 239:367–372.

[83] Hogan PG, Chen L, Nardone J, Rao A (2003) Transcriptional regulation by calcium, calcineurin, and NFAT. Genes Dev 17:2205–2232.

[84] Shepherd WFI, Coster DJ, Chin Foog TC, Rice NSC, Jones BR (1980) Effect of cyclosporin A on the survival of corneal grafts in rabbits. Br J Ophthalmol 64:148–153.

[85] Zhang EP, Schulte F, Bulfone-Paus S, Hoffman F (2000) The effect of corticosteroid and cyclosporin A on murine corneal allograft rejection. Graefes Arch Clin Exp Ophthalmol 238:525–530.

[86] Claerhout I, Beele H, Verstraete A, Van den Broecke C, Kestelyn P (2001) The effect of duration and timing of systemic cyclosporine therapy on corneal allograft survival in a rat model. Graefes Arch Clin Exp Ophthalmol 23:152–157.

[87] Hill JC (1994) Systemic cyclosporin in high-risk keratoplasty. Short-term versus long-term therapy. Ophthalmology 101:12833.

[88] Hill JC (1995) Systemic cyclosporin in high-risk keratoplasty: long-term results. Eye 9:422–428.

[89] Sundmacher R, Reinhard T, Heering P (1992) Six years' experience with systemic cyclosporin A prophylaxis in high-risk perforating keratoplasty patients. A retrospective study. Ger J Ophthalmol 1:432–436.

[90] Poon AC, Forbes JE, Dart JK, Subramaniam S, Bunce C, Madison P, Ficker LA, Tuft SJ, Gartry DS, Buckley RJ (2001) Systemic cyclosporin A in high-risk penetrating keratoplasties: a case-control study. Br J Ophthalmol 85:1465–1469.

[91] Inoue K, Kimura C, Amano S, Sato T, Fujjita N, Kagayo F, Kaji Y, Tsuru T, Araie M (2001) Long-term outcome of cyclosporine treatment following penetrating keratoplasty. Jpn J Ophthalmol 45:378–382.

[92] Rumelt S, Berdusky V, Blum-Hareuveni T, Rehany V (2002) Systemic cyclosporin A in high failure risk, repeated corneal transplantation. Br J Ophthalmol 86:988–992.

[93] Algros MP, Angonin R, Delbose B, Cahn JY, Kantelip B (2002) Danger of systemic cyclosporin for corneal grafts. Cornea 21:613–614.

[94] Ippoliti G, Fronterre A (1987) Use of locally injected anti-T monoclonal antibodies in the treatment of acute corneal graft rejection. Transplant Prod 19:2579–2580.

[95] Ippoliti G, Fronterre A (1989) Usefulness of CD3 or CD6 anti-T monoclonal antibodies in the treatment of acute corneal graft rejection. Transplant Proc 21:3133–3134.

[96] Newman DK, Isaacs JD, Watson PG, Meyer PA, Hale G, Waldmann H (1995) Prevention of immune-mediated corneal graft destruction with the anti-lymphocyte monoclonal antibody, CAMPATH-1H. Eye 9:564–569.

[97] Dick AD, Meyer P, James T, Forrester JV, Hale G, Waldmann H, et al. (2000) Campath-1H therapy in refractory ocular inflammatory disease. Br J Ophthalmol 84:107–109.

[98] Schmitz K, Hitzer S, Behrens-Baumann W (2002) Immune suppression by combination therapy with basiliximab and cyclosporin in high risk keratoplasty. A pilot study. Ophthalmology 99: 38–45.

[99] Thiel MA, Coster DJ, Williams KA (2003) The potential of antibody-based immunosuppressive agents for corneal transplantation. Immunol Cell Biol 81:93–105.

[100] Thiel MA, Coster DJ, Standfield SD, et al. (2002) Penetration of engineered antibody fragments into the eye. Clin Exp Immunol 128:67–74.

第 5 章

巩膜炎

Alisa Kim, Sean Dumars, Samir Shah, Bartly Mondino

主要内容

- 巩膜炎常与潜在的严重眼部并发症以及全身疾病相关。
- 坏死性巩膜炎与全身疾病的相关性最高，常常是全身疾病的首发表现。
- 穿孔性巩膜坏死常伴有长期风湿性关节炎，并且没有任何症状。
- 巩膜炎常发生于眼部外伤以及眼科手术后。
- 巩膜炎需和表层巩膜炎相鉴别，两者的临床表现、疾病过程、治疗以及预后截然不同，分别代表着不同类型疾病。局部点肾上腺素后观察有无血管收缩反应有助于鉴别诊断。
- 巩膜炎通常为临床诊断，患者常伴有严重的眼部疼痛。
- 炎症侵及的部位和范围不同，巩膜炎的临床表现也不尽相同，这是巩膜炎分型的主要依据。
- 巩膜炎的眼部并发症包括视力丧失、角膜炎、白内障加重、葡萄膜炎、青光眼、巩膜变薄穿孔、葡萄肿、视网膜脱离和脉络膜脱离等。

- 通过病史、体检和诊断试验可以全面评价相关全身疾病，请内科医生和风湿病专家会诊有助于明确诊断。
- 辅助检查有助于诊断和治疗，特别是后巩膜炎。
- 根据治疗反应和耐受性，巩膜炎通常按非甾体抗炎药、激素和非激素类免疫抑制疗法进行序贯治疗
- 5%～10%的巩膜炎需手术治疗，药物有效控制炎症后，手术成功率更高。
- 采用不同亚型对巩膜炎进行分类，可以提供疾病的预后情况，也可作为治疗指南。
- 弥漫性前部巩膜炎预后最佳，无论在眼部还是全身，坏死性巩膜炎预后最差，结节性巩膜炎界于二者之间。
- 早期诊断和治疗巩膜炎，对防止和减少眼部以及全身合并症的发生十分重要。

5.1 绪 论

巩膜炎是指一类相对少见的巩膜炎性疾病。由于其容易出现严重的眼部并发症或可能与某些严重的全身疾病相关，临床工作中应避免漏诊。巩膜炎多发生于 40～60 岁，男性多见，男：女为 1.6∶1 [34,42,45]。本病在儿童中罕见。除与某些全身疾病相关外，尚未发现特殊的遗传、种族和地理因素与本病有关。1/3～1/2 的患者（25%～45%）为双眼发病或两眼先后受累；然而本病也可以表现为单眼发病，双眼同时发病或两眼交替发病 [34,42,45]。

5.1.1 分 类

根据炎症的发病部位和相应的血管形态改变，1976 年，Watson 和 Hayreh 对巩膜炎进行临床分类（见表 5.1）[45]。尽管此分类方法未涉及病因，但提供了有关炎症严重程度、预后、治疗、与全身疾病关系以及眼部并发症等相关信息。少数（<10%）患者可以

表 5.1　巩膜炎分类

		Prevalence	
		Watson	Hayreh
Ⅰ.前巩膜炎		98%	94%
①弥漫性		40%	45%
②结节性		44%	23%
③坏死性		14%	26%
a.伴有炎症		10%	23%
b.不伴有炎症		4%	3%
（穿孔性巩膜软化）			
Ⅱ.后巩膜炎		2%	6%

表 5.2　巩膜炎与表层巩膜炎

	表层巩膜炎	巩膜炎
主要症状	眼红	严重、放射性疼痛
眼红	鲜红色	带有淡蓝色的红色
严重部位	表层最重	深层最重
血管	表层巩膜	表层巩膜
充血	血管性	血管性
触痛	罕见	＋
巩膜变薄	罕见	＋
视力影响	罕见	＋
眼内改变	罕见	＋

从一种类型发展成另一种类型巩膜炎[42]。

　　按照炎症相对眼球赤道的位置，巩膜炎分前巩膜炎和后巩膜炎。大多数巩膜炎为前巩膜炎，且又分为非坏死性和坏死性巩膜炎。前巩膜炎多为弥漫性巩膜炎（40%～45%）和结节性巩膜炎（23%～44%），两者均为非坏死性巩膜炎（见表 5.2）；坏死性前巩膜炎相对少见（14%～26%），为本病的严重类型[34,45]。坏死性巩膜炎又分为伴有炎症型和不伴炎症型，后者也称为穿孔性巩膜软化。

　　后巩膜炎代表了多种难以分类的巩膜炎症。由于临床少见且对此病认识不足，2%～12%的患病率可能有所被低估[3,34,45]。Singh和 Foster 曾将后巩膜炎分为慢性和急性两种[40]。根据超声波检查眼球壁有无增厚或有无巩膜结节，将后巩膜炎分为弥漫性和结节性两种[22]。

　　尽管巩膜炎通常呈特发性或与全身疾病有关（表 5.3），但也可是手术源性或与感染有关（表 5.4）。既往研究显示，25%～57%的巩膜炎与某种已知的全身疾病相关[34,42,45]。Watson 和 Hayreh 研究发现，其中结缔组织疾病占15%，而其中有 10% 为风湿性关节炎[45]。另一项有关坏死性巩膜炎的研究显示，48%患者伴有全身结缔组织病或血管性疾病[34]。45%～95%的坏死性巩膜炎患者伴有全身疾病，这在各种巩膜炎中比例最高，而且是全身疾病首发于眼部最常见的一种巩膜炎[34,45]。大约 2/3 的穿孔性巩膜软化患者伴有全身疾

表 5.3　巩膜炎相关的全身疾病

风湿性关节炎
Wegener´s 肉芽肿
炎性肠病：溃疡性结肠炎和 Crohn´s 病
复发性多软骨炎
系统性红斑狼疮
多动脉结节炎
巨细胞性动脉炎
Behcet´s 病
风湿性多肌痛
Reiter´s 综合征
Raynaud´s 综合征
IgA 肾病
强直性脊柱炎
痛风
伯克（氏）肉样瘤
红斑狼疮
牛皮癣
淋巴瘤（霍奇金氏）
坏疽性脓皮症
Cogan´s 综合征
渐进性坏死性黄色肉芽肿
链球菌性血管炎

病[34]，最为多见的是长期风湿性关节炎[45]。弥漫性巩膜炎伴有全身疾病的比例最低，其预后最佳。结节性巩膜炎和后巩膜炎伴有全身疾病的比例在前两者之间。伴有巩膜炎的全身疾病主要有 Wegener´s 肉芽肿、复发性多软骨炎、系统性红斑狼疮、炎性肠病、Reiter´s 综合征、牛皮癣、polyarteritis nodosa、

表 5.4　感染性巩膜炎

细菌性
    假单胞细菌
    奇异变形杆菌
    表皮葡萄球菌
    肺炎链球菌
病毒性
    带状疱疹
    单纯疱疹
    流行性腮腺炎
肉芽肿性
    结核分枝杆菌
    龟分枝杆菌
    麻风分枝杆菌
    梅毒
真菌性
    曲霉
    霉样真菌
    孢子丝菌
寄生虫性
    棘阿米巴
    弓蛔虫
    弓形虫
    盘尾丝虫

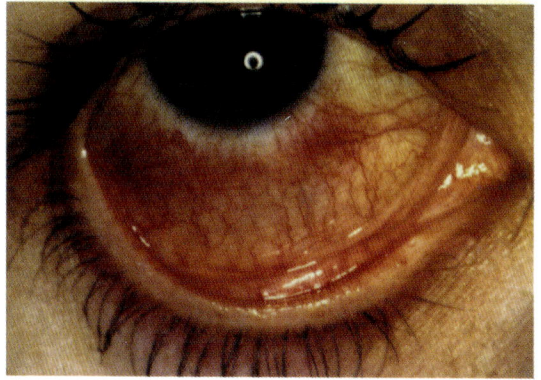

图 5.1　术后坏死性巩膜炎。

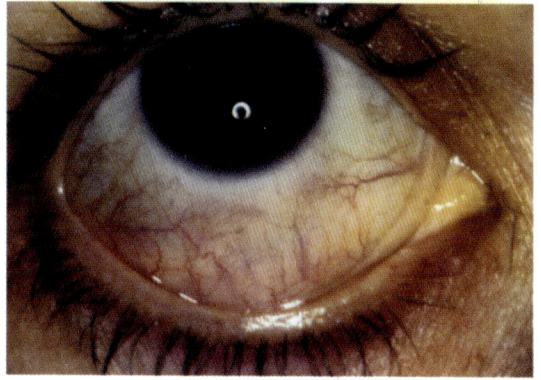

图 5.2　感染性巩膜炎。

强直性脊柱炎、Behcet´s 病、巨细胞性动脉炎、Cogan´s 综合征[12,23,34,45]。血管炎是巩膜炎和全身自身免疫疾病的可能共同因素。

巩膜炎常发生在包括手术在内的眼部外伤后（图 5.1）。其病因尚不清楚，推测可能由伴有反应性血管炎的异常的免疫反应引起。本病患者可能对自身免疫异常易感，而外伤诱发炎症反应导致巩膜炎的发生[19,27,32,38]。手术源性坏死性巩膜炎可以由各种包括巩膜操作在内的眼科手术引起，包括白内障手术、斜视手术、滤过性手术、翼状胬肉切除术以及视网膜脱离手术[19,27,32,38]。不断进展的巩膜感染导致巩膜破坏通常发生在 6 个月内，但也有发生在一天或术后长达数年者[19,27,32,38]。炎症主要集中在手术区域或其附近，但也可以波及整个巩膜[19,32]。相对其他类型巩膜炎而言，坏死性巩膜炎和后巩膜炎最为多见[27]。简单眼科手术后并发坏死性巩膜炎常为某些

全身疾病的首发表现。手术源性巩膜炎伴有潜在全身疾病的几率为 62% ～ 90%[19,27,32,37]。

另外，巩膜炎也可由病原体直接感染（图 5.2）或由病原体继发免疫反应引起。

各种细菌、病毒、真菌以及寄生虫均可引起巩膜炎[10,17,21]。假单胞细菌性巩膜炎是最常见的感染性巩膜炎，由于其可能导致严重的组织破坏而需要尽早诊断[17]。感染性巩膜炎通常由外伤导致或由眼部其他部位炎症蔓延而来（表 5.4）。

小　结

- 基于炎症部位和血管结构改变的巩膜炎临床分型，提供了炎症严重程度、预后、治疗以及与眼部和全身疾病关系等重要信息。
- 巩膜炎相对少见，而且大部分患者为前巩膜炎（94% ～ 98%）。
- 25% ～ 75% 的巩膜炎伴有全身疾病，最常见的是风

湿性关节炎。

● 尽管大多数巩膜炎呈特发性或与全身疾病有关，但也可发生在手术后或由病原体感染引起。

5.1.2　解　剖

　　巩膜是眼球最外层坚韧的结缔组织，起着保护眼内容物和维持眼球外形的作用。表层巩膜是巩膜的最外层，其外壁与上方结膜相延续，内壁与下方巩膜相连。巩膜实质层由相互交错的胶原纤维形成的致密胶原束组成，巩膜的不透明性及较高强度正源于此[13]。

　　除穿过巩膜的血管外，巩膜本身的血管相对较少。由于胶原纤维的代谢周期长，巩膜的新陈代谢也相对缓慢。巩膜血液供应主要依赖于巩膜外层血管和脉络膜血管网。眼前节主要由睫状前动脉系统供血，它和睫状后动脉有着大量的交通支。睫状前动脉起于眼动脉，其外侧支向前与角膜缘血管网汇成巩膜外层前动脉环。球结膜动脉丛、巩膜外层浅表动脉丛、巩膜外层深动脉丛或巩膜动脉丛均源自巩膜外层前动脉环。最表层的球结膜血管呈放射状，可以自由移动，充血时为鲜红色。而巩膜外层血管同样呈放射状，不能移动，仅在巩膜外层内局限性移动，炎症时呈粉红色。巩膜外层深部血管是不能移动的，呈相互交叉样外观，位于巩膜外层的内壁，充血时呈带有浅蓝色的红色[13]。

5.1.3　发病机制

　　相关的血管炎症或微血管病变可能在巩膜炎的发病过程中发挥重要作用[11~13, 29,41]。其原因主要是免疫复合物介导的闭塞性血管炎是坏死性巩膜炎和全身自身免疫性疾病的病理基础。免疫复合物介导或Ⅲ型变态反应可能与巩膜炎的发病机制有关[12]。外源性、内源性或"自身"抗原刺激免疫系统产生抗体，进而在血管壁的内外层产生免疫复合物沉积。免疫复合物与补体系统的相互作用也

可能在巩膜炎的发病过程中起着重要作用。与后部巩膜相比，前部巩膜对补体系统 C1 的识别水平更高[8,16]。炎症刺激如干扰素 γ 可以刺激巩膜成纤维细胞产生 C1、C2、C4[16]。免疫复合物与 C1 相互作用激活"经典补体途径"，使血管通透性升高，并释放各种中性粒细胞系趋化因子[8]。组织损伤源于膜攻击复合物产生的细胞溶解，释放溶菌酶、氧自由基和中性粒细胞产生的促进炎症反应的细胞因子，进而血小板附着于受损的血管内皮，阻塞血流，释放更多的炎症介质，导致更多的炎症细胞浸润、纤维蛋白组织样坏死和血管闭塞[13]。病理组织学证实坏死性巩膜炎确实存在免疫复核物沉积、中性粒细胞浸润、血管呈纤维蛋白样坏死，并伴有 IgM、IgG、IgA 和补体 C3、C4 升高[12]。

　　动物模型同样支持免疫复合物在坏死性巩膜炎中的作用。在卵白蛋白预先致敏的兔角膜缘内注射白蛋白 12 ~ 18 个月后，可以出现与坏死性巩膜炎类似的阿蒂斯反应，在病变处可以检查到卵白蛋白抗体[18]。

　　T 淋巴细胞介导的迟发超敏反应或Ⅳ型变态反应也可能在巩膜炎发病过程中发挥作用。某种抗原激活 T 淋巴细胞产生 B 淋巴细胞抗体，导致免疫复合物沉积。相反，免疫复合物又可以刺激细胞免疫反应。T 淋巴细胞辅助 / 抑制比率升高也证实 T 细胞在免疫复合物相互作用中的作用。推测特发性巩膜炎可能是某种未知的内源性巩膜抗原导致的迟发性超敏反应[13]。

　　免疫调节状态的变化可能是巩膜炎的另一方面原因。MHC Ⅱ型糖蛋白的表达主要限于朗罕氏细胞、巨噬细胞、单核细胞和淋巴细胞。但干扰素 γ 刺激产生的炎症，巩膜成纤维细胞同样可以表达 HLA Ⅱ型糖蛋白[16]。成纤维细胞功能紊乱提呈抗原给 T 辅助淋巴细胞可能导致自身免疫的敏感性增加，使自身耐受性水平下降。HLA-DR 表达增加也支持免疫功能改变在坏死性巩膜炎中的作用[12,13,16]。

5.1.4 病 理

巩膜炎的病理改变由于缺少炎症早期的组织标本而知之甚少。以往病理研究主要是基于严重疾病而剜除眼球的组织标本[15]。由于并发症的发生率过高，临床极少采取巩膜活检。尽管既往病理学检查方法不能解释巩膜炎的发病机制[15,39,46]，目前对坏死性巩膜炎的病理学研究可能解释其发病机制[12,28,30]。病理学研究的主要发现是：(1) 风湿样或类风湿样坏死性巩膜炎；(2) 特发性坏死性巩膜炎；(3) 感染性巩膜炎症；(4) 肉瘤样巩膜炎[28,30]。

典型风湿样或类风湿样坏死性巩膜炎表现为中央巩膜坏死，环绕其周有不同大小的肉芽肿性炎症[12,28,30]。浸润的炎症细胞主要有位于巩膜外层和脉络膜上腔的多形核白细胞、组织细胞和淋巴细胞，并伴有坏死性血管炎。睫状体扁平部和角膜缘之间的巩膜纤维坏死也是风湿样巩膜炎的一种特征性改变。后部巩膜的组织学改变缺血甚于炎症。尚未发现结缔组织或血管的增殖性改变。在巩膜上也可以看到组织学上与风湿性关节炎类似的风湿样小体。

尽管感染因素在巩膜炎的发病过程中起着原发或继发性作用，但目前仅有少部分病例有病理学描述。眼部带状疱疹感染后的巩膜炎，其病理学表现主要是前部巩膜坏死、相应部位出现血管炎，以及炎症周围的带状肉芽肿[28,30]。炎症也可呈局限性改变或为非肉芽肿性炎症。尽管巩膜炎可能是既往感染引起的免疫反应，但如果肉芽组织出现增殖活性则应与风湿性病变相鉴别。在感染性巩膜炎中，不论伴有或不伴有组织学证实的病原体性微小脓肿都是重要的鉴别要点。由假单胞细菌导致的巩膜炎常出现大量的坏死中性粒细胞和革兰阴性细菌组成的微脓肿[28,30]。

特发性坏死性巩膜炎的临床特征是位于前部巩膜、巩膜外层和葡萄膜的慢性、非肉芽肿性炎症和弥散的淋巴细胞浸润[28,30]。与风湿样巩膜炎不同的是，上述部位的结缔组织和血管出现增殖反应，表明血管炎的存在。如果有新生血管或含有成纤维细胞的灶状肉芽组织、淋巴细胞和组织细胞，提示可能是迟发型超敏反应[29]。尽管肉瘤病很少累及巩膜，其组织学改变的特征性表现为没有或极少发生坏死，主要是由上皮样细胞组成的边界清晰的损害[30]。

由于前巩膜炎的发病率明显高于后巩膜炎，有关后巩膜炎组织学改变的了解也相对较少。多因误诊为恶性黑色素瘤而剜除眼球，我们才得以了解后巩膜炎的病理改变，其主要特点是巩膜外层和巩膜实质层内血管周围淋巴细胞聚集，极少出现原发性血管炎的改变[4]。

7 例经全身激素治疗的巩膜炎，剜除眼球后发现，主要病理改变表现为 RPE 细胞脱失、慢性炎症细胞和肥大细胞浸润。7 例均出现带有大量肉芽肿改变的胶原碎片，提示有血管炎的存在[9]。

小 结

- 免疫复合物介导的微血管病变或血管炎可能在巩膜炎的发病机制中发挥重要作用。
- 补体 C1 水平升高以及巩膜成纤维细胞增多导致补体系统的产物生成增加，最终引发炎症反应，表现为炎症细胞浸润、纤维蛋白样坏死和血管闭塞。
- T 淋巴细胞辅助 / 抑制比率增加证实细胞介导的迟发性超敏反应也在巩膜炎中发挥作用。
- HLA-DR 表达紊乱提示免疫调节改变在巩膜炎发病过程中的作用。
- 巩膜炎病理学改变按病因分风湿样、特发性、感染性和肉瘤病样四种。

5.2 临床表现

根据病史和眼科检查的体征可以诊断巩膜炎。巩膜炎常表现为表层巩膜炎症或巩膜炎症。临床上区分巩膜炎和表层巩膜炎十分必要，因为两者的临床本质不同，有着不同的临床表现、疾病过程、治疗和预后（表5.2）[45]。

5.2.1　病史：眼部症状

巩膜炎的临床表现取决于炎症的部位和范围。患者常因为眼部或全身剧烈的深部疼痛（66%）或沿三叉神经走向的眉弓、颞部、鼻窦以及腭部的放射状疼痛就诊[43,45]。疼痛可以用镇痛药物缓解，常伴有全身不适和体重下降，临床可能误诊为鼻窦炎、偏头痛和脑部肿瘤。疼痛严重时足以使患者不能入睡，推测疼痛可能是由于继发巩膜水肿或神经末梢坏死导致神经纤维肿胀所致。剧烈疼痛常见于进展期的坏死性巩膜炎，其疼痛与炎症的严重程度并不一致，这与巩膜软化症并发巩膜穿孔不出现疼痛完全相反。巩膜炎症时，触及巩膜常有明显触痛[45]。然而在不伴有炎症的坏死性巩膜炎中常没有触痛。与巩膜炎相比，表层巩膜炎没有明显的疼痛或触痛。

典型巩膜炎在炎症持续数天后常表现为眼红[45]。与表层巩膜炎的鲜红色相比，由于深部血管丛充血巩膜炎常呈带有深紫罗兰样红色。眼红的程度和疾病的严重程度并不相关，而且在巩膜软化症合并巩膜穿孔时并不表现眼红。

前巩膜炎常表现为畏光、流泪，特别多见于坏死性巩膜炎，但上述症状并无特异性。约一半的后巩膜炎患者也表现为流泪，但并不畏光。结膜分泌物并非巩膜炎的特征性改变，可能提示感染的存在。

患者常自觉有隐匿的视力下降，特别当炎症扩散到其他眼部组织时更为多见[22,34,40,42,45]。表层巩膜炎常无视力下降。

由于多无明显症状，巩膜软化症合并巩膜穿孔常容易被忽视。即便很多患者已经有明显的巩膜炎体征，但仍无任何主观症状[45]。

除上述症状外，后巩膜炎还表现有眼球突出、眼睑水肿、上睑下垂和眼球转动疼痛加重等不典型症状[3,22,43,45]。

5.2.2　体格检查：眼部体征

前巩膜炎需要仔细检查以确定炎症侵犯的位置和深度。与钨灯、荧光灯和钴蓝灯相比，在自然光线下检查眼部更能清楚地观察病变深度、巩膜水肿的范围以及透光性改变[45]。裂隙灯检查，着重分辨血管充血的层次、巩膜水肿的范围和是否伴有巩膜外层的炎症浸润。

是否出现巩膜水肿是巩膜炎与表层巩膜炎的一个重要鉴别点。水肿的巩膜变得向前弯曲，使表层巩膜的深部血管丛移位，加重了血管充血。2.5%肾上腺素可以减轻浅表结膜和表层巩膜的血管充血，以便更好地观察深部组织，以确定巩膜的受累范围。无赤光检查可以辅助检查表层巩膜的血管组织、无血管区和微孔部位。根据炎症的部位和血管改变可以对前巩膜炎进行分类[45]。

弥漫性前巩膜炎是一种最为常见的、预后最佳的巩膜炎（图5.3）。炎症侵及的范围可呈节段性（60%），也可呈弥漫状（40%），伴有中到重度的炎症和眼红。浅表和深部的血管扭曲，失去正常的放射状外观，且出现粗大、扭曲的吻合支[45]。

结节性前巩膜炎常出现一个或多个巩膜

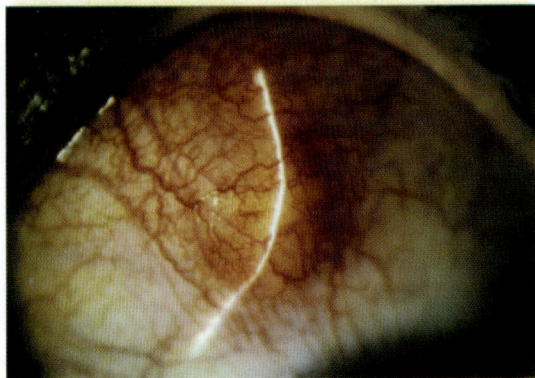

图5.3　弥漫性巩膜炎。

结节（图 5.4）。其典型表现为巩膜上出现深红色结节，被表层巩膜组织分隔，且不可移动并伴有触痛。上述体征均可与结节性表层巩膜炎相鉴别。结节中没有巩膜坏死以及炎症仅仅局限在巩膜小结边缘内，此点可与伴有炎症的坏死性前巩膜炎相鉴别。结节上的血管均能向前移位[45]。

伴有炎症的坏死性巩膜炎能释放大量蛋白溶解酶，这是前巩膜炎中最具破坏性的一种（图 5.5）。通常其最初表现为局限性巩膜水肿，伴有表面炎症反应，在坏死灶边缘最为明显。另一种不常见的表现是在巩膜水肿区上面或邻近区存在着灶状表层巩膜无血管区。巩膜变薄后能看到其下的葡萄膜，以致巩膜表面呈蓝灰色改变。巩膜透光性增加是源于巩膜胶原和周围组织的改变，透见其下葡萄膜所致。然而，这种透光性增加并不一定预示着巩膜变薄。坏死性巩膜炎的特征性

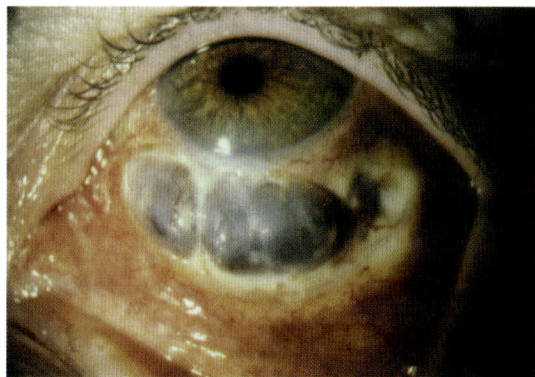

图 5.4　结节样前部巩膜炎。

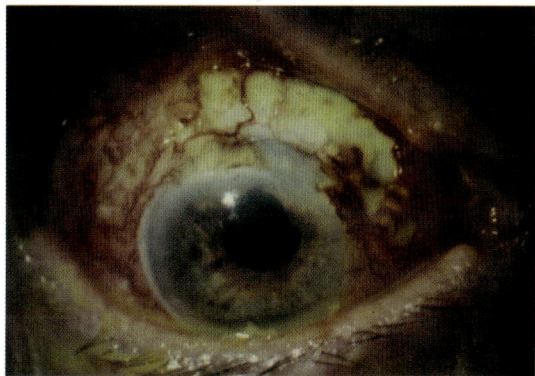

图 5.5　坏死性巩膜炎。

改变是巩膜缺血。如果不进行治疗，炎症会向前后发展直至前部和后部都受累。血管改变包括毛细静脉充血、血管血栓形成和深部血管吻合支形成[45]。

在不伴有炎症的坏死性巩膜炎和巩膜软化症合并巩膜穿孔的患者中，炎症反应并不明显。病变上方的表层巩膜变薄，呈黄色或灰色的斑状改变。由于血管减少巩膜可呈瓷器样外观。坏死的巩膜脱落或与正常巩膜相隔。如果巩膜呈进展性变薄，则可透见其下的暗色葡萄膜。由于前部血管闭塞导致巩膜的血液供应减少，在受累的巩膜表面可出现交错排列的不正常血管[45]。

根据炎症的部位、范围和程度，后巩膜炎有着不同的临床表现。巩膜厚度正常且没有结节的弥散性巩膜炎和结节性巩膜炎可以累及后部巩膜[22]。大多数后巩膜炎因前巩膜炎向后蔓延（34%）所致，常伴有浆液性或渗出性视网膜脱离（18%）、视盘水肿（13%）、脉络膜皱褶、视网膜细沟、眼压升高和球状或环状脉络膜脱离[22]。后巩膜炎最常见的体征[22]是由于炎症累及邻近的脉络膜导致视网膜感觉神经层浆液性脱离[22,34,43,45]。渗出性黄斑脱离主要发生在年轻女性，平均年龄 26 岁，且常没有其他体征[3]。后巩膜炎患者常伴有相应的脉络膜皱褶和视网膜细沟样的局限性眼底肿块或视网膜下肉芽肿，这需与脉络膜肿瘤相鉴别。脉络膜皱褶和视网膜细沟也可以单独出现于中度弥漫性炎症[3,40]。球形脉络膜脱离以及更常见的环形脉络膜渗出常发生于弥漫性巩膜炎症[3]。也有部分后巩膜炎没有上述体征[3,22]。

如果炎症扩散到眼球以外，则可出现眼球突出、眼睑退缩和眼外肌活动受限[3,45]。由于巩膜炎症扩散，后巩膜炎发生眶内眼外肌肌炎最高可达 30%[6]。后巩膜炎和特发性炎性假瘤在诊断上时有重叠，说明它们可能是一类疾病的不同表现。但特发性炎性假瘤的一个重要特点是累及邻近的眼外组织[3]。

5.2.3　眼部相关临床表现

Watson 和 Hayreh 的研究显示，约 57% 的巩膜炎患者出现了除巩膜变薄以外的并发症[45]。巩膜炎症扩散出现视力下降、角膜炎、白内障、葡萄膜炎和青光眼等并发症[34,42,45]。并发症最常见于严重的坏死性巩膜炎和后巩膜炎[34,42,45]。鉴于巩膜炎并发症的存在，早期诊断和治疗巩膜炎及其相关眼部改变显得十分重要。

巩膜炎患者可出现视力下降，因此必须仔细检查。视力下降常见于后巩膜炎（45%～84%）、坏死性巩膜炎（74%～82%）、结节性巩膜炎（26%），而弥漫性巩膜炎（9%）中极少出现[34,42]。31%～45%的后巩膜炎患者视力下降超过 2 行（Snellen 视力表）[22,34]。造成视力下降的原因有：巩膜水肿引起视网膜位置前移导致屈光状态改变，表现为轴性远视[22,34,40]。此外，还可因继发视盘异常的黄斑改变引起，包括黄斑水肿、视乳头水肿或水肿、视网膜脱离、视网膜前膜形成、黄斑囊样改变或黄斑裂孔和白内障等[22,34,40,42,45]。当部分患者视力损害严重且呈持续性视力下降时，更应强调早期诊断和治疗的重要性[22]。

30%～42%的巩膜炎患者伴有轻到中度的前葡萄膜炎，在坏死性巩膜炎中其比例最高达 69%[36,45]。根据病例报道，约一半的后巩膜炎伴有前葡萄膜炎[34]，而后葡萄膜炎的发生率为 2%～100%[22,45]。前葡萄膜炎常呈慢性经过且病情十分顽固[36,45]，其中 1/3 为双眼发病[36]。在并发葡萄膜炎的巩膜炎患者中，约半数患者合并全身疾病[34,36]，最常见者为风湿性关节炎（19%）[36]。前葡萄膜炎的存在预示巩膜炎症的程度及其活动性，当巩膜炎症得到充分治疗后，葡萄膜炎也随之消失。此外，与不伴有葡萄膜炎者相比，并发葡萄膜炎患者中视力下降（49%）、周边溃疡性角膜炎（22%）和青光眼（19%）的发生率也更高[36]。由于巩膜炎症扩散到

眼部其他组织，并发葡萄膜炎的巩膜炎提示预后不良。

14%～29%的巩膜炎患者伴有角膜病变，包括周边角膜变薄、角膜基质炎和周边溃疡性角膜炎[34,37,42,45]。角膜病变在坏死性巩膜炎中最为多见（相对危险度 5.3），而在弥漫性巩膜炎中少见[37]。巩膜炎合并周边溃疡性角膜炎患者中约 87%伴有全身疾病，常并发视力下降（81%）、前葡萄膜炎（62%）、角膜即将穿孔（62%）等并发症的危险性也不同程度增加[37]。周边角膜变薄是一种预后最佳的角膜血管化形式，表现为界限清晰的周边部角膜带状变薄。角膜中央或周边炎症浸润预示巩膜炎症扩散，并继而发展成为弥漫性角膜混浊或角膜硬化[45]。周边溃疡性角膜炎是一种最具破坏性的角膜病变，预后不良[37,45]，最常见于坏死性巩膜炎（67%），且常并发角膜即将穿孔（100%）[45]。

巩膜炎症各阶段都可出现眼压升高，其主要机制有：房水流出通道堵塞、巩膜外层压力升高、房角关闭和激素反应等[45]。尽管眼压升高常是暂时性的，但有报道显示，12%～13%巩膜炎常继发青光眼[34,45]。如果并发前葡萄膜炎，眼压升高的危险也随之升高，这是因为炎症细胞可能堵塞小梁网、激素使用以及周边虹膜发生继发性前粘连导致房角关闭等[45]。12%的后巩膜炎患者会出现眼压升高[22]。4%～16%的后巩膜炎患者出现眼压升高、睫状体脉络膜环形渗出并导致晶体虹膜隔向前移位继发房角关闭[3,22]。

7%～17%的巩膜炎发生白内障[34,45]。白内障的形成可能是由于长期炎症刺激或因使用激素所致。白内障的发生率在坏死性巩膜炎（41%）中最高，而在弥漫性巩膜炎（9%）中最低[34]。白内障手术可以加重巩膜炎症，特别是坏死性巩膜炎的病情[19,37,32,38]。

坏死性巩膜炎（22%）常出现巩膜变薄，进而发展为巩膜扩张[45]。巩膜葡萄肿仅在眼压升高时发生，一般眼压需超过 30mmHg。巩膜缺损多因巩膜坏死及其继发性改变而不

断进展，但很少发生巩膜穿孔。如果炎症能够被药物控制，则在小片缺损上生长新的胶原组织。而大片巩膜缺损很难被肉芽组织完全覆盖[45]。

5.2.4　全身疾病的临床评估

由于巩膜炎与某些全身疾病密切相关，并可能是某些致命性全身免疫性疾病的最初表现，因此详细询问病史和仔细检查十分必要[14,34,35,42,43,45]。主要检查内容包括风湿病、血管炎、代谢病、肺部、肾脏、心血管、神经系统疾病以及与感染相关的症状和体征。请内科医师或风湿病专家会诊将有助于明确诊断[45]。

小　结

● 巩膜炎必须与表层巩膜炎相鉴别。巩膜炎眼部滴用 2.5% 肾上腺素后仍可见血管充血。
● 巩膜炎最常见的症状是三叉神经支配区域剧烈的放射状疼痛。
● 自然光线下检查最易发现巩膜炎的解剖学改变，无赤光下检查可以分辨血管形态和无血管区。
● 巩膜炎与表层巩膜炎的一个重要鉴别要点是前者存在巩膜水肿。巩膜缺血性改变在坏死性巩膜炎中最为明显。
● 坏死性巩膜炎和后巩膜炎的眼部并发症最为常见，主要并发症有巩膜变薄、巩膜葡萄肿、巩膜穿孔、视力下降、角膜病变、白内障加重、葡萄膜炎和青光眼。巩膜炎症扩散提示预后更差。
● 病史和体格检查必须全面，应包括各种可能相关的全身疾病检查。

5.3　诊断方法

前巩膜炎常根据自然光线和裂隙灯检查可以明确诊断[45]。眼前节荧光血管造影可以作为区分不同类型前巩膜炎的辅助检查，特别有助于诊断早期坏死性巩膜炎[25,44]。弥漫性前巩膜炎在接受荧光血管造影时全部血管均快速充盈，但血循环时间减少、出现毛

细血管改变以及异常渗漏。结节性巩膜炎的荧光血管造影也有类似表现，但病变更为局限。早期坏死性巩膜炎表现为表层巩膜血管无灌注、巩膜深层染色和角膜缘结膜血管异常。坏死性巩膜炎最具特异性改变是由于低灌注引起的毛细血管后静脉阻塞，最终发展成无灌注。与弥漫性或结节性巩膜炎相比，循环时间也更为减少。荧光血管造影检查时，肉芽组织中的新生的异常吻合血管需与巩膜深层染色相鉴别。一般而言，在不伴有炎症的坏死性巩膜炎中血管造影无太多意义，荧光血管造影的表现多与血管闭塞的区域相一致。同时行荧光血管造影和吲哚菁绿血管造影可以发现临床上难以发现的病理损害，并能够区分不同亚型的前巩膜炎[25]。荧光血管造影在诊断后巩膜炎的作用十分有限。尽管荧光血管造影对炎症改变和脉络膜血管检查作用有限，但可以排除如浆液性或渗出性视网膜脱离、RPE 改变、脉络膜皱褶和视网膜细沟等病变[3,22]。

吲哚菁绿血管造影检查有助于后巩膜炎的诊断、监控和随访病情进展[1]。该方法能够显示巩膜炎症的最大范围以及药物治疗后炎症的消退。巩膜炎症的主要表现是中、晚期弥漫性脉络膜带状低荧光。如果合并有大量视网膜渗出，ICG 能发现其下脉络膜针尖大小的渗漏点。脉络膜灌注延迟的区域表现为灶状低荧光，晚期正常，而在 Voyt Koyanagi Harada 综合征中，低荧光直至晚期仍然存在，而且脉络膜血管增粗，药物治疗有效时其范围可以缩小。ICG 对评价药物治疗效果很有帮助[1]。

后巩膜炎具有的 A/B 超的特征性改变有助于与其他疾病相鉴别。B 超检查显示后巩膜炎由于球后水肿常导致特征性后极部平坦[3]。此外，还有后极部球壁增厚 >2mm、视盘肿胀、视神经鞘扩张、视网膜脱离、脉络膜脱离等。后部巩膜外层液体聚集并在视神经周围扩散，形成 B 超下特征性 "T 征"[3,22]。A 超可以鉴别高回声的巩膜结节和低回声的

周围增厚的巩膜。这些回声特性还有助于鉴别巩膜结节与低回声，并不伴有球后水肿的脉络膜黑色素瘤。在转移癌、脉络膜血管瘤、良性淋巴增生和 VKH 中没有后巩膜炎的特征性球后水肿。超声检查的局限性是超声影像和临床疗效间尚无相关性[22]。

眼眶增强 CT 和 MRI 可以发现巩膜特征性增厚，支持后巩膜炎的诊断。对疑有眶内炎症、眼眶肿瘤和伴有 Grave's 眼病患者进行影像学检查十分必要。影像学检查在未出现眶内炎症扩散时并不比高分辨率的 B 超有优势[22]。

由于伤口愈合不良和巩膜变薄易出现穿孔，通常认为应避免组织活检[45]。如果疑有感染，可以考虑组织活检并采用恰当的方法做病原体培养。

巩膜炎患者应进行各种与巩膜炎相关的全身疾病的检查[45]。实验室检查应包括血沉、C 反应蛋白、风湿因子、抗核抗体、抗中性粒细胞胞浆抗体（标准和核周）、免疫复合物检测、补体水平、全血细胞计数和分类等结缔组织和血管免疫系统疾病的检查。血清尿酸和尿液分析可以发现如痛风等代谢性疾病。潜伏期梅毒可以应用荧光螺旋体抗体吸收试验（FTA-ABS）进行检查。此外，还需要做胸部、骶髂关节、肢体远端关节和鼻窦的 X 线摄片以排除关节炎、Wegener's 肉芽肿和肺结核。

小　结

- 巩膜炎通常基于临床表现即可做出诊断，此外，还可应用 FFA、ICG、超声波、MRI 和 CT 等辅助检查手段。
- 由于后部表层巩膜和视神经周围液体聚集，后巩膜炎的特征性改变是在 B 超上出现"T 征"。CT 和 MRI 检查发现巩膜变厚也可以支持后巩膜炎的诊断。
- 由于会增加巩膜穿孔的风险，组织活检应视为禁忌证。
- 巩膜炎患者需完成各种与巩膜炎相关的全身疾病的实验室和影像学检查。

5.4　药物治疗

口服吲哚美辛等非甾体类抗炎药物是弥漫性和结节性非坏死性巩膜炎的一线治疗方法[24,33,42,43,45]，其有效率高达 92%[33]。如果患者口服非甾体抗炎药物无效，应采用全身激素治疗，或联合激素治疗[24]。全身激素治疗主要采用每日口服 60mg 泼尼松龙或者静脉注射甲基强地松龙的"冲击疗法"。当炎症消退或采用非甾体类抗炎药物能够控制炎症时应停用激素[24]。如果应用激素仍没有效果，应改用或加用免疫抑制剂，作为三线治疗[24,33,43]。使用非甾体类抗炎药物时应注意胃肠道反应并做预防性治疗。激素的副作用包括消化道溃疡、高血压、血糖升高、骨质疏松、体重下降、肾上腺皮质功能抑制、Cushing's 综合征、肌病、精神病、眼压升高和白内障加重等[24]。

坏死性巩膜炎仅用非甾体类抗炎药物治疗往往是不够的。单独使用激素或联合非甾体类抗炎药物作为一线治疗，其治疗有效率较高。如果炎症没有完全控制或者患者不能耐受激素长期使用时，则可阶段性应用激素免疫抑制疗法[14,24,33,43,45]。另外，免疫抑制剂的联合应用可以减少激素用量或取代激素，以便减少激素长期使用的副作用。用于治疗巩膜炎的免疫抑制剂主要有环磷酰胺、甲氨蝶呤、硫唑嘌呤、环孢霉素 A、他克莫司[14,33]。

通常全身疾病得到控制后，巩膜炎症也随之消退。依据既往资料的统计结果，合并风湿性关节炎的巩膜炎患者应用非甾体类抗炎药，其眼部和全身病变的预后颇佳。如果伴有风湿性关节炎的坏死性巩膜炎没有得到进一步的全身治疗，在全身血管发生改变后 5 年，其死亡率将升高[14,45]。内科医生建议在使用免疫抑制治疗前，应了解这些药物的副作用和潜在并发症并能处理相关并发症[33]。

临床最常采用细胞毒性药物——烷化

剂环磷酰胺治疗严重巩膜炎，特别对伴Wegener´s 综合征的巩膜炎十分有效。患者应每天饮用 3L 水以减少出血性膀胱炎的发生，其他可能并发症还有骨髓抑制、全血细胞减少症和肿瘤形成。抗代谢药甲氨喋呤可用于治疗巩膜炎的胶原血管性病变，常见副作用有肝脏毒性、皮肤和黏膜溃疡、骨髓抑制、肿瘤形成和继发感染等。另一种抗代谢药硫唑嘌呤对伴有巩膜炎的复发性、多灶性脉络膜炎特别有效，其副作用和甲氨喋呤相似。对难治性严重巩膜炎而言，抗菌药物环孢霉素 A 可能有效，但需注意骨髓抑制、高血压、多毛症、高血糖、高脂血症、震颤、肾毒性、肿瘤形成和条件致病菌感染。他克莫司与环孢霉素 A 的作用机制相似，也可用于复发性巩膜炎。使用时应注意患者有无高血糖、肾毒性、神经毒性和胃肠功能紊乱等副作用。

　　总体而言，局部使用非甾体类抗炎药和激素常难以抑制巩膜炎症。结膜下注射激素仍面临争议。既往经验显示，结膜下注射可能增加巩膜坏死和巩膜穿孔的风险而视为禁忌证[43,45]。现在研究发现，结膜下注射曲安奈松可能是一种前巩膜炎安全、有效的治疗方法[47]。此外，也有报道显示，在眶壁埋有长效剂型的激素对巩膜炎的治疗同样有效。局部治疗往往可以减少巩膜炎的全身激素用量。

　　以上方法不能用于感染性巩膜炎的治疗，后者一经诊断，应局部和静脉使用大剂量的抗病原体药物[17,24]。

5.5　手术治疗

　　多数巩膜炎仅采用药物即可控制。5% ~ 10% 的坏死性巩膜炎需通过手术修补巩膜或角膜缺损，以便修复穿孔的眼球或加强有穿孔危险的葡萄膜脱出部位[13]。术前、术后需全身应用免疫抑制剂以提高植片的存活率[3,26,31]。同种巩膜组织是最常用的一种供

体材料，其他可用于移植的材料还有阔筋膜、骨膜、主动脉组织、分层厚皮片、耳廓软骨等[26]。同样，板层角膜移植可用于角膜变薄和角膜溶解不断进展的患者。联合应用免疫抑制剂、部分巩膜移植和板层角膜移植处理处于活动期的病例以防止眼球穿孔[31]。

　　手术处理相关并发症，如白内障和青光眼手术必须在药物完全控制炎症的情况下施行。术前使用免疫抑制剂可以减少手术源性的巩膜炎复发。

小　结

- 根据治疗反应和耐受性，巩膜炎常采用非甾体抗炎药、激素和免疫抑制剂的序贯疗法。
- 药物治疗具有全身作用的特点，患者需密切观察相关副作用。
- 5%~10% 的巩膜炎需要手术治疗，手术是否成功取决于炎症是否得到有效控制。

参考文献

[1] Auer C, Herbort CP (1998) Indocyanine green angiographic features in posterior scleritis. Am J Ophthalmol 126:471–476.

[2] Bechrakis NE, Foerster MH, Bornfeld N (2002) Biopsy of indeterminate intraocular tumors. Ophthalmology 109:235–242.

[3] Benson WE (1988) Posterior scleritis. Surv Ophthalmol 32:297–316.

[4] Bernauer W, Buchi ER, Daicker B (1995) Immunopathological findings in posterior scleritis. Int Ophthalmol 18:229–231.

[5] Bloomfield SE, Becker CG, Christian CL, et al. (1980) Bilateral necrotising scleritis with marginal corneal ulceration after cataract surgery in a patient with vasculitis. Br J Ophthalmol 64:170–174.

[6] Boonman ZF, De Keizer RJ, Graniewski-Wijnands HS, et al. (2003) Orbital myositis in scleritis. Br J Ophthalmol 110:15–21.

[7] Bottazzo GF, Pujol-Borrell R, Hanafusa T, et al. (1983) Role of aberrant HLA-DR expression and antigen presentation in induction of endocrine autoimmunity. Lancet 2:1115–1119.

[8] Brawman-Mintzer O, Mondino BJ, Mayer FJ (1989) Distribution of complement in the sclera. Invest Ophthalmol Vis Sci 30:2240–2244.

[9] Calthorpe CM, Watson PG, McCartney ACE (1988) Posterior scleritis: a clinical and histologi-

cal survey. Eye 2:267-277.

[10] Dougherty PJ, Binder PS, Mondino BJ, et al. (1994) Acanthamoeba sclerokeratitis. Am J Ophthalmol 117:475-479.

[11] Fauci AS, Haynes BF, Katz P (1978) The spectrum of vasculitis: clinical, pathologic, immunologic, and therapeutic considerations. Ann Intern Med 89:660-676.

[12] Fong LP, Sainz de la Maza M, Rice BA, et al. (1991) Immunopathology of scleritis. Ophthalmology 98:472-479.

[13] Foster CS, Sainz de la Maza M (1994) The sclera. Springer-Verlag, New York.

[14] Foster CS, Forstot SL, Wilson LA (1984) Mortality rate in rheumatoid arthritis patients developing necrotizing scleritis or peripheral ulcerative keratitis. Ophthalmology 91:1253-1263.

[15] Fraunfelder FT, Watson PG (1976) Evaluation of eyes enucleated for scleritis. Br J Ophthalmol 60:227-230.

[16] Harrison SA, Mondino BJ, Mayer FJ (1990) Scleral fibroblasts: HLA antigen expression and complement production. Invest Ophthalmol Vis Sci 31:2412-2419.

[17] Helm MD, Holland GN, Webster RG, Maloney RK, Mondino BJ (1997) Combination of intravenous ceftazidime and aminoglycosides in the treatment of pseudomonal scleritis. Ophthalmology 104:838-843.

[18] Hembry RM, Palyfair J, Watson PG, et al. (1979) Experimental model for scleritis. Arch Ophthalmol 97:1337.

[19] Karia N, Doran J, Watson SL, et al. (1999) Surgically induced necrotizing scleritis in a patient with ankylosing spondylitis. J Cataract Refract Surg 25:597-600.

[20] Legmann A, Foster CS (1996) Noninfectious necrotizing scleritis. Int Ophthalmol Clin 36:73-80.

[21] Livir-Rallatos C, El-Shabrawi Y, Zatirakis P, et al. (1998) Recurrent nodular scleritis associated with varicella zoster virus. Am J Ophthalmol 126:594-595.

[22] McClusky PJ, Watson PG, Lightman S, et al. (1999) Posterior scleritis: clinical features, systemic associations, and outcome in a large series of patients. Ophthalmology 106:2380-2386.

[23] McGavin DDM, Williamson J, Forrester JV, et al. (1976) Episcleritis and scleritis: a study of their clinical manifestations and association with rheumatoid arthritis. Br J Ophthalmol 60:192-226.

[24] Mondino BJ, Phinney RB (1988) Treatment of scleritis with combined oral prednisone and indomethacin therapy. Am J Ophthalmol 106:472-479.

[25] Nieuwenhuizen J, Watson PG, Jager MJ, et al. (2003) The value of combining anterior segment fluorescein angiography with indocyanine green angiography in scleral inflammation. Ophthalmology 110:1653-1666.

[26] Nguyen QD, Foster CS (1999) Scleral patch graft in the management of necrotizing scleritis. Int Ophthalmol Clin 39:109-131.

[27] O'Donoghue E, Lightman S, Tuft S, et al. (1992) Surgically induced necrotizing sclerokeratitis (SINS) – precipitating factors and response to treatment. Br J Ophthalmol 76:17-21.

[28] Rao NA, Marak GE, Hidayat AA (1985) Necrotizing scleritis: a clinico-pathologic study of 41 cases. Ophthalmology 92:1542-1549.

[29] Rao NA, Phillips TM, Wong VG, et al. (1985) Etiology of scleritis. In: O'Connor GR, Chandler JW (eds) Advances in immunology and immunopathology of the eye. Masson, New York, pp 54-57.

[30] Riono WP, Hidayat AA, Rao NA (1999) Scleritis: a clinicopathologic study of 55 cases. Ophthalmology 106:1328-1333.

[31] Sainz de la Maza M, Tauber J, Foster CS (1989) Scleral grafting for necrotizing scleritis. Ophthalmology 96:306-310.

[32] Sainz de la Maza M, Foster CS (1991) Necrotizing scleritis after ocular surgery: a clinicopathologic study. Ophthalmology 98:1720-1726.

[33] Sainz del la Maza M. Jabbur NS, Foster CS (1993) An analysis of therapeutic decision for scleritis. Ophthalmology 100:1372-1376.

[34] Sainz del la Maza M, Jabbur NS, Foster CS (1994) Severity of scleritis and episcleritis. Ophthalmology 101:389-396.

[35] Sainz de la Maza M, Foster CS, Jabbur NS (1995) Scleritis associated with systemic vasculitis diseases. Ophthalmology 102:687-692.

[36] Sainz de la Maza M, Foster CS, Jabbur NS (1997) Scleritis-associated uveitis. Ophthalmology 104:58-63.

[37] Sainz de la Maza M, Foster CS, Jabbur NS, Baltatzis M (2002) Ocular characteristics and disease associations in scleritis-associated peripheral keratopathy. Arch Ophthalmol 120:15-19.

[38] Salamon SM, Mondino BJ, Zaidman GW (1982) Peripheral corneal ulcers, conjunctival ulcers, and scleritis after cataract surgery. Am J Ophthalmol 93:334-33.

[39] Sevel D (1967) Necrogranulomatous scleritis: clinical and histologic features. Am J Ophthalmol 64:1125-1134.

[40] Singh G, Guthoff R, Foster CS (1986) Observations on long-term follow-up of posterior scleritis. Am J Ophthalmol 101:570-575.

[41] Sokoloff L, Bunim JJ (1957) Vascular lesions in rheumatoid arthritis. J Chronic Dis 5:668-687.

[42] Tuft SJ, Watson PG (1991) Progression of scleral disease. Ophthalmology 98:467-471.

[43] Watson PG (1980) The diagnosis and management of scleritis. Ophthalmology 87:716-720.

[44] Watson PG, Bovey E (1985) Anterior segment fluorescein angiography in the diagnosis of scleral inflammation. Ophthalmology 92:1-11.

[45] Watson PG, Hayreh SS (1976) Scleritis and epis-cleritis. Br J Ophthalmol 60:163–191.

[46] Young RD, Watson PG (1984) Microscopical stud-ies of necrotising scleritis. Br J Ophthalmol 68: 770–780.

[47] Zamir E, Read RW, Smith RE, Wang RC, Rao NA (2002) A prospective evaluation of subconjuncti-val injection of triamcinolone acetonide for resistant anterior scleritis. Ophthalmology 109: 798–807.

黏膜相关淋巴样组织（MALT）的临床特征

Erich Knop, Nadja Knop, Uwe Pleyer

主要内容

- 黏膜相关淋巴样组织位于人体黏膜表面，是免疫系统的前哨。它能识别抗原，产生特定的效应细胞，为黏膜器官提供这种细胞。
- 黏膜相关淋巴样组织存在于眼表组织中（泪腺，结膜，泪道），并共同形成眼表相关淋巴样组织（EALT）。
- 眼表相关淋巴样组织在维持眼表稳定中起着重要作用，该组织能够维持外界抗原炎性反应与非病原性抗原免疫耐受之间的平衡。
- 提呈给细胞的树突性抗原是免疫反应的关键，通过特定细胞因子激活不同 T 淋巴细胞亚群调节免疫反应。
- 不同眼表疾病多由免疫介导的炎症反应所致。致炎因子包括细胞因子、趋化因子和黏附分子

以及淋巴细胞的作用。
- 眼表黏膜相关淋巴样组织异常引起的疾病，可以采用免疫调节药物治疗。
- 不同类型干眼病多与免疫调控所致的炎症反应有关，其病理基础源于黏膜免疫系统机械性和保护性异常所致。
- 在慢性过敏性结膜炎（AKC）和春季角结膜炎（VKC）中，炎性细胞与淋巴细胞激活导致炎性浸润和角膜损伤。
- 角膜移植排斥反应与 T 细胞介导的局部和全身免疫反应有关。CD4+ 淋巴细胞在角膜移植排斥反应中起着极其重要的作用，该细胞是免疫调节治疗的主要目标。

6.1 前 言

体内黏膜内、外层的免疫保护，包括眼表组织，是由免疫系统的一部分来维持，称为黏膜相关淋巴样组织。它存在于不同的黏膜器官，其内有淋巴细胞。国际上，根据首字母缩写的命名方法进行单独命名。黏膜相关淋巴样组织在肠道是很重要的（称作"肠黏膜相关淋巴样组织"GALT），也存在于呼吸道内（称为"支气管黏膜相关淋巴样组织"BALT）或存在于泌尿生殖道。最近，黏膜相关淋巴样组织也被认为是正常人眼表成分，称作"眼相关淋巴样组织"（EALT）。

黏膜相关淋巴组织（MALT）的主要功能之一是在免疫和耐受之间建立一种平衡，从而阻止常见的炎症反应给脆弱的黏膜组织带来的损害，眼部更是如此。此功能由黏膜组织中的一种抗炎因子维持，由免疫系统的主要调节者——抗原提呈树突状细胞（DC）调节，该因子参与抗炎 T 细胞和 B 细胞在黏膜组织中的定位。MALT 的主要防御机制之一是产生分泌型免疫球蛋白，球蛋白主要由分化的 B 细胞（浆细胞）产生的 IgA 和部分同型 IgM，与在血液中占优势的同型 IgG 相反，IgA 具有很小的补体结合能力，所以在宿主的防御过程中不引起炎症反应。

MALT 中的淋巴细胞经特化的血管、黏附分子和可溶性化学趋化因子的引导，以一种特定的方式迁移。它们在不同的黏膜器官间迁移，因此这些器官被认为是一个功能相关的黏膜免疫系统的组成成分。这些迁移途径的存在使 MALT 与中枢免疫系统间也发生联系。

黏膜免疫系统是正常人眼表组织免疫调节细胞和可溶性介质的主要来源，最近有报道显示，眼表组织与全身黏膜疾病有关。研究表明，一旦生理性黏膜免疫系统失去控制，将会发生炎症性疾病，如眼变态反应，干眼病及其病因。黏膜免疫系统显然也与 T 细胞介导的角膜移植及其排斥反应相关。T 细胞介导的免疫反应在很大程度上通过结膜抗原提呈树突状细胞及新近发现的中央角膜抗原提呈树突状细胞调节。

深入了解眼部黏膜免疫机制方面所取得的成就，如免疫调节细胞（T 细胞和 DC）、

调节分子，或引导细胞进入各自组织的循环机制，会为将来解决目前并不少见的耐药性疾病提供更为有效的策略和途径。例如，某些免疫抑制因子在干眼病治疗中的成功应用已经显示出这一途径的合理性。

6.2 MALT 的结构和功能

6.2.1 MALT 的结构

6.2.1.1 黏膜的组织结构

黏膜组织有两层（图 6.1）。表层是由单层或位于眼表的多层上皮细胞所组成。它们通常因细胞内黏附作用（如桥粒和黏着小带）有着较强的机械连接，并由顶端的紧密连接复合体加固。该复合体可以阻止外来物质，包括潜在抗原的进入。黏膜免疫调节能力降低的主要原因之一多因上皮完整性的破坏，这在干眼病及眼过敏性疾病中已得到证实，

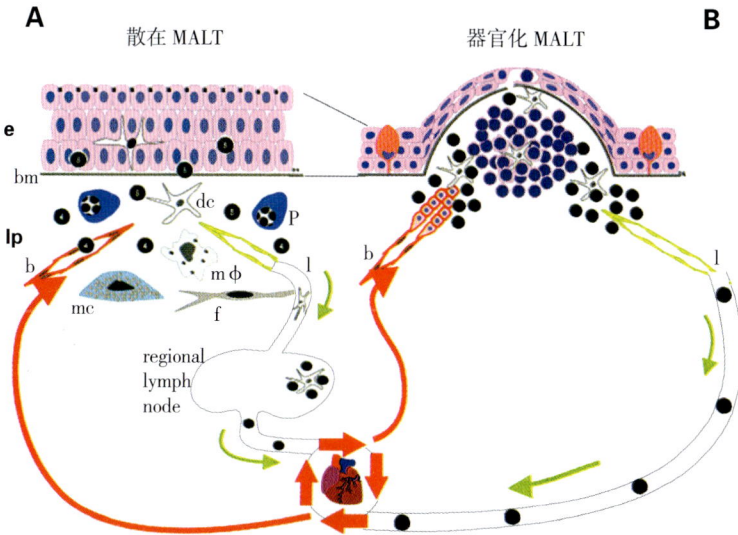

图 6.1A，B 黏膜免疫系统的结构和功能。MALT 中散在的淋巴组织（A）和囊泡组织（B），黏膜组织由两层组成，网状上皮（e）和基底膜（bm）及其下的薄片层（lp），两层均含有淋巴细胞。薄片由含有许多小血管的疏松组织（b），传入淋巴管和大量细胞［T 淋巴细胞（黑色），B 淋巴细胞（蓝色），浆细胞（p）］。附属细胞如成纤维细胞（f），巨噬细胞，巨大细胞（mc）或者树突状细胞（dc）。上皮内淋巴细胞主要为 CD4+ 抑制性 / 细胞毒性细胞分布于薄层的疏松组织内（A），淋巴囊泡组织（B）由聚集的 B 淋巴细胞和滤泡旁的 T 细胞区，血管和传输抗原的滤泡相关上皮。淋巴细胞通过血管进入滤泡区（b），和抗原接触，淋巴细胞增生，分化并通过淋巴系统离开（l）。最终到达血循环，最后可作为效应细胞贮留于此黏膜或者其他黏膜组织中（T 细胞和浆细胞）。

此外，还可因角膜移植过程中造成的外科损伤引起。

黏膜固有层疏松连接的基膜将上皮细胞分开，黏膜固有层不仅附着于上皮细胞，而且高度血管化，这为细胞新陈代谢提供营养物质并为淋巴细胞迁移提供途径。淋巴细胞以一种双向调节的方法迁移和迁出组织中，进入组织是通过特化的、高度内皮化的毛细血管静脉，或经扁平排列的血管，离开组织是经传入淋巴静脉进入局部淋巴结，最终进入血液循环参加再循环（图 6.1）。黏膜固有层中充满了大量不同类型的细胞和大分子如免疫球蛋白和抗菌肽，以便提供营养和保护。黏膜固有层还通过不同种类的大分子进行细胞间和细胞外基质间的交换。作为锚定于细胞外基质或细胞内的交通信号，细胞因子、化学因子和黏附分子通过直接与细胞接触或在细胞内、外现成梯度实现胞内外的转移进而达到传递（免疫调节）信息的目的。

黏膜固有层包含所谓的固定细胞，如成纤维细胞，它与连接组织自身及自由细胞的产生和保持有关。自由细胞（如淋巴细胞、浆细胞、巨噬细胞、树突状细胞、噬红细胞，或肥大细胞）可以迁入并可以部分迁出组织，主要起保护作用。淋巴细胞在上皮和黏膜固有层均可出现，而浆细胞和上皮内淋巴细胞，抗原提呈树突状细胞也出现在上皮和黏膜固有层中，其他自由细胞类型通常只出现在黏膜固有层内部。

6.2.1.2　MALT 的构造

MALT 可分为两种形式[29]（图 6.1）。在"器官化"的淋巴组织中，淋巴细胞通常集合形成淋巴滤泡，而"弥散"淋巴组织由沿着黏膜及相关腺体弥漫分布的淋巴组织组成。滤泡化的 MALT 是黏膜免疫反应的传入支，此处抗原被特化的滤泡相关上皮（FAE）摄取。抗原可被滤泡周围的类滤泡 T 细胞区域的抗原提呈细胞提呈给淋巴细胞，导致淋巴细胞活化、增殖，并最终分化成为 T 细胞或

B 细胞家族的效应细胞。抗原接触及 B 细胞增殖，使原始滤泡形成以 B 细胞为原始增殖中心的次级滤泡。在类滤泡状区域，黏膜抗原提呈给原始 T 细胞产生分化的效应细胞。这些反应可以发生在 MALT 的局部滤泡中，但也可以由抗原提呈细胞通过血管传递给局部淋巴结。

弥散淋巴组织由效应细胞构成，而且是黏膜免疫反应的传入部分。T 淋巴细胞分化为 CD8+ 抑制性 / 细胞毒性细胞，直接应对抗原并提供细胞性 T 细胞免疫反应[61]，或者支持能分化产生免疫球蛋白的免疫抑制 B 细胞产生浆细胞。与全身免疫反应不同，黏膜组织中的浆细胞在上皮转移分子（分泌性分子）协助下产生聚合免疫球蛋白，覆盖在黏膜表面建立保护层起到继发免疫性作用[4]。

6.2.1.3　淋巴细胞和附属细胞

6.2.1.3.1　淋巴细胞

在滤泡状淋巴组织中 B 细胞占绝大部分，而在弥散淋巴组织中，B 细胞极少，T 细胞与其他细胞占主导地位。CD8+ 抑制性 / 细胞毒性细胞在黏膜中通常较调节性 T 淋巴细胞和 B 淋巴细胞分化的 CD4+ 细胞更为常见[6,53]。CD8+ 细胞多位于表皮层，能够产生人黏膜淋巴细胞抗原（HML-1）。在黏膜固有层中，CD8+ 细胞和 CD4+ 细胞数量相近。有证据显示，CD8+ 抑制性 / 细胞毒性细胞是免疫抑制反应的主要效应细胞，与其他部位的黏膜相关淋巴组织相似，在眼表免疫反应中 CD8+ 抑制性 / 细胞毒性细胞仍是一种以免疫抑制为主，而非引发炎症反应为主的高度免疫调节的组织[6,53]。当然，在眼表组织疾病中，T 细胞同样是引发炎症反应的主要调节因子。

6.2.1.3.2　抗原提呈细胞

抗原由所谓的专业抗原提呈细胞（APC）提呈给原始 T 细胞，这些细胞都由 MALT 产生，包括巨噬细胞、B 细胞、树突状细胞等。只有骨髓产生的树突状细胞能直接刺激 T 淋巴细胞，引发细胞介导的免疫反应，所以该

细胞也是黏膜表面最重要的抗原提呈细胞[2]，T 细胞介导的免疫反应对多数免疫反应都很重要，包括接受 T 辅助细胞调节产生可溶性抗体的体液免疫，我们认为抗体反应也与部分临床表现有关。

DC 存在于黏膜上皮和固有层中。未成熟 DC 的抗原活性增强，但在 MHC-II 类分子和共刺激分子表面表达减弱，使 T 细胞呈无抗原性[2,37]。DC 产生很多抗炎细胞因子，如白介素 -10（IL-10）[19]。如果 DC 与 T 细胞接触，则可抑制炎性 T 细胞的免疫反应，并且有利于产生可溶性免疫球蛋白（主要存在于黏膜表面的 IgA 和 IgM）体液免疫应答[4]，或诱导调节性 T 细胞使 DC 产生免疫耐受[67]。

6.2.1.4 淋巴细胞的再循环

虽然体内淋巴细胞数量较多，而且存有大量的潜在性抗原，但仅有限的抗原获得抗原特异性[26]。未成熟的淋巴细胞分在体内各处，在血液中停留时间很短，大多数从血液进入组织中。"再循环"是指这些淋巴细胞最终经淋巴管、淋巴结和胸导管回到血液中（图 6.1）。寻找特异性抗原时，未成熟淋巴细胞再循环可发生多次，与天然抗原接触后即可激活、克隆增殖、分化为效应细胞产生特异反应。抗原特异性记忆细胞再次与抗原接触时触发快速强烈的二次免疫反应[5]。

到目前为止，归巢的淋巴细胞如何再次进入机体组织尚无定论。多数研究认为由于特定细胞类型的黏附分子（归巢的淋巴细胞受体）分布在淋巴细胞表面，各组织中的结合分子（血管寻址素）选择性分布于血管内皮，引导淋巴细胞迁移[5,61]。根据既往研究成果以及同种分泌型 IgA 反应的特异性分布资料[4]，在黏膜免疫系统中，存在特定区域的黏膜免疫反应和一定的组织特异性迁移和归巢。尚有部分学者在其他宿主中研究淋巴细胞的迁移发现，在一些组织内，比如局部淋巴细胞代谢停滞，其增生或坏死都可导致体内特定组织中淋巴细胞堆积，以及该组织中淋巴细胞的运动[63]。

临床小结

- 黏膜相关淋巴组织存在于机体黏膜表面，是免疫系统的一部分。
- 由效应细胞和辅助细胞构成一弥散的淋巴功能区，其中，T 淋巴细胞产生细胞免疫，B 淋巴细胞分泌保护性、体液性 IgA 免疫球蛋白。
- 集聚的弥散性淋巴滤泡能够使抗原识别、激活，并促使特异性效应细胞分化。

6.2.2 眼相关淋巴组织（EALT）

有关眼表和附属器上淋巴细胞的产生和存在，目前争议颇多。最近，对大量正常人眼组织研究发现，淋巴细胞是眼的正常组成部分，实际上在泪腺、结膜、泪道系统和眼相关淋巴组织中形成了一完整的黏膜相关淋巴组织（EALT）[22,23,25,28]（图 6.2）。

6.2.2.1 EALT 中的集结淋巴组织

肉眼观察正常人结膜发现，不同人群结膜上均可见集结淋巴滤泡[28]。但仅在少量活检组织或部分选择性结膜组织的发现，并不代表整个器官的表现，而且滤泡数量随年龄变化有所不同[44]。

最近，对人类正常结膜研究发现，60%的结膜组织中包含边界清楚的、地图样分布的集结淋巴组织，即便老年人也有同样发现。这些淋巴组织主要分布在睑眦交界处，而且双侧对称率 >80%[28]。在泪道系统中出现相似组织，根据国际命名原则将其命名为泪道相关淋巴组织（LDALT）[22]，其中近一半为淋巴滤泡（约 41%[45]、44%[22]，老年人供体中 56% 以上[24]）。

6.2.2.2 EALT 中的弥散性淋巴组织

对人结膜活检发现[6,18,53]，结膜上存在

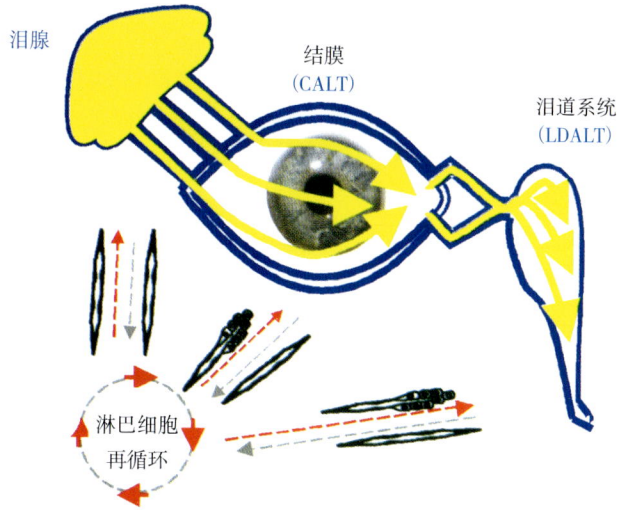

图 6.2　眼相关淋巴组织 (EALT)。眼表是机体黏膜免疫系统的完整组成部分,弥散淋巴组织有淋巴细胞的功能,浆细胞作为蓝线出现的一个指示剂,从泪腺沿分泌管到结膜形成结膜相关淋巴组织 (CALT),通过泪道系统内的微管形成泪道相关淋巴组织 (LDALT),这三部分共同组成 EALT。在眼附属器上可以检测到发生在 CALT 和 LDALT 上的眼表抗原。附属器上抗眼表抗原的效应细胞通过特定血管在眼相关淋巴组织和其他黏膜免疫系统组织中迁移,调节效应系统特异性作用于眼表组织中的抗原成分。

的正常黏膜特异性淋巴细胞[6,18]和病理学检查发现的其他弥散性 MALT 中的淋巴细胞类型相似。然而,两者在淋巴细胞的数量和位置上也存在差异,其原因可能与人正常结膜组织中的淋巴细胞分布不同有关。上皮下固有层的淋巴细胞形成一个边界明显、局部呈不均一性淋巴层,主要分布于睑眶交界处[28]。

除泪腺外,在正常人眼表中,分泌型免疫系统(固有层浆细胞阳性 IgA 和上皮内的转运分子 SC)的成分并非连续分布。因此分泌型免疫系统是特异性免疫保护的唯一来源,结膜浆细胞多为炎性细胞。从泪腺经结膜到泪道系统的整个分泌型免疫系统形成一个完整分布,对正常人[22,23,25,28]全部组织的病理学和免疫学检查发现,这是在眼表唯一得到证实的淋巴组织。整合 IgA 和 SCmRNA[21]的分子病理学和不同外源性细胞超微结构的研究结论,在结膜和泪道系统局部可以生成分泌型 IGA。

6.2.2.3　EALT 中的树突状细胞

作为抗原提呈细胞,眼表树突状朗罕氏细胞的功能与皮肤表面的细胞相似[42]。数十年的动物研究和人试验研究证实,在上皮组织病理切片中,采用抗体与分子表面(MHC-I,MHC-II)的抗原特异性结合可以随时检测到该细胞。

在结膜和角膜缘,常可见 MHC-II 阳性DC 聚集,而在角膜中央部并未发现该细胞的存在。在炎性环境下,如血管形成、外伤或愤怒时角膜中央可见数量相当的 MHC-II 阳性 DC。这与角膜同种异体移植排异反应发生率低于其他器官移植如皮肤、肾或心脏[50]的报道相吻合。近来,采用新型抗体研究发现角膜中央其实同样存在 DC。只是在正常情况下,这些 DC 未发育成熟而且不表达抗原提呈表面分子[15]。

6.2.2.4　EALT 的再循环

到目前为止,有关 EALT 中淋巴细胞的归巢机制和调节因子的相关研究甚少。有报道显示，正常人结膜中存在大量高度内皮化的微静脉[26]。进一步研究显示，在高度内皮化的微静脉中并未发现肠血管寻址素MAdACAM-1，但仍可见其他黏附分子如VAP-1、ICAM-1、VCAM-1和E选择素，这些黏附分子染色不规则或染色较弱。上述寻址素多与肠外淋巴细胞归巢或与炎症反应有关。我们已证实正常人结膜上存有ICAM-1，而且ICAM-1、VCAM-1、E选择素均与炎症反应有关，但仅在炎症处于过敏状态时呈高表达。

临床小结

- 正常人眼表和附属器上存在黏膜相关淋巴组织，EALT是机体黏膜免疫系统的组成部分。
- 黏膜相关淋巴组织从泪腺至整个结膜（CALT）和泪道系统（LDAL）均有持续表达。
- 其可能机制是：识别眼表抗原，产生特异性抗眼表抗原的效应细胞（T淋巴细胞和浆细胞），由眼部效应组织和其他黏膜器官通过淋巴循环提供该效应细胞。

6.2.3　黏膜相关淋巴组织的基本功能

MALT调节保护性的炎性免疫反应和免疫耐受之间的平衡（图6.3）。既往对眼表淋巴细胞的功能和临床意义存在误区，因为淋巴细胞通常被认为是黏膜炎性渗漏的标志，淋巴细胞和浆细胞常被称为"炎症细胞"。

与此点不同的是，淋巴细胞对维持组织完整性具有重要的意义。比如，局部浆细胞产生的黏膜免疫球蛋白（IgA）具有抗炎作用，淋巴细胞还能执行"免疫排斥"功能，阻止外界抗原进入黏膜组织并驱使抗原排出[4]。免疫学研究进展显示，T淋巴细胞并非炎性细胞而是具有不同分化功能的多种T淋巴细胞的总和（图6.4）。T淋巴细胞不仅为识别抗原所需，而且细胞炎性免疫应答同样需要，该细胞在辅助性提呈细胞和共刺激信号参与下启动显著的、高度有序的活化程序（图6.4）。

但是，如果生理性黏膜免疫系统失去控制，淋巴细胞将以下列几种形式成为一些常见眼表疾病的主要或次要致病因素。

血液和其他脏器的全身免疫反应以破坏抗原为主，而黏膜淋巴系统对其表面非病理性抗原的处理则以生成免疫耐受（图6.3）产物为主。对直接暴露于外界的眼表而言，黏膜表面通常不会引起持续的免疫活化[29]。

6.2.3.1　黏膜表面的免疫调节和Th1/Th2

抗原必须由初始T淋巴细胞识别后生成效应细胞方能诱发免疫反应。根据目前的研究结果，活化T细胞具有两条信号通路。除通过特异性T细胞受体的相互作用识别提呈

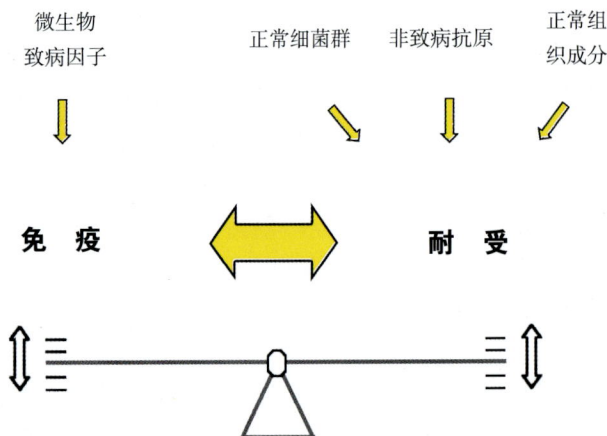

图6.3　黏膜免疫系统的基本功能。维持炎性免疫防护以免微生物感染和对多数非致病抗原产生免疫耐受之间的平衡是黏膜免疫系统的主要功能之一。这一功能是为了阻止对抗原和组织本身都有破坏性、持续性的炎症反应。

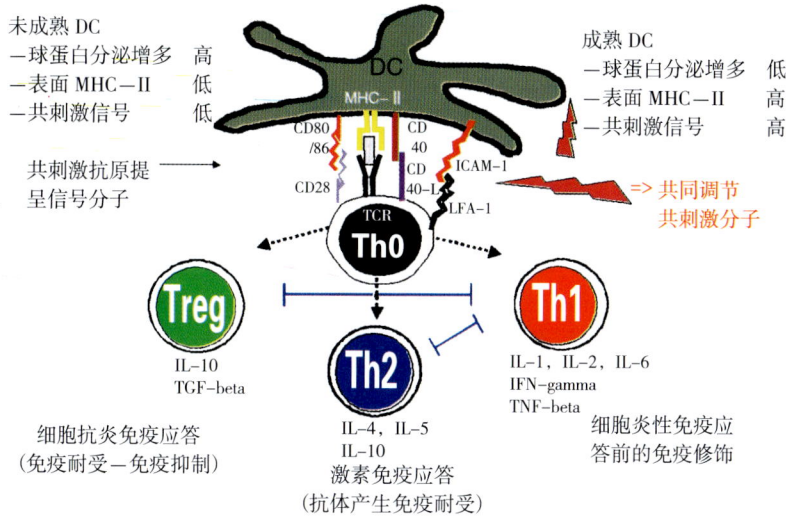

未成熟 DC
- 球蛋白分泌增多　　高
- 表面 MHC-Ⅱ　　　低
- 共刺激信号　　　　低

成熟 DC
- 球蛋白分泌增多　　低
- 表面 MHC-Ⅱ　　　高
- 共刺激信号　　　　高

共刺激抗原提
呈信号分子

=> 共同调节
共刺激分子

图 6.4 树突状细胞介导的免疫调节。骨髓起源的抗原提呈细胞经过活化后生成不同类型效应 T 细胞成为黏膜免疫的重要调节细胞。效应细胞通过不同的细胞因子发挥作用。通常树突状细胞处于不成熟状态，不能提呈抗原给初始 T 细胞（Th0）。Th0 细胞继而活化生成非活性 T 细胞或免疫抑制性抗炎调节 T 细胞（根据不同的命名法称为 Th3 和 Treg），产生免疫抑制性细胞因子（如白介素-10，TGF-β）或有助于 Th2 细胞的活化。Th2 细胞通过促进 B 细胞成熟成为具有免疫球蛋白分泌功能的浆细胞。当微生物感染或组织破坏时发出"危险信号"，DC 即开始成熟、与共刺激分子（如 CD80/86、CD40、ICAM-1）共同调节抗原表面的抗原提呈分子 MHC-Ⅱ 类并刺激炎性 Th1 细胞。Th1 细胞因子抑制或促进 Th2 和 Treg 细胞功能以此将免疫反应始终固定在一个方向。

抗原（信号 1）外，肽抗原和抗原提呈 MHC-Ⅱ 类分子、共刺激信号比如 CD80/CD86、CD40 或 ICAM-1 也参与其中。这些因子为 T 细胞自分泌产生，并刺激 T 淋巴细胞增殖和分化，进而产生大量的细胞因子白介素-2（IL-2）。如果共刺激信号丢失，免疫耐受则由缺乏免疫力或特异性 T 淋巴细胞表面的自身抗原脱失诱发。两条信号通路的参与可以再现体表组织（体表耐受）的控制机制，该机制可以对抗自动再活化 T 细胞的偶然活化。自动活化 T 细胞可能已"逃避"产生幼稚淋巴细胞的主要淋巴器官（骨髓或胸腺）产生的中枢耐受机制。

DC 细胞具有不同的功能状态以便调节抗原的表达[37]。炎症反应局部细胞因子（炎性因子）的种类和浓度以及其他外界因子影响 DC 细胞的免疫调节功能，最终影响不同信号通路诱发的 T 辅助细胞的分化程度[40]、分化的细胞类型以及上述细胞参与的免疫反应。

黏膜组织中不成熟 DC 占优势，表明 MHC-Ⅱ 类分子和共刺激信号分子摄取抗原的活性强但表达水平低，白介素-10（IL-10）是首先生成的细胞因子[19]。如果这种不成熟 DC 提呈抗原给 T 细胞，将刺激生成辅助性 T 细胞 2 型（Th2）。Th2 细胞刺激浆细胞因子（IL-4，IL-5，IL-10）生成免疫球蛋白。换句话说，新发现的调节性 T 细胞（称为 Treg 或 Th3）通过生成 IL-10 因子以及生长因子 β（TGF-β）转化实现了免疫抑制性的加强，最终达到抑制移植排斥反应的目的[67]。

一旦与成熟信号分子接触[37]，不成熟 DC 则分化为成熟 DC。成熟信号分子多在机体局部遭受感染或破坏的非生理状态下产生（如微生物致病因子、炎性细胞因子、移植外科手术），这些信号分子也称为"危险信号"[11]。在信号分子的作用下，DC 通过表达表面 MHC-Ⅱ类和共刺激分子（CD80，CD86，CD40）活化和成熟。该过程包括提呈效应抗原，T 辅助细胞 1 型（Th1）及其细胞因子（Il-2，IFN-γ，TFN-α）参与的炎症发生前细胞免疫应答的反应。

　　Th1 和 Th2 淋巴细胞通过向不同方向改变细胞因子的周围环境实现相互抑制作用。这种 Th1/Th2 的作用范例常用来解释炎症反应过程。但这种作用模式可能被简化了，进一步研究显示，在眼表发生的变态反应[38]和干眼病（M.E.stern.S.S.pflugfelder）中还存在其他类型 Th 亚型细胞，提示两种亚型细胞均参与了炎症过程。

临床小结

- MALT 的基本功能是：通过调节针对病原体的炎性免疫防御反应和针对非致病性抗原的免疫耐受反应两者之间的平衡实现黏膜表面的免疫调节。
- 优先产生免疫耐受的目的是：避免柔嫩的黏膜表面遭受炎症反应的持续性破坏。
- 免疫调节主要由一种特殊类型的抗原提呈细胞和树突状细胞（DC）实现。
- DC 功能受机体外部环境（细胞因子、微生物和细胞外伤等）的影响，作用有所偏倚，并导致不同类型 T 辅助细胞的活化。T 辅助细胞通过分泌不同类型的分泌免疫调节因子（细胞因子）控制免疫反应方向。
- Th1 细胞维持免疫防御机能，Th2 细胞主要产生抗炎性免疫球蛋白，Th3（或 T 细胞调节因子）实施免疫抑制功能。

6.3　干眼病

6.3.1　前　言

　　目前研究显示，干眼病（角结膜干燥症，KCS）与其他眼表疾病相似，通常包括一种炎性成分。本病接受一种免疫调节因子的调控（如细胞因子和化学因子），能够影响维持眼表功能的其他结构成分[27]，最终使眼表进入组织变性和重建的恶性循环。体内其他

黏膜器官的炎性病变多因表层上皮破坏所致，表层上皮破坏使抗原失去控制，黏膜免疫系统的细胞功能下降。该过程以 T 效应细胞向 Th1 转化的方向发生改变为特征。干眼病患者眼表的主要致病原因已得到证实。对中度和严重干眼病患者而言，免疫抑制疗法是一种行之有效的治疗方法。

6.3.2　干眼流行病学、定义和特征

　　干眼是一种严重破坏眼表正常平衡的眼病[56]，由于不同研究采用的诊断标准不一，人群中大约 10%～30% 患有干眼病。在不同人群中，本病患病率不一，尤其多见于老年人，女性更为多见，推测其发生可能与年龄和激素水平有关。根据美国眼科学会（NEI）的定义[30]，干眼是由水液层缺乏或蒸发过度所致的泪膜异常改变，泪膜异常会导致眼表细胞的功能和形态遭受破坏，最终出现一系列的眼部症状[48]，常见症状从眼部轻微不适到日渐加重的视疲劳，眼部红、痒、烧灼感、刺痛感等（图 6.5）。通常而言，患者视力下降不太明显，但当病情严重时可以伴有严重感染、角膜瘢痕，甚至失明。

　　干眼症似乎因眼表解剖功能出现一系列下降所致[27]，泪膜异常可源于眼睑的形态改变、眨眼或神经支配机制异常、内分泌网

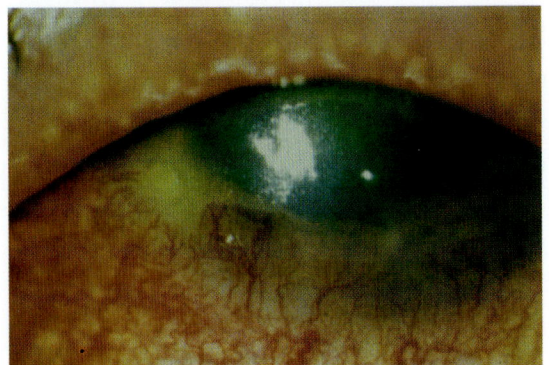

图 6.5　严重干眼症的临床照片。严重干眼症显示眼表干燥伴上皮着色（着色类型不同，如使用荧光素或孟加拉玫瑰红染色）。角膜反射破坏，角膜透明度降低。该患者眼部伴有严重感染，可见自角膜缘伸入角膜的新生血管。

络功能失调、睑板腺疾病或其他任何慢性机械性刺激（如角膜接触镜）。

近年研究显示，各种干眼症与眼表炎性改变以及眼表组织和泪膜中的炎性因子有关。

6.3.2.1　泪腺因素引起的干眼症——Sjögren综合征

泪腺是位于眼表的附属腺体，从功能学和胚胎学角度而言，泪腺都是眼表不可缺少的组成部分。同样，从黏膜免疫学观点来看，泪腺与结膜附属淋巴组织（CALT）和泪道附属淋巴组织（LDALT）共同组成了眼部黏膜免疫系统（EALT）组织[23]，这些组织拥有相似的T淋巴细胞和B淋巴细胞群以及DC细胞群[64]。

人们已经熟知T细胞介导的泪腺炎性改变，它是因泪腺神经支配功能下降导致大量水样液分泌。Sjögren综合征由于B淋巴细胞改变导致泪液缺乏[7]。该病确切病因不明，研究显示，本病可能是由于EB病毒感染或由其他能产生炎性细胞的病毒刺激导致上皮细胞激活[52]，上皮细胞分泌致炎因子通过上调MHC-Ⅱ和ICAM-1的表达诱发上皮细胞在其表面表达自身抗原。干燥综合征多有特征性自身抗原表达，这些抗原也是诊断的重要依据（SS-A，SS-B，α-和β-胞衬蛋白，M3受体）。干燥综合征患者的T淋巴细胞和B淋巴细胞往往都有一个独特的抗原受体库，这可导致生理性外周自身免疫耐受障碍和转运自身抗原受体的淋巴细胞激活，并可能在初级淋巴组织中"逃避"中枢免疫耐受机制。据报道，主要是CD4+细胞[46]，DC细胞及唾液腺和泪腺中的少量B细胞的集聚[43]，在这些细胞的作用下，自身非耐受性细胞毒性T细胞与腺泡型细胞的结合，以及释放细胞毒性分子的腺泡型细胞凋亡的淋巴细胞激活，最终导致腺泡型上皮组织损伤。在一定程度上，淋巴细胞也是上皮细胞，可以产生大量的炎性Th1细胞因子（IL-2，IL-6，IFN-γ，TNF-α）。在B细胞偶尔积聚区有少量的Th2型细胞因子（IL-4，IL-5，

IL-10）产生。炎性细胞因子通过上调汗腺导管黏附分子的表达，使更多淋巴细胞大量集聚，激活基质细胞并释放系统组织蛋白酶，最终使上皮周边的细胞外基质发生退行性改变。

在此过程中仅损伤约一半的分泌性腺泡型细胞，其他功能尚正常的腺泡型细胞由于神经支配的负向调节抑制分泌[7,8]。其可能机制包括：所支配的神经纤维密度减低，通过炎性细胞因子或通过自身抗体抵抗M3受体使所支配上皮细胞去神经化[7]，进而抑制神经递质的释放。

雄激素缺乏，泪腺和睑板腺分泌功能的改变是引发炎症反应的重要因素，其结果均会引起泪液缺乏[60]。

6.3.2.2　结膜因素引起的干眼症——非Sjögren综合征的干眼症

干眼症的炎性作用不仅发生于泪腺。即便在临床无炎症表现或原发性泪液缺乏的非Sjögren综合征干眼症的泪膜和结膜组织中均可见炎性细胞因子（IL-1α，IL-6，IL-8，TNF-α）升高[48]。结膜上皮细胞释放炎性细胞因子的功能已有报道[12]，该研究显示结膜上的细胞免疫反应正在向炎性Th1反应转变，这与发生在泪腺中的炎性作用相似，并同样会破坏上皮细胞和细胞外基质[48,58]。结膜炎症损害的原发位点与泪腺相同应为上皮细胞，由于其作用机制仍表现为炎性因子上调，其本质应属于黏膜相关淋巴细胞的激活所致[59]。

保护因素如生长因子（EGF，HGF）能引起细胞增殖反应，细胞成熟分化的同时，生长因子的表达则下调[48]。在干眼症患眼中不难发现结膜上皮呈高增殖性，但分化功能受损。这可能是由于炎性细胞因子的作用使生长因子减少，进而抑制细胞分化所致。此外，在干眼症结膜上皮上可见一种形似扁平细胞、上皮表面糖蛋白缺失的不成熟顶尖细胞[48,49]，该细胞将降低泪膜对眼表的附

着，并使泪膜稳定性下降。

眼表组织和泪膜中细胞因子不断增多将会上调蛋白酶（系统组织蛋白酶）的表达，这表明眼表黏膜固有层再次出现退行性改变[13,31,36]。炎性细胞因子同时阻断了眼球干燥感觉向中枢神经系统所支配的眼表神经的传入，致使具有分泌功能的泪腺组织无法分泌泪液。由于泪腺分泌相关的神经反射弧遭受破坏，泪液分泌进一步减少，此外，在非 Sjögren 综合征干眼症中还会出现泪腺支配神经的炎症[58]。

6.3.2.3 免疫反应介导干眼症的主要机制

与 Sjögren 综合征的泪腺相似，免疫反应介导的结膜炎症早期均为上皮细胞的改变。就结膜而言，干眼症是由眼睑对眼表摩擦增加引起的各种机械性外伤所致（图 6.6）。此外，细胞损伤还可因泪膜高渗引起[14]。对泪

腺而言，病毒感染可以加重上皮的改变[52]。

如果上皮损伤引起上皮屏障的改变，抗原则毫无障碍地进入眼表组织中，这是结膜发生病变的主要原因，泪腺病变则多与上皮细胞能够表达自身抗原有关。两方面的影响使黏膜免疫耐受失败，眼黏膜免疫组织结膜上皮固有层中的生理性驻留 T 细胞将被激活并使免疫反应向炎症反应转变[59]，使得炎性细胞因子进一步增多。人们从肠道黏膜的研究中获取了大量的信息，与炎性肠道疾病（IBD）相同，眼表周围会出现一些新的 T 细胞的集聚，这些细胞通过血管内皮附着分子的上调经血管进入眼表组织中[34]。在眼表组织中，这些细胞因子主要由上皮细胞产生，最近研究发现，细胞因子的产生取决于正常眼表（EALT）生理性黏膜免疫系统中常驻淋巴细胞和基质细胞的数量，因为淋巴细胞曾被错误地认为是一种"炎性细胞"。有关肠

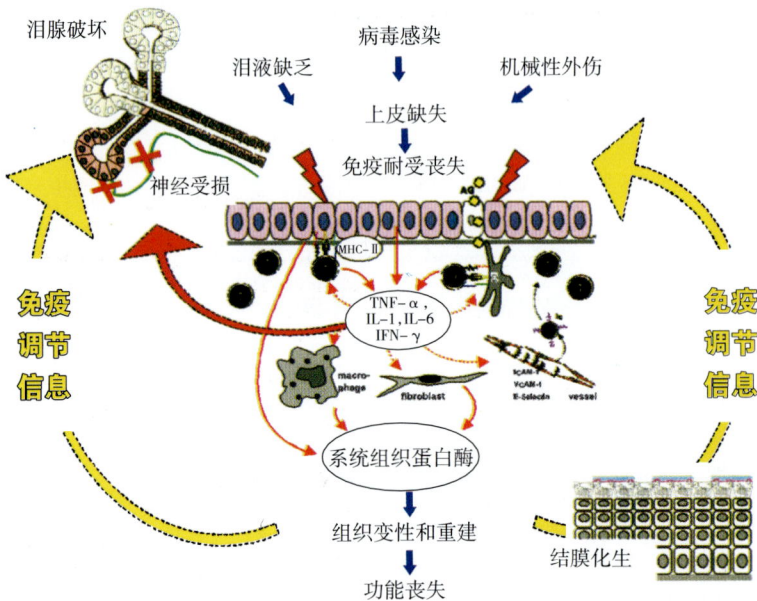

图 6.6 免疫反应介导干眼症的一般机制。不同类型干眼症有一个共同免疫调节的炎性过程，该过程同样可发生于泪腺（如 Sjögren 综合征）和眼表。该过程从上皮缺陷导致免疫耐受缺失开始。上皮细胞在其表面产生炎性细胞因子（如 TNF-α，IL-1，IL-6，IFN-γ），上调 MHC-Ⅱ 及协同刺激分子的表达，并使失去控制的抗原由薄弱区流入。上述反应使常驻黏膜 T 细胞激活为炎性 Th1 型细胞失控，炎性细胞因子不断增多并在组织中扩大炎性细胞因子的侵入范围。病情进一步发展使泪腺支配神经受损，致使泪腺分泌减少和系统组织蛋白酶激活，最终导致眼表组织发生退行性改变伴功能丧失（如泪腺分泌性腺泡型损伤或结膜水样液化生），并增加上皮发生病变的风险。总之，上述过程可以导致组织损伤的恶性循环（实线箭头表示分子产生，虚线箭头表示分子运动或细胞运动）。

道生理性黏膜免疫系统早已得到公认，并证实 TNF-α 和 IL-1β 也可由激活的固有层淋巴细胞产生并使基质细胞产生系统组织蛋白酶[34]。据报道，在许多眼表的炎性疾病中，与 IBD 相似，细胞因子多向 Th1 反应转变，这些功能紊乱都是免疫抑制治疗所起的反应。

6.3.3 治疗干眼症的新方法

综上所述，越来越多的干眼症状被认为是由炎症所致[47,59]，与其他黏膜器官的功能紊乱一样，本病的发生和发展受制于黏膜免疫系统的淋巴细胞[34]。因此，位于眼表的眼淋巴组织中，其常驻淋巴细胞代表着细胞因子刺激产生淋巴细胞的能力，其本身也是炎性眼表疾病的"调节阀"。由此可见，采用不同免疫抑制机制阻断 T 细胞的活化反应应成为干眼症新的治疗方法的"靶目标"[47]。

对部分干扰淋巴细胞活化的复合物研究显示，实体脏器移植中全身采用的免疫抑制剂的特异性较糖皮质激素更佳（图 6.4）。淋巴细胞活化过程中最重要的一步是 T 细胞产生 IL-2 并使其活化充分。环孢霉素（CsA）和其他免疫抑制剂（他克莫司又称 FK506）一样，通过黏附翻译因子——钙调神经磷酸酶，阻止 IL-2 基因的翻译。另一复合物雷帕霉素在随后的一连串激活过程中发挥作用，淋巴细胞产生后可以阻止 IL-2 缩氨基酸的生成。因此，CsA 或 FK506 与雷帕霉素联合使用有协同增效作用。

对眼表炎性疾病而言，为了获得较高的眼局部药物浓度并避免全身副作用，人们一直尝试在眼局部应用免疫抑制药物。CsA 是近几年的研究热点，多中心研究显示过去仅用于动物的 CsA 眼用乳剂同样可用于人眼。进一步研究发现，持续 3~6 个月每天使用 2 次 0.05%CsA，与安慰剂相比，患者的客观体征（角膜染色，Schirmer's 试验）和主观症

状明显好转[54]。

此外，由于雄激素缺乏增加眼部对炎症易感性并相应减少眼部腺体的分泌，因此，改善雄激素缺乏状态可能成为治疗干眼症的一种方法。研究显示，人[60]或动物[65]局部雄激素治疗可能从根本上改善雄激素缺乏状态，可能为干眼症治疗提供新的策略和思路。

临床要点

- 不同类型干眼症都与免疫调节炎性反应有关，这种炎症反应是由生理性和正常保护性黏膜免疫系统的功能下调所致。
- 对中度和严重干眼症，针对病因采用局部用药的方法调节免疫反应介导的炎症。
- 多中心研究显示，持续数月每天两次局部点用 0.05%CsA 免疫抑制剂滴眼液是有效的。
- 作为营养和抗炎因子，局部使用雄激素可使泪腺体功能正常，这在动物试验和人眼中均有成功报道。

6.4 过敏性眼病

6.4.1 概 述

过敏的特征性表现是在外界致敏原从空气到达眼表后，机体反应处于超敏状态。其病理特点是由 IgE 介导产生的肥大细胞脱颗粒反应即肥大细胞能引起一系列以血管扩张，水肿和瘙痒为特征的炎症反应。过敏是一种超敏反应而且其方式多种多样。季节性和持续性过敏性疾病属于急性形式，而春季性和特应性角结膜炎属于比较严重的、慢性形式。一种遗传性过敏症、巨乳头性结膜炎是由于眼表接触了人工材料如角膜接触镜或假眼所致。

过敏性眼病所表现的炎症症状，除肥大细胞外，似乎还由其他炎性细胞如嗜酸粒细胞和 T 细胞调节。与干眼症中的炎症反应不同，过敏反应的亚型决定着效应 T 细胞选择 Th2 抑或 Th1 免疫应答反应。肥大细胞和嗜

酸粒细胞还能产生两种细胞因子。除抑制肥大细胞释放生物活性物质的药物外，针对黏膜免疫系统的调节环节的研究发现，采用抗体或抗代谢药物阻碍细胞迁移，抗原提呈或 T 细胞激活同样有助于过敏性眼病的治疗。

6.4.2 过敏性眼病的流行病学、定义和特点

过敏性眼病是一种发生在眼表、累及范围较广的炎性眼病。研究显示，人群中约 15%～30% 的人患本病，在工业化国家其发病率更高。本病多因机体对外源性抗原反应过度，IgE 抗体与肥大细胞上高亲和力的 IgE 受体交联结合，致使肥大细胞和其他细胞释放生物活性物质并产生水肿和炎性细胞渗出[20,57]（图 6.7）。由于正常机体眼球表面的上皮屏障系统完整，可以完全阻止外源性抗原进入结膜肥大细胞。鉴于此，人们一直认为过敏性眼病患者的上皮完整性可能存在潜在性损害，进一步研究发现，患者上皮对荧光素的吸收有所增加[66]。

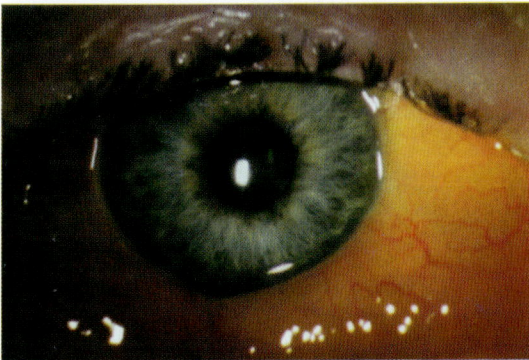

图 6.7 过敏性眼病的临床照片。急性过敏性眼病的表现：由于结膜肥大细胞脱颗粒并释放生物活性物质（如组胺）而引起的结膜明显水肿，高度充血。在急性过敏性眼病中，角膜往往仍然透明也没有新生血管从边缘生长。然而，慢性过敏性眼病包括炎性因子和基质金属蛋白酶的产生以及炎性细胞的渗出，最终因角结膜炎引起角膜损害和早期视力损伤。

6.4.2.1 肥大细胞

肥大细胞是广泛分布于大多数器官结缔组织中的间质细胞，具有宿主防御功能[62]。由于组织微环境的影响使其形状多变，组织学和电镜观察发现其胞质内充满颗粒样物质。这些颗粒包含未形成的生物活性因子，如组织胺、类胰蛋白酶和/或糜蛋白酶等。根据类胰蛋白酶和/或糜蛋白酶的内容物，将肥大细胞分为包含类胰蛋白酶和/或糜蛋白酶的结缔组织型和仅包含类胰蛋白酶的黏膜型。在正常人结膜中，肥大细胞仅出现在黏膜固有层，且绝大多数（95%）都含类胰蛋白酶和/或糜蛋白酶。在过敏性眼病中，上皮和泪膜中的黏膜型肥大细胞数量增多[39]，这些细胞能够产生一系列的信号分子如 Th1 和 Th2 型细胞因子等[10]，这些细胞因子在不同细胞类型包括白细胞和上皮细胞的免疫调节中发挥作用并最终影响过敏性眼病的病情进展。

6.4.2.2 血管活性物质引起的过敏性水肿

IgE 介导的过敏反应首先刺激肥大细胞脱颗粒，颗粒中的主要成分有组胺、类胰蛋白酶和/或糜蛋白酶等，这些物质能引起血管扩张和血管通透性增加并导致结缔组织水肿（图 6.8）。Th2 型细胞因子（IL-4，IL-5）和 Th1 型炎性细胞因子（IL-6，TNF-α）也由肥大细胞产生和作为对外界刺激的应答而释放。其他继发性成分（如白介素，前列腺素）往往在刺激后数小时内产生[62]。这些介质共同启动炎症反应，此后应是炎性细胞聚集（嗜酸粒细胞和嗜碱粒细胞）以及 T 细胞进入水肿组织中。

6.4.2.3 炎性细胞因子引起白细胞渗出

白细胞迁移不仅由肥大细胞释放的化学趋化因子介导，此外还受趋化性细胞因子介导。趋化性细胞因子由上皮细胞以及成纤维细胞在接受肥大细胞释放的炎性细胞因子 TNF-α 作用后分泌产生。TNF-α 也能启动

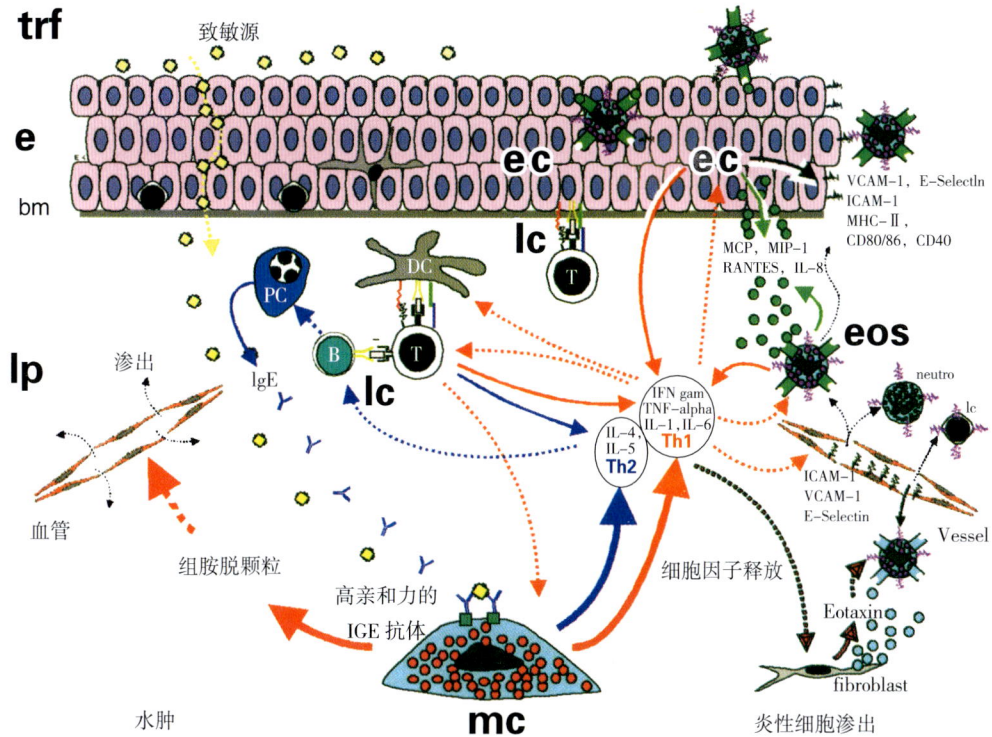

图 6.8　过敏性眼病的病理生理。过敏性眼病是由于致敏源激活肥大细胞，IgE 与肥大细胞上高亲和力 IgE 受体紧密结合引起的炎症反应过程。炎症起始表现为肥大细胞脱颗粒并释放血管活性物质导致血管扩张和水肿。慢性病例常伴有肥大细胞释放 Th1 和 Th2 细胞因子。这些细胞因子能够激活其他数种细胞（如图中逆时针方向）基质纤维母细胞、血管内皮细胞、嗜酸粒细胞、结膜上皮细胞、树突状细胞和淋巴细胞等。活化的细胞产生更多的增强炎症反应的细胞介质。活化的细胞产生黏附分子（树状线条）如 ICAM-1、VCAM-1、E- 选择素和化学性趋化因子（小圈）和 / 或其受体（树状线条和挖空方形）结合并引导细胞迁移。内皮黏附分子允许血管捕获白细胞（嗜酸粒细胞、中性粒细胞和淋巴细胞）以及从血管迁移入组织中产生特异性炎性细胞渗出。由成纤维细胞、上皮细胞以及嗜酸粒细胞（如MCP、MIP-1、RANTES、IL-8）产生的分泌性化学性趋化因子（如嗜酸粒细胞趋化因子）通过上调细胞表面受体的表达水平引导白细胞迁移进入固有层，再从固有层进入上皮和泪膜。共刺激分子如 ICAM-1、CD80/86、CD40 和抗原提呈分子 MHC- Ⅱ类分子的上调使上皮细胞将抗原提呈给 T 细胞导致免疫反应失去控制（实箭头表示分子产生，虚箭头表示分子作用或细胞运动）。

血管内皮细胞和上皮细胞的细胞黏附分子（ICAM-1）的表达上调。在过敏状态下，VCAM-1 和 E－选择素具有炎症依赖性而且表达水平明显增高[1]。

不同细胞因子的作用使固有层淋巴细胞的趋化性迁移有所增强，同时增加了血管内白细胞与内皮细胞的局部黏附及其进入组织的迁移力。由炎性细胞因子激活的基质母细胞似乎产生嗜酸粒细胞趋化因子，它能对嗜酸粒细胞产生趋化作用并吸引其向组织移动。

TNF-α 刺激上皮细胞后，上皮细胞产生各种趋化因子（MCP，MIP-1，RANTES，IL-8）[9]，可以想象，作为趋化因子，这些因子通过调节白细胞迁移，将其从结膜固有层迁移入上皮，并最终进入眼前节泪膜中。纤维母细胞刺激后分泌嗜酸粒细胞趋化因子。获得 TNF-α 的肥大细胞也能产生炎性细胞因子和化学性趋化因子（IL-6，IL-8，TNF-α，GM-CSF），这些细胞因子可见于眼表组织和泪膜的上皮细胞和嗜酸粒细胞中[12]。由此可见，上皮细胞使炎症反应有所增强，并成为过敏性眼病中活跃的一员[17]。

6.4.2.4　细胞因子激活 T 细胞

TNF-α 上调 ICAM-1 的表达，该因子是淋巴细胞黏附中的一种重要因素，并能提供其激活过程中的共刺激信号，该因子不仅存在于上皮细胞和内皮细胞，在嗜酸粒细胞也可见。活化的淋巴细胞和其他细胞继而产生更多的细胞因子，获得细胞因子的肥大细胞将自然免疫反应与特定 T 细胞介导的免疫应答反应紧密联系在一起。有研究显示，结膜中含有一群属于生理性黏膜免疫系统的驻留淋巴细胞[28]，即便未发生淋巴细胞迁移，淋巴细胞也可以活化并发生作用。如果炎症过程持续，结膜外的淋巴细胞将聚集并进入结膜组织中。其主要机制是：经 DC 细胞进行抗原提呈、上调 MHC-Ⅱ类分子和共刺激分子 ICAM-1 将抗原提呈给 T 细胞，最终加强炎症反应过程[17]。对过敏性眼病中 T 细胞产生的细胞因子研究发现，某些类型过敏性眼病如 VKC 和 GPC 中存在"类 Th2 细胞因子"，而 AKC 似乎以 Th1 反应为主[38]。Th2 细胞因子作为过敏反应中浆细胞分泌免疫球蛋白的刺激因子发挥作用。上述研究表明炎症反应不仅由 Th1 细胞介导，在一定程度上可能由 Th1 和 Th2 共同完成。

6.4.3　过敏性眼病的病因及治疗方法

急性季节性和持续性过敏性眼病的炎症反应往往并不十分严重。SAC 和 PAC 的炎症反应较轻而且炎症反应相对局限，主要表现为眼部水肿、眼红、眼痒等。然而，慢性过敏性眼病如春季及过敏性角结膜炎（VKC 和 AKC）中则有大量的炎性细胞聚集，在慢性过敏性眼病的眼组织和泪液中，基质蛋白酶激活可以解释慢性病程中角膜破坏的原因，这种情况在急性过敏性眼病中很少发生。慢性炎性过程可以导致瘢痕形成以及其他危及视力的并发症，尤其在角结膜炎中更为多见。巨乳头性结膜炎可使睑结膜增厚，其病情严重程度当属中等[20,57]。

从肥大细胞脱颗粒释放活性物质、白细胞移行以及 T 细胞介导的免疫反应，整个炎症过程中涉及多个步骤和多种细胞因子，所以有许多不同的治疗策略。常用的方法包括阻止肥大细胞脱颗粒，使用抗组胺药以及应用阻断趋化因子和细胞因子的特异性抗体等[3,16]。局部使用 2%CsA 溶液 3 个月治疗 AKC 的疗效确切，其主要机制是减少 T 细胞及其炎性产物 IL-2、IFN-γ 的数量并能降低其活性。尽管该疗法并未减少结膜肥大细胞及嗜酸性粒细胞的数量，但推测其不仅起到了免疫抑制的作用，而且使其功能趋于正常[16]。

临床小结

- 机体免疫系统处于病理性的超敏状态，在非致病性外界致敏源的作用下，IgE 与肥大细胞表面的高亲和力受体结合，最终激活细胞。
- 肥大细胞释放血管活性物质（如组胺）和免疫调节物质（如细胞因子和趋化因子）。
- 急性（季节性和持续性）眼部过敏反应主要引起结膜水肿。
- 在慢性过敏性结膜炎和春季结膜炎（AKC 和 VKC）中，参与炎症反应的白细胞（主要是嗜酸性粒细胞）和黏膜免疫系统的淋巴细胞被肥大细胞释放的细胞因子激活。在此基础上发生 T 细胞介导的炎症反应，表现为炎性细胞浸润和角膜损害。
- 除抗组胺治疗外，局部应用免疫抑制剂对慢性过敏性眼病同样有效。
- 持续使用 2%CsA 滴眼液 3 个月，可以减轻严重 AKC 患者的临床体征(角膜破坏)和主观症状。

6.5　角膜移植术

6.5.1　绪　论

作为一种器官移植，角膜移植术与免疫机制密切相关。由于正常角膜无血管、无淋巴细胞，仅少量细胞表达 MHC-Ⅱ类分子，所以角膜移植排斥反应的发生率低而且发生在眼表的炎症反应相对较少。此外，前房具有免疫赦免功能，这种前房相关免疫赦免可使机体对前房内的抗原产生免疫耐受。

与既往研究不同，新近研究表明，即便在角膜中央仍有许多静止的、不成熟树突状细胞，这些细胞在外界抗原及其他因素刺激下即表达 MHC-Ⅱ类分子并具有相应的抗原提呈能力。树突状细胞是黏膜免疫系统的组成部分，也是眼表抗原提呈的主要调节点。该细胞通过激活不同类型 Th 细胞，调节角膜移植与排斥反应之间的关系，从而决定角膜植片的命运（图 6.9）。该细胞理应成为免疫调节治疗的"靶位点"。

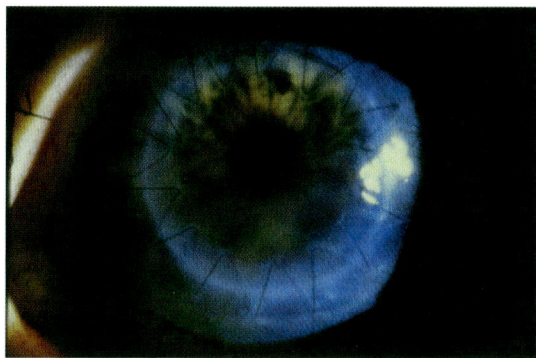

图 6.9 穿透性角膜移植开始发生排斥反应的照片。植片经连续缝线固定与宿主中央角膜，宿主角膜和植片之间有一条边界清楚的分界线。一旦出现角膜移植排斥反应，首先在植片组织的下方出现 Haze，在宿主 T 淋巴细胞的作用下，植片内皮细胞受损，角膜基质层水肿。

6.5.2 角膜移植术的免疫学特征

角膜移植排斥反应包括三方面的过程：释放供体抗原、识别且将抗原转移至集结样结膜 CALT，或位于眼表传入淋巴结等淋巴组织中，同种异体抗原经处理加工后，将会导致特异性细胞免疫反应（核心阶段），细胞及体液免疫机制通过传出途径作用于植片，最终导致角膜损害。

6.5.2.1 抗原提呈细胞

6.5.2.1.1 朗罕氏细胞（LHC）

承担抗原提呈的眼部 DC、LHC 扮演着"传入"免疫过程的核心角色。这些树突状细胞在处理和提呈抗原时发挥着至关重要的作用，而且其携带的 MHC-Ⅱ类分子是 T、B 细胞的主要刺激物。LHC 局限分布于眼表的特定部位。正常情况下，角膜中央缺少 MHC-Ⅱ类分子阳性 LHC，但在外界刺激下可诱导其迁入[15]。尽管如此，最近研究显示小鼠角膜中央仍有不成熟的 DC 及其前体细胞的驻留，角膜移植中出现的抗原可以激活 DC 的前体细胞。

6.5.2.1.2 巨噬细胞

尽管人们对 LHC 做了大量研究，但巨噬细胞（Mφ）的功能仍不十分清楚。Mφ 是一个繁杂的细胞群，它们可能发挥着各种功能，在结膜上巨噬细胞常规则排列，角膜上亦有该细胞的存在。除吞噬功能外，巨噬细胞可以产生许多具有高度活性物质如肿瘤坏死因子（TNF-γ）及具有免疫调节功能的一氧化氮（NO）。有趣的是，巨噬细胞在眼内密度很高，在前房内尤其在虹膜，该细胞与 DC 形成一个紧密网络连接[35]。通过排除式研究证实了巨噬细胞在角膜移植排斥反应中的作用。在角膜移植中，巨噬细胞很可能在免疫反应的传入阶段扮演一定的角色，而这种作用目前仍然被低估。

6.5.2.2 抗原提呈

抗原提呈参与同种异体抗原识别有直接和间接两种途径[55]，供体 APC 通过直接途径向宿主 T 细胞提呈抗原，从而产生强烈的免疫反应。在小鼠角膜移植模型中已被证实[15,32]，表达 MHC-Ⅱ类分子的抗原提呈树突状细胞可以从供体角膜迁移至宿主。另一方面，宿主 APC 可以通过抗原提呈的间接途径提呈角膜同种异体抗原。直接途径是针对同种异体抗原的特异性反应，而间接途径代表一种免疫反应的"正常"机制。实验研究显示，当间接途径不能发挥作用时，将很快发生角膜移植排斥反应。

6.5.2.3 移植排斥反应及免疫调节治疗

在移植排斥反应中 T 细胞起着至关重要的作用。普遍认为是由于 CD4+ 细胞启动引发了 T 细胞对 HLA 抗原的特异性免疫反应，随后其他淋巴细胞活化、增殖，分化释放细胞因子引起更为强烈的炎症反应。显然，阻止移植排斥反应的新方法应选择在移植排斥反应的早期阶段、T 细胞激活前。抗原处理和提呈及淋巴细胞激活过程中涉及的分子可能作为免疫调节治疗和免疫抑制作用的"靶位点"（图 6.10）。鉴于此，识别 CD4+ 细胞（T 细胞受体）行为以及靶抗原和免疫反应中起放大效应的细胞因子之间的相互作用引起了广泛的关注。

黏膜免疫系统中的淋巴细胞参与中枢抗原识别过程（主要是结膜和角膜的 DC），亦参与外周反应过程（由 T 细胞完成）。除与实体器官移植一样全身应用免疫抑制剂，角膜移植术后还可局部应用免疫抑制剂。免疫抑制剂除 CsA 或其他类似药物抑制 T 细胞活化外，还可在排斥反应前阻断抗原提呈机制（图 6.10）。例如，采用免疫抑制性细胞因子、抗体阻断共刺激分子（如 CD80/86、CD40）和辅助性细胞因子 CD4+。在角膜移植术中除采用局部治疗外，尚可以基因治疗手段使用保护性因子。将编码相应产物的 DNA 在不同载体（如脂质体，病毒）的帮助下转至宿主细胞，然后直接由移植物的细胞或周围组织表达[51]。

临床小结

- 移植排斥反应仍是穿透性角膜移植失败的最主要原因。
- 移植排斥涉及局部和全身免疫过程，这使得预防和治疗手段的特异性将会更强。
- CD4+ 淋巴细胞在角膜移植排斥反应中发挥核心作用，该细胞是免疫调节治疗的主要位点。
- CD4+ 细胞亚型"Th1/Th2"相对重要，但仍面临争议，将有助于提供产生新的免疫调节治疗策略，比如基因治疗。

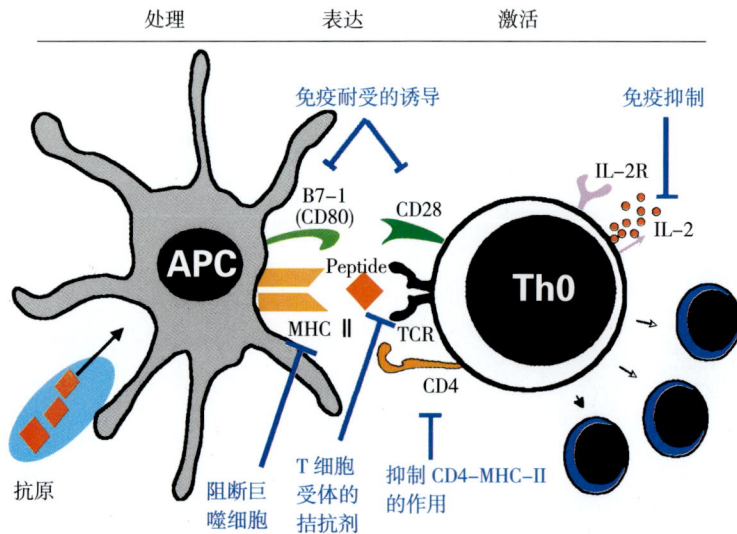

图 6.10 抗原表达和免疫调节治疗的靶位点。经细胞内抗原加工处理后，抗原提呈细胞表达抗原。该过程由 MHC-Ⅱ类分子引导，并将其转送到 T 辅助淋巴细胞表面的 T 细胞受体。CD4 T 淋巴细胞是一种辅助因子，另一种共刺激分子（CD80/86）对淋巴细胞激活分泌 IL-2 至关重要。这些细胞因子及其相互作用理应成为角膜移植后免疫调节治疗和免疫抑制治疗的重要靶点（蓝色文字和箭头代表抑制通路）。

参考文献

[1] Abu El-Asrar AM, Geboes K, al-Kharashi S, Tabbara KF, Missotten L, Desmet V (1997) Adhesion molecules in vernal keratoconjunctivitis. Br J Ophthalmol 81:1099–1106.

[2] Banchereau J, Steinman RM (1998) Dendritic cells and the control of immunity. Nature 392:245–252.

[3] Bielory L, Mongia A (2002) Current opinion of immunotherapy for ocular allergy. Curr Opin Allergy Clin Immunol 2:447–452.

[4] Brandtzaeg P, Baekkevold ES, Morton HC (2001) From B to A the mucosal way. Nat Immunol 2: 1093–1094.

[5] Butcher EC, Picker LJ (1996) Lymphocyte homing and homeostasis. Science 272:60–66.

[6] Dua HS, Gomes JA, Jindal VK, Appa SN, Schwarting R, Eagle RC Jr, Donoso LA, Laibson PR (1994) Mucosa specific lymphocytes in the human conjunctiva, corneoscleral limbus and lacrimal gland. Curr Eye Res 13:87–93.

[7] Fox RI (1998) Sjogren's syndrome. Pathogenesis and new approaches to therapy. Adv Exp Med Biol 438:891–902.

[8] Fox RI, Stern M (2002) Sjogren's syndrome: mechanisms of pathogenesis involve interaction of immune and neurosecretory systems. Scand J Rheumatol Suppl 2002:3–13.

[9] Fukagawa K, Tsubota K, Simmura S, Saito H, Tachimoto H, Akasawa A, Oguchi Y (1998) Chemokine production in conjunctival epithelial cells. Adv Exp Med Biol 438:471–478.

[10] Galli SJ, Gordon JR, Wershil BK (1993) Mast cell cytokines in allergy and inflammation. Agents Actions Suppl 43:209–220.

[11] Gallucci S, Matzinger P (2001) Danger signals: SOS to the immune system. Curr Opin Immunol 13:114–119.

[12] Gamache DA, Dimitrijevich SD, Weimer LK, Lang LS, Spellman JM, Graff G, Yanni JM (1997) Secretion of proinflammatory cytokines by human conjunctival epithelial cells. Ocul Immunol Inflamm 5:117–128.

[13] Garrana RM, Zieske JD, Assouline M, Gipson IK (1999) Matrix metalloproteinases in epithelia from human recurrent corneal erosion. Invest Ophthalmol Vis Sci 40:1266–1270.

[14] Gilbard J (1985) Tear film osmolarity and keratoconjunctivitis sicca. In: Holly FJ (ed) Proc 1 Int Tear Film Symposium, Lubbock, Texas, pp 127–139.

[15] Hamrah P, Zhang Q, Liu Y, Dana MR (2002) Novel characterization of MHC class II-negative population of resident corneal Langerhans cell-type dendritic cells. Invest Ophthalmol Vis Sci 43:639–646.

[16] Hingorani M, Calder VL, Buckley RJ, Lightman S (1999) The immunomodulatory effect of topical cyclosporin A in atopic keratoconjunctivitis. Invest Ophthalmol Vis Sci 40:392–399.

[17] Hingorani M, Calder VL, Buckley RJ, Lightman SL (1998) The role of conjunctival epithelial cells in chronic ocular allergic disease. Exp Eye Res 67: 491–500.

[18] Hingorani M, Metz D, Lightman SL (1997) Characterisation of the normal conjunctival leukocyte population. Exp Eye Res 64:905–912.

[19] Iwasaki A, Kelsall BL (1999) Mucosal immunity and inflammation. I. Mucosal dendritic cells: their specialized role in initiating T cell responses. Am J Physiol 276:G1074–G1078.

[20] Katelaris CH (2003) Ocular allergy: implications for the clinical immunologist. Ann Allergy Asthma Immunol 90:23–27.

[21] Knop E, Claus P, Knop N (2003) Eye-associated lymphoid tissue (EALT): RT-PCR verifies the presence of mRNA for IgA and its transporter (secretory component) in the normal human conjunctiva. Invest Ophthalmol Vis Sci 44:S3801.

[22] Knop E, Knop N (2001) Lacrimal drainage associated lymphoid tissue (LDALT): a part of the human mucosal immune system. Invest Ophthalmol Vis Sci 2001:566–574.

[23] Knop E, Knop N (2002) A functional unit for ocular surface immune defense formed by the lacrimal gland, conjunctiva and lacrimal drainage system. Adv Exp Med Biol 506:835–844.

[24] Knop E, Knop N (2002) Human lacrimal drainage-associated lymphoid tissue (LDALT) belongs to the common mucosal immune system. Adv Exp Med Biol 506:861–866.

[25] Knop E, Knop N (2003) [Eye-associated lymphoid tissue (EALT) is continuously spread throughout the ocular surface from the lacrimal gland to the lacrimal drainage system]. Ophthalmologe 100: 929–942.

[26] Knop E, Knop N (2004) Lymphocyte homing in the mucosal immune system to the eye-associated lymphoid tissue (EALT). In: Zierhut M, Sullivan DA, Stern ME (eds) Immunology of the ocular surface and tearfilm. Swets & Zeitlinger, Amsterdam.

[27] Knop E, Knop N, Brewitt H (2003) [Dry eye disease as a complex dysregulation of the functional anatomy of the ocular surface. New impulses to understanding dry eye disease]. Ophthalmologe 100:917–928.

[28] Knop N, Knop E (2000) Conjunctiva-associated lymphoid tissue in the human eye. Invest Ophthalmol Vis Sci 41:1270–1279.

[29] Kraehenbuhl JP, Neutra MR (1992) Molecular and cellular basis of immune protection of mucosal surfaces. Physiol Rev 72:853–879.

[30] Lemp MA (1995) Report of the National Eye Institute/Industry Workshop on Clinical Trials in Dry

Eyes. CLAO J 21:221–232.

[31] Li DQ, Lokeshwar BL, Solomon A, Monroy D, Ji Z, Pflugfelder SC (2001) Regulation of MMP-9 production by human corneal epithelial cells. Exp Eye Res 73:449–459.

[32] Liu Y, Hamrah P, Zhang Q, Taylor AW, Dana MR (2002) Draining lymph nodes of corneal transplant hosts exhibit evidence for donor major histocompatibility complex (MHC) class II-positive dendritic cells derived from MHC class II-negative grafts. J Exp Med 195:259–268.

[33] Liu Z, Sun YK, Xi YP, Maffei A, Reed E, Harris P, Suciu-Foca N (1993) Contribution of direct and indirect recognition pathways to T cell alloreactivity. J Exp Med 177:1643–1650.

[34] MacDonald TT, Bajaj-Elliott M, Pender SL (1999) T cells orchestrate intestinal mucosal shape and integrity. Immunol Today 20:505–510.

[35] McMenamin PG, Crewe J, Morrison S, Holt PG (1994) Immunomorphologic studies of macrophages and MHC class II-positive dendritic cells in the iris and ciliary body of the rat, mouse, and human eye. Invest Ophthalmol Vis Sci 35:3234–3250.

[36] Meller D, Li DQ, Tseng SC (2000) Regulation of collagenase, stromelysin, and gelatinase B in human conjunctival and conjunctivochalasis fibroblasts by interleukin-1 beta and tumor necrosis factor-alpha. Invest Ophthalmol Vis Sci 41:2922–2929.

[37] Mellman I, Steinman RM (2001) Dendritic cells: specialized and regulated antigen processing machines. Cell 106:255–258.

[38] Metz DP, Hingorani M, Calder VL, Buckley RJ, Lightman SL (1997) T-cell cytokines in chronic allergic eye disease. J Allergy Clin Immunol 100:817–824.

[39] Morgan SJ, Williams JH, Walls AF, Church MK, Holgate ST, McGill JI (1991) Mast cell numbers and staining characteristics in the normal and allergic human conjunctiva. J Allergy Clin Immunol 87:111–116.

[40] Mosmann TR, Cherwinski H, Bond MW, Giedlin MA, Coffman RL (1986) Two types of murine helper T cell clone. I. Definition according to profiles of lymphokine activities and secreted proteins. J Immunol 136:2348–2357.

[41] Nelson JD, Helms H, Fiscella R, Southwell Y, Hirsch JD (2000) A new look at dry eye disease and its treatment. Adv Ther 17:84–93.

[42] Novak N, Siepmann K, Zierhut M, Bieber T (2003) The good, the bad and the ugly – APCs of the eye. Trends Immunol 24:570–574.

[43] Ohyama Y, Nakamura S, Matsuzaki G, Shinohara M, Hiroki A, Fujimura T, Yamada A, Itoh K, Nomoto K (1996) Cytokine messenger RNA expression in the labial salivary glands of patients with Sjogren's syndrome. Arthritis Rheum 39:1376–1384.

[44] Osterlind G (1944) An investigation into the presence of lymphatic tissue in the human conjunctiva, and its biological and clinical importance. Acta Ophthalmol Copenh Suppl 23:1–79.

[45] Paulsen FP, Paulsen JI, Thale AB, Schaudig U, Tillmann BN (2002) Organized mucosa-associated lymphoid tissue in human naso-lacrimal ducts. Adv Exp Med Biol 506:873–876.

[46] Pepose JS, Akata RF, Pflugfelder SC, Voigt W (1990) Mononuclear cell phenotypes and immunoglobulin gene rearrangements in lacrimal gland biopsies from patients with Sjogren's syndrome. Ophthalmology 97:1599–1605.

[47] Pflugfelder SC (2004) Antiinflammatory therapy for dry eye. Am J Ophthalmol 137:337–342.

[48] Pflugfelder SC, Solomon A, Stern ME (2000) The diagnosis and management of dry eye: a twenty-five-year review. Cornea 19:644–649.

[49] Pflugfelder SC, Tseng SC, Yoshino K, Monroy D, Felix C, Reis BL (1997) Correlation of goblet cell density and mucosal epithelial membrane mucin expression with rose bengal staining in patients with ocular irritation. Ophthalmology 104:223–235.

[50] Pleyer U, Dannowski H, Volk HD, Ritter T (2001) Corneal allograft rejection: current understanding. 2. Immunobiology and basic mechanisms. Ophthalmologica 215:254–262.

[51] Pleyer U, Ritter T (2003) Gene therapy in immune-mediated diseases of the eye. Prog Retin Eye Res 22:277–293.

[52] Rhodus NL (1999) Sjogren's syndrome. Quintessence Int 30:689–699.

[53] Sacks EH, Wieczorek R, Jakobiec FA, Knowles DM (1986) Lymphocytic subpopulations in the normal human conjunctiva. A monoclonal antibody study. Ophthalmology 93:1276–1283.

[54] Sall K, Stevenson OD, Mundorf TK, Reis BL (2000) Two multicenter, randomized studies of the efficacy and safety of cyclosporine ophthalmic emulsion in moderate to severe dry eye disease. CsA Phase 3 Study Group. Ophthalmology 107:631–639.

[55] Sayegh MH, Turka LA (1998) The role of T-cell costimulatory activation pathways in transplant rejection. N Engl J Med 338:1813–1821.

[56] Schaumberg DA, Sullivan DA, Dana MR (2002) Epidemiology of dry eye syndrome. Adv Exp Med Biol 506:989–998.

[57] Stahl JL, Cook EB, Barney NP, Graziano FM (2002) Pathophysiology of ocular allergy: the roles of conjunctival mast cells and epithelial cells. Curr Allergy Asthma Rep 2:332–339.

[58] Stern ME, Beuerman RW, Fox RI, Gao J, Mircheff AK, Pflugfelder SC (1998) The pathology of dry eye: the interaction between the ocular surface and lacrimal glands. Cornea 17:584–589.

[59] Stern ME, Gao J, Schwalb TA, et al. (2002) Conjunctival T-cell subpopulations in Sjogren's and

non-Sjogren's patients with dry eye. Invest Ophthalmol Vis Sci 43:2609–2614.

[60] Sullivan DA, Edwards JA (1997) Androgen stimulation of lacrimal gland function in mouse models of Sjogren's syndrome. J Steroid Biochem Mol Biol 60:237–245.

[61] von Andrian UH, Mackay CR (2000) T-cell function and migration. Two sides of the same coin. N Engl J Med 343:1020–1034.

[62] Wedemeyer J, Tsai M, Galli SJ (2000) Roles of mast cells and basophils in innate and acquired immunity. Curr Opin Immunol 12:624–631.

[63] Westermann J, Engelhardt B, Hoffmann JC (2001) Migration of T cells in vivo: molecular mechanisms and clinical implications. Ann Intern Med 135:279–295.

[64] Wieczorek R, Jakobiec FA, Sacks EH, Knowles DM (1988) The immunoarchitecture of the normal human lacrimal gland. Relevancy for understanding pathologic conditions. Ophthalmology 95:100–109.

[65] Worda C, Nepp J, Huber JC, Sator MO (2001) Treatment of keratoconjunctivitis sicca with topical androgen. Maturitas 37:209–212.

[66] Yokoi K, Yokoi N, Kinoshita S (1998) Impairment of ocular surface epithelium barrier function in patients with atopic dermatitis. Br J Ophthalmol 82:797–800.

[67] Zelenika D, Adams E, Humm S, Lin CY, Waldmann H, Cobbold SP (2001) The role of CD4+ T-cell subsets in determining transplantation, rejection or tolerance. Immunol Rev 182:164–179.

第 7 章

眼部炎症性疾病的免疫遗传学

Ralph D. Levinson

Funded in part by the MacDonald Family Foundation, Los Angeles, CA

主要内容

- 免疫遗传学对临床医生评估葡萄膜炎病情，探讨发病机制和疾病分类十分重要。
- 人类白细胞抗原（HLA）与急性前葡萄膜炎，以及亚洲人群中鸟枪弹样脉络膜视网膜病变、肾小管间质性肾炎葡萄膜炎综合征、伏格特－小柳－原田综合征的发生密切相关。
- 此外，进一步探讨非 HLA 基因之间相互关系有助于了解发病机制。
- 造成葡萄膜炎免疫学机制研究困难的原因有：患者少、缺乏疾病家系。但对 HLA-B*27 相关眼部炎症性疾病免疫机制的研究已取得一定进展。
- 炎性反应不仅存在于葡萄膜炎，还存在于黄斑变性、青光眼以及糖尿病视网膜病变，然而目前对这些疾病的免疫学研究甚少。

7.1　绪　论

随着免疫遗传学临床研究的发展，人们深入认识到其重要性，并期望它能为疾病诊治提供重要的依据和方法。本篇主要回顾眼部炎症性疾病的免疫遗传学特点及一些相关的专业术语和概念，以便读者能更好地理解下面内容。

大多数葡萄膜炎的免疫遗传学研究都提及人类白细胞抗原（HLA）与疾病相关，部分亚型尤其令人关注。例如，HLA-A29 和鸟枪弹样脉络膜视网膜病（birdshot retinochoroidopathy，BSR）的关系，任何疑有 BSR 而缺乏等位基因的患者，都需仔细检查其多灶性脉络膜炎的病因。免疫遗传学为眼科医生提供了更多的研究方向，一种基因的存在可以用来预测个体发生某种疾病的危险性，目前虽尚没有建立明确可以预测葡萄膜炎发病危险性的等位基因，但有关 HLA-B*27 相关的葡萄膜炎和 BSR 家族的进一步研究为临床医生提供了有益的指导，为患者及其家属提供诊断和治疗的建议。当我们更多地使用生物调节因子，如抗细胞因子抗体或疫苗时，特异的等位基因或基因标记在预测治疗反应方面是否有用将显得特别重要；基于其遗传特性预测患者对上述细胞因子的反应，将有极大的临床实用性。遗传标记也为疾病或症状的分类提供证据，同时对临床科研的设计也很重要。

了解眼部炎症性疾病遗传学知识有利于掌握疾病的病程。探讨葡萄膜炎发病机制面临困难的主要原因在于获得病变组织相对困难。事实上，对此疾病首次描述 20 年，仅一例做组织学检查的报道，其标本来自于确诊的 BSR 患者的眼球[25]。动物模型可以用来研究，但可能不能反映人类疾病的某些重要方面。本章中所讨论的 HLA 与葡萄膜炎的相关性是一个新的挑战；但尚不知揭开此谜底的关键部分是什么？我们期望探究出能够解释这些现象的基本机制（表 7.1）。

研究者已经开始研究非传统的 HLA 基因、与 HLA 分子抗原递呈有关的基因、细胞因子和趋化因子基因，以及在细胞生物学和葡萄膜炎发病过程中发挥重要作用的基因。

表 7.1　葡萄膜炎相关 HLA 和其他细胞因子

病　名	相关 HLA	其他相关基因	注　　释
鸟枪弹样脉络膜视网膜病（BSR）	A29 B44（12）连锁不平衡		与人类葡萄膜炎关系最为密切的 HLA（患者阳性率 >96%，相对危险指数达 224）
自发性视网膜血管炎	A29		
急性前葡萄膜炎	B27 B8（黑色人种）	可能与 MICA 连锁不平衡有关	1/2～3/4 的 AAU； 关于其他基因的家系研究正在进行中
Behcer's 病	B51	MIC，LMP-2 TNF	B51 在该病不同人种中有不同亚型
MEWDS	B51		
匐匐性角膜溃疡，APMPPE	B7		两者之间微弱相关，但两者病程相似
睫状体平坦部炎	DR2/DR15 B51,B8		不同人种差异很大，同一种族的 DR 与多发性硬化和眼部炎症均有关
VKH 病	DR1，DR4（混血儿） DR4（DRB1*0405） （亚洲人） DQ 也有报道		DR 特定的等位基因在亚洲人较混血儿具有更强的相关性
交感性眼炎	DRB1*0405（亚洲人） DRB1*0404（高加索人）		可能与 VKH 病相似
TINU 综合征	DRB1*01（DRB1*0102） DQA*01，DQB*05		DRB1*0102 相对危险指数较高，但 DR 连锁不平衡与 DQ 有关
青少年性关节炎伴葡萄膜炎	DP2.1（DPB1*0201） DR1 保护作用	IL1	DR11（5）与发病相关，与预后无关 HLA-DR9 与严重急性视网膜坏死相关
急性视网膜坏死	DQw7，Bw62，DR4		DQ3 可以与先天性血源虫病性脑水肿联系
弓形体病	Bw62		DQ1 可能具有保护性作用
POHS	DRw2		与视网膜下新生血管膜有关
麻风病	DR2		DR4 减少
Sjögren's 综合征	DQB1 反应性 II 型 HLA 基因		
Stevens-Johnson 综合征	Bw44		
蚕蚀性角膜溃疡	DR17(3),DQ2		无菌性角膜溃疡患者 DR1 阳性
瘢痕性类天疱疮	B*12		
巨细胞性动脉炎(GCA)	DR1,DR4,DRB1*03	IL-1, IL-6,甘露糖结合凝集素,TNF	
Graves'病	DRB1*0301, DRB1*08	CTLA-4	
Blau 综合征		NOD2	在结节性葡萄膜炎中未发现 NOD2 的连锁不平衡
糖尿病视网膜病	DQB1*0201 DQB1*0302		对不同人群、不同疾病亚型
原发性开角型青光眼	B62CW4/DR4/DQ4 DRB1*0407，DQB*0302 （混血儿）	TNF（中国人）	

俄勒冈州大学正在进行一项研究，在有多个 HLA-B*27 相关性葡萄膜炎患者的家族中，探查其基因标记。由于存在许多稀有的葡萄膜炎类型，可用于此项研究的患者数量相对较少，更重要的是，很少有家族拥有多位葡萄膜炎患者，这些因素导致基于基因组的连锁研究非常困难。我们相信随着对人类基因组认识的不断完善，以及更多有效技术的发展，许多局限将一一克服。

7.2　人类白细胞抗原

免疫系统基因组的研究始于对免疫反应基因的描述。决定一个动物对特异性抗原的反应性高低的基因存在于人类第 6 号染色体上的一个区域，现在此区域已经被确定并称为主要组织相容性复合物（MHC）。尽管 MHC 包含免疫系统的许多基因，但引起人类免疫反应有关的主要基因产物现已知被称作人类白细胞抗原（HLA），并依据个体对异源白细胞的血清学反应性进行分类。HLA 分子的等位基因变异存在上百种，每一种都含有经典的 HLA 基因的 12 个等位基因（每个亲代的三个 I 型和三个 II 型等位基因）。这些异质性允许个体递呈很大范围的病原衍生肽给 T 细胞，以用来启动合适的免疫反应，同时自身蛋白衍生的多肽维持免疫耐受性和免疫应答性。个体之间不同的等位基因保护了种群不被异常的病原体损害。

7.2.1　HLA 命名

过去，HLA 分型根据血清学特征命名，新发现的类型以数字命名，如 HLA-B*27。一组尚在确定过程中的 HLA 基因型以"W"开头，如 HLA-DRW4，亚型以点表示，如 HLA-A29.1 以及 HLA-A29.2。由于 PCR 技术、DNA 测序技术以及其他确定 HLA 基因型技术的出现，使用一种与以往有所不同但本质相同的新命名方法，如 HLA-B，后面附以星号（*），然后是 4~6 位数字。前面两位数字与血清学标识一致，后面两位表示亚型，最后两位数字表示可能存在的假基因或不同的单个碱基。某些以血清学方法命名的 HLA 型也已用新方法重新分类。如 HLA-B*44 包括 HLA-B*4401 和 LA-B*4411，HLA-B*44 与 HLA-B*44（12）在基因上是完全相同的。HLA-B*44（12）表示 HLA-B*12 和 HLA-B*44 是同一 HLA 基因的不同血清学标识。

7.2.2　I 型 HLA

I 型 HLA（或 I 型 MHC，两种说法都可以用于人类）根据糖蛋白和基因编码分为 HLA-A、HLA-B 和 HLA-C。I 型 HLA 分子由 I 型 α 链（由此决定是 A、B 或 C），非共价结合固定 β-2（B2）微球蛋白，由人类第 15 号染色体编码。几乎所有的有核细胞表面均有 I 型 HLA 蛋白的表达，当 I 型 α 链、B2 微球蛋白与裂隙蛋白三者合成三聚体时，细胞表面的 I 型分子才是稳定的。抗原肽与 I 型 HLA 分子的 α 链的"裂隙"以非共价键相结合，结合肽抗原长度通常为 8~9 个氨基酸，尽管细胞外多肽也可被 I 型分子提呈，但结合肽抗原通常来源于细胞内蛋白。HLA 亚型所结合的多肽通常取决于碎片的电荷和长短大小，以及多肽氨基酸的定位和 HLA 分子相应结合区域的情况（这一点同样适用于与 II 型 HLA 分子的结合肽）。对于 I 型 HLA 分子，位于肽键第二位置上的"锚定"氨基酸尤其重要，例如 HLA-B*27 锚定位置为带正电荷的精氨酸。产生与 I 型 HLA 分子结合肽链的主要机制是通过溶酶体裂解蛋白的酶动力学以及内质网的质粒完成物质转运，MHC 内的一些基因同样经此途径代谢。I 型 HLA 分子和多肽与 CD8+T 淋巴细胞上的受体相结合，一些也与 NK 受体结合，结合蛋白可以改变这种相互作用。

IB 分子包括 MHC I 型链相关（MIC）A 和 B 基因，HLA-E 也能和 B2 微球蛋白结合，属于非典型 HLA 分子。MIC A 和 MIC B 与典型的 HLA 分子没有太多同源性。MIC 蛋白在细胞表面有不同的表达，当细胞处于应激状态如感染或炎症时，其表达上调。MIC 可以与 NK 受体，γδ-T 细胞相互作用，但对于其在葡萄膜炎中的作用仍知之甚少。相对于其他 HLA 分子，HLA-E 是一先导序列，NK 细胞以及免疫反应中的其他成分通过参与炎症反应使细胞内 HLA 表达水平发生变化。

7.2.3　II 型 HLA

血清学上 II 型 HLA 分子分 HLA-DP、HLA-DQ 和 HLA-DR。该分子由 MHC 上的基因编码，由 α 和 β 链组成。β 链通常更具异质性。事实上，有些情况下对于一个指定的 II 型 HLA 可能只有一条 HLA α 链，此时 β 链不同就形成了不同的亚型和肽结合成分。II 型 HLA 分子主要存在于抗原递呈细胞，比如树突状细胞、B 细胞以及巨噬细胞。在炎症反应中，其他类型细胞包括视网膜色素上皮细胞和血管内皮细胞可以被诱导并表达 II 型 HLA 抗原。和 I 型 HLA 分子不同，II 型 HLA 分子 α 和 β 链的结合处在两端都开放，从而允许递呈 12～24 个氨基酸的多肽。结合到 II 型 HLA 分子的肽链通常由细胞外液中的蛋白衍化而来。II 型 HLA 分子及多肽主要和 CD4+ 淋巴细胞上的 T 细胞受体相互作用。

7.2.4　HLA 单倍体和连锁不平衡

I 型和 II 型 HLA 基因在 MHC 的第 6 号染色体上很靠近，因此减数分裂中几乎没有亲代重组的可能性。这一组 HLA 基因始终共同遗传造成了连锁不平衡现象。这一组 HLA 基因被称为"单倍体"。作为父系或母系一方染色体中的基因，一个单倍体只能通过家系研究确定。在特定种族中的许多单倍体已被很好地描述出来，有时即便不知道其亲代 HLA 表型，仍可以从找到的 HLA 表型上得出对单倍体的一个合理推测。同理，那些显示出疾病危险信号的 HLA 基因型，在和一个更为关键的基因——MHC 上另一个 HLA 基因或一个非 HLA 基因结合时，常常很难确定它是否不仅是一个基因标记。另外，不止一种 HLA 基因型可以导致疾病的发生，并进一步评估一个特异性 HLA 等位基因导致的遗传危害。例如，有证据表明和类风湿关节炎有关的 HLA-DR 分子中存在 HLA-DQ 衍生的

多肽[101]。有趣的是，该多肽和 VKH 病相关的 HLA 表型一致。

7.2.5　HLA 和疾病的发病机制

发现 HLA 系统与疾病之间的相关性已有 30 余年，但 HLA 分子在疾病发生中的确切作用尚不清楚[16]。微生物病原体可能较现在所认为的作用更为直接，即使现在认为是由自身免疫异常引起的疾病中同样如此。可能在多种情况下，由于对自身抗原免疫耐受性的消失，HLA 相关的葡萄膜炎至少有部分属于自身免疫反应的过程。有关免疫耐受性缺失的可能机制的讨论超出了本章范围，但部分研究显示两者之间的相关性。尽管已知 HLA 分子在抗原递呈以及建立并维护免疫耐受性中的作用，目前仍无直接证据显示 HLA 抗原递呈在疾病发生机制中起关键作用。可能情况是，胸腺中眼内多肽的递呈对葡萄膜炎的易感性发挥作用。一项研究显示，HLA-A*2902 转染后的转基因鼠发生后葡萄膜炎[105]，该结果显示可能 HLA 分子本身的作用至关重要。最近的研究显示，在免疫反应中，HLA 糖蛋白动力学[91] 与 HLA 分子和多肽同样重要[36]。HLA 分子可能不通过抗原递呈而直接影响疾病的发生。在血浆中发现可溶性 HLA 分子与 NK 受体相互作用，这种分子可能与免疫系统的细胞膜发生作用，其本身被当做抗原递呈发挥生长因子样作用。

必须强调的是，没有一种 HLA 类型是疾病发生发展的充分或必要条件。例如，HLA-A29 与 BSR 关系非常密切，但同样在 7% 的高加索人种中发现，淋巴瘤或类肉瘤病患者也可能 HLA-A29 呈阳性。

临床要点
- 在适应性免疫反应中，HLA 分子的抗原递呈作用已经确立。
- I 型和 II 型 HLA 分子有不同的作用。
- HLA 分子在自身免疫性疾病如葡萄膜炎中的作用尚

不明确。

- 部分 HLA 相关疾病可能与连锁不平衡有关，HLA 等位基因可以作为基因标记。
- 疾病相关的 HLA 表型可作为葡萄膜炎的辅助诊断手段，但不能作为确诊依据。

7.3　HLA 相关眼部炎症性疾病

7.3.1　I 型 HLA 相关眼部炎症性疾病

30 年前，有报道首次描述 HLA-B*27 与急性前葡萄膜炎（acute anterior uveitis，AAU）的关系。HLA-B*27 还与强直性脊柱炎、Reiter′s 综合征、牛皮癣性关节炎和炎性肠病相关。许多研究表明，大约 1/2 ~ 2/3 的急性葡萄膜炎患者 HLA-B*27 呈阳性；相当多的 AAU 患者伴有脊椎关节病[100]。HLA-B*27 阳性个体患 AAU 的风险大约是阴性者的 10 倍。尽管 AAU 是葡萄膜炎中最常见的一种类型[66]，大约 7% 高加索人HLA-B*27 呈阳性，但仅有 1% 的 HLA-B*27 阳性个体发生葡萄膜炎。研究表明，在非洲的美洲人当中，HLA-B*8AAU 与 AAU 相关[81]。

HLA-B*27 相关其他疾病如强直性脊柱炎，家族中上一代有患病时，其后代患强直性脊柱炎的风险增加，但 AAU 的发病率不增加。HLA-B*27 相关眼部炎症性疾病不仅限于 AAU，并且根据患者全身疾病的不同，其葡萄膜炎会有不同的表现[100]，这表明还有其他遗传或环境等因素参与该疾病的发生和发展。

以 HLA-B*27 阳性为对照组，伴有强直性脊柱炎和前葡萄膜炎的患者其 II 型基因 HLA-DRB1*0101 和 DQB1*0501 的表达增加[50]。有趣的是，肾小管间质性肾炎 - 葡萄膜炎综合征患者中也有同样的 II 型相关基因，该病也以前葡萄膜炎为首发症状。这可能因与葡萄膜炎关系密切的 HLA-B*27 亚型 HLA-B*2704 和 HLA-B*2705 的连锁不平衡，导致了 II 型 HLA 相关 HLA-B*27 葡萄膜炎[50]。

目前研究证实，蛋白体降解生成结合 HLA-B*27 分子的缩氨酸，协助 I 型 HLA 分子处理抗原递呈蛋白编码的基因。并非所有研究都能证实，目前多认为低分子多肽编码基因的多态性与葡萄膜炎等脊柱外疾病相关[60,61]，强直性脊柱炎参与抗原处理的转运体编码基因的多态性与 AAU 无关[49]。

MICA 和 MICB 基因几乎没有多态性，但它们在向 γδ-T 细胞递呈抗原中发挥着作用，令人惊奇的是，这些 T 细胞存在于胃肠淋巴组织中，黏膜感染可引起 HLA-B*27 相关病变。这些研究表明，环境因素似乎起着巨大作用[55]。"分子模拟"理论在临床或亚临床感染中，黏膜表面的细菌抗原可以引起眼内相似抗原的免疫应答[100]。日本[31]和高加索人群研究表明[32]，MICA 与 AAU 的相关性可能与 HLA-B*27 连锁不平衡有关。

HLA 与葡萄膜炎关系最密切的例证是 HLA-A29 与 BSR（图 7.1），至少有 95%BSR 患者 HLA-A29 呈阳性，该指标的相对危险指数为 224；HLA-A29 作为 BSR 诊断指标的敏感性和特异性均超过 90%[54]。有趣的是，特发性视网膜血管炎患者似乎也有 HLA-A29 表达增强的倾向，这意味着 HLA-A29 可能与一系列后葡萄膜炎均有相关性[10]。

关于特定 HLA 亚型是否一定与某种特定

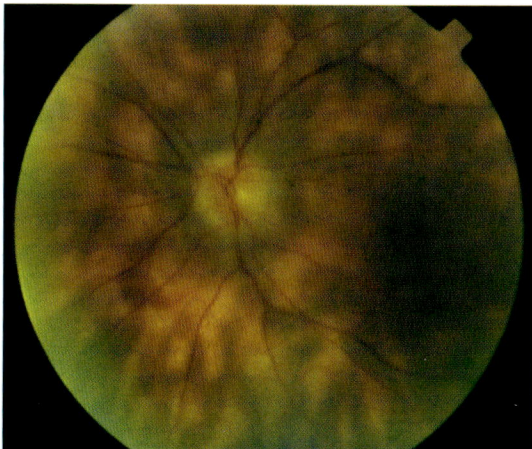

图 7.1　BSR 与 HLA-A29 密切相关。

葡萄膜炎相关目前仍存争论。尽管在鸟枪弹样脉络膜视网膜病变患者中，HLA-A29.1 较 HLA-A29.2 少见，但在对照组中也存在这种现象[54]。BSR 在亚洲稀少，亚洲人群 HLA-A29.2 亚型多见，但 HLA-A29 所有亚型均少见。并且，黑色人种不易患 BSR，但其 HLA-A2902 亚型表达率与高加索人相似。这似乎说明在不同人群中，某些其他基因对葡萄膜炎的发病率亦有影响。这些亚型多肽结合区域或 T 细胞受体结合区域上的氨基酸均无不同，其他相关证据也不足以证明，关于此点本篇亦不做介绍。

HLA-B*44 (12) 裂隙蛋白与 BSR 相关，但很有可能与 HLA-A29 的连锁不平衡有关。唯一的研究表明，HLA-DR 血清型与葡萄膜炎无关[83]。其余 II 型的亚型抗原均未被检测，也未用基因学技术去反复研究。

转基因动物模型证实，HLA-A29 本身而非 HLA-A29 连锁不平衡中的其他基因参与 BSR[105]。研究者利用 HLA-A2902DNA 的外链结构制造转基因 HLA-A29 小鼠——不含有其他调节成分或其他人类基因产物。6 个月后，这种转基因小鼠确实出现了双侧自发性后部葡萄膜炎。鼠类细胞上的 HLA-A29 蛋白表达很少，HLA-A29 分子是否作为抗原呈递多肽或是否在发病机制中有其他作用，目前尚无相关报道。支持 HLA-A29 在 BSR 中有直接作用的证据还包括在该病患者尸体标本中发现 CD8+T 细胞[25]，同时还发现 I 型分子参与发病。

HLA-B*51 与 Behcet's 病有关，但其相对危险指数只有 5。对 HLA-B*51 的亚型进行研究显示，Behcet's 病与 HLA-B*51 和 HLA-B*52 等位基因相关[88]。HLA-B*51 有 21 种亚型。日本 57 例患者中有 56 例为 HLA-B*5101 亚型[72]，伊朗 36 例患者中有 33 例为该亚型[74]，然而，日本 18 例 HLA-B*51 阳性对照组带有 HLA-B*5101 等位基因，伊朗患者中未发现较对照组更占优势的亚型。希腊[73] 和以色列[88] 患者中也

发现有 HLA-B*5108 和 HLA-B*5101。以色列患者中同样发现有 HLA-B*52 和 HLA-B*51，但与对照组相比，没有任何一种亚型有统计学意义[73,88]。这些患者为犹太人和阿拉伯人后裔，而犹太人后裔中以 HLA-B*5101 更为多见。

Behcet's 病还与其他一些基因相关，MIC 可能由于连锁不平衡也与此病相关；运用微卫星标志手段发现，HLA-B 区与该病肯定具有很强的关联性。和不伴有葡萄膜炎的 Behcet's 患者、Behcet's 病无关的前葡萄膜炎患者以及健康对照组相比，刺激视网膜 S 抗原和 HLA-B*51、HLA-B*27 (B27PD) 中的HLA-B 多肽后，T 细胞增殖反应明显增强[51]。这或许意味着 HLA-B*27PD 可以用来诱导免疫耐受的建立，并以此治疗葡萄膜炎[109]。该研究或许受到干扰，因为在后葡萄膜炎中，对 S 抗原的应答并不少见，甚至这种应答对病变的发生也不重要，然而，人们可以治疗性地开展研究（旁观者效应）。

白点综合征（White dot syndromes）是一组遗传性后葡萄膜炎，尽管某些类型之间的相同点极为明显，但在两次小规模研究中均未发现与多灶性脉络膜炎和葡萄膜炎相关的 HLA[80,102]。有证据显示，HLA-B*7 与急性后部多灶性鳞状视网膜色素上皮病变和匍行性脉络膜炎联系很小，尽管这仅是小样本研究，但表明此类白点综合征是一组相关疾病[52,116]。另一组小范围研究中显示，HLA-B*51 与 MEWDS 的相关危险指数约为 6，这和 Behcet's 病的相关危险指数类似。

临床要点

- HLA-B*27 与 AAU 相关，与强直性脊柱炎关系密切。
- HLA-A29 与 BSR 关系密切，若患者 HLA-A29 呈阴性，则诊断该病需慎重；同时，其他葡萄膜炎患者的 HLA-A29 也可能呈阳性，当然也有 BSR 患者 HLA-A29 呈阴性。
- HLA-B*51 与 Behcet's 病相关，HLA-B*51 呈阳性可以辅助疾病诊断，但不能作为确诊的唯一依据。

- 白点综合征的 HLA 类型表明，本病是一组有共同发病机制的疾病。

7.3.2　II 型 HLA 相关眼部炎症性疾病

睫状体平坦部炎认为与 HLA-DR2 裂解产物，特别是 HLA-DR15[86,92,107]、HLA-B*51 和 HLA-B*8 有关[62]，但各种研究结果并不一致[33]。同样，HLA-DR15 与 HLA-DR2 可能与多发性硬化和视神经炎有关。不同研究、不同人群得出的结果也不尽相同[62,114]。

在亚洲，VKH 与 HLA-DRB1*0405 关系密切[41,47,97,99]。亚洲 VKH 患者体内 HLA 分子表面纯化的自身抗原可以刺激 T 淋巴细胞[118]，提示 HLA-DRB1*0405 有直接致病作用。交感性眼炎（SO）与 VKH 有类似的发病机制，有趣的是，SO 同样与 HLA-DR4 有关，在亚洲为 HLA-DRB1*0405[98]，而高加索人中则为 HLA-DRB1*0404[46]。

墨西哥混血儿患者中，HLA-DR1 与 HLA-DR4 均与疾病有关，但两者的相对危险指数较低（图 7.2）[4,8,115]。而且与对照组相比，患者中有 HLA-DRB1*0405 的并不多见[4]。HLA-DR1 与 HLA-DR1 亚型在结合相似的抗原多肽后才可能增加 VKH 的患病风险。也有研究显示，HLA-DQ 与 VKH

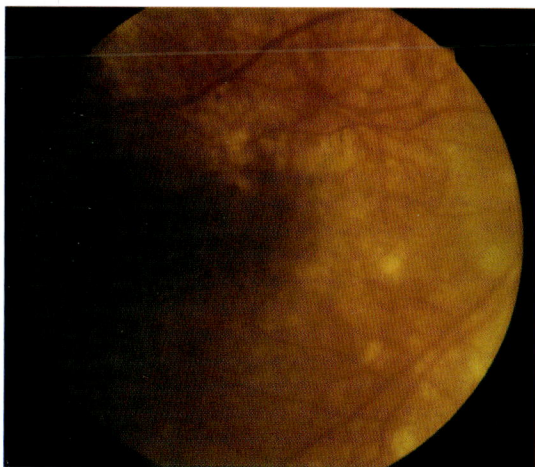

图 7.2　混血儿伏格特—小柳—原田综合征慢性期视网膜色素上皮变性，该患者拥有 HLA-DRB1*0102 等位基因。

相关[41,47,97,99]，其原因不明，可能由于连锁不平衡，或 HLA-DR 的相关等位基因，或其他 MHC 上尚未发现的基因，而且上述基因可能在类风湿关节炎的发病机制中有一定作用[12]。

肾小管间质性肾炎葡萄膜炎综合征与 HLA-DRB1*01，特别是与 HLA-DRB1*0102 关系密切，HLA-DQA*01 和 DQB*25 也与 TINU 综合征相关[56]。HLA-DRB1*0102 与疾病的相对危险指数是 167.1，其他基因如 HLA-DRB、HLA-DRQ 危险指数仅仅是 20。18 名患者中有 17 位 HLA-DQA*01 呈阳性，其中 14 位 HLA-DQA1*0101 等位基因。以往研究仅报道少数 TINU 患者的 HLA 类型，但对大样本人群研究显示，HLA-DQA、HLA-DQB 等位基因连锁不平衡导致不同类型的 HLA-DR 的产生。就患病风险而言，HLA-DQ 可能较 HLA-DR 更为重要。有趣的是，大样本人群研究中的患者年龄较既往研究均偏大[56]，但两者相似的 HLA 类型表明，它们属于同一分类。

HLA-DR5 与慢性全身性类肉瘤疾病相关，而 HLA-DR1 与 HLA-DR11 被认为属于保护基因，但在葡萄膜炎中此点并未得到证实[18,23]。新近研究显示，HLA-B*7 可能会引起慢性类肉瘤病，但未提及是否会引起葡萄膜炎[34]。

在美国，青少年型风湿性关节炎（JRA）专指一组发生于儿童关节的炎症性疾病。一般 HLA-B*27 相关性关节炎与葡萄膜炎很少于儿童时期发病，但像 JRA 一类的慢性关节炎可发生于 HLA-B*27 阴性患者。抗核抗体阴性、血清中不含有风湿因子、女性、骨性关节受累者易伴发葡萄膜炎。HLA-DR5、HLA-DP2.1、HLA-DPW8 呈阳性，HLA-DR1 阴性最易发生葡萄膜炎；HLA-DR5、HLA-DP211 呈阴性，但 HLA-DR1 阳性者最不易发生葡萄膜炎[27]。有意思的是，这些 HLA 类型与既往报道的类肉瘤病相关的 HLA 相同。现在 HLA-DR5 被重新定义为 HLA-DR11，最新研究显示，HLA-DR11 与疾病预后无关[35,87]，但 HLA-DRB1*01 仍认为具有保护作用[35]。HLA-DP 的相关性仍存有争论，而 HLA-DPB1*0201 认为与希腊儿童中的 JRA 伴发前葡萄膜炎相关[90]。

临床要点

- 在不同人群中，与睫状体平坦部炎相关的 HLA 类型不同，但在视神经炎和多发性硬化患者中其类型相似。
- 在亚洲人群中，HLA-DRB1*0405 与 VKH 关系密切。但在墨西哥患者中两者却无明显相关，对墨西哥人群而言，HLA-DR1 和 HLA-DR4 仅显示较低的患病风险。
- HLA-DRB1*01、HLA-DQA*01 与 DQB*05 与 TINU 综合征关系密切，在不同人群中其患病风险相近。
- JRA 相关的葡萄膜炎在 HLA-DP 人群中好发，而 HLA-DR1 对此病具有保护作用。

7.3.3 HLA 相关的眼部感染

当感染明确是外源性时，环境因素将在葡萄膜炎的发病过程中占显著地位，同样，宿主应答反应也将在疾病的发展中起到关键作用。我们以单纯疱疹病毒性角膜基质炎的动物模型说明 HLA 其他方面与该病关系的复杂性[16]。HSV 的外壳蛋白 UL-6 与 IgG2a 共同分享一个含有 7 个氨基酸的序列。如果鼠有 IgG2a 的某一等位基因 IgG2a b，将不会发生角膜基质炎。如果鼠感染 HSV，一种角膜肽将对特定的 IgG2a b 等位基因发生交叉应答，病毒 UL-6 "暴露"。如果鼠有 IgG2a b 等位基因，它们将产生中央耐受，并不会引起免疫应答反应。

急性视网膜坏死（Acute retinal necrosis，ARN），通常由带状疱疹或单纯疱疹病毒引起。至于其他带状疱疹引起的继发性症状或为何健康个体会产生如此破坏性的感染尚不清楚。一项研究表明，HLA-DQw7、Bw62 和 DR4 与 ARN 相关[38]，随后研究显示，HLA-DR9 与严重 ARN 相关[64]。

两项研究表明，HLA 与弓形体病不相关[85,82]，但其他研究显示 HLA 有可能非常重要。HLA-Bw62 与眼部严重受累有关[68]，此外还发现，HLA-DQ3 可以与先天性血原虫病性脑水肿有关[59]，如同弓形体脑炎与艾滋病一样[104]，反之，HLA-DQ1 可能具有保护性的[103,104]。另外，从弓形体性脉络膜视网膜炎患者中获得 HLA-DR 的 T 细胞克隆[21]。

如果眼组织胞浆菌病与眼部明确的活动性炎症没有关系，其视觉丧失多源自于黄斑部脉络膜新生血管。一项研究发现，黄斑部新生血管与 HLA-DRw2 有关[69]。

麻风合并葡萄膜炎时 HLA-DR2 表达增加，但 HLA-DR4 减少[43]。同一研究显示，葡萄膜炎患者中 HLA-BRB1*1501 增加，HLA-DRB1*0405 减少。

7.3.4 HLA 相关的外眼炎症

具有 DQB1 反应性的 II 型 HLA 基因与 sjögren 综合征相关[77]。若 HLA-Bw44 呈阳性，则 Stevens-Johnson 综合征患者的眼部表现更为常见。在亚洲或非洲人群中，蚕蚀性角膜溃疡（Mooren's ulcer）与 HLA-DR17(3) 和／或 HLA-DQ2 相关，但由于患者数量较少且具有不同的遗传背景导致疾病控制困难[108]。在无菌性角膜溃疡患者中，合并有类风湿关节炎者其 HLA-DR1 阳性率更高[26]。以上研究显示，类风湿关节炎合并的角膜溃疡与蚕蚀性角膜溃疡本质上是相互独立的。在普通对照人群中 HLA-B*12 较瘢痕性类天疱疮中更为多见[78]。

7.3.5 HLA 与眼外疾病

大多数研究证明，巨细胞性动脉炎（GCA）与 HLA-DRB1*04 相关，部分患者尚有 HLA-DRS 基因型[29]。意大利患者中 HLA-DRB1*0302 与 GCA 的关系很弱。这种 HLA 相关性与 VKH 综合征患者中的发现相似，但有趣的是，不同于 VKH 综合征患者，组织活检证明 GCA 在南加利福尼亚的西班牙人群中比较罕见[58]，这意味着很可能有许多其他遗传或环境因素参与其中。更多的遗传相关性被一一发现，包括 IL-6 启动子多态性，甘露糖结合凝集素等位基因，以及肿瘤坏死因子和 IL-1 多态性 [G5]，但不包括细胞外黏附分子 -1[6]。

调查发现，高加索人 HLA-DRB1*0301 与 Graves 眼病相关，HLA-URB1*08 与该病早期相关[14,121]，而台湾人 HLA-A*0207 仅具有较小的相关性[39]。HLA-DQ 通过连锁不平衡作用于此病[121]。通过人类促甲状腺激素受体质粒编码 HLA-DRB*0301 诱发小鼠产生炎症性甲状腺疾病[22]。有学者详细回顾关于自身免疫性甲状腺病的基因研究，认为HLA很有可能是 Graves 眼病的转位基因，能够增加发病危险性但并非主要的发病机制[110]。曾有研究表明 CTLA-4 和其他几个重要的细胞因子是免疫应答的主要基因[110]。

7.4 非 HLA 基因相关的眼部感染性疾病

与葡萄膜炎最相关的基因是翻译 NOD-2 蛋白的基因[93]。该蛋白突变可以在与葡萄膜炎、Crohn 病相关的全身性疾病[40,84]以及 Blau 综合征（家族性青少年性全身性肉芽肿病，或 Jabs 病）[70,112]中出现。该基因的另一片断 [同一个蛋白 capsase recruitment domain（CARD）] 的突变与其他少见病相关，包括葡萄膜炎，NOMID/CINCA（新生儿多系统性炎 / 婴儿慢性神经 - 皮肤 - 关节综合征）等[3]。这些有趣的蛋白分子与 NF-kB 和细胞凋亡机制均有关，所以研究者们致力于发现该基因在其他炎症疾病中的突变机制，但到目前为止尚未在伯克氏肉瘤[63]或 wegener´s 肉芽肿病[79]患者中发现并发葡萄膜炎者。

另一重要目标是发现与葡萄膜炎并发症

相关的基因，最近在伴视网膜血管闭塞的 Behet´s 病患者中发现白细胞干扰素（LeIF）呈高水平表达，但无凝血酶原 G20210lA 的突变[9]。

肿瘤坏死因子（TNF）在 Behet´s 病和其他葡萄膜炎中均有表达。有报道显示，在小样本人群中使用 TNF 抑制剂 infliximab 治疗葡萄膜炎有效。TNF 的等位基因 TNFB*2 与 Behet´s 病的预后不良有关[111]，但 TNF 多态性在该病中的作用尚未证实。有研究在高加索患者中发现 TNF-1031C，随后又发现在韩国人中 TNF 多态性与该病无独立相关性[53]。目前研究者们主要致力于探索 TNF 多态性或其他基因组标志是否在全身性炎性疾病有抑制作用。TNF 基因的启动子 / 增强子区域的多态性通过 I 型人 T 细胞淋巴病毒（HTLV）与葡萄膜炎相关[96]。

研究显示，IL-1 多态性可能与青少年型类风湿性关节炎有关[67]，但并非所有研究都能证实此点[17]。特定 IL-1 多态性的同合子性增加 Behet´s 病的风险[45]。但这些研究没有特别关注葡萄膜炎。最近采用单一核苷酸多态性技术研究发现，趋化因子基因表达的多态性在 Behet's 病患者中存在性别差异[51]。

临床总结

- 新近发现的 NOD2 极可能与一种罕见的家族性肉芽肿性疾病有关，但尚未发现与其他肉芽肿性葡萄膜炎相关。
- TNF 多态性的发现为研制特异、有效的治疗方法提供了可能。

7.5 其他眼部疾病

炎症反应不仅和自身免疫或感染相关，同时在眼部许多其他疾病如干眼、黄斑变性[5,7,89,95]、糖尿病性视网膜病变[24]和青光眼[113,119]发病过程中均有炎症反应参与。如免疫系统作用于肿瘤控制一样，脉络膜黑色素瘤的预后部分取决于 HLA 和其他遗传相关的危险因素。

　　关于黄斑变性的免疫学研究目前尚未有报道，但目前已通过调控免疫反应的基因成功制备了黄斑变性的鼠模型[5]。

　　尽管 T 细胞[106]、细胞因子[19,120]、IL-6[48] 和其他化学因子[13,20] 与糖尿病视网膜病变的关系为大家公认，但尚未找到与该病相关的 HLA 亚型。有研究表明，HLA-DQB1*0201 和 HLA-DQB1*0302 与严重的视网膜病变相关，而 HLA-DR3 和 HLA-DR4 与连锁不平衡相关[1]。最近研究显示，2 型糖尿病伴糖尿病性视网膜病变者与 HLA-DR3 和 HLA-DR4 之间无明确的联系[117]，但与 HLA-B*62、HLA-Cw4 和 HLA-DQ4 相关，与 HLA-Cw4/DR4/DQ4 单倍体部分相关[71]。出现上述的差异应属正常，不同研究对象所处的环境和遗传因素的差异导致了糖尿病性视网膜病的差异性。有关糖尿病性视网膜病变免疫机制中相关炎症调控因子的基因研究将会不断取得进展。

　　对墨西哥人群调查发现，HLA-DRB1*0407-DQB*0302 与原发性开角型青光眼有关[28]。TNF 基因的多态性则与中国人原发性开角型青光眼相关[57]。

临床要点

- 黄斑变性、糖尿病视网膜病变、青光眼和干眼症的发病过程中均有炎症反应参与，深入研究这些疾病的免疫学机制将有助于揭示其发病机制。

7.6　结　语

　　对于葡萄膜炎诊断，与遗传相关性的特点能够提供支持性证据，但尚无特异性 HLA 亚型能够达到明确诊断。免疫遗传学对我们探求 HLA 相关眼部炎症性疾病以及非眼部疾病的发病机制提出了巨大挑战。这也意味着随着对人类基因组的深入了解，研究技术更加成熟，我们将能够探索更多疾病，不仅葡萄膜炎，而且包括其他眼部疾患如黄斑变性、糖尿病性视网膜病、青光眼和眼内肿瘤等发病机制的基因起源，这将为深入了解疾病的发病机制和研发新的治疗手段提供强有力的帮助。

参考文献

[1] Agardh D, Gaur LK, Agardh E, et al. (1996) HLA-DQB1*0201/0302 is associated with severe retinopathy in patients with IDDM. Diabetologia 39:1313–1317.

[2] Ahmad T, Wallace GR, James T, et al. (2003) Mapping the HLA association in Behçet's disease: a role for tumor necrosis factor polymorphisms? Arthritis Rheum 48:807–813.

[3] Aksentijevich I, Nowak M, Mallah M, et al. (2002) De novo CIAS1 mutations, cytokine activation, and evidence for genetic heterogeneity in patients with neonatal-onset multisystem inflammatory disease (NOMID): a new member of the expanding family of pyrin-associated autoinflammatory diseases. Arthritis Rheum 46:3340–3348.

[4] Alaez C, del Pilar MM, Arellanes L, et al. (1999) Strong association of HLA class II sequences in Mexicans with Vogt-Koyanagi-Harada's disease. Hum Immunol 60:875–882.

[5] Ambati J, Anand A, Fernandez S, et al. (2003) An animal model of age-related macular degeneration in senescent Ccl-2- or Ccr-2-deficient mice. Nat Med 9:1390–1397.

[6] Amoli MM, Shelley E, Mattey DL, et al. (2001) Lack of association between intercellular adhesion molecule-1 gene polymorphisms and giant cell arteritis. J Rheumatol 28:1600–1604.

[7] Anderson DH, Mullins RF, Hageman GS, Johnson LV (2002) A role for local inflammation in the formation of drusen in the aging eye. Am J Ophthalmol 134:411–431.

[8] Arellanes-Garcia L, Bautista N, Mora P, et al. (1998) HLA-DR is strongly associated with Vogt-Koyanagi-Harada disease in Mexican Mestizo patients. Ocul Immunol Inflamm 6:93–100.

[9] Batioglu F, Atmaca LS, Karabulut HG, Beyza SD (2003) Factor V Leiden and prothrombin gene G20210A mutations in ocular Behçet disease. Acta Ophthalmol Scand 81:283–285.

[10] Bloch-Michel E, Frau E (1991) Birdshot retinochoroidopathy and HLA-A29+ and HLA-A29- idiopathic retinal vasculitis: comparative study of 56 cases. Can J Ophthalmol 26:361–366.

[11] Borruat FX, Herbort CP, Spertini F, Desarnaulds AB (1998) HLA typing in patients with multiple evanescent white dot syndrome (MEWDS). Ocul Immunol Inflamm 6:39–41.

[12] Buckner JH, Nepom GT (2002) Genetics of

rheumatoid arthritis: is there a scientific explanation for the human leukocyte antigen association? Curr Opin Rheumatol 14:254–259.

[13] Capeans C, De Rojas MV, Lojo S, Salorio MS (1998) C-C chemokines in the vitreous of patients with proliferative vitreoretinopathy and proliferative diabetic retinopathy. Retina 18:546–550.

[14] Chen QY, Huang W, She JX, et al. (1999) HLA-DRB1*08, DRB1*03/DRB3*0101, and DRB3*0202 are susceptibility genes for Graves' disease in North American Caucasians, whereas DRB1*07 is protective. J Clin Endocrinol Metab 84:3182–3186.

[15] Chen Y, Vaughan RW, Kondeatis E, et al. (2004) Chemokine gene polymorphisms associate with gender in patients with uveitis. Tissue Antigens 63:41–45.

[16] Davey MP, Rosenbaum JT (2000) The human leukocyte antigen complex and chronic ocular inflammatory disorders. Am J Ophthalmol 129: 235–243.

[17] Donn RP, Farhan AJ, Barrett JH, et al. (1999) Absence of association between interleukin 1 alpha and oligoarticular juvenile chronic arthritis in UK patients. Rheumatology (Oxford) 38:171–175.

[18] du Bois RM (2002) The genetic predisposition to interstitial lung disease: functional relevance. Chest 121:14S–20S.

[19] Elner SG, Elner VM, Jaffe GJ, et al. (1995) Cytokines in proliferative diabetic retinopathy and proliferative vitreoretinopathy. Curr Eye Res 14: 1045–1053.

[20] Elner SG, Strieter R, Bian ZM, et al. (1998) Interferon-induced protein 10 and interleukin 8. C-X-C chemokines present in proliferative diabetic retinopathy. Arch Ophthalmol 116:1597–1601.

[21] Feron EJ, Klaren VN, Wierenga EA, et al. (2001) Characterization of *Toxoplasma gondii*-specific T cells recovered from vitreous fluid of patients with ocular toxoplasmosis. Invest Ophthalmol Vis Sci 42:3228–3232.

[22] Flynn JC, Rao PV, Gora M, et al. (2004) Graves' hyperthyroidism and thyroiditis in HLA-DRB1*0301 (DR3) transgenic mice after immunization with thyrotropin receptor DNA. Clin Exp Immunol 135:35–40.

[23] Foley PJ, McGrath DS, Puscinska E, et al. (2001) Human leukocyte antigen-DRB1 position 11 residues are a common protective marker for sarcoidosis. Am J Respir Cell Mol Biol 25:272–277.

[24] Gardner TW, Antonetti DA, Barber AJ, et al. (2002) Diabetic retinopathy: more than meets the eye. Surv Ophthalmol 47 Suppl 2:S253–S262.

[25] Gaudio PA, Kaye DB, Crawford JB (2002) Histopathology of birdshot retinochoroidopathy. Br J Ophthalmol 86:1439–1441.

[26] Geggel HS, Nettles JW, Nepom BS (1992) HLA-DR alleles and sterile ulcerative keratitis. Cornea 11:505–509.

[27] Giannini EH, Malagon CN, Van Kerckhove C, et al.

[28] Gil-Carrasco F, Vargas-Alarcon G, Zuniga J, et al. (1999) HLA-DRB and HLA-DQB loci in the genetic susceptibility to develop glaucoma in Mexicans. Am J Ophthalmol 128:297–300.

[29] Gonzalez-Gay MA, Amoli MM, Garcia-Porrua C, Ollier WE (2003) Genetic markers of disease susceptibility and severity in giant cell arteritis and polymyalgia rheumatica. Semin Arthritis Rheum 33:38–48.

[30] Gonzalez-Gay MA, Hajeer AH, Dababneh A, et al. (2002) IL-6 promoter polymorphism at position −174 modulates the phenotypic expression of polymyalgia rheumatica in biopsy-proven giant cell arteritis. Clin Exp Rheumatol 20:179–184.

[31] Goto K, Ota M, Ando H, et al. (1998) MICA gene polymorphisms and HLA-B*27 subtypes in Japanese patients with HLA-B*27-associated acute anterior uveitis. Invest Ophthalmol Vis Sci 39:634–637.

[32] Goto K, Ota M, Maksymowych WP, et al. (1998) Association between MICA gene A4 allele and acute anterior uveitis in white patients with and without HLA-B*27. Am J Ophthalmol 126:436–441.

[33] Greiner KH, Wilson DW, Thomson J, et al. (2003) Genetic polymorphism of HLA DR in a Scottish population of patients with pars planitis. Eur J Ophthalmol 13:433–438.

[34] Grunewald J, Eklund A, Olerup O (2004) Human leukocyte antigen class I alleles and the disease course in sarcoidosis patients. Am J Respir Crit Care Med 169:696–702.

[35] Haas JP, Truckenbrodt H, Paul C, et al. (1994) Subtypes of HLA-DRB1*03, *08, *11, *12, *13 and *14 in early onset pauciarticular juvenile chronic arthritis (EOPA) with and without iridocyclitis. Clin Exp Rheumatol 12 Suppl 10:S7–14.

[36] Hall FC, Rabinowitz JD, Busch R, et al. (2002) Relationship between kinetic stability and immunogenicity of HLA-DR4/peptide complexes. Eur J Immunol 32:662–670.

[37] Hohler T, Schaper T, Schneider PM, et al. (1997) No primary association between LMP2 polymorphisms and extraspinal manifestations in spondyloarthropathies. Ann Rheum Dis 56:741–743.

[38] Holland GN, Cornell PJ, Park MS, et al. (1989) An association between acute retinal necrosis syndrome and HLA-DQw7 and phenotype Bw62, DR4. Am J Ophthalmol 108:370–374.

[39] Huang SM, Wu TJ, Lee TD, et al. (2003) The association of HLA -A, -B, and -DRB1 genotypes with Graves' disease in Taiwanese people. Tissue Antigens 61:154–158.

[40] Hugot JP, Chamaillard M, Zouali H, et al. (2001) Association of NOD2 leucine-rich repeat variants with susceptibility to Crohn's disease. Nature

411:599–603.

[41] Islam SM, Numaga J, Matsuki K, et al. (1994) Influence of HLA-DRB1 gene variation on the clinical course of Vogt-Koyanagi-Harada disease. Invest Ophthalmol Vis Sci 35:752–756.

[42] Jacobsen S, Baslund B, Madsen HO, et al. (2002) Mannose-binding lectin variant alleles and HLA-DR4 alleles are associated with giant cell arteritis. J Rheumatol 29:2148–2153.

[43] Joko S, Numaga J, Maeda H (1999) Immunogenetics of uveitis in leprosy. Jpn J Ophthalmol 43:97–102.

[44] Kang HI, Fei HM, Saito I, et al. (1993) Comparison of HLA class II genes in Caucasoid, Chinese, and Japanese patients with primary Sjogren's syndrome. J Immunol 150:3615–3623.

[45] Karasneh J, Hajeer AH, Barrett J, et al. (2003) Association of specific interleukin 1 gene cluster polymorphisms with increased susceptibility for Behçet's disease. Rheumatology (Oxford) 42:860–864.

[46] Kilmartin DJ, Wilson D, Liversidge J, et al. (2001) Immunogenetics and clinical phenotype of sympathetic ophthalmia in British and Irish patients. Br J Ophthalmol 85:281–286.

[47] Kim MH, Seong MC, Kwak NH, et al. (2000) Association of HLA with Vogt-Koyanagi-Harada syndrome in Koreans. Am J Ophthalmol 129:173–177.

[48] Kojima S, Yamada T, Tamai M (2001) Quantitative analysis of interleukin-6 in vitreous from patients with proliferative vitreoretinal diseases. Jpn J Ophthalmol 45:40–45.

[49] Konno Y, Numaga J, Mochizuki M, et al. (1998) TAP polymorphism is not associated with ankylosing spondylitis and complications with acute anterior uveitis in HLA-B*27-positive Japanese. Tissue Antigens 52:478–483.

[50] Konno Y, Numaga J, Tsuchiya N, et al. (1999) HLA-B*27 subtypes and HLA class II alleles in Japanese patients with anterior uveitis. Invest Ophthalmol Vis Sci 40:1838–1844.

[51] Kurhan-Yavuz S, Direskeneli H, Bozkurt N, et al. (2000) Anti-MHC autoimmunity in Behçet's disease: T cell responses to an HLA-B-derived peptide cross-reactive with retinal-S antigen in patients with uveitis. Clin Exp Immunol 120:162–166.

[52] Laatikainen L, Erkkila H (1981) A follow-up study on serpiginous choroiditis. Acta Ophthalmol (Copenh) 59:707–718.

[53] Lee EB, Kim JY, Lee YJ, et al. (2003) TNF and TNF receptor polymorphisms in Korean Behçet's disease patients. Hum Immunol 64:614–620.

[54] Levinson RD, Gonzales CR (2002) Birdshot retinochoroidopathy: immunopathogenesis, evaluation, and treatment. Ophthalmol Clin North Am 15:343–350.

[55] Levinson RD, Greenhill LH (2002) The monthly variation in acute anterior uveitis in a community-based ophthalmology practice. Ocul Immunol Inflamm 10:133–139.

[56] Levinson RD, Park MS, Rikkers SM, et al. (2003) Strong associations between specific HLA-DQ and HLA-DR alleles and the tubulointerstitial nephritis and uveitis syndrome. Invest Ophthalmol Vis Sci 44:653–657.

[57] Lin HJ, Tsai FJ, Chen WC, et al. (2003) Association of tumour necrosis factor alpha-308 gene polymorphism with primary open-angle glaucoma in Chinese. Eye 17:31–34.

[58] Liu NH, LaBree LD, Feldon SE, Rao NA (2001) The epidemiology of giant cell arteritis: a 12-year retrospective study. Ophthalmology 108:1145–1149.

[59] Mack DG, Johnson JJ, Roberts F, et al. (1999) HLA-class II genes modify outcome of Toxoplasma gondii infection. Int J Parasitol 29:1351–1358.

[60] Maksymowych WP, Jhangri GS, Gorodezky C, et al. (1997) The LMP2 polymorphism is associated with susceptibility to acute anterior uveitis in HLA-B*27 positive juvenile and adult Mexican subjects with ankylosing spondylitis. Ann Rheum Dis 56:488–492.

[61] Maksymowych WP, Tao S, Vaile J, et al. (2000) LMP2 polymorphism is associated with extraspinal disease in HLA-B*27 negative Caucasian and Mexican Mestizo patients with ankylosing spondylitis. J Rheumatol 27:183–189.

[62] Malinowski SM, Pulido JS, Goeken NE, et al. (1993) The association of HLA-B*8, B51, DR2, and multiple sclerosis in pars planitis. Ophthalmology 100:1199–1205.

[63] Martin TM, Doyle TM, Smith JR, et al. (2003) Uveitis in patients with sarcoidosis is not associated with mutations in NOD2 (CARD15). Am J Ophthalmol 136:933–935.

[64] Matsuo T, Matsuo N (1991) HLA-DR9 associated with the severity of acute retinal necrosis syndrome. Ophthalmologica 203:133–137.

[65] Mattey DL, Hajeer AH, Dababneh A, et al. (2000) Association of giant cell arteritis and polymyalgia rheumatica with different tumor necrosis factor microsatellite polymorphisms. Arthritis Rheum 43:1749–1755.

[66] McCannel CA, Holland GN, Helm CJ, et al. (1996) Causes of uveitis in the general practice of ophthalmology. UCLA Community-Based Uveitis Study Group. Am J Ophthalmol 121:35–46.

[67] McDowell TL, Symons JA, Ploski R, et al. (1995) A genetic association between juvenile rheumatoid arthritis and a novel interleukin-1 alpha polymorphism. Arthritis Rheum 38:221–228.

[68] Meenken C, Rothova A, de Waal LP, et al. (1995) HLA typing in congenital toxoplasmosis. Br J Ophthalmol 79:494–497.

[69] Meredith TA, Smith RE, Duquesnoy RJ (1980) Association of HLA-DRw2 antigen with presumed ocular histoplasmosis. Am J Ophthalmol 89:70–76.

[70] Miceli-Richard C, Lesage S, Rybojad M, et al. (2001) CARD15 mutations in Blau syndrome. Nat

Genet 29:19–20.

[71] Mimura T, Funatsu H, Uchigata Y, et al. (2003) Relationship between human leukocyte antigen status and proliferative diabetic retinopathy in patients with younger-onset type 1 diabetes mellitus. Am J Ophthalmol 135:844–848.

[72] Mizuki N, Ota M, Katsuyama Y, et al. (2001) HLA-B*51 allele analysis by the PCR-SBT method and a strong association of HLA-B*5101 with Japanese patients with Behçet's disease. Tissue Antigens 58:181–184.

[73] Mizuki N, Ota M, Katsuyama Y, et al. (2002) Sequencing-based typing of HLA-B*51 alleles and the significant association of HLA-B*5101 and -B*5108 with Behçet's disease in Greek patients. Tissue Antigens 59:118–121.

[74] Mizuki N, Ota M, Katsuyama Y, et al. (2001) HLA class I genotyping including HLA-B*51 allele typing in the Iranian patients with Behçet's disease. Tissue Antigens 57:457–462.

[75] Mizuki N, Ota M, Yabuki K, et al. (2000) Localization of the pathogenic gene of Behçet's disease by microsatellite analysis of three different populations. Invest Ophthalmol Vis Sci 41:3702–3708.

[76] Mizuki N, Yabuki K, Ota M, et al. (2002) Analysis of microsatellite polymorphism around the HLA-B locus in Iranian patients with Behçet's disease. Tissue Antigens 60:396–399.

[77] Mondino BJ, Brown SI, Biglan AW (1982) HLA antigens in Stevens-Johnson syndrome with ocular involvement. Arch Ophthalmol 100:1453–1454

[78] Mondino BJ, Brown SI, Rabin BS (1979) HLA antigens in ocular cicatricial pemphigoid. Arch Ophthalmol 97:479.

[79] Newman B, Rubin LA, Siminovitch KA (2003) NOD2/CARD15 gene mutation is not associated with susceptibility to Wegener's granulomatosis. J Rheumatol 30:305–307.

[80] Nolle B, Faul S, Jenisch S, Westphal E (1998) Peripheral multifocal chorioretinitis with panuveitis: clinical and immunogenetic characterization in older patients. Graefes Arch Clin Exp Ophthalmol 236:451–460.

[81] Nussenblatt RB, Mittal KK (1981) Iridocyclitis in black Americans: association with HLA B8 suggests an autoimmune aetiology. Br J Ophthalmol 65:329–332.

[82] Nussenblatt RB, Mittal KK, Fuhrman S, et al. (1989) Lymphocyte proliferative responses of patients with ocular toxoplasmosis to parasite and retinal antigens. Am J Ophthalmol 107:632–641.

[83] Nussenblatt RB, Mittal KK, Ryan S, et al. (1982) Birdshot retinochoroidopathy associated with HLA-A29 antigen and immune responsiveness to retinal S-antigen. Am J Ophthalmol 94:147–158.

[84] Ogura Y, Bonen DK, Inohara N, et al. (2001) A frameshift mutation in NOD2 associated with susceptibility to Crohn's disease. Nature 411:603–606.

[85] Ohno S, O'Connor GR, Kimura SJ (1977) HLA antigens and toxoplasmic retinochoroiditis. Tohoku J Exp Med 123:91–94.

[86] Oruc S, Duffy BF, Mohanakumar T, Kaplan HJ (2001) The association of HLA class II with pars planitis. Am J Ophthalmol 131:657–659.

[87] Paroli MP, Speranza S, Marino M, et al. (2003) Prognosis of juvenile rheumatoid arthritis-associated uveitis. Eur J Ophthalmol 13:616–621.

[88] Paul M, Klein T, Krause I, et al. (2001) Allelic distribution of HLA-B*5 in HLA-B*5-positive Israeli patients with Behçet's disease. Tissue Antigens 58:185–186.

[89] Penfold PL, Madigan MC, Gillies MC, Provis JM (2001) Immunological and aetiological aspects of macular degeneration. Prog Retin Eye Res 20:385–414.

[90] Pratsidou-Gertsi P, Kanakoudi-Tsakalidou F, Spyropoulou M, et al. (1999) Nationwide collaborative study of HLA class II associations with distinct types of juvenile chronic arthritis (JCA) in Greece. Eur J Immunogenet 26:299–310.

[91] Radosevich M, Ono SJ (2003) Novel mechanisms of class II major histocompatibility complex gene regulation. Immunol Res 27:85–106.

[92] Raja SC, Jabs DA, Dunn JP, et al. (1999) Pars planitis: clinical features and class II HLA associations. Ophthalmology 106:594–599.

[93] Rosenbaum JT, Planck SR, Davey MP, et al. (2003) With a mere nod, uveitis enters a new era. Am J Ophthalmol 136:729–732.

[94] Salvarani C, Boiardi L, Mantovani V, et al. (1999) HLA-DRB1, DQA1, and DQB1 alleles associated with giant cell arteritis in northern Italy. J Rheumatol 26:2395–2399.

[95] Seddon JM, Gensler G, Milton RC, et al. (2004) Association between C-reactive protein and age-related macular degeneration. JAMA 291:704–710.

[96] Seki N, Yamaguchi K, Yamada A, et al. (1999) Polymorphism of the 5'-flanking region of the tumor necrosis factor (TNF)-alpha gene and susceptibility to human T-cell lymphotropic virus type I (HTLV-I) uveitis. J Infect Dis 180:880–883.

[97] Shindo Y, Inoko H, Yamamoto T, Ohno S (1994) HLA-DRB1 typing of Vogt-Koyanagi-Harada's disease by PCR-RFLP and the strong association with DRB1*0405 and DRB1*0410. Br J Ophthalmol 78:223–226.

[98] Shindo Y, Ohno S, Usui M, et al. (1997) Immunogenetic study of sympathetic ophthalmia. Tissue Antigens 49:111–115.

[99] Shindo Y, Ohno S, Yamamoto T, et al. (1994) Complete association of the HLA-DRB1*04 and -DQB1*04 alleles with Vogt-Koyanagi-Harada's disease. Hum Immunol 39:169–176.

[100] Smith JR (2002) HLA-B*27-associated uveitis. Ophthalmol Clin North Am 15:297–307.

[101] Snijders A, Elferink DG, Geluk A, et al. (2001) An HLA-DRB1-derived peptide associated with pro-

tection against rheumatoid arthritis is naturally processed by human APCs. J Immunol 166:4987–4993.

[102] Spaide RF, Skerry JE, Yannuzzi LA, DeRosa JT (1990) Lack of the HLA-DR2 specificity in multifocal choroiditis and panuveitis. Br J Ophthalmol 74:536–537.

[103] Suzuki Y (2002) Host resistance in the brain against *Toxoplasma gondii*. J Infect Dis 185 Suppl 1:S58–S65.

[104] Suzuki Y, Wong SY, Grumet FC, et al. (1996) Evidence for genetic regulation of susceptibility to toxoplasmic encephalitis in AIDS patients. J Infect Dis 173:265–268.

[105] Szpak Y, Vieville JC, Tabary T, et al. (2001) Spontaneous retinopathy in HLA-A29 transgenic mice. Proc Natl Acad Sci U S A 98:2572–2576.

[106] Tang S, Le Ruppert KC (1995) Activated T lymphocytes in epiretinal membranes from eyes of patients with proliferative diabetic retinopathy. Graefes Arch Clin Exp Ophthalmol 233:21–25.

[107] Tang WM, Pulido JS, Eckels DD, et al. (1997) The association of HLA-DR15 and intermediate uveitis. Am J Ophthalmol 123:70–75.

[108] Taylor CJ, Smith SI, Morgan CH, et al. (2000) HLA and Mooren's ulceration. Br J Ophthalmol 84:72–75.

[109] Thurau SR, Diedrichs-Mohring M, Fricke H, et al. (1999) Oral tolerance with an HLA-peptide mimicking retinal autoantigen as a treatment of autoimmune uveitis. Immunol Lett 68:205–212.

[110] Tomer Y (2002) Genetic dissection of familial autoimmune thyroid diseases using whole genome screening. Autoimmun Rev 1:198–204.

[111] Verity DH, Wallace GR, Vaughan RW, et al. (1999) HLA and tumour necrosis factor (TNF) polymorphisms in ocular Behçet's disease. Tissue Antigens 54:264–272.

[112] Wang X, Kuivaniemi H, Bonavita G, et al. (2002) CARD15 mutations in familial granulomatosis syndromes: a study of the original Blau syndrome kindred and other families with large-vessel arteritis and cranial neuropathy. Arthritis Rheum 46:3041–3045.

[113] Wax MB, Tezel G (2002) Neurobiology of glaucomatous optic neuropathy: diverse cellular events in neurodegeneration and neuroprotection. Mol Neurobiol 26:45–55.

[114] Weinshenker BG, Santrach P, Bissonet AS, et al. (1998) Major histocompatibility complex class II alleles and the course and outcome of MS: a population-based study. Neurology 51:742–747.

[115] Weisz JM, Holland GN, Roer LN, et al. (1995) Association between Vogt-Koyanagi-Harada syndrome and HLA-DR1 and -DR4 in Hispanic patients living in southern California. Ophthalmology 102:1012–1015.

[116] Wolf MD, Folk JC, Panknen CA, Goeken NE (1990) HLA-B*7 and HLA-DR2 antigens and acute posterior multifocal placoid pigment epitheliopathy. Arch Ophthalmol 108:698–700.

[117] Wong TY, Cruickshank KJ, Klein R, et al. (2002) HLA-DR3 and DR4 and their relation to the incidence and progression of diabetic retinopathy. Ophthalmology 109:275–281.

[118] Yamaki K, Gocho K, Hayakawa K, et al. (2000) Tyrosinase family proteins are antigens specific to Vogt-Koyanagi-Harada disease. J Immunol 165:7323–7329.

[119] Yang J, Patil RV, Yu H, et al. (2001) T cell subsets and sIL-2R/IL-2 levels in patients with glaucoma. Am J Ophthalmol 131:421–426.

[120] Yuuki T, Kanda T, Kimura Y, et al. (2001) Inflammatory cytokines in vitreous fluid and serum of patients with diabetic vitreoretinopathy. J Diabetes Complications 15:257–259.

[121] Zamani M, Spaepen M, Bex M, et al. (2000) Primary role of the HLA class II DRB1*0301 allele in Graves disease. Am J Med Genet 95:432–437.

第 8 章

葡萄膜炎的免疫机制

Ling Chen，Lynn K. Gordon

主要内容

- 眼球是一个免疫赦免器官，该功能源自于眼球局部解剖结构、可溶性免疫抑制成分的局部表达，以及细胞表面表达的负性免疫调节因子。
- 尽管免疫反应能够抑制急性炎症反应，但免疫反应介导的眼病发病率较高，可能使患者造成永久性视力丧失。
- 葡萄膜炎动物模型有助于人们了解免疫机制在调节人类疾病中的重要作用。
- 在具有遗传易感性的动物中诱导发生实验性自身免疫性葡萄膜炎（EAU），CD4+ T 淋巴细胞的 Th1 表型发挥主要作用。
- 细胞因子如白介素 -2（IL-2）、白介素 -12（IL-12）、干扰素 γ（IFNγ）等，在 EAU 的发病过程中扮演着主要角色。
- 在实验性葡萄膜炎中，黏附分子如细胞间黏附分子 -1（ICAM-1）和 P 选择性蛋白对白细胞向眼内迁移至关重要。
- 人眼葡萄膜炎的免疫发病机制多与遗传易感因素有关，如 HLA-B*27 和 HLA-A29，受到适宜刺激即引起免疫反应。
- 白塞氏病的发病机制与中性粒细胞活化、血管炎和 T 淋巴细胞介导的免疫反应有关。
- 有证据显示，伏格特 - 小柳 - 原田综合征的发病机制与抗原特异性淋巴细胞直接抑制酪氨酸酶家族成员有关。

8.1 前 言

免疫赦免是指在具有免疫能力宿主中能逃避免疫反应的解剖部位。与一般部位相比，免疫赦免优先维持同种异体物质以免诱导出现明显的排斥反应[1]。眼球是一个具有多重因素作用的免疫赦免器官，其局部解剖学结构、细胞表面蛋白特异性的基因表达和分泌在眼球免疫赦免过程中发挥重要作用。

眼球中具有对抗免疫反应的组织学特征包括：（1）由视网膜和葡萄膜脉管系统的内皮细胞紧密连接形成的血 - 组织屏障；（2）视网膜、虹膜和睫状体的上皮细胞之间紧密连接；（3）局部抗原淋巴结传入呈递受限；（4）一个具有免疫抑制特性的微环境[1~3]。该微环境同样通过多种可溶性物质和细胞表面作用机制发挥作用。房水中的可溶性免疫负性调节因子，包括 β - 转化生长因子、血管活性肠多肽、α - 促黑色素细胞激素、巨噬细胞游走抑制因子和 IL-1 受体拮抗因子等。FAS 配基在眼内细胞持续表达也通过促进特异位点的凋亡对眼部免疫赦免发挥作用[4]。前房相关免疫偏离是眼球通过免疫赦免机制保护眼免受免疫反应损害的典型范例，其特点是在迟发型超敏反应中特异性抗原选择性下调，同时伴有血清抗体诱导作用。

尽管免疫下调具有复杂的机制，临床上免疫反应介导的相关眼病仍有较高的发病率并导致明显的视功能丧失[5]。本章主要综述当前用于研究眼内炎症的动物模型和人眼特殊类型葡萄膜炎发生选择性免疫的作用机制。

8.2　葡萄膜炎的动物模型

葡萄膜炎动物模型的建立使我们有机会了解人类疾病相关的免疫学发病机制。采用动物模型为深入开展有关眼内炎症免疫机制的基础研究、了解葡萄膜炎的遗传易感因素提供了有利工具，并为治疗提供新的策略。

8.2.1　实验性自身免疫性葡萄膜炎（EAU）

EAU 是一种后葡萄膜炎的动物模型，具体方法是向具有遗传易感性的动物免疫接种能够激活葡萄膜炎活性的视网膜抗原，或直接向眼内转入具有抗原特异性的 T 细胞引发葡萄膜炎[6]。EAU 特征性的临床表现为光感受器受损、血管炎、脉络膜炎和玻璃体炎，此外，还可能出现严重的视网膜脱离或视网膜折叠。EAU 的组织病理学表现与眼结节病、VKH 综合征、交感性眼炎、白塞氏病、鸟枪弹样视网膜脉络膜病等疑与自身免疫有关的非感染性葡萄膜炎相似。EAU 还可以作为器官特异性、T 淋巴细胞介导自身免疫性研究的动物模型。

8.2.1.1　EAU 的细胞反应

大量实验研究表明，T 淋巴细胞在 EAU 中发挥重要作用。致葡萄膜炎活性的抗原由抗原呈递细胞（APCs）通过经典途径呈递给 T 细胞。呈递抗原与主要组织相容性抗原（MHC）和辅助刺激分子相结合激活 T 细胞，在具有遗传易感性动物中，T 细胞引起组织特异性损害。一旦遭受刺激，激活的 T 细胞迁移至靶组织中，释放致炎细胞因子，导致局部组织损害（图 8.1）[6]。通常以细胞因子的分泌类型，将效应 T 细胞分为辅助 T 淋巴细胞 1（Th1）或辅助 T 淋巴细胞 2（Th2）。Th2 表型多见于过敏性疾病或对自身免疫性疾病实施保护时；而 Th1 表型与许多自身免疫性疾病有关[7]。T 淋巴细胞迁移的实验研

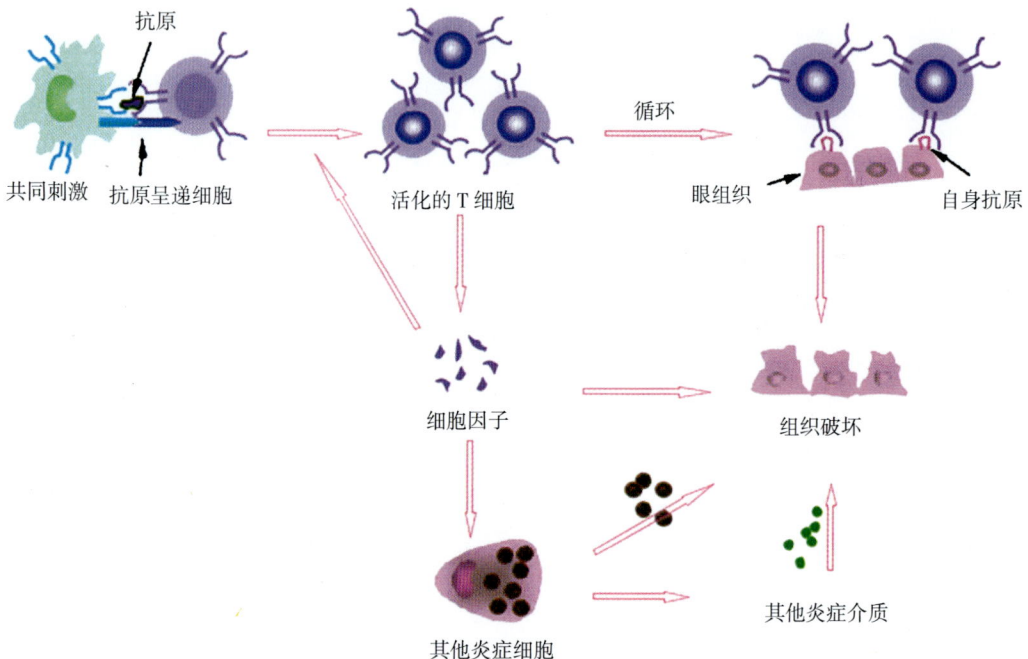

图 8.1　葡萄膜炎中眼组织遭受破坏的示意图。

究已经证实，CD4+ T 细胞向 Th1 转化在 EAU 发病过程中发挥着重要作用。该研究将 EAU 中致葡萄膜炎活性的、具有抗原特异性的 CD4+ T 淋巴细胞导入至具有遗传易感性的同源幼稚受体中。进一步研究显示，EAU 的易感性和 Th1 高效反应有关，而其抗性则和 Th1 低效反应有关[8]。去胸腺大鼠能够抗 EAU 反应，同样证实了 T 细胞的关键作用。

眼球 EAU 的免疫组织病理学研究可以观察淋巴细胞亚型的动力学改变[9]。S- 抗原诱发的 EAU 早期和早期 T 辅助淋巴细胞表型有关。相反，在感染初期 T- 抑制细胞丰度非常低（低于 T 淋巴细胞总数 20%），但在恢复期持续增加（占 T 淋巴细胞 50% ~ 67%）。EAU 不同阶段 T 辅助和 T 抑制细胞比例的动态变化反映自身免疫疾病中炎症反应的动力学变化和调节作用。

8.2.1.2　EAU 中致葡萄膜炎活性的抗原

已知多种致葡萄膜炎活性的抗原能在具有遗传易感性动物中诱发 EAU。尽管在不同种系动物中所用致葡萄膜炎活性的抗原有所不同，但经临床和组织病理学研究发现，眼部炎症疾病中并发的葡萄膜炎其基本特征是一致的。

视网膜 S 抗原（S-Ag）。视网膜 S 抗原（S-Ag）是第一个提纯的致葡萄膜炎活性的抗原，它是一种位于在光感受器细胞内的分子量为 48kDa 的细胞内蛋白，主要功能是参与视觉形成[10]。具体说是介导视紫红质催化三磷酸腺苷聚合，并抑制环磷酸鸟苷磷酸二酯酶（PDE）活化。它与光敏化和磷酸化的视紫红质结合，以抑制转导蛋白介导的 PDE 活化。免疫接种天然的 S-Ag 可以引起严重的免疫反应，最终导致视网膜光感受器细胞层完全破坏。

感光细胞间维生素 A 类结合蛋白（IRBP）。IRBP 是一种位于神经视网膜和视网膜色素上皮层之间的感光细胞基质内的一种大分子糖脂蛋白。IRBP 连接着视黄醛复合物和脂肪酸受体，其主要功能是在视黄醛在视网膜光感受器和色素上皮细胞之间的转运中发挥作用[11]。该蛋白在大鼠、小鼠和猴中有很强的致葡萄膜炎活性，其多个肽链片段均可致病。与 S-Ag 引起 EAU 相比，IRBP 的免疫性更多与慢性疾病有关，而与玻璃体炎症关系较少。

视紫红质。视紫红质是视杆细胞表面的一种膜蛋白，在视觉通路中发挥着核心作用。视紫红质常以分子量为 40kDa 的视杆色素团或以其较低致葡萄膜炎活性的形式——视蛋白存在，可在大鼠中诱发 EAU[12]。大剂量的视紫红质诱发严重双侧葡萄膜视网膜炎，最终导致光感受细胞完全丧失。

恢复蛋白。恢复蛋白是一种分子量约为 23kDa 的钙结合蛋白，见于脊椎动物感光细胞中，参与终止光传导级联反应。该蛋白是肿瘤相关视网膜病的目标抗原[12,13]，其免疫性可以诱发严重的眼全色素层炎，临床表现与由视网膜 S 抗原诱发的葡萄膜炎极为相似[14]。我们可以从恢复蛋白诱发的 EAU 动物中提取淋巴细胞，并将其转入到幼稚动物中。

光传感因子。光传感因子是一种分子量约为 33 kDa 的磷蛋白，可见于在视觉传导中发挥重要作用的视网膜光感受器细胞中。大剂量光传感因子可诱发 EAU，其临床表现与由视网膜 S 抗原和恢复蛋白引起的葡萄膜炎相似[12]。

视网膜色素上皮 65（RPE65）。RPE65 是一种分子量约为 61kDa 的蛋白质，在视网膜色素上皮（RPE）能够大量的特异性表达，和微粒体碎片有关。RPE65 在维生素 A 代谢中发挥着至关重要的作用。RPE65 突变与 Leber 先天性黑矇以及视网膜色素变性有关。该抗原可以在大鼠中诱发与 S-Ag 相似的急性和严重的眼部炎症[15]。

8.2.1.3　EAU 的遗传易感性

人葡萄膜炎有遗传相关性，组织相容性

抗原、种族、家族背景或性别都与遗传易感性有关。动物葡萄膜炎模型研究显示，EAU与遗传易感性密切相关，并对疾病的发展起着重要作用。在动物鼠中诱发EAU模型，则要求组织相容性复合物（MHC）的单倍体易感或其拥有一个"许可的"遗传背景。非组织相容性复合物的遗传因素，包括不同类型T细胞特性、激素调节，细胞因子调控和肥大细胞介导在EAU的发展和决定免疫应答"许可性"过程中发挥重要作用。Caspi和其同事研究发现，H-2k小鼠MHC对易感性的调控是由Ⅱ型基因的Ⅰ-A亚种实现[8]。该结果显示易感的Ⅰ-A亚种（功能上等同于人HLA-DR）是允许EAU表达的必需条件。这些发现可能有助于解释葡萄膜炎与特异性HLA单体相关易感性的复杂性。

8.2.1.4 EAU中的细胞因子

在自身免疫疾病中，淋巴细胞向Th1亚型转化、分泌白介素-2（IL-2）和γ-干扰素（IFNγ）引发细胞介导的炎症反应、迟发型超敏反应（DTH），最终导致组织损伤（图8.2）。相反，Th2细胞产生IL-4、IL-5、IL-6、IL-9和IL-10促进抗体的应答反应。

两种应答反应不平衡可能与自身免疫疾病的发病机制有关。具有遗传易感性和抗性的动物开始都对葡萄膜炎致病抗原建立起平衡的Th0型应答[16]。然而，在易感种系中，EAU的病理学特征是早期Th0应答向Th1分化，而在抗性种系中则向Th2分化。由于细胞因子在人葡萄膜炎发病过程中起着关键作用，而且干扰细胞因子作用的生物因子已成为葡萄膜炎潜在的治疗手段，所以有必要了解各种Th1和Th2细胞因子在EAU发病机制中的作用。

IFNγ。IFNγ是NK细胞、CD4+ Th1细胞和CD8+ T细胞产生的同株异核分泌蛋白。它是Th1亚型的标记因子。IFNγ能够促进幼稚CD4+ T细胞向Th1亚型分化，抑制Th2细胞增殖[17]。IFNγ还可以刺激MHCⅠ型、MHCⅡ型以及抗原呈递细胞表达辅助刺激分子，在实验性葡萄膜炎中可以观察到MHCⅡ型分子在眼部的过度表达，这可能直接导致眼内IFNγ升高。此外，与具有EAU抗性的种系相比，EAU易感的种系在抗原刺激下IFNγ的表达水平更高。

眼部过度表达IFNγ的转基因大鼠研究进一步证实了该分子在葡萄膜炎中的重要作

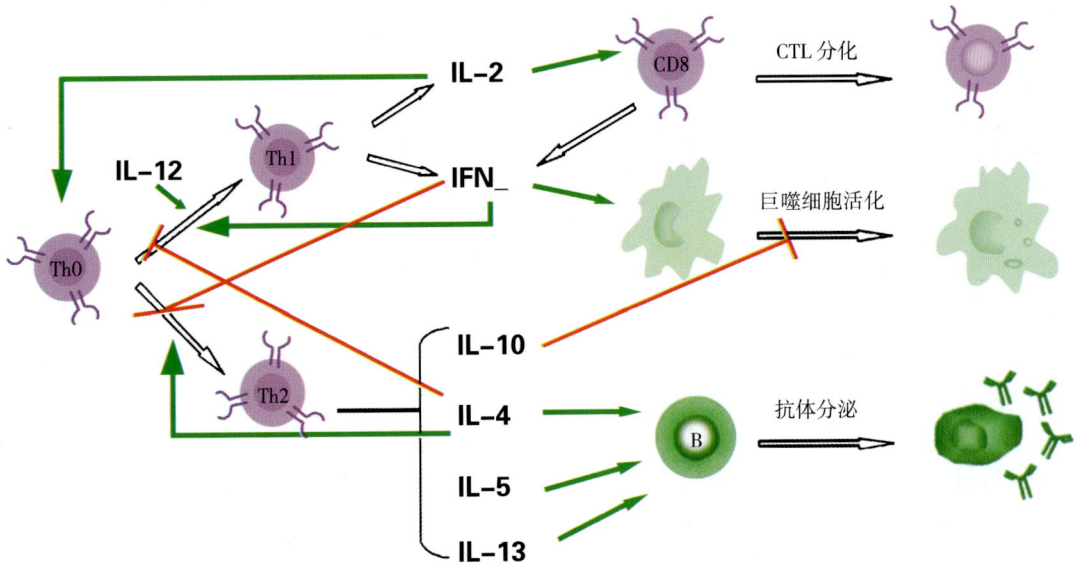

图8.2 免疫损伤的主要机制和免疫介导疾病中的细胞因子。

用[18]。在这些转基因大鼠中，IFNγ 使 EAU 更为严重，而且进展更快。然而，采用细胞因子缺乏鼠的研究显示，IFNγ 在 EAU 发病机制中的作用并非如此。采用 IFNγ 基因敲除小鼠（IFNγ-/-）研究，为葡萄膜炎的发病机制提供了新的证据。该研究发现，小鼠的 Th1 应答并没有增强，但可能通过合适的抗原刺激促进 EAU 的发展。IFNγ-/- 表型的 EAU 小鼠眼部出现 MHC II 型的高表达提示 MHC 上调存在多个通路。小鼠葡萄膜炎眼中 IL-5、IL-6 以及 TNF-α 表达上调，提示 IFNγ-/- 小鼠发生抗原特异性的免疫应答。在上述研究中，IL-4 未见明显升高，一氧化氮合成酶（iNOS）同样未见表达上调。因此，IFNγ-/- 小鼠发生的组织损伤似乎与野生鼠介导的葡萄膜炎有着不同机制[19]。过度表达的大鼠种系和基因敲除的小鼠种系研究结果不同，提示在小鼠和大鼠葡萄膜炎中，IFNγ 有着不同的免疫调节途径，也可能仅反映过度的促炎症反应途径。

IL-2。IL-2 是抗原刺激 T 淋巴细胞的生长因子，在抗原识别后 T 细胞克隆扩增中发挥作用。IL-2 由活化的 CD4+ T 淋巴细胞产生，少量由 CD8+ T 细胞产生。IL-2 的产生是短暂的，峰值分泌大概在细胞活化后 8～12 小时。IL-2 受体（IL-2R）由三个非共价结合的蛋白：α、β 和 γ 组成。α 和 β 链的主要作用是结合细胞因子，β 和 γ 链负责信号传导。抗原刺激可增强功能性 IL-2R 的表达。EAU 中可见 IL-2R 上调，这可能是葡萄膜炎发病机制中的重要一环。在此基础上，可以采用抗体对抗 EAU 中的 IL-R，减轻眼部的急性炎症。此外，低剂量 IL-2 和少量抗原可在 EAU 模型中增强口服免疫耐受的诱导作用[20]。

IL-4。IL-4 是产生 IgE 抗体、促幼稚 CD4+ T 细胞以及作为 Th2 细胞分化的自分泌生长因子的主要刺激因子。在 EAU 中可见 IL-4 和 IFNγ 的关系相互对立，假设 IL-4 在免疫应答诱导和自身免疫中通过剂量依赖关系发挥效应，则可以将 IL-4 介导的自身免疫反应向非致病性的 Th2 途径转移[21]。此外，口服免疫耐受药物的小鼠中 IL-4 mRNA 表达增加同样证实了 IL-4 具有抑制自身免疫的作用。

IL-6。在 EIU 动物模型中，支持 IL-6 在眼部炎性疾病中具有促炎症反应介质作用的证据面临争议[22,23]。有报道显示，EIU 前房中 IL-6 上调，且其水平与细胞浸润程度相吻合。然而，IL-6 并不足以诱发葡萄膜炎，其缺失也不能阻止葡萄膜炎的发生。前房相关免疫偏离（ACAID）的研究表明，暴露于 IL-6 后，前房相关免疫偏离减弱，而 IL-6 耗竭后，房水免疫抑制增强[24]。

IL-10。IL-10 主要功能是抑制活化的巨噬细胞和树突状细胞，并在控制细胞介导的免疫反应中发挥作用。IL-10 还能抑制 IL-12 的生成，以及协同刺激和 MHC II 型分子在巨噬细胞和树突状细胞中的表达。研究表明，IL-10 的内源性表达可以制约 EAU 的发展，相反，IL-10 缺失小鼠对 EAU 易感[21,25,26]。IL-4 和 IL-10 都需保护性口服免疫耐受药物的诱导，这为 IL-10 在 EAU 的保护作用提供了新的证据。

IL-12。IL-12 是细胞介导免疫反应的关键诱导因子。IL-12 的首要来源是活化的单核巨噬细胞和树突状细胞。尽管原认为 IL-12 是 NK 细胞溶细胞作用的激活物，但该因子很关键的一个作用是刺激 T 细胞和 NK 细胞生成 IFNγ，并促使 CD4+ 辅助 T 细胞向生成 IFNγ 的 Th1 细胞分化。在 EAU 动物模型眼中可见 IL-12 水平升高，这支持了 IL-12 在 EAU 发病机制中的作用。有研究采用 IL-12 p40 缺失小鼠评估内源性 IL-12 的作用。结果显示，这种小鼠对 EAU 具有抗性，然而该小鼠能够对激起致葡萄膜炎抗原产生 Th2 分化的抗原特异性应答。相反，当接受了在 IL-12 出现时与抗原一同潜伏的同源的抗原特异性细胞时，这些动物会发生 EAU。上述研究证实了 IL-12 在 EAU 诱导阶段的关键作用。对 EAU 具有抗性可能是阻止致病性 Th1 对抗原刺激的应答反应。

IL-13。IL-13 是由 Th2 CD4+ T 细胞产生的多效细胞因子。IL-13 抑制各种促炎症反应细胞因子，包括 IL-1、IL-6、IL-8 和 IFN γ 的表达，诱导 B 细胞增殖和 IgE 生成，以及某些内皮细胞上黏附分子的表达。IL-13 无自分泌作用，因此对 T 细胞没有直接作用。然而，通过抑制 IL-12 和 IFN γ 的生成，IL-13 可以直接阻止 Th1 淋巴细胞途径的活化进展。曾在猴 EAU 模型中尝试使用 IL-13 治疗葡萄膜炎，猴 EAU 发病时每天皮下注射一次 IL-13，共 28 天[28]。和对照组相比，IL-13 治疗组葡萄膜炎的炎症表现明显改善。该研究显示 IL-13 是一种有前景的治疗方法。

Th1 和 Th2 细胞因子与 EAU 的发病机制、康复以及抗性均有关。实验研究证据显示，Th1 型反应在自身免疫性葡萄膜炎的发病机制中起着重要作用。然而，Th2 型反应可能有助于自发终止 EAU 和抑制自身免疫反应。实验研究发现，致病性 Th1 反应能够向免疫抑制转化，Th2 反应有利于疾病预防和炎症反应的减轻。这将为自身免疫性疾病的治疗提供新的思路和新的途径。

8.2.1.5　EAU 中的黏附分子

细胞黏附分子是一种介导细胞结合的表面蛋白，该分子的表达能促进淋巴细胞向眼内炎症部位迁移[29,30]。细胞黏附分子分为三个结构基团：选择蛋白、整联蛋白和免疫球蛋白基因超家系。其中，选择蛋白是介导炎症细胞黏附于血管内皮组织的初始阶段，导致细胞沿着血管壁滚动。整联蛋白和免疫球蛋白基因超家系在淋巴细胞和血管内皮之间形成更牢固黏附，导致细胞跨内皮向炎症组织迁移。细胞黏附分子在 EAU 的发病机制中发挥关键作用。

细胞间黏附分子 - Ⅰ（ICAM-Ⅰ）是免疫球蛋白基因超家系的成员，在角膜、视网膜色素上皮层、虹膜毛细血管内皮、睫状体、

脉络膜和视网膜神经胶质细胞均有表达。淋巴细胞功能相关抗原（LFA-Ⅰ）在白细胞中表达，是与 ICAM-Ⅰ 受体相拮抗的一种蛋白，主要承担运输淋巴细胞的功能。实验研究表明，ICAM-Ⅰ 和 LFA-Ⅰ 在 EAU 中起着重要作用[31,32]。免疫接种 7 天内，ICAM-Ⅰ 在睫状体和视网膜血管内皮均有高表达，在此前 4 天，眼部炎症细胞可以作为确切的组织病理学证据。黏附分子的表达水平不仅与 EAU 的病情进展有关，也和眼部炎症的组织学分级有关。EAU 处于进展期时，位于视网膜静脉和微静脉的黏附分子 ICAM-Ⅰ 和 P 选择蛋白的局限和表达上调可能作用于上述血管中的活化白细胞特异性黏附过程，促进炎症细胞在眼内迁移，最终使血 - 视网膜屏障（BRB）遭受破坏。通过细胞黏附分子单克隆抗体的实验研究证实黏附分子在 EAU 中的基本作用。采用 ICAM-Ⅰ 和 LFA-Ⅰ 抗体治疗可以预防或减轻 IRBP 和 S 抗原诱发的 EAU 的病情进展。从生物力学角度而言，除抑制白细胞向眼内迁移外，机体还通过干扰免疫应答和抗原的致敏作用抑制 EAU[31]。

8.2.1.6　组织损伤的机制

组织病理学和免疫病理学研究表明，抗原特异性和非特异性的炎症细胞都会进入发生 EAU 的眼内组织。眼后节组织损伤的显著特征是 T 细胞浸润；然而，由于种族和所用抗原不同，EAU 中整个细胞浸润的状态存有差异。在大鼠实验模型中主要是以早期显著的中性粒细胞迁移为特征的急性炎症浸润，在猴和小鼠中，则表现为慢性、特征性肉芽肿性炎症。细胞聚集依赖于局部 T 细胞分泌的淋巴因子，该因子能诱导视网膜血管内皮黏附分子和化学诱导物，并在此基础上建立趋化梯度。炎症细胞通过自体分泌将炎症反应强度不断放大，并为增大炎症级联反应提供原动力[33]。在 EAU 发病过程中，导致血液中炎症细胞聚集的关键因子是 BRB[29]。EAU 早期，黏附分子表达上调往往容易破坏

BRB，并伴随合成的白细胞向眼内迁移。导致 BRB 破坏的另一因素是肥大细胞衍生的介导物，该分子同样与 EAU 的发病机制有关。

我们认为，活性氧产物在 EAU 的组织损伤中发挥重要作用。EAU 病程各阶段检测视网膜脂质过氧化产物的表达量与细胞浸润及视网膜组织损伤的程度密切相关。研究发现，过氧化亚硝酸盐不仅在光感受器处浓集，也可见于视网膜内某些区域，包括神经节细胞层、神经纤维层和视网膜血管等处，提示病理改变与局部氧化作用有关[34]。一氧化氮是炎症反应的重要介导物，EAU 急性炎症期，炎症浸润的巨噬细胞大量表达一氧化氮合成酶（iNOS）。实验研究发现，抑制一氧化氮合成酶（iNOS）的活性能够使 EAU 的易感性下降，提示一氧化氮合成酶（iNOS）在 EAU 发病过程中的重要作用。然而，iNOS 基因敲除小鼠仍对 EAU 完全易感，说明 EAU 发病机制中尚有其他途径[35]。该发现强调氧化反应致组织损伤的机制有多种途径。

- EAU 是后葡萄膜炎的动物模型。
- 视网膜 S 抗原和 IRBP 是 EAU 的主要致病抗原。
- EAU 表达需要易感的 MHC 单倍体和"允许"的遗传背景。
- CD4+ T 淋巴细胞介导的免疫应答在 EAU 发病机制中发挥重要作用。
- Th1 途径的细胞因子，如 IL-2、IL-12 和 IFNγ 在 EAU 发病过程中起着核心作用。
- 炎症细胞眼内浸润、BRB 破坏、活性氧化产物都与 EAU 的组织损伤有关。
- 深入了解 EAU 相关的免疫病理学机制，有助于发现治疗人类葡萄膜炎综合征的新靶点和新策略。

8.2.2　内毒素诱导的葡萄膜炎（EIU）

EIU 是一种急性单相炎症反应，全身注射内毒素在大鼠和小鼠中可以诱发 EIU，该模型常用做人类急性前葡萄膜炎的动物模型。

前房注入内毒素 6 小时后，房水中有细胞和蛋白出现，反应不断增强，在 24 小时达到高峰，然后逐渐消退。组织病理学研究显示，前房表现为明显的虹膜睫状体炎，虹膜睫状体和玻璃体附近大量巨噬细胞、多形核白细胞和淋巴细胞聚集为其特征[36]。最近在 C3H/HeN 小鼠模型中发现内毒素诱导的双相眼内炎症反应[37]。该模型首次炎症曲线出现在第一天，第三天消退，第二次炎症曲线发生在第五天，反应初期以中性粒细胞和少量巨噬细胞进入玻璃体和虹膜为特征，同时眼部 IL-6 mRNA、血清 IL-6 表达水平出现明显峰值，房水蛋白水平明显升高。该炎症反应和人眼急性前葡萄膜炎相似。第二次曲线以巨噬细胞浸润眼前段为特征，伴有中性粒细胞和少量细胞毒 CD8+T 细胞。这和人眼急性前葡萄膜炎的细胞浸润相似。第二次曲线过程中可见眼 TNF-α、IL-1α 和 GM-CSF 高水平表达，房水蛋白水平较低，IL-6 缺失，提示 EIU 的两个反应阶段由不同细胞因子和炎症细胞介导。

8.2.3　黑色素蛋白诱导的实验性葡萄膜炎（EMIU）

在 Lewis 大鼠接种牛眼黑色素蛋白能有效诱发 EMIU（原称为实验性自身免疫性前葡萄膜炎）。EMIU 是一种 CD4+T 细胞介导的自身免疫性葡萄膜炎，与人非感染性复发性虹膜睫状体炎和脉络膜炎相似[38]。与其他葡萄膜炎动物模型相比，EMIU 的最显著特征是病变累及脉络膜和虹膜，但通常不累及视网膜，故与人眼前葡萄膜炎表现相似。EMIU 发病时，色素膜是黑色素细胞抗原表达的解剖学部位，其主要浸润细胞由淋巴细胞组成。脉络膜炎呈轻到中度，炎症表现多样，但典型虹膜炎病情严重。EMIU 的典型病程是在接种抗原后 2～3 周呈急性前葡萄膜炎和脉络膜炎表现，1 个月内消退。某些动物模型会出现自发性、复发性炎症。

8.2.4　自身免疫色素上皮蛋白诱发的实验性葡萄膜炎（EAPU）

体内接种由 RPE 细胞微粒体部分分离的致葡萄膜炎色素上皮多肽（PEP）-65、PEP-43、或 PEP-28/30 后可以发生 EAPU。EAPU 的组织病理学表现与 EAU 和 EMIU 明显不同。EAPU 主要以色素上皮炎症为临床特征，沿着被炎症反应破坏的视网膜色素上皮 Bruch's 膜两侧可见大量巨噬细胞堆积。视网膜神经上皮层实际上并无炎性病灶。EAPU 的免疫学发病机制似乎是巨噬细胞依赖的，而 EMIU 和 EAU 的发病机制并非如此。巨噬细胞能分泌很多物质，可能在非特异性炎症反应中发挥多重作用，并导致正常细胞和组织的损伤。巨噬细胞活化产生的效应分子包括类花生烯酸类物质、活性氧类物质、蛋白水解酶、IL-1、IL-6 和 TNF-α。这些分子足以破坏血 - 眼屏障，并吸引和活化免疫活性细胞[39]。

8.3　人眼葡萄膜炎的免疫机制

关于人眼特异性葡萄膜炎综合征的研究为进一步阐明葡萄膜炎复杂的免疫学发病机制提供了新的证据。尽管许多研究显示，在急性炎症反应中，细胞和细胞因子成分可以作为候选致葡萄膜炎的抗原，但本章重点阐述 HLA 相关葡萄膜炎和 Behcet's 病特异性葡萄膜炎综合征和 VKH 综合征的发病机制。

8.3.1　HLA 相关葡萄膜炎

MHC 是主要组织相容性复合物，能够产生 I 型和 II 型两类蛋白，人类常用 HLA 抗原表示。所有细胞均有 MHC I 型分子的表达，包括 HLA-A 型、HLA-B 型和 HLA-C 型，主要功能是向 CD8+T 淋巴细胞呈递抗原。仅部分细胞表达 MHC II 型分子，包括 HLA-DR、HLA-DQ 和 HLA-DP，能够向 CD4+T 细胞呈递抗原。与各种免疫反应介导疾病的遗传易感性以及特异性 HLA 等位基因有关。

8.3.1.1　HLA-B*27 相关葡萄膜炎

HLA-B*27 相关葡萄膜炎是一种典型的急性前葡萄膜炎（AAU），常与全身疾病如强直性脊柱炎、反应性关节炎、银屑病性关节炎和炎性肠病等有关，约 50% 的 AAU 患者 HLA-B*27 呈阳性，这是一项能够预示疾病严重程度的指标。HLA-B*27 有 24 种亚型，由 26 种不同的等位基因编码，其各种亚型在不同种族和种群中分布，某些亚型和眼部疾病的关系更为密切。HLA-B*2705 亚型是南美洲最常见的组织类型，该亚型与葡萄膜炎关系确切；HLA-B*2704 亚型在中国和日本人口中更为常见，同样与葡萄膜炎相关。然而某些亚型，如 HLA-B*2706（在亚洲人中占优势）和 HLA-B*2709（多见于萨丁尼亚岛人），可能与葡萄膜炎无关。HLA-B*27 转基因动物研究并不支持 HLA-B*27 亚型在大鼠感染性葡萄膜炎模型的易感性中发挥作用、及其能够使小鼠种系中 IRBP 诱发的葡萄膜炎发病率降低，严重程度增加[40,41]。葡萄膜炎的易感性是复杂的，很可能与特异性 HLA-B*27 亚型存在有关，也可能与其他遗传和环境因素相关。

8.3.1.2　HLA-A29 和鸟枪弹样视网膜脉络膜病

HLA 和人类疾病关系最为密切的是 HLA-A29 与鸟枪弹样视网膜脉络膜病的相关性[42]。90% 以上鸟枪弹样视网膜脉络膜病患者中有 HLA-A29 表达，表明 HLA-A29 分子在该疾病的发病机制中起着基本和直接作用，HLA-A29 表型在该种葡萄膜炎综合征中的敏感性和特异性分别高达 96% 和 93%。作为 HLA-A29 在葡萄膜炎发病机制中的直接证据，HLA-A29 转基因小鼠发生了自发性视网膜病，与鸟枪弹样视网膜脉络膜病的表现惊人相似[43]。

8.3.1.3 HLA-B*51

尽管 Behcet´s 病的病因学和发病机制仍不明确，受累个体的 HLA 分型显示多与 HLA-B*51 有关 [44,45]。从中东到日本，包括土耳其人、希腊人、意大利人、法国人、突尼斯人、沙特阿拉伯人、以色列人、中国人、韩国人和日本人的许多种族和种群研究发现，50% ~ 80% 的 Behcet´s 患者 HLA-B*51 呈阳性表现，与此相比，对照组中仅 10% ~ 20% 的个体有 HLA-B*51 的表达。有关 HLA-B*51 转基因小鼠的研究发现，免疫功能失调可能是以过量生成过氧化物提高了中性粒细胞的免疫应答反应所致，该机制可能是葡萄膜炎免疫学发病机制的一种可能解释 [46]。然而，在这种转基因动物中，并未出现葡萄膜炎和在 Behcet´s 病中出现的更为特异性的病理损害。推测眼部炎症和全身自身免疫性疾病更易发生在 HLA-B*51 联合其他遗传和环境因素的个体中。

8.3.1.4 HLA-DQ 和 HLA-DR 等位基因与小管间质性肾炎和葡萄膜炎综合征 (TINU)

尽管 TINU 并不常见，但有报道显示，其与 HLA 有一定关联 [47]。67% 的西班牙裔患者和 75% 的日本裔患者可有 HLA-A24 表达。TINU 还与特异性 HLA-Ⅱ型 HLA-DR 和 DQ 等位基因有关。对 18 位患者研究发现，13 位 TINU 患者中可见有 HLA-DQA1*01 / DQB1*05 / DRB1*01 单倍体，表明 TINU 与 HLA-DQA1*01、HLA-DQB1*05，还有 DRB1*01 等位基因高度相关。该研究显示 HLA-Ⅱ型抗原在自身免疫疾病发病过程中的重要性，该抗原在肾上皮细胞和发生炎症的葡萄膜上均有表达。

8.3.1.5 伏格特 – 小柳 – 原田综合征（VKH 综合征）的免疫遗传学

VKH 综合征与 HLA 有很强的相关性。

88% 的日本裔患者 HLA-DR4 抗原呈阳性，几乎所有患者中可见有 HLA-B*53 的表达 [48]。HLA-DRB1*0405、HLA-DRw53 和多个种族相关。

临床总结

- HLA-B*27 相关葡萄膜炎通常与全身疾病有关。
- HLA-A29 是与人类疾病综合征——鸟枪弹样视网膜脉络膜病相关性最强的一种特异性 HLA。
- HLA-B*51 与 Behcet´s 病高度相关。
- HLA Ⅰ型和 HLA Ⅱ型抗原可能是人患炎症疾病的易感性标志。

8.3.2 Behcet´s 病

Behcet´s 病是一种难治的、多系统受累的自身免疫功能失调，本病以反复出现葡萄膜炎、口腔溃疡、生殖器溃疡和皮肤损害为特征 [45]。Behcet´s 病累及眼部的发生率很高，50% ~ 70% 的男性患者和 20% ~ 30% 的女性患者均可见眼部异常，一旦出现眼部异常，其失明率很高。Behcet´s 病可能造成 20% 以上患者视力永久性丧失 [49]。尽管发病机制还不明确，近来研究表明，本病在病理生理学上与中性粒细胞功能亢进、伴有内皮细胞损伤的血管炎和 T 淋巴细胞应答异常有关。

Behcet´s 病的组织病理学表现以非肉芽肿性炎症、血管周围 T 淋巴细胞和中性粒细胞浸润以及多种黏附分子表达上调为特征。中性粒细胞浸润处于超敏状态，该反应可能是炎症反应的"预处理"过程，可见有促炎症反应信号快速活化，促炎症反应细胞因子包括 TNF-α、IL-1β 和 IL-8 的表达增强 [50]。有学者认为，中性粒细胞超敏感是遗传因素的作用结果，研究显示，HLA-B*51 和内源性中性粒细胞异常有关 [46]。与其他葡萄膜炎综合征相比，伴有血栓形成的血管异常是 Behcet´s 病的基本特征 [51]。促炎症因子的局部表达、循环免疫复合物（CICs）增多、内皮功能障碍和凝血系统异常，上述表现均为

Behcet´s病相关血管炎发病机制中的重要因素。

8.3.2.1　细胞免疫异常

　　T细胞介导的免疫反应在Behcet´s病的发病过程中发挥重要作用。有证据表明CD4+T细胞减少，CD8+T细胞增加，CD4+/CD8+T细胞比率下降，表现为抑制调节异常。有关Behcet´s病患者循环抗体的研究显示，本病中热休克蛋白（HSP）特异性抗体的表达水平升高。采用多种不同抗原包括HSP衍生性多肽、S抗原和IRBP激活Behcet´s病患者的T细胞，比较患者和对照组的外周血淋巴细胞反应发现[52]，患者T细胞对分子量为69kDa的HSP的反应性明显增强，这种HSP与分枝杆菌的65kDa HSP有明显的同源性。该结果提高了分子模拟以及人和细菌HSP交叉免疫反应的可能性，为进一步揭示Behcet´s病的发病机制提供了令人振奋的重要信息。

　　据报道，Behcet´s病患者的自身免疫淋巴细胞能够抑制Fas介导的细胞凋亡反应[53]。Fas和FasL介导的炎症细胞凋亡是导致眼部微环境炎症反应快速消退的重要机制。Fas和FasL表达异常可使Behcet´s病的T细胞存活时间延长，这可能是眼内炎症呈慢性经过和反复发作的重要原因。

8.3.2.2　细胞因子

　　鉴于Behcet´s病中促炎症反应因子和Th1型细胞因子表达上调，有学者认为，向Th1型分化的T淋巴细胞免疫应答与Behcet´s病的发病机制有关。然而，另有研究支持Th2应答与Behcet´s病的发病机制有关。Behcet's病活动期的患者血清中可以检测到IL-4、IL-10和IL-13表达水平上升[54,55]。此外，IFNγ、TNF-α、TNF受体（TNFR-75）、IL-1、IL-2、可溶性IL-2受体（sIL-2R）、IL-8和IL-12的表达水平同样有所升高[50]。其他细胞因子亚型，包括sIL-2R、IL-8、IL-12和TNFR-75均可视为疾病处于活动期

的标志[56]。对淋巴细胞凋亡的研究发现，IL-12的重组体可以减少Fas诱导的淋巴细胞凋亡，增强Th1 T淋巴细胞的增殖[57]。离体和体内研究显示，IL-12高表达使自体反应的Th1淋巴细胞的生存时间延长、细胞增殖增加，最终导致疾病进展。外周血淋巴细胞在IFNγ的作用下，使得IL-4和IL10表达水平下降、IL-12表达水平上升，这是免疫应答反应向Th1分化的证据。

8.3.2.3　临床治疗试验

　　临床治疗试验可以为眼部炎症性疾病的特异性免疫机制提供体内研究的证据。对Behcet´s病研究发现，I型干扰素（IFNα/β）具有免疫调制、抗增殖和免疫抑制的特性。对眼部严重受累的患者使用干扰素α-2a重组体在2~4周可见出现快速的临床反应[58]。该治疗对92%的患者有效，但其副作用包括情绪低落、流感样症状、脱发和白细胞减少症不可小视。这些副作用呈可逆的、剂量依赖性。其他研究相继证实，干扰素α-2a对严重和顽固的Behcet´s病相关葡萄膜炎有显著疗效[59]。肌肉注射IFNα/β后，眼内IFNγ和IL-10的表达水平下降，这表明Th1和Th2表型遭受抑制。在Th1 T细胞介导的疾病中TNF-α起着关键作用。临床使用TNF抑制剂治疗慢性、顽固性Behcet´s病获得成功[60]。这些临床研究有助于支持Th1 T淋巴细胞在Behcet´s病发病机制中的作用。

临床总结

- Behcet´s病以非肉芽肿性炎症，伴血管周围T淋巴细胞和中性粒细胞活化为特征。
- T细胞介导的免疫反应在Behcet´s病的发病机制中发挥核心作用。
- 两种生物制剂干扰素α-2a和TNF抑制剂已用于临床治疗顽固的、严重Behcet´s病。

8.3.3 伏格特 - 小柳 - 原田综合征 （VKH 综合征）

VKH 综合征是一种双眼发病的肉芽肿性全葡萄膜炎，常伴有白发、白癜风、脱发和中枢神经系统以及听力障碍[61]。本病是一种抗黑色素细胞抗原的 T 细胞介导的自身免疫功能紊乱。早期 VKH 的典型组织病理学特征是一种肉芽肿性 T 细胞炎症，最先累及脉络膜，并在虹膜和睫状体中有相似的、轻微的炎症浸润。大部分视网膜除 Dalen-Fuchs 结节处发生混杂有少量炎症细胞的视网膜色素上皮细胞大量增殖和聚集，荧光素血管造影术可以发现 RPE 细胞层有许多针尖样渗漏，提示 RPE 细胞受损。通过电子显微镜检查可以发现 Müller 细胞突起连接在 Bruch´s 膜，证实 RPE 细胞破裂，此外，还可见有脉络膜黑色素细胞丢失、色素吞噬作用和淋巴细胞浸润[62]。

对 2 例 VKH 综合征研究显示，患者脉络膜出现伴有 CD4+/CD8+ 比例上升的 T 淋巴细胞浸润[63]。对房水和外周血 T 淋巴细胞亚型进一步研究表明，活化的记忆 T 细胞的数量增加。最近研究主要集中在 VKH 患者 T 细胞对特异性候选抗原的直接反应，VKH 的主要候选自身抗原来自酪氨酸酶家族蛋白、黑色素生成相关酶和在黑色素细胞特异性表达酶。经特异性酪氨酸酶衍生的 30-mer 多肽刺激后，患者淋巴细胞可见有特异性抗原刺激反应[64,65]。此外，在 VKH 综合征患者中将 T 细胞克隆并用酪氨酸酶家族多肽刺激，结果显示，主要促炎症反应是 Th1 型 T 细胞反应。Lewis 大鼠的实验研究证实，上述蛋白具有致葡萄膜炎的活性，实验中接种多肽可以诱发和 VKH 临床表现非常相似的眼内和眼外表现，这些重要发现表明，酪氨酸酶家族蛋白是一种与 VKH 发病密切相关的、重要的目标抗原。

VKH 患者中也可见有抗视网膜其他蛋白的免疫应答。从 VKH 综合征患者中获取的循环抗体可以识别光感受器外节、Müller 细胞和色素化的黑色素细胞[66]。外周淋巴细胞增殖的研究表明，VKH 患者的循环淋巴细胞能够对 S 抗体产生免疫应答。上述研究反映了主要抗视网膜免疫反应的存在，也从侧面反映了机体对严重后极部炎症疾病所释放抗原的旁路反应。

遗传易感因素联合特异性抗原刺激，导致一系列促炎症共刺激分子的作用，最终导致了眼内炎症的发生。研究显示，对人类本身和动物模型开展深入研究将有助于深入阐明该病的发病机制并为临床治疗提供新的方向。

临床总结

- VKH 综合征是一种肉芽肿性、T 细胞介导的炎症反应。
- HLA-DR4 和 HLA-DRw53 与 VKH 综合征有很强的相关性。
- 抗酪氨酸酶家族蛋白的抗原特异性 T 淋巴细胞在 VKH 综合征的发病过程中起着重要作用。

参考文献

[1] Streilein JW (1995) Unraveling immune privilege. Science 270:1158–1159.
[2] Ohta K, Wiggert B, Taylor AW, Streilein JW (1999) Effects of experimental ocular inflammation on ocular immune privilege. Invest Ophthalmol Vis Sci 40:2010–2018.
[3] Willermain F, Caspers-Velu L, Nowak B, Stordeur P, Mosselmans R, Salmon I, Velu T, Bruyns C (2002) Retinal pigment epithelial cells phagocytosis of T lymphocytes: possible implication in the immune privilege of the eye. Br J Ophthalmol 86:1417–1421.
[4] Griffith TS, Brunner T, Fletcher SM, Green DR, Ferguson TA (1995) Fas ligand-induced apoptosis as a mechanism of immune privilege. Science 270:1189–1192.
[5] Boyd SR, Young S, Lightman S (2001) Immunopathology of the noninfectious posterior and intermediate uveitides. Surv Ophthalmol 46:209–233.
[6] Caspi RR (1999) Immune mechanisms in uveitis. Springer Semin Immunopathol 21:113–124.
[7] Caspi RR (2002) Th1 and Th2 responses in pathogenesis and regulation of experimental autoimmune uveoretinitis. Int Rev Immunol 21:197–208.

[8] Pennesi G, Caspi RR (2002) Genetic control of susceptibility in clinical and experimental uveitis. Int Rev Immunol 21:67–88.

[9] Chan CC, Mochizuki M, Nussenblatt RB, Palestine AG, McAllister C, Gery I, Benezra D (1985) Lymphocyte-T subsets in experimental autoimmune uveitis. Clin Immunol Immunopathol 35:103–110.

[10] Wacker WB, Donoso LA, Kalsow CM, Yankeelov JA, Organisciak DT (1977) Experimental allergic uveitis – isolation, characterization, and localization of a soluble uveito-pathogenic antigen from bovine retina. J Immunol 119:1949–1958.

[11] Fox GM, Kuwabara T, Wiggert B, Redmond TM, Hess HH, Chader GJ, Gery I (1987) Experimental autoimmune uveoretinitis (EAU) induced by retinal interphotoreceptor retinoid-binding protein (IRBP): differences between EAU induced by IRBP and by S-antigen. Clin Immunol Immunopathol 43:256–264.

[12] Adamus G, Chan CC (2002) Experimental autoimmune uveitides: multiple antigens, diverse diseases. Int Rev Immunol 21:209–229.

[13] Keltner JL, Thirkill CE (1998) Cancer-associated retinopathy vs recoverin-associated retinopathy. Am J Ophthalmol 126:296–302.

[14] Gery I, Chanaud NP III, Anglade E (1994) Recoverin is highly uveitogenic in Lewis rats. Invest Ophthalmol Vis Sci 35:3342–3345.

[15] Ham DI, Gentleman S, Chan CC, McDowell JH, Redmond TM, Gery I (2002) RPE65 is highly uveitogenic in rats. Invest Ophthalmol Vis Sci 43:2258–2263.

[16] Sun B, Rizzo LV, Sun SH, Chan CC, Wiggert B, Wilder RL, Caspi RR (1997) Genetic susceptibility to experimental autoimmune uveitis involves more than a predisposition to generate a T helper-1-like or a T helper-2-like response. J Immunol 159:1004–1011.

[17] Agnello D, Lankford CS, Bream J, Morinobu A, Gadina M, O'Shea JJ, Frucht DM (2003) Cytokines and transcription factors that regulate T helper cell differentiation: new players and new insights. J Clin Immunol 23:147–161.

[18] Egwuagu CE, Mahdi RM, Chan CC, Sztein J, Li W, Smith JA, Chepelinsky AB (1999) Expression of interferon-gamma in the lens exacerbates anterior uveitis and induces retinal degenerative changes in transgenic Lewis rats. Clin Immunol 91:196–205.

[19] Jones LS, Rizzo LV, Agarwal RK, Tarrant TK, Chan CC, Wiggert B, Caspi RR (1997) IFN-gamma-deficient mice develop experimental autoimmune uveitis in the context of a deviant effector response. J Immunol 158:5997–6005.

[20] Rizzo LV, Miller-Rivero NE, Chan CC, Wiggert B, Nussenblatt RB, Caspi RR (1994) Interleukin-2 treatment potentiates induction of oral tolerance in a murine model of autoimmunity. J Clin Invest 94:1668–1672.

[21] Rizzo LV, Morawetz RA, Miller-Rivero NE, Choi R, Wiggert B, Chan CC, Morse HC III, Nussenblatt RB, Caspi RR (1999) IL-4 and IL-10 are both required for the induction of oral tolerance. J Immunol 162:2613–2622.

[22] Rosenbaum JT, Kievit P, Han YB, Park JM, Planck SR (1998) Interleukin-6 does not mediate endotoxin-induced uveitis in mice: studies in gene deletion animals. Invest Ophthalmol Vis Sci 39:64–69.

[23] Miyamoto N, Mandai M, Suzuma I, Suzuma K, Kobayashi K, Honda Y (1999) Estrogen protects against cellular infiltration by reducing the expressions of E-selectin and IL-6 in endotoxin-induced uveitis. J Immunol 163:374–379.

[24] Ohta K, Yamagami S, Taylor AW, Streilein JW (2000) IL-6 antagonizes TGF-beta and abolishes immune privilege in eyes with endotoxin-induced uveitis. Invest Ophthalmol Vis Sci 41:2591–2599.

[25] Rizzo LV, Xu H, Chan CC, Wiggert B, Caspi RR (1998) IL-10 has a protective role in experimental autoimmune uveoretinitis. Int Immunol 10:807–814.

[26] Sun B, Sun SH, Chan CC, Caspi RR (2000) Evaluation of in vivo cytokine expression in EAU-susceptible and resistant rats: a role for IL-10 in resistance? Exp Eye Res 70:493–502.

[27] Tarrant TK, Silver PB, Chan CC, Wiggert B, Caspi RR (1998) Endogenous IL-12 is required for induction and expression of experimental autoimmune uveitis. J Immunol 161:122–127.

[28] Roberge FG, de Smet MD, Benichou J, Kriete MF, Raber J, Hakimi J (1998) Treatment of uveitis with recombinant human interleukin-13. Br J Ophthalmol 82:1195–1198.

[29] Magone MT, Whitcup SM (1999) Mechanisms of intraocular inflammation. Chem Immunol 73:90–119.

[30] Rosenbaum JT, Becker MD, Smith JR (2000) Toward new therapies for ocular inflammation. Arch Soc Esp Oftalmol 75:511–514.

[31] Whitcup SM, DeBarge LR, Caspi RR, Harning R, Nussenblatt RB, Chan CC (1993) Monoclonal antibodies against ICAM-1 (CD54) and LFA-1 (CD11a/CD18) inhibit experimental autoimmune uveitis. Clin Immunol Immunopathol 67:143–150.

[32] Xu HP, Forrester JV, Liversidge J, Crane IJ (2003) Leukocyte trafficking in experimental autoimmune uveitis: breakdown of blood-retinal barrier and upregulation of cellular adhesion molecules. Invest Ophthalmol Vis Sci 44:226–234.

[33] Prendergast RA, Iliff CE, Coskuncan NM, Caspi RR, Sartani G, Tarrant TK, Lutty GA, McLeod DS (1998) T cell traffic and the inflammatory response in experimental autoimmune uveoretinitis. Invest Ophthalmol Vis Sci 39:754–762.

[34] Shimizu K, Wu GS, Sultana C, Kalra VK, Rao NA (1999) Stimulation of macrophages by retinal

proteins: production of reactive nitrogen and oxygen metabolites. Invest Ophthalmol Vis Sci 40:3215-3223.

[35] Silver PB, Tarrant TK, Chan CC, Wiggert B, Caspi RR (1999) Mice deficient in inducible nitric oxide synthase are susceptible to experimental autoimmune uveoretinitis. Invest Ophthalmol Vis Sci 40:1280-1284.

[36] Avunduk AM, Avunduk MC, Oztekin E, Baltaci AK (2002) Characterization of T lymphocyte subtypes in endotoxin-induced uveitis and effect of pentoxifylline treatment. Curr Eye Res 24:92-98.

[37] Shen DF, Buggage RR, Eng HC, Chan CC (2000) Cytokine gene expression in different strains of mice with endotoxin-induced uveitis (EIU). Ocul Immunol Inflamm 8:221-225.

[38] McMenamin PG, Crewe J, Kijlstra A (1997) Resident and infiltrating cells in the rat iris during the early stages of experimental melanin protein-induced uveitis (EMIU). Ocul Immunol Inflamm 5:223-233.

[39] Broekhuyse RM, Huitinga I, Kuhlmann ED, Rooijen NV, Winkens HJ (1997) Differential effect of macrophage depletion on two forms of experimental uveitis evoked by pigment epithelial membrane protein (EAPU), and by melanin-protein (EMIU). Exp Eye Res 65:841-848.

[40] Baggia S, Lyons JL, Angell E, Barkhuizen A, Han YB, Planck SR, Taurog JD, Rosenbaum JT (1997) A novel model of bacterially-induced acute anterior uveitis in rats and the lack of effect from HLA-B*27 expression. J Investig Med 45:295-301.

[41] Willbanks GA, Rootman DS, Jay V, Wiggert B, Chamberlain J, Inman RD (1997) Experimental autoimmune uveitis in HLA-B*27 transgenic mice. Hum Immunol 53:188-194.

[42] Baarsma GS, Kijlstra A, Oosterhuis JA, Kruit PJ, Rothova A (1986) Association of birdshot retinochoroidopathy and HLA-A29 antigen. Doc Ophthalmol 61:267-269.

[43] Szpak Y, Vieville JC, Tabary T, Naud MC, Chopin M, Edelson C, Cohen JH, Dausset J, de Kozak Y, Pla M (2001) Spontaneous retinopathy in HLA-A29 transgenic mice. Proc Natl Acad Sci U S A 98: 2572-2576.

[44] Zierhut M, Mizuki N, Ohno S, Inoko H, Gul A, Onoe K, Isogai E (2003) Immunology and functional genomics of Behçet's disease. Cell Mol Life Sci 60:1903-1922.

[45] Verity DH, Wallace GR, Vaughan RW, Stanford MR (2003) Behçet's disease: from Hippocrates to the third millennium. Br J Ophthalmol 87:1175-1183.

[46] Takeno M, Kariyone A, Yamashita N, Takiguchi M, Mizushima Y, Kaneoka H, Sakane T (1995) Excessive function of peripheral blood neutrophils from patients with Behçet's disease and from HLA-B*51 transgenic mice. Arthritis Rheum 38:426-433.

[47] Levinson RD, Park MS, Rikkers SM, Reed EF, Smith JR, Martin TM, Rosenbaum JT, Foster CS, Sherman MD, Holland GN (2003) Strong associations between specific HLA-DQ and HLA-DR alleles and the tubulointerstitial nephritis and uveitis syndrome. Invest Ophthalmol Vis Sci 44:653-657.

[48] Yabuki K, Inoko H, Ohno S (2000) HLA testing in patients with uveitis. Int Ophthalmol Clin 40:19-35.

[49] Kural-Seyahi E, Fresko I, Seyahi N, Ozyazgan Y, Mat C, Hamuryudan V, Yurdakul S, Yazici H (2003) The long-term mortality and morbidity of Behçet syndrome: a 2-decade outcome survey of 387 patients followed at a dedicated center. Medicine (Baltimore) 82:60-76.

[50] Eksioglu-Demiralp E, Direskeneli H, Kibaroglu A, Yavuz S, Ergun T, Akoglu T (2001) Neutrophil activation in Behçet's disease. Clin Exp Rheumatol 19:S19-S24.

[51] Leiba M, Sidi Y, Gur H, Leiba A, Ehrenfeld M (2001) Behçet's disease and thrombophilia. Ann Rheum Dis 60:1081-1085.

[52] Kaneko S, Suzuki N, Yamashita N, Nagafuchi H, Nakajima T, Wakisaka S, Yamamoto S, Sakane T (1997) Characterization of T cells specific for an epitope of human 60-kD heat shock protein (hsp) in patients with Behçet's disease (BD) in Japan. Clin Exp Immunol 108:204-212.

[53] Yang P, Ji L, Zhou H, Huang X, Xie C, Jin H, Chen L, Kijlstra A (2001) Disturbed expression of Fas/FasL on CD4(+) and CD8(+)T cells in Behçet's disease, Vogt-Koyanagi-Harada syndrome, and idiopathic anterior uveitis. Ocul Immunol Inflamm 9:185-191.

[54] Aridogan BC, Yildirim M, Baysal V, Inaloz HS, Baz K, Kaya S (2003) Serum levels of IL-4, IL-10, IL-12, IL-13 and IFN-gamma in Behçet's disease. J Dermatol 30:602-607.

[55] Raziuddin S, al Dalaan A, Bahabri S, Siraj AK, al Sedairy S (1998) Divergent cytokine production profile in Behçet's disease. Altered Th1/Th2 cell cytokine pattern. J Rheumatol 25:329-333.

[56] Alpsoy E, Cayirli C, Er H, Yilmaz E (1998) The levels of plasma interleukin-2 and soluble interleukin-2R in Behçet's disease: a marker of disease activity. J Dermatol 25:513-516.

[57] Frassanito MA, Dammacco R, Cafforio P, Dammacco F (1999) Th1 polarization of the immune response in Behçet's disease: a putative pathogenetic role of interleukin-12. Arthritis Rheum 42:1967-1974.

[58] Kotter I, Gunaydin I, Zierhut M, Stubiger N (2004) The use of interferon alpha in Behçet disease: Review of the literature. Semin Arthritis Rheum 33:320-335.

[59] Wechsler B, Bodaghi B, Huong DL, Fardeau C, Amoura Z, Cassoux N, Piette JC, LeHoang P (2000) Efficacy of interferon alfa-2a in severe and

refractory uveitis associated with Behçet's disease. Ocul Immunol Inflamm 8:293–301.

[60] Sfikakis PP, Kaklamanis PH, Elezoglou A, Katsilambros N, Theodossiadis PG, Papaefthimiou S, Markomichelakis N (2004) Infliximab for recurrent, sight-threatening ocular inflammation in Adamantiades-Behçet disease. Ann Intern Med 140:404–406.

[61] Read RW (2002) Vogt-Koyanagi-Harada disease. Ophthalmol Clin North Am 15:333–341.

[62] Inomata H, Rao NA (2001) Depigmented atrophic lesions in sunset glow fundi of Vogt-Koyanagi-Harada disease. Am J Ophthalmol 131:607–614.

[63] Kahn M, Pepose JS, Green WR, Miller J, Foos RY (1993) Immunocytologic findings in a case of Vogt-Koyanagi-Harada syndrome. Ophthalmology 100:1191–1198.

[64] Gocho K, Kondo I, Yamaki K (2001) Identification of autoreactive T cells in Vogt-Koyanagi-Harada disease. Invest Ophthalmol Vis Sci 42:2004–2009.

[65] Yamaki K, Gocho K, Hayakawa K, Kondo I, Sakuragi S (2000) Tyrosinase family proteins are antigens specific to Vogt-Koyanagi-Harada disease. J Immunol 165:7323–7329.

[66] Chan CC, Palestine AG, Nussenblatt RB, Roberge FG, Benezra D (1985) Anti-retinal auto-antibodies in Vogt-Koyanagi-Harada syndrome, Behçet's disease, and sympathetic ophthalmia. Ophthalmology 92:1025–1028.

第 9 章

冰山一角：青少年型关节炎合并葡萄膜炎的研究进展

Uwe Pleyer，Claudia Sengler，Natasa Orlic，Rolf Keitze

主要内容

- 葡萄膜炎是青少年型慢性关节炎的关节外的严重病变，具有发病隐匿、并发症多和潜在致盲性等特点。
- 对于青少年型慢性关节炎患儿，筛查和发现葡萄膜炎及相关危险因素有助于减少眼部严重损害的危险性。
- 既往研究显示，青少年型慢性关节炎患儿发生葡萄膜炎的危险因素有性别（女性）、关节炎类型（少关节型）。但前瞻性研究并未证实上述结论，需进一步通过筛查明确。
- 青少年型慢性关节炎患儿发生葡萄膜炎者具有遗传易感性，与 HLA-DR5、HLA-DP2.1 和 HLA-B*27 表达阳性有关；与 HLA-DR1、HLA-DR4 阴性表达相关。

- 一些自身抗体与青少年型慢性关节炎并发葡萄膜炎相关，如抗核抗体、抗组蛋白-3 抗体、II 型胶原和热休克蛋白 60（HSP60）；这些结论有待进一步明确。
- 葡萄膜炎预后较差的因素有性别（男性）、关节炎发病早、关节炎发病与葡萄膜炎发病间隔时间短、首诊时葡萄膜炎症状较重等。
- 一些细胞因子在青少年型慢性关节炎的发病中发挥作用，如在关节滑液中有肿瘤坏死因子-α、干扰素-γ 及其受体表达升高等。直接拮抗上述细胞因子的治疗方法已成功地用于关节炎治疗，但对合并葡萄膜炎的疗效尚不清楚。

9.1 引 言

葡萄膜炎约占致盲眼病的 10%～15%。本病常见于青壮年人，16 岁以下儿童约占 6%～10%[31,42]。由于儿童葡萄膜炎发病隐匿，与儿童交流相对困难，局部和全身应用免疫调节剂治疗具有严重的毒副作用，儿童葡萄膜炎对眼科医生而言是一种挑战。儿童葡萄膜炎与成人的表现相似，但尚具一些其他特点和注意事项。儿童葡萄膜炎最常见病因是青少年型类风湿性关节炎（Juvenile Rheumatoid Arthritis，JRA），在欧洲称之为青少年型慢性关节炎（Juvenile Chronic Arthritis，JCA）。其实青少年型类风湿性关节炎和青少年型慢性关节炎同属一种疾病，所合并葡萄膜炎完全是一种独具特点的疾病。Ohm 首先怀疑儿童葡萄膜炎与青少年型关节炎相关[47]，直到 1950 年 Vesterdal 总结了 34 例病例后[73] 明确了两种疾病的相关性。随后，对合并关节炎与葡萄膜炎的儿童的临床特征和血清学进行广泛研究。此外，有关其发病机制的了解以及临床治疗方面也取得了一定进展。本文主要侧重于讨论青少年型慢性关节炎合并葡萄膜炎的诊治进展及其眼部并发症的处理。

9.2 关节炎分类

儿童慢性关节炎是一组疾病。在美国，青少年型类风湿性关节炎约有 12 万人。美国风湿病学会（American College of Rheumatology）将其定义为 16 岁以下，病程在 6 周以上的无任何其他诱因的周围型关节炎[2]。主要分三组：少关节型，累及关节不超过 4 个，约占 50%～60%；多关节型，侵犯 5 个以上关节，约占 20%～30%；全身型，伴有全身症状如发热、红斑、淋巴结肿大和脾肿大等。

欧洲抗风湿病联盟（European League Against Rheumatism）将其命名为青少年型慢性关节炎，分全身型（11%）、少关节型（50%）、类风湿因子阴性少关节型（17%）和幼年发病型强直性脊柱病变（8%），如强直性脊柱炎（2%）和 Reiter 综合征（1%），银屑病样关节炎（7%）和不包括类风湿因子阳性的多关节炎（3%）[27,69]。为便于比较，现将这两类标准做以总结（表 9.1）。

最近，国际抗风湿病联盟（International League Against Rheumatism）根据青少年型特发性关节炎的临床表现和免疫学改变，将其分为七类[27]。由于过去文献中多数研究标准是根据美国风湿病学会或欧洲抗风湿病联盟的标准而定，因此国际抗风湿病联盟的标准就不再赘述。

9.3 流行病学

虽然欧美国家对青少年型关节炎的分类不一，但这并不影响青少年型关节炎的发病率和患病率的统计。青少年型关节炎的患病率约为 100/10 万～220/10 万，总发病率估计高达 25/10 万·年[4,30,32]。青少年型慢性关节炎并发葡萄膜炎的患病率约为 8～11/10 万，年发病率为 1.5～2/10 万[6,21,32,35]。

值得注意的是，约 1/3 青少年型慢性关节炎并发慢性葡萄膜炎患儿可引起严重视力损害，致盲率约为 6%～25%。根据青少年型慢性关节炎亚型的不同，其严重程度各异（表 9.2）。

9.4 发病机制

青少年型慢性关节炎并发葡萄膜炎的发病机制不清。虽然其临床特征已确定，眼部和关节炎症共同发生的病因尚不清楚[63]。目前认为青少年型慢性关节炎是一种自身免疫性疾病，与一些未知的遗传因素和环境因素有关。

调查发现，遗传学因素在青少年型慢性关节炎的发病中起着重要作用[1]。HLA 抗原主要有 HLA-DR5 和 HLA-DP2.1，与青少年型慢性关节炎合并葡萄膜炎相关[56,65]。相反，慢性关节炎合并葡萄膜炎患者中 HLA-DR1 和

表 9.1　青少年型关节炎的欧美诊断标准

分类	美国风湿病学会 青少年型类风湿性关节炎	欧洲抗风湿病 青少年型慢性关节炎
联盟命名	JRA	JCA
发病年龄（岁）	<16	<16
关节炎病程	6 周	3 个月
亚型	全身性	全身性
	少关节型	少关节型
	多关节型	多关节型
类风湿因子阳性	包括在 JRA	除外 JCA
类风湿因子阴性	包括	包括
脊柱关节病变	排除	包括
排除其他疾病	是	是

表 9.2　青少年型慢性关节炎发病 6 个月内的临床特征

	少关节型	多关节型	全身型
比例	50%	20% ~ 30%	10%
受累关节数	<4 个	>4 个	不定
发病年龄	幼儿	儿童期	儿童期
性别比例(女:男)	5:1	3:1	1:1
全身受累	无	中等	明显
慢性前葡萄膜炎	20%	5%	少见
类风湿因子	少见	10%	少见
抗核抗体	75% ~ 85%	40% ~ 50%	10%
关节及全身预后	较佳	良好	一般
眼部预后	不定	良好	不定

HLA-DR4 多为阴性[32,40]。HLA 抗原直接与该病的易感性相关[65]。对本病具有遗传易感性的儿童,某些刺激因素如感染,是否可以激发这类自身免疫性疾病的发作尚未定论。早期报道中所检测到的微生物感染同样并未得到证实[51,76]。

对儿童慢性关节炎伴发葡萄膜炎而言,一些自身抗体可能在其发病过程中发挥作用[13,32]。抗核抗体的阳性率较高,但缺乏特异性。抗组蛋白-3 抗体的意义尚有争议[45]。在慢性关节炎合并葡萄膜炎患儿血清中,视网膜 S 抗原的 18 氨基酸肽、核组蛋白-3 抗原和抗核组蛋白-3 抗体升高[44,48]。热休克蛋白可能是引发免疫反应的始动因素,少关节型关节炎患儿和实验性关节炎模型中均发现其 T 淋巴细胞对自身热休克蛋白 60 有增殖反应[57]。所有这些异常表现均表明青少年型慢性关节炎患儿的机体免疫调节功能异常,其意义尚待进一步研究。由于关节和眼组织中存在共同抗原进而引起自身免疫反应的发病机制已经过时。II 型胶原存在于关节和房水中,可能是共同抗原。因为 II 型胶原可引起 Lewis 大鼠的实验性关节炎,但这些大鼠并未出现葡萄膜炎。在关节炎合并葡萄膜炎患儿血清中,针对 II 型胶原抗体的出现频率并不较单纯关节炎患儿多见。

最近,细胞因子在青少年型慢性关节炎发病中的作用引起了人们的重视,肿瘤坏死因子-α、干扰素-γ 及其受体在青少年型关节炎患儿关节液的表达明显升高。根据上述结果,一些新的治疗方案已用于临床实践[28,38,39]。

9.5　青少年型关节炎合并发生葡萄膜炎的危险因素

临床和实验研究显示,一些危险因素与青少年型关节炎患者发生葡萄膜炎相关。过去由于分类不同,回顾性研究的病例较少,使其应用价值受限。目前,发现促使葡萄膜炎发生的危险因素有性别、关节炎发病年龄、关节炎类型和抗自身抗体阳性等。

许多研究显示,女性易发生葡萄膜炎,其发生率约占关节炎中 77% ~ 82%[6,8,49]。由于女性患关节炎的几率也远多于男性,因此这一危险因素尚有待于进一步评估。近来,一些前瞻性研究发现,性别并非是一项独立危险因素[35]。

同样,关节炎类型也应重新评估。与多关节型和全身型关节炎相比,少关节型关节炎儿童易患葡萄膜炎。这一点应引起重视,因为少关节炎是一种最常见的关节炎类型[49]。此外需要注意的是,部分儿童在发病初期为少关节型,随访阶段演变成多关节型。Kotaniemi 等对病史超过 6 个月的青少年型关节炎合并葡萄膜炎患者进行重新分类,发现由少关节型转化为多关节型者不在少数[35]。

关节炎类型和关节炎发病年龄均是发生葡萄膜炎的危险因素。显然，葡萄膜炎常见于早发性青少年型慢性关节炎患儿[35]。2 ~ 4岁低龄幼儿最易发生葡萄膜炎。多数情况下，葡萄膜炎多发于关节炎后18 ~ 24个月[5,6,49]。随后，发生葡萄膜炎的危险性将下降。90%的葡萄膜炎患者发生于关节炎发病后的4 ~ 7年内。

抗核抗体是发生葡萄膜炎的危险因素，前瞻性研究显示，抗核抗体阳性者易发生葡萄膜炎[35]。

9.6　青少年型慢性关节炎并发葡萄膜炎的临床特征

青少年型关节炎合并葡萄膜炎发病隐匿，常表现为双眼前葡萄膜炎[8]。即便炎症表现很严重，也常无外乎眼的症状和体征，难以引起家长注意。由于发病时症状不明显，常常延误诊断和治疗。儿童就诊时已出现眼部并发症者如永久性虹膜后粘连、并发白内障等不在少数。此外，8 ~ 15岁 HLA-B*27 阳性的男孩，其葡萄膜炎发病急、症状重，日后常出现脊柱关节病变。

70%以上的葡萄膜炎患儿为双眼发病，第二只眼的发病与第一只眼间隔时间在数月内，极少数患儿间隔一年以上[34,67]。多数眼部体征是非特异性的，表现为非肉芽肿性前葡萄膜炎，当然也可表现有角膜后沉着物和虹膜 Koeppe 结节等。虹膜后粘连是常见并发症，由于晶状体代谢受到影响，易早期形成并发性白内障。病变严重者，可以累及前部玻璃体，导致进一步视力损害。

9.7　青少年型慢性关节炎合并葡萄膜炎的并发症

虽然青少年型慢性关节炎合并葡萄膜炎患儿的预后和视力结果在不断改善，但仍有部分并发症引起明显的视力损害。主要并发症有带状角膜变性、继发青光眼、虹膜后粘连、并发白内障和黄斑囊样水肿等（表9.3）。

带状角膜病变不是一种严重损害视力的并发症，但常见于青少年型慢性关节炎合并葡萄膜炎患儿。本病是一种非特异性改变，表现为 Bowman 膜的过量钙离子（hydroxylapatite）沉积。这种改变常有助于青少年型慢性关节炎合并慢性葡萄膜炎的诊断（图9.1）。

儿童葡萄膜炎易继发青光眼，视力预后不良，27%以上儿童患者最终丧失视力。主要相关因素有低龄儿童难以检测眼压、青光眼疗效差和手术成功率较低[77]。迄今，对于儿童继发性青光眼的手术治疗特别是在引

表 9.3　并发症 - 受累眼百分数

	Smiley 1974	Key 1975	Chylak 1975	Cassidy 1977	Roseberg 1986	Wolf 1987	Malagon 1992	Cabral 1993	Chalon 1997	Moller 2000	Edelstein 2001
病例数	61	45	36	38	35	51	61	49	22	45	163
眼数	nd	85	61	nd	61	89	nd	82	nd	nd	275
随访时间（年）	10	nd	6.3	4.8	<6	10.3	nd	9.4	4	nd	4
后黏连	75	61	38	37	8	43	33*	24	10*	14	nd
带状角膜变性	56	49	13	21	5	30	34*	17	17*	38	nd
白内障	51	58	22	34	13	46	39*	21	14*	38	21
青光眼	25	22	14	8	3	27	10*	9	11*	22	14
眼球萎缩	11	0	10	5	5	4	2*			nd	nd

* 受累人数比例，nd= 未提及。

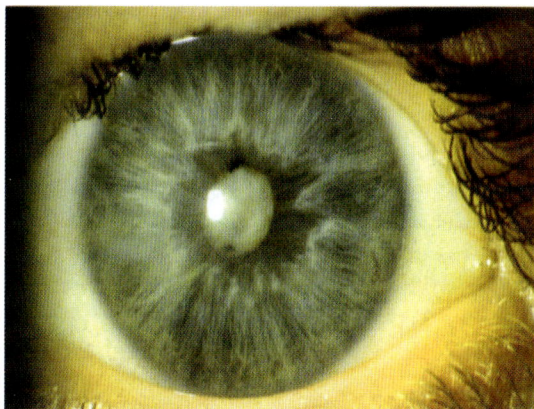

图 9.1 7 岁女孩患青少年型慢性关节炎合并慢性葡萄膜炎的典型（非特异性）临床表现。显示带状角膜变性、虹膜后粘连和并发白内障。

流管的应用以及常规滤过手术中丝裂霉素 C 和 5- 氟尿嘧啶的使用方面尚未取得一致[18,72]。

白内障形成也是一种常见并发症，可以明显影响视力，主要与眼部慢性持续性炎症、虹膜后粘连和局部使用糖皮质激素有关。由于白内障多发生在炎症活动期，并伴有角膜带状变性、继发青光眼和后粘连，这对白内障手术带来难度。虽然儿童白内障手术安全有效，但对青少年型关节炎患儿的视功能恢复非常有限。一些专家反复强调青少年型关节炎合并葡萄膜炎的儿童白内障手术有一定难度，但也无统一的手术方案。经睫状体扁平部切除晶状体或超声乳化吸出术的适用性尚不明确[16,20,26]。虽然人工晶体植入适用于任何葡萄膜炎患者，也适用于儿童，但对儿童慢性关节炎合并葡萄膜炎的患者应持慎重态度。最近有报道显示，青少年型关节炎儿童可行标准的超声乳化手术，植入人工晶体后获得良好的视觉效果[37,59]。需强调的是，虽然多数大龄儿童可以得到良好的视觉效果，对于低龄儿童仍不推荐植入人工晶体。

9.7.1　黄斑水肿

青少年型关节炎合并葡萄膜炎出现黄斑病变者较为少见，黄斑病变常是白内障术后的一种并发症。Dana 等发现，约 1/3 长期慢性葡萄膜炎患者出现黄斑病变[11]，这些患者多数并未行眼内手术，提示慢性炎症刺激本身导致黄斑病变。由于多数患儿可以出现不可逆视力损害，因此应密切注意防止此类并发症的发生。

9.8　鉴别诊断

应与引起前葡萄膜炎的所有疾病鉴别诊断（表 9.4）。慢性前葡萄膜炎可以单独出现，也可

表 9.4　儿童前葡萄膜炎的鉴别诊断

青少年型类风湿性关节炎	角膜葡萄膜炎
青少年型牛皮癣样关节炎	（单纯疱疹病毒、带状疱疹病毒）
Reiter 综合征	结核
类肉瘤病	Lyme 病
Behcet 病 *	梅毒
溃疡性结肠炎	弓形虫病 *
红斑狼疮	弓蛔虫病 *
Kawasiki 病	
NOMID 综合征	
伏格特 – 小柳 – 原田综合征 *	
Fuchs 虹膜异色性睫状体炎	
伪装综合征 *	
（白血病、视网膜母细胞瘤）	
外伤	

* 这类葡萄膜炎主要引起后葡萄膜炎 / 全葡萄膜炎，但也可误诊为前葡萄膜炎。

伴发于其他全身疾病如类肉瘤病、Behcet´s病，这些疾病也可伴有关节炎。类肉瘤病和 Behcet´s 病除引起前葡萄膜炎外，还引起脉络膜视网膜炎或视网膜血管炎，因此应常规眼底检查。类肉瘤病、疱疹病毒性角膜虹膜炎、Lyme 病和外伤也是引起前葡萄膜炎的主要疾病。即使有一些眼部特征性体征有助于诊断，眼科医生和儿科医生的密切合作以及进行一些检查是有必要的。

儿童葡萄膜炎的常见感染性病因有单纯疱疹病毒、带状疱疹病毒、弓形虫、包柔氏螺旋体、巴尔通体和弓蛔虫等。即使有病史、临床表现和眼部表现，实验室检查仍有助于明确诊断。虽然儿童血清学检查结果较成人更有意义，但抗体阳性也难以确定是否与眼内感染相关。在诊断部分眼部感染病因时，房水检查有助于确诊[12,70]。

与慢性关节炎合并葡萄膜炎表现相近的另一少见疾病是 NOMID 综合征（新生儿发病的多系统炎性综合征），本病主要表现为关节炎和前葡萄膜炎[58]。这类患者主要表现有神经系统、皮肤和关节病变，包括视乳头炎等。因此，在鉴别诊断时应仔细观察患儿的症状和体征。所幸这类患者常无虹膜后粘连，也很少形成白内障。

9.9 葡萄膜炎的预后因素

寻找影响视功能的危险因素非常重要，慢性关节炎合并葡萄膜炎的一些特征有助于进行早期筛查和及早治疗。虽然已经确定了一些危险因素，但这些因素还很有限，每个

儿童变异较大，不能用于确诊。提示视力预后较差的眼部和全身因素有性别、关节炎的发病时间及类型、关节炎和葡萄膜炎的发病间隔时间、葡萄膜炎首诊时的严重程度等（表 9.5）。相关因素还有 HLA–B*27 分型、自身抗体和 α2–球蛋白升高等[62,71,78]。

9.9.1 性 别

多数研究显示，女性患严重葡萄膜炎的危险性较高[6,49]，谨记女性患严重关节炎和葡萄膜炎的比例较高。也有前瞻性研究发现，女性并非发病的危险因素[35]，甚至发现男童更易患严重葡萄膜炎[3,7]。

9.9.2 关节炎类型

关节炎类型可以预示葡萄膜炎的严重性，少关节型关节炎发生葡萄膜炎的危险性较大，多关节型和全身型关节炎患者的危险性较低。应注意少关节型关节炎是临床最为多见的类型[49]。还应谨记，发病初始表现为少关节型关节炎的儿童日后可以转化为多关节型。Kotaniemi 等将发病后 6 个月内出现关节炎和葡萄膜炎患者重新分为少关节型和多关节型[35]。

9.9.3 关节炎发病时间

青少年型关节炎的类型和发病年龄均与葡萄膜炎的严重程度有关。通常，严重葡萄膜炎常见于 6 岁以前发病的儿童。一些研究

表 9.5 青少年型慢性关节炎患儿伴发严重葡萄膜炎的危险因素

因素	严重葡萄膜炎	中度葡萄膜炎
性别	男性	女性
关节炎发病年龄	<4 岁	>4 岁
关节炎类型	少关节型	全身性关节炎
	牛皮癣样关节炎	
眼部首诊表现	视力减退，青光眼，粘连	无
抗核抗体	阴性	阳性

也发现首诊时关节炎发病与葡萄膜炎发病的间隔时间越短,眼部并发症的发生率越高 [5,6,14]。反之,与关节炎发病间隔时间越长,并发症发生率就越低 [5,6]。

9.9.4　葡萄膜炎的严重程度

首诊时眼部表现可以预示葡萄膜炎的预后,首诊时视力减退和视神经乳头青光眼样改变是视力预后较差的两大危险因素 [11]。虹膜后粘连是常见体征,若早期出现预示早期发生白内障,使视力受损 [77]。

虽然不能预见每一个葡萄膜炎患儿的临床病程,但慢性关节炎合并葡萄膜炎儿童的视力预后在不断改善。早期报道致盲率为 15% ~ 38%,表 9.6 显示近几年视力预后好转。虽然盲童的数目在下降,但不可忽视这类葡萄膜炎的严重性和危险性 [6]。

9.10　葡萄膜炎和关节炎活动的相关性

青少年型慢性关节炎合并葡萄膜炎的严重程度和病程个体差异很大,眼部病变与关节炎的严重程度也无直接相关 [9,61]。但长期随访发现,合并葡萄膜炎的儿童,其关节炎较重,常需骨关节内注射糖皮质激素和全身应用免疫抑制剂控制关节炎症。在疾病末期,实验室检查可见红细胞沉降率(血沉)升高 [36]。

9.11　青少年型关节炎合并葡萄膜炎的治疗

对慢性关节炎及其伴发的葡萄膜炎,常采用循序渐进的治疗方法。对每一个儿童而言,这两种疾病的表现差异很大。为了提供合理的治疗方案,眼科医生和儿科医生应加强联系 [29]。关节炎治疗的一些新方法不断出现,效果也比较肯定,如“生物治疗”。而对伴发的葡萄膜炎,治疗效果尚不肯定。

9.11.1　糖皮质激素局部治疗

由于青少年型慢性关节炎并非一个独立疾病,并且葡萄膜炎的临床表现不一,因此没有标准的治疗方案。但需反复强调的是,青少年型慢性关节炎患儿应尽早确诊眼部并发症。总之,一旦出现前葡萄膜炎,即应采用强力糖皮质激素治疗,如醋酸强的松、地塞米松或贝他米松。这类一线用药的使用频率和使用期限不一,治疗失败的主要原因是因惧怕糖皮质激素副作用而不能给予足量的治疗 [66]。对大多数患者,2 ~ 3 天的足量局部糖皮质激素足以控制炎症,随后逐渐减量,并密切观察,以防停药后复发。少数对局部糖皮质激素治疗不敏感的前葡萄膜炎患者,

表 9.6　幼年性慢性关节炎儿童的视力结果 (视力%)

	Smiley1974	Key 1975	Chylak1975	Cassidy1977	Roseberg1986	Wolf1987	Malagon1992	Cabral 1993	Chalon 1997	Edelstein2001
病例数	61	45	36	38	35	51	61	49	22	163
眼数	nd	85	61	nd	61	89	nd	82	nd	275
正常视力	34	nd	78	55	74*	61	69*	85	89*	nd
视力减退	37	nd	8	29	26*	17	31*	5	11*	16*
盲	29	38	14	16	nd	22	nd	10	0	6
单眼	13	nd	nd	5	nd	15	nd	9		nd
双眼	16	nd	nd	11	nd	7	nd	1		nd

nd:未提及;*:受累人数比例。

可以全身应用糖皮质激素治疗。为了控制炎症，可短时间静脉给予甲基强的松龙，10～30mg/kg·d[55]。也可结膜下注射糖皮质激素，但不适用于幼小儿童，缺点是该药可以全身吸收，体循环可以检测药物浓度。

对严重的前葡萄膜炎，应密切观察，以防形成虹膜后粘连。这类患儿常因虹膜后粘连而并发白内障。多数中度炎症的患儿每日一次短效散瞳剂足以预防虹膜后粘连。少数重度炎症者，应用东莨菪碱，每日两次。需提醒的是，应让瞳孔处于活动之中，不要处于持续散大状态，以防在散大状态下发生虹膜后粘连。因此，应避免使用长效散瞳剂，如阿托品。对于幼儿，长期单眼散瞳可以引起弱视。

对急性炎症期新形成的虹膜后粘连，结膜下注射强力散瞳剂或结膜囊局部敷贴浸有强力散瞳剂的海绵，可以松解虹膜后粘连（图9.2）。

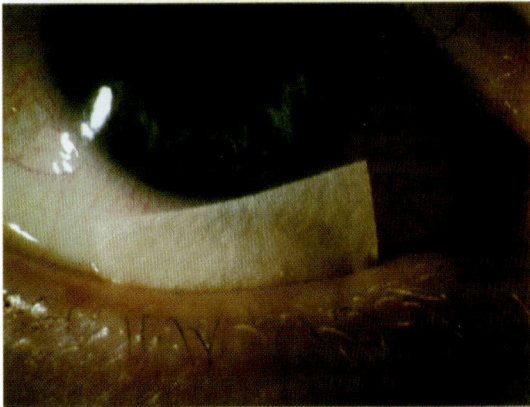

图 9.2　结膜下注射强力散瞳剂（lytic cocktail），加用浸药海绵松解虹膜后粘连。

9.11.2　非甾体抗炎剂（NSAID）

全身应用非甾体抗炎剂对青少年型慢性关节炎伴发的葡萄膜炎疗效尚不肯定，但可以使1/3患儿关节炎的症状有所缓解[32]。一些研究显示，非甾体抗炎剂可以作为糖皮质激素的辅助用药[11]。Dana 等发现非甾体抗炎剂可使葡萄膜炎患儿视力明显好转。大多数患儿对非甾体抗炎剂具有良好的安全性和耐受性，应高度重视并做进一步评价。

9.11.3　全身应用免疫抑制剂

对复发性葡萄膜炎反复应用糖皮质激素局部和全身治疗，可以引起严重并发症，因此有必要寻求替代疗法。随机双盲试验显示氨甲蝶呤（MTX）是青少年型慢性关节炎的首选药物[23]；每周 10 mg/m^2，具有良好的治疗效果。虽然氨甲蝶呤对多数关节炎患者有效，对于治疗和预防葡萄膜炎的有效性尚有待于验证。多数回顾性研究显示早期使用氨甲蝶呤可以减轻葡萄膜炎的严重程度[11,75]。与其他二线用药相比，氨甲蝶呤具有以下优点：仅需每周用药一次，可以口服，致畸作用低和无终生不孕的危险。

Weiss 等报道应用氨甲蝶呤治疗 7 例对局部糖皮质激素不敏感并已出现副作用的葡萄膜炎患者，其中 6 例患者眼部炎症得以控制，并用于维持治疗[75]。

Dana 等应用氨甲蝶呤治疗儿童慢性关节炎合并葡萄膜炎也得到肯定疗效[11]。另一项研究应用氨甲蝶呤治疗 160 例成人非感染性葡萄膜炎，结果 76%患者复发频率降低，糖皮质激素产生的副作用也有所减轻[64]。18%的患者因副作用中断治疗，其中 8%与药物直接相关。

有少数研究观察了环孢霉素 A 对慢性关节炎合并葡萄膜炎的疗效。在一项前瞻性研究中，34 例儿童中有 21%的儿童并发复发性慢性前葡萄膜炎[22]。12 例患者应用环孢霉素 A 治疗，8 例眼部炎症得以控制，7 例视力得以提高。主要副作用有肾功能不全，多毛和牙龈肥厚（50%）等[74]，也有诱发淋巴瘤的危险性。

最近，青少年型特发性关节炎的治疗有一些新的方法。一些促炎症细胞因子，如白介素 –1、肿瘤坏死因子 –α，在维持关节炎慢性化和介导组织损伤方面起主要作用，这些因子已成为治疗的靶目标。特别是肿瘤坏死因子拮抗剂已成为最有价值的抗炎性因子制剂。Etanercept 是可溶性肿瘤坏死因子受体 Ⅱ 二聚体，已被批准用于治疗顽固性关节炎[60]。每周两次皮下注射，可以明显抑制炎症和防止关节损害[39]。Reiff 等治疗 10 例用以往方法治疗无效的儿童葡萄膜炎，结果 63%（10/16）患眼葡萄膜炎好转。最近，应用氨甲蝶呤作为对照，观察了 Etanercept 对成人葡萄膜炎的疗效[19]。在这次双盲随机化试验中，当葡萄膜炎患者减少氨甲蝶呤用药后，Etanercept 并未阻止其复发。

Infliximab 是另一种抗肿瘤坏死因子制剂，该药也已成功地用于临床治疗。对成人类风湿性关节炎静脉注射治疗与 Etanercept 疗效相似，特别适用于儿童关节炎。对合并葡萄膜炎的疗效尚不清楚[41]。

Smith 等应用肿瘤坏死因子抑制剂治疗 16 例各种类风湿性疾病相关眼病[68]，6 例（38%）葡萄膜炎改善，其中 4 例为青少年型关节炎。这些病例中，有 5 例为首次发病。对某些病例，免疫调节剂治疗具有诱发或加重葡萄膜炎的危险性。先前报道内毒素诱发的实验性葡萄膜炎模型也显示抗肿瘤坏死因子治疗可加重葡萄膜炎[33]。因此，抗肿瘤坏死因子对葡萄膜炎的疗效尚有待于进一步观察。在治疗过程中，眼科医生应密切随访。

迄今，我们对青少年型慢性关节炎合并葡萄膜炎的病因及发病机制的了解仍很肤浅，因此我们需要更为合理、有效的治疗方法。

9.12 青少年型关节炎合并眼病的筛查方案

对于关节炎儿童，筛查和发现葡萄膜炎是减少眼部损害的重要措施。对于高危儿童，应缩短随诊间隔时间，以免造成不可逆的眼部损害。

下列危险因素应早期检查、早期干预：

1. 关节炎常早于葡萄膜炎，但未得到及时诊断，Gare 等发现关节炎常在发病 3 个月后才得以确诊[21]。

2. 葡萄膜炎发病时的严重程度不一，儿童常常不能主诉早期症状，当炎性体征严重时才被其父母注意。往往儿童年龄越小，主观症状愈不明显。

3. 尽管努力及早诊断葡萄膜炎，但仍有半数以上儿童在关节炎发病后半年内未到眼科就诊[7]。实际上，近来研究发现，虽然葡萄膜炎诊断较迟，但并未显示有年龄差异[35,78]。

对慢性关节炎患儿，究竟应间隔多长时间到眼科就诊尚没有标准。根据目前文献报道和美国儿科学会的标准（1993 年），建议如下：

- 所有青少年型慢性关节炎儿童，一经确诊应立即到眼科采用裂隙灯显微镜检查。
- 一旦发现有葡萄膜炎，应由眼科医生及时治疗和随诊。
- 如果发病之初没有葡萄膜炎，女性应在发病后 6 个月内每两个月进行一次眼科检查，男性应在发病后一年内每两个月进行一次眼科检查[7]。
- 对反复发作的葡萄膜炎和关节炎患儿，应制定详细的联合治疗计划，以减少眼部或全身应用糖皮质激素的副作用。

小　结

- 慢性关节炎并发葡萄膜炎可以引起部分儿童严重视力障碍。
- 发病隐匿，导致诊断延误和治疗不及时是眼部并发症的主要原因。
- 减少严重视功能损害的主要措施是在关节炎患儿中早期筛查和发现葡萄膜炎。
- 早期把患儿转诊到能熟练使用免疫抑制剂的眼科医生或眼免疫学家接受系统治疗，可以得到良好的视力效果。对于幼年儿童，应减少或避免使用糖皮质激素，以减少其副作用。
- "生物治疗"已成功用于青少年型慢性关节炎患儿的治疗，但对并发葡萄膜炎的疗效尚不清楚。

参考文献

[1] Alsaeid KM, Haider MZ, al-Awadhi AM, et al. (2003) Role of the human leukocyte antigen DRB1*0307 and DRB1*0308 in susceptibility to juvenile rheumatoid arthritis. Clin Exp Rheumatol 21:399–402.

[2] American Academy of Pediatrics Section on Rheumatology and Section Ophthalmology (1993) Guidelines for ophthalmologic examinations in children with juvenile rheumatoid arthritis. Pediatrics 92:295–296.

[3] Berk AT, Kocak N, Unsal E (2001) Uveitis in juvenile arthritis. Ocul Immunol Inflamm 9:243–251.

[4] Berntson L, Andersson GB, Fasth A, et al. (2003) Incidence of juvenile idiopathic arthritis in the Nordic countries. A population based study with special reference to the validity of the ILAR-EULAR criteria. J Rheumatol 30:2275–2282.

[5] Cabral DA, Petty RE, Malleson PN, et al. (1994) Visual prognosis in children with chronic anterior uveitis and arthritis. J Rheumatol 21:2370–2375.

[6] Chalom EC, Goldsmith DP, Koehler MA, et al. (1997) Prevalence and outcome of uveitis in a regional cohort of patients with juvenile rheumatoid arthritis. J Rheumatol 24:2031–2034.

[7] Chia A, Fraco, Lee V, et al. (2003) Factors related to severe uveitis at diagnosis in children with juvenile idiopathic arthritis in a screening program. Am J Ophthalmol 135:757–762.

[8] Chylack LT Jr, Bienfang DC, Bellows AR, et al. (1975) Ocular manifestations of juvenile rheumatoid arthritis. Am J Ophthalmol 79:1026–1033.

[9] Cimaz RG, Fink C (1996) The articular prognosis of pauciarticular onset juvenile arthritis is not influenced by the presence of uveitis. J Rheumatol 23:357–359.

[10] Collen RJ, Lippe BM, Kaplan SA (1979) Primary ovarian failure, juvenile rheumatoid arthritis and vitiligo. Am J Dis Child 133:598–600.

[11] Dana MR, Merayo-Lloves J, Schaumberg DA, et al. (1997) Visual outcomes prognosticators in juvenile rheumatoid arthritis-associated uveitis. Ophthalmology 104:236–244.

[12] de Boer J, Wulffaat N, Rothova A (2003) Visual loss in uveitis of childhood. Br J Ophthalmol 87:879–884.

[13] Edelsten C, Zaman A, Leak AM, et al. (1996) Antibodies against retinal S-antigen in patients with juvenile chronic arthritis-associated uveitis. Rheumatology 35:101–102.

[14] Edelsten C, Lee V, Bentley CR, et al. (2002) An evaluation of baseline risk factors predicting severity in juvenile idiopathic arthritis associated uveitis and other chronic anterior uveitis in early childhood. Br J Ophthalmol 86:51–56.

[15] Fisher M, Nussbaum M, Abrams CA, et al. (1980) Diabetes mellitus, Hashimoto's thyroiditis and juvenile rheumatoid arthritis. Am J Dis Child 134:93–94.

[16] Flynn HW, Davis JL, Culbertson WW (1988) Pars plana lensectomy and vitrectomy for complicated cataracts in juvenile rheumatoid arthritis. Ophthalmology 95:1114–1119.

[17] Fiannini EH, Malagon CN, van Kerhove C, et al. (1991) Longitudinal analysis of HLA-associated risks for iridocyclitis in juvenile rheumatoid arthritis. J Rheumatol 18:1394–1397.

[18] Foster CS, Havlrikova K, Baltatzis S, et al. (2000) Secondary glaucoma in patients with juvenile rheumatoid arthritis-associated iridocyclitis. Acta Ophthalmol Scand 78:576–579.

[19] Foster CS, Tufail F, Waheed NK, et al. (2003) Efficacy of Etanercept in preventing relapse of uveitis controlled by methotrexate. Arch Ophthalmol 121:437–440.

[20] Fox GM, Flynn HW Jr, Davis JL, et al. (1992) Causes of reduced visual acuity on long-term follow-up after cataract extraction in patients with uveitis and juvenile rheumatoid arthritis. Am J Ophthalmol 114:708–714.

[21] Gare BA, Fasth A (1995) The natural history of juvenile chronic arthritis: a population based cohort study. I. Onset and disease process. J Rheumatol 22: 295–307.

[22] Gerloni V, Cimaz R, Gattinara M, et al. (2001) Efficacy and safety profile cyclosporin A in the treatment of juvenile chronic (idiopathic) arthritis. Results of a 10-year prospective study. Rheumatology (Oxford) 40:907–913.

[23] Giannini EH, Brewer EJ, Kuzmina N, et al. (1992) Methotrexate in resistant juvenile rheumatoid arthritis. Results of the USA-USSR double-blind, placebo-controlled trial. The Pediatric Rheumatology Collaborative Study Group and the Cooperative Children's Study Group. N Engl J Med 326:1043–1049.

[24] Godfrey WA, Lindsley CB, Cuppage FE (1981) Localization of IgM in plasma cells in the iris of a patient with iridocyclitis and juvenile rheumatoid arthritis. Arthritis Rheum 24:1195–1198.

[25] Grom AA, Murray KJ, Luyrink L, et al. (1996) Patterns of expression of tumor necrosis factor alpha, tumor necrosis factor beta and their receptors in the synovia of patients with juvenile rheumatoid arthritis and juvenile spondyloarthropathy. Arthritis Rheum 39:1703–1710.

[26] Häberle H, Velhagen KH, Pleyer U (1998) Pseudophakia in children with juvenile arthritis. Ophthalmologe 95:823–827.

[27] Hofer M, Southwood TR (2002) Classification of childhood arthritis. Best Pract Res Clin Rheumatol 16:379–396.

[28] Horneff G, Burgos-Vargas R (2002) TNF-alpha antagonists for the treatment of juvenile-onset spondylarthropathies. Clin Exp Rheumatol 20:137–142.

[29] Jabs DA, Rosenbaum JT, Foster CS, et al. (2000)

Guidelines for the use of immunosuppressive drugs in patients with ocular inflammatory disorders: recommendations of an expert panel. Am J Ophthalmol 130:492–513.

[30] Kaipiainen-Seppänen O, Savolainen A (1996) Incidence of chronic juvenile rheumatic diseases in Finland during 1980–1990. Clin Exp Rheumatol 14:441–444.

[31] Kanski JJ, Shun-Shin A (1984) Systematic uveitis syndromes in childhood: an analysis of 340 cases. Ophthalmology 91:1247–1252.

[32] Kanski JJ, Petty RE (1996) Chronic childhood arthritis and uveitis. In: Pepose JS, Holland GN, Wilhelmus KR (eds) Ocular infection and immunity, Mosby-Yearbook, St. Louis.

[33] Kasner L, Chan CC, Whitcup SM (1993) The paradoxical effect of tumor necrosis factor alpha (TNF-alpha) in endotoxin-induced uveitis. Invest Ophthalmol Vis Sci 34:2911–2917.

[34] Körner-Stiefbold U, Sauvain MJ, Gerber N, et al. (1993) Eye complications in chronic juvenile arthritis. Klin Monatsbl Augenheilkd 202:269–280.

[35] Kotaniemi K, Kautiainen H, Karma A, et al. (2001) Occurrence of uveitis in recently diagnosed juvenile chronic arthritis: a prospective study. Ophthalmology 108:2071–2075.

[36] Kotaniemi K, Kotaniemi A, Savolainen A (2002) Uveitis as a marker of active arthritis in 372 patients with juvenile idiopathic seronegative oligoarthritis or polyarthritis. Clin Exp Rheumatol 20:109–112.

[37] Lam LA, Lowder CY, Baerveldt G, et al. (2003) Surgical management of cataracts in children with juvenile rheumatoid arthritis-associated uveitis. Am J Ophthalmol 135:772–778.

[38] Lovell DJ, Giannini EH, Reiff A, et al. (2000) Etanercept in children with polyarticular juvenile rheumatoid arthritis. N Engl J Med 342:763–769.

[39] Lovell DJ, Giannini EH, Reiff A, et al. (2003) Long-term efficacy and safety of Etanercept in children with polyarticular-course juvenile rheumatoid arthritis. Arthritis Rheum 48:218–226.

[40] Malagon C, Van Kerckhove C, Giannini EH, et al. (1992) The iridocyclitis of early onset pauciarticular juvenile rheumatoid arthritis: outcome in immunogenetically characterized patients. J Rheumatol 19:160–163.

[41] Mangge H, Heinzle B, Grubbauer HM, et al. (2003) Therapeutic experience with infliximab in a patient with polyarticular juvenile idiopathic arthritis and uveitis. Rheumatol Int 23:258–261.

[42] McCannel CA, Holland GN, Helm CJ, et al. (1996) Causes of uveitis in the general practice of ophthalmology. UCLA Community-based uveitis study group. Am J Ophthalmol 121:35–46.

[43] Möller DE, Urban A, Kraft H, et al. (2000) Eye complications in 458 children with rheumatoid arthritis. Klin Monatsbl Augenheilkd 217:15–22.

[44] Monestier M, Losman JA, Fasy TM, et al. (1990) Antihistone antibodies in antinuclear antibody-positive juvenile arthritis. Arthritis Rheum 33:1836–1841.

[45] Neuteboom GH, Hertzberger-ten Cate R, de Jong J, et al. (1992) Antibodies to a 15 kD nuclear antigen in patients with juvenile chronic arthritis and uveitis. Invest Ophthalmol Vis Sci 33:1657–1660.

[46] Nomenclature and classification of arthritis in children. European League Against Rheumatism (EULAR) Bulletin 4; Basel, 1977, National Zeitung AG.

[47] Ohm J (1910) Hornhauttrübung bei einem neunjährigen Mädchen und ihre Behandlung mit subkonjunktivalen Sodkaliumeinspritzungen. Klin Monatsbl Augenheilkd 48:243–246.

[48] Ostensen M, Fredriksen K, Kass E, et al. (1989) Identification of antihistone antibodies in subsets of juvenile chronic arthritis. Ann Rheum Dis 48:114–117.

[49] Petty RE (1987) Current knowledge of the etiology and pathogenesis of chronic uveitis accompanying juvenile rheumatoid arthritis. Rheum Dis Clin North Am 13:19–36.

[50] Petty RE (1993) Is there a useful model for the study of childhood uveitis and arthritis? Clin Exp Rheumatol 11:7–8.

[51] Petty RE, Hunt DW, Mathers DM, et al. (1994) Experimental arthritis and uveitis in rats associated with *Mycobacterium butyricum*. J Rheumatol 21:1491–1496.

[52] Petty RE, Smith JR, Rosenbaum JT (2003) Arthritis and uveitis in children. A pediatric rheumatology perspective. Am J Ophthalmol 135:879–884.

[53] Pleyer U, Liekfeld A, Baatz H, et al. (1999) Pharmakologische Modulation immunmediierter Reaktionen. Klin Monatsbl Augenheilkd 213:160–170.

[54] Pleyer U, Velhagen KH, Scherer M, et al. (2000) Intraokularlinsen – Implantation bei Uveitis, assoziiert mit kinderrheumatologischen Erkrankungen. 13. Kongreß der DGII. Biermann-Verlag, Köln, pp 29–36.

[55] Pleyer U (2001) Therapie intraokularer Entzündung: anteriore und posteriore Uveitis – therapeutischer Stufenplan. In: Kampik A, Grehn W (eds) Therapie okulärer Erkrankungen. Thieme, Stuttgart, pp 324–343.

[56] Ploski R, Vinje O, Ronningen KS, et al. (1993) HLA class II alleles and heterogeneity of juvenile rheumatoid arthritis. DRB1 0101 may define a novel subset of disease. Arthritis Rheum 36:465–472.

[57] Prakken AB, van Eden W, Rijkers GT, et al. (1996) Autoreactivity to human heat-shock protein 60 predicts disease remission in oligoarticular juvenile rheumatoid arthritis. Arthritis Rheum 39:1826–1832.

[58] Prieur A (2000) Chronic infantile neurological, cutaneous and articular/neonatal onset multisys-

tem inflammatory disease syndrome. Arch Ophthalmol 118:1386–1392.

[59] Probst LE, Holland EJ (1996) Intraocular lens implantation in patients with juvenile rheumatoid arthritis. Am J Ophthalmol 122:161–170.

[60] Reiff A (2003) Long-term outcome of etanercept therapy in children with treatment refractory uveitis. Arthritis Rheum 48:2079–2080.

[61] Rosenberg AM, Oen KG (1986) The relationship between ocular and articular disease activity in children with juvenile rheumatoid arthritis and associated uveitis. Arthritis Rheum 29:797–800.

[62] Rosenberg AM, Hauta SA, Prokopchuk PA, et al. (1996) Studies on associations of antinuclear antibodies with antibodies to an uveitogenic peptide of retinal S-antigen in children with uveitis. J Rheumatol 23:370–373.

[63] Sabates R, Smith T, Apple D (1979) Ocular histopathology in juvenile rheumatoid arthritis. Ann Ophthalmol 11:733–737.

[64] Samson CM, Waheed N, Baltatzis S, et al. (2001) Methotrexate therapy for chronic noninfectious uveitis: analysis of a case series of 160 patients. Ophthalmology 108:1134–1139.

[65] Scholz S, Albert ED (1993) Immunogenetic aspects of juvenile chronic arthritis. Clin Exp Rheumatol 11:37–41.

[66] Sherif Z, Pleyer U (2002) Corticosteroids in ophthalmology: past – present – future. Ophthalmologica 216:305–315.

[67] Smiley WK (1974) The eye in juvenile rheumatoid arthritis. Trans Ophthalmol Soc U K 94:817–829.

[68] Smith JR, Levinson RD, Holland GN, et al. (2001) Differential efficacy of tumor necrosis factor inhibition in the management of inflammatory eye disease and associated rheumatic disease. Arthritis Rheum 45:252–257.

[69] Symmons DP, Jones M, Osborne J, et al. (1996) Pediatric rheumatology in the United Kingdom: data from the Rheumatology Group National Register. J Rheumatol 23:1975–1980.

[70] Torun N, Liekfeld A, Hartmann C, et al. (2002) Okuläre Toxoplasmose-Antikörper in Kammerwasser und Serum. Ophthalmologe 99:109–112.

[71] Uusitalo RJ, Stjernschartz J, Mahlborg K, et al. (1985) Serum antibody levels to S-antigen in children with chronic uveitis. Br J Ophthalmol 69:212–216.

[72] Välimäki J, Airaksinen J, Tuulonen A (1997) Molteno implantation for secondary glaucoma in juvenile rheumatoid arthritis. Arch Ophthalmol 115:1253–1256.

[73] Vesterdal E, Sury B (1950) Iridocyclitis and band-shaped corneal opacity in juvenile rheumatoid arthritis. Acta Ophthalmol(Copenh) 28:321–335.

[74] Vitale AT, Rodriguez A, Foster CS (1996) Low-dose cyclosporine A therapy in treating chronic, noninfectious uveitis. Ophthalmology 133:365–373.

[75] Weiss AH, Wallace CA, Sherry DD (1998) Methotrexate for resistant chronic uveitis in children with juvenile rheumatoid arthritis. J Pediatr 133:266–268.

[76] Wirostko E, Johnson L, Wirostko W (1989) Juvenile rheumatoid arthritis inflammatory eye disease. Parasitization of ocular leukocytes by mollicute-like organisms. J Rheumatol 16:1446–1455.

[77] Wolf MD, Lichter PR, Ragsdale CG (1987) Prognostic factors in the uveitis of juvenile rheumatoid arthritis. Ophthalmology 94:1242–1248.

[78] Zulian F, Martini G, Falcini F, et al. (2002) Early predictors of severe course of uveitis in oligoarticular juvenile idiopathic arthritis. J Rheumatol 29:2446–2453.

第 10 章

眼部疱疹病毒感染

Bahram Bodaghi，Phuc LeHoang

主要内容

- 疱疹病毒是一类高度变异的机会致病微生物，经多种方式侵入机体免疫系统并潜伏下来。
- 眼部疱疹病毒感染的预后及并发症很大程度取决于宿主免疫系统功能。
- 眼部疱疹病毒感染的主要特征是在继发或伴随炎症发生后病毒复制导致的溶解反应。
- 血清疱疹病毒抗体阳性率随年龄增加而增加，不同地域有所不同。
- 眼内疱疹病毒感染通常表现为前葡萄膜炎和病毒性视网膜病变。
- 近年来报道新发现的病变包括发生于免疫功能正常者的巨细胞病毒性前葡萄膜炎和非坏死性

- 疱疹病毒性视网膜病变。
- 疱疹病毒性眼内炎症的早期诊断主要依据临床表现，确诊是否伴有病毒复制需要运用聚合酶链反应技术（PCR）等分子生物学技术。
- 另一种确诊方法是检测眼内液中针对不同病毒产生的抗体，对可疑病毒感染患者而言，检测所需眼内液体的量是一大限制因素。
- 应用糖皮质激素治疗前，应当全身使用抗病毒药物，以便迅速控制病毒复制。
- 目前所有抗疱疹病毒药物均为病毒抑制剂，因此治疗后病毒仍有可能复发，尤其是在缺乏抗病毒预防措施的情况下。

10.1 引　言

　　疱疹病毒是眼部感染的一个主要病因，典型的临床表现有助于诊断。疱疹病毒原发感染通常被机体免疫系统有效控制，但机体并不能完全清除病毒。疱疹病毒与其宿主形成了一种寄生关系，并且保持了 3000 多万年。这类高度变异的机会性致病微生物通过多种方式侵入免疫系统并潜伏下来。疱疹病毒基因潜伏于感染宿主的特定部位，宿主的免疫状态很大程度上决定了病毒感染的结果及并发症。人类 8 种疱疹病毒中，大部分人群对其中 4 种病毒（带状疱疹病毒、巨细胞病毒、单纯疱疹病毒 I 型、EB 病毒）呈血清阳性反应。初次病毒感染的症状并不明显，病毒可能终生潜伏而不致病。少部分急性感

染或复发感染后出现细胞病变伴有炎性反应，不及时治疗可能出现葡萄膜炎或视网膜炎及相关并发症，延误治疗会使预后更为不佳，这就更加说明了依据完整的临床和病毒学检查做出诊断的重要性。确定感染病毒的类型也很重要，可为抗病毒药物和糖皮质激素治疗提供依据，也为防止复发提供可能。使用分子生物学技术不仅可以明确已知病毒性葡萄膜炎的病毒亚型，而且也能确定病毒在传统治疗无效的非典型性自身免疫性葡萄膜炎中的作用。利用聚合酶链反应技术（PCR）可以快速、敏感、准确地检测患者体内的病毒 DNA。因此，当葡萄膜炎患者对抗炎治疗不敏感时，应进行房水检测分析以便排除病毒感染，调整治疗方案。近年来已发现有新的病毒性疾病，如巨细胞病毒相关的慢性前

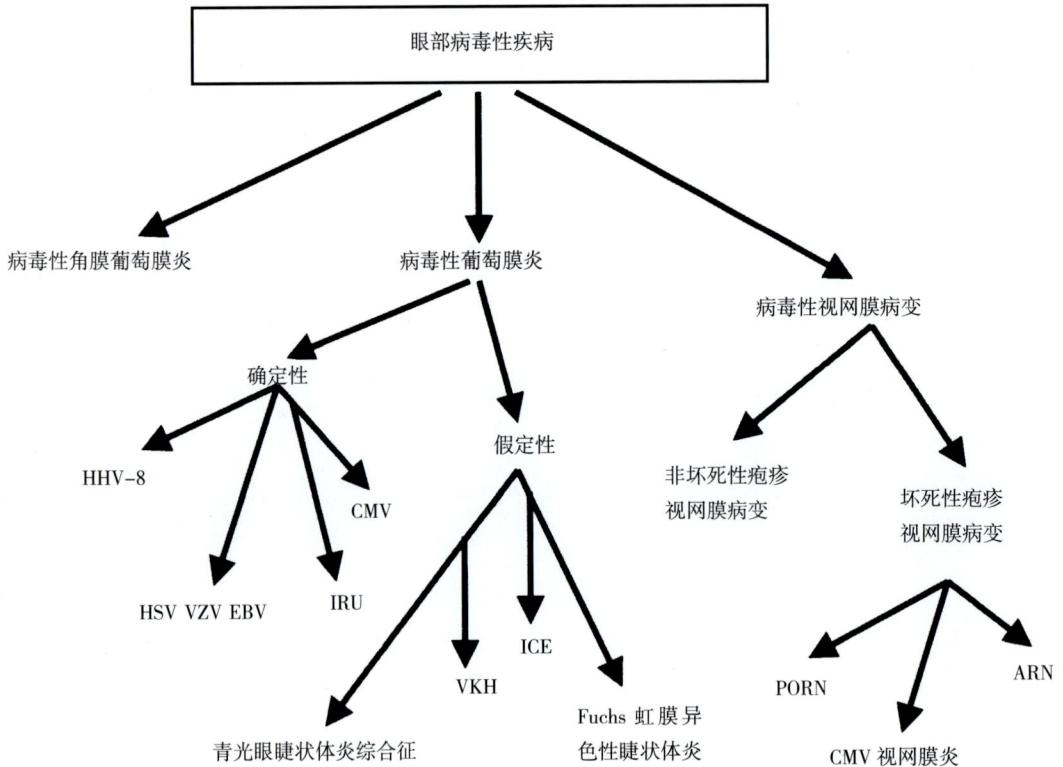

图 10.1 眼部疱疹病毒感染的不同类型（IRU：免疫恢复性葡萄膜炎，VKH：伏格特 – 小柳 – 原田综合征，ICE：虹膜角膜内皮综合征，ARN：急性视网膜坏死综合征，PORN：进行性外层视网膜坏死）。

葡萄膜炎和免疫功能正常者发生的非坏死性疱疹病毒性视网膜病变，这些在以前病毒性眼病中已有描述（图 10.1）。在使用糖皮质激素前，应当全身应用抗病毒药物控制病毒复发，小剂量抗病毒药物维持治疗可以降低复发率。

10.2　病毒学基础

　　已经发现的人类疱疹病毒包括单纯疱疹病毒Ⅰ型和Ⅱ型，水痘带状疱疹病毒，巨细胞病毒，EB 病毒，单纯疱疹病毒Ⅵ、Ⅶ、Ⅷ型（卡波西肉瘤病毒）等 8 种，上述病毒均可诱发眼部炎症。单纯疱疹病毒和带状疱疹病毒是 α 疱疹病毒，能够感染多种细胞，在体内快速复制（24 小时内），并能打破种属屏障。巨细胞病毒、单纯疱疹病毒Ⅵ型和Ⅶ型是 β 病毒，仅在有限宿主细胞体内缓慢生

长，有很强的种属特异性。EB 病毒和单纯疱疹病毒Ⅷ型生长缓慢，有种属特异性，主要感染淋巴细胞。形态学上，所有病毒均包裹有直径 150 ~ 200nm 的病毒颗粒，核衣为二十面等边三角形构成，其中包含双链 DNA[54,70]。疱疹病毒有第二大病毒基因组，仅次于天花病毒。由于存在重复序列，DNA 可以形成四种异构体。在核衣和外壳之间是无定形蛋白称为体被，主要由磷酸蛋白组成，当侵入宿主细胞后，能干扰宿主细胞蛋白合成。疱疹病毒的基因组已经解序，翻译调整序列和蛋白，揭示病毒家族内不同病毒之间存在紧密联系。病毒外壳中的糖蛋白有利于血清学分型。疱疹病毒感染并潜伏在宿主体内，共同进化上百万年。这些病毒存在于哺乳动物、爬行动物、鱼类和鸟类体内，但它们在物种进化中的作用仍有争议。

人类巨细胞病毒（HCMV）是典型的 β 亚族病毒，其双链 DNA 超过 238 kbp，能编码 200 多种病毒蛋白，其中许多蛋白功能上与宿主蛋白类似[48]。这类机会性致病微生物有严格种属特异性，在完全允许复制的细胞内，病毒复制遵循三个连续阶段：极早期（IE 期）、早期（E 期）和晚期（L 期），病毒 DNA 合成在早期末。极早期和早期合成的蛋白在病毒复制中起免疫调节作用。人类巨细胞病毒通常在免疫监视较弱的细胞中复制，但也可感染造血干细胞及其分化细胞。病毒潜伏于不同的组织和细胞中，尤其是单核细胞和内皮细胞。在潜伏期间，人类巨细胞病毒仅表达有限的病毒基因以逃避机体免疫系统的识别。为了与宿主长期共存，人类巨细胞病毒可通过不同途径来逃避机体的免疫系统。病毒与宿主之间的相互作用很独特，一方面涉及不同代谢途径的调节，同时又避开免疫监控。病毒通过下调细胞表面主要组织相容复合物（MHC）–I 类分子的表达，避免把病毒多肽提呈给细胞毒 T 细胞。通过调节产生可溶性免疫介质，隔离感染细胞与细胞因子的接触，从而保护病毒免受杀伤性淋巴细胞的攻击。

10.3　流行病学

疱疹病毒可能通过接触病毒感染者的分泌物、皮肤或黏膜组织，传播给易感人群。人群中疱疹病毒感染非常普遍，但是大部分人并不发病。眼部单纯疱疹病毒 II 型的感染主要通过眼 – 生殖器传播，血清阳性率随年龄增长而升高，也因地而异。在美国 30 岁人群中，社会经济地位较高者的单纯疱疹病毒 I 型的血清阳性率约为 50%[50]，社会地位较低者约为 80%，并且随年龄增加而升高。60 岁人群中带状疱疹病毒阳性率接近 90%[25]。葡萄膜炎的全球发病率和患病率分别为 17 ~ 24/10 万人和 35 ~ 200/10 万人。根据国际葡萄膜炎研究组的分类和不同研究报道，疱疹

病毒性葡萄膜炎是前葡萄膜炎的第二大病因（25.9%），带状疱疹病毒相关的葡萄膜炎常继发于带状疱疹病毒性眼炎、无疱疹性水痘（不伴有皮肤水疱的复发性带状疱疹病毒感染），也可能伴发于水痘病毒感染。前葡萄膜炎更常见于带状疱疹病毒性眼炎，应用阿昔洛韦治疗带状疱疹病毒性眼炎可显著减少眼部并发症，特别是葡萄膜炎的发生[30]。

疱疹病毒感染累及眼后段者较少见，主要见于免疫缺陷者的巨细胞病毒性视网膜炎和进行性外层视网膜坏死，以及免疫正常者的急性视网膜坏死和非坏死性病毒性视网膜病变。疱疹病毒感染与性别无关，世界各地都有报道。

10.4　病理生理学

10.4.1　实验性病毒性葡萄膜炎

病毒性眼病很常见，多伴有不同类型的葡萄膜炎。常采用不同动物及细胞模型研究眼部疱疹病毒感染[71,16]，实验和临床研究显示，多种自身免疫性疾病的病因主要与感染，特别是病毒感染有关。眼部疱疹病毒感染的主要特点是伴随于或继发于初次炎性反应后的二次病毒复制后的细胞溶解反应。毫无疑问，这种二重反应是实验性葡萄膜炎和人类葡萄膜炎及视网膜炎的病理生理学基础。目前已经建立兔、鼠、豚鼠等动物模型研究眼部疱疹病毒感染，兔还用于诱发巨细胞病毒性脉络膜视网膜炎的研究[17]。前房内注射疱疹病毒 7 ~ 10 天后可诱发注射眼严重的前葡萄膜炎和对侧眼中度视网膜脉络膜炎；而注射眼后段不受累及的原因仍不明确。玻璃体腔注射活病毒后，一周内由于病毒性细胞病变而出现原发性全葡萄膜炎；眼内再次注射病毒后，无论病毒复制能力如何，均会诱发急性葡萄膜炎，并伴有病毒特异性 T 细胞介导的免疫病理反应。据研究，玻璃体腔注射病毒后，病毒可能沿视神经经视交叉到达

对侧视网膜，但病毒如何从前房内传播到对侧眼不得而知。

有趣的是，波及唇部的原发性病毒感染表现往往与单纯疱疹病毒 I 型的表达相一致，这些单纯疱疹病毒 I 型潜伏于中枢神经系统的某些部位，与眼组织有着直接或间接的关联。因此，潜伏的病毒活化后导致角膜、葡萄膜或视网膜感染[43,44]。这种情况类似于淋巴从葡萄膜脑膜炎病毒，前房内注射病毒后，病毒可在葡萄膜内增殖而不致病，随后发生严重的抗病毒反应和极轻微的细胞病变。眼部炎症可能通过活化的淋巴细胞播散，眼内持续存在的病毒抗原可以诱发慢性复发性葡萄膜炎。

10.4.2　病毒性视网膜炎的动物模型

动物模型已经显示病毒性视网膜炎的主要临床特征[4,33,42,51,66]。人类巨细胞病毒的复制模式与单纯疱疹病毒以及带状疱疹病毒不同。

视网膜胶质细胞或视网膜色素上皮细胞常用于培养人类巨细胞病毒（图 10.2），病毒复制呈缓慢、进行性[11,16]。在现代高效抗逆转录病毒药物治疗（HAART）的时代，完全瘢痕性视网膜炎患者仍可出现眼内炎症，如

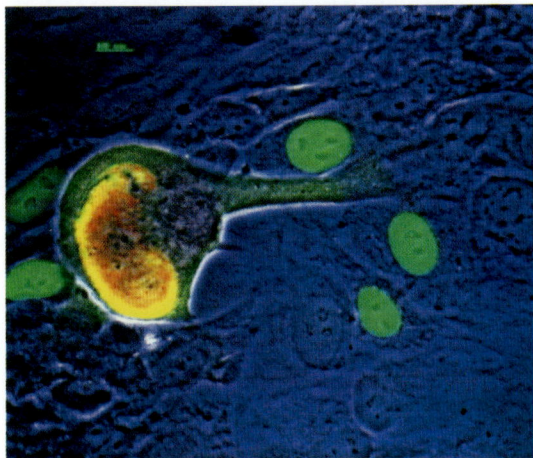

图 10.2　共焦显微镜显示人类视网膜色素上皮被巨细胞病毒感染后呈现的巨细胞效果，间接荧光法（绿色为早期抗原，红色为晚期抗原）。

黄斑囊样水肿、玻璃体炎或视乳头炎，因此不同途径的抗病毒免疫反应可能在其中起一定作用，研究这些途径很有意义。视网膜色素上皮细胞模型可用于分析病毒和宿主之间的相互作用。晚期免疫功能低下者发生人类巨细胞病毒性视网膜炎可能与细胞因子生成及分泌受到干扰、CD3+CD4+ 细胞亚群进行性丢失有关。在不同免疫病理条件下，眼内出现干扰素 –γ、干扰素 –β、白细胞介素 –1β、转化生长因子 –β 和肿瘤坏死因子 –α 等多种细胞因子，这些细胞因子在人类巨细胞病毒复制过程中的作用有待于进一步研究。体外研究发现，干扰素 –γ 和白细胞介素 –1β 是主要的抗病毒因子，培养基中加入 L- 色氨酸能逆转其抗病毒作用，色氨酸是人类巨细胞病毒复制的必需氨基酸。干扰素 –γ 刺激吲哚胺（indoleamine）– 二氧化酶（IDO）生成，后者将色氨酸及其衍生物转化为犬尿素。某些细胞因子，如干扰素 –γ 在病毒蛋白（免疫系统的攻击目标）表达前使病毒逃避机体免疫监视，形成病毒库[8]。免疫功能低下者后期体内缺乏干扰素 –γ 在人类巨细胞病毒性视网膜炎的发病中发挥一定作用。免疫功能重建后，白细胞可识别表达病毒抗原的潜伏细胞，视网膜白细胞浸润；因此即使没有活动性病毒复制，免疫活化也能诱发免疫重建性葡萄膜炎的发生。

10.5　临床特点

眼内疱疹病毒感染主要表现有前葡萄膜炎和病毒性视网膜病变两种。虽然临床表现相对明确，但如果没有分子生物学检测技术，也很难明确临床表现和病毒之间的关联性。这类疾病通常呈单眼、急性发病。

10.5.1　前葡萄膜炎

10.5.1.1　单纯疱疹病毒感染

疱疹病毒性角膜炎与葡萄膜炎之间没有

直接联系，基质型角膜炎可同时伴有前葡萄膜炎，但前葡萄膜炎可能并无活动性角膜炎体征。反复发作感染者可波及眼后段，如玻璃体或视网膜。通过聚合酶链反应技术可以确认病毒的存在，但仍不能确定葡萄膜炎的发生是病毒性细胞病变抑或免疫病理学反应所致[24]。患者常有眼红、畏光、眼痛和视力下降等主要症状；前葡萄膜炎通常表现为单眼、急性肉芽肿性炎症，伴有虹膜后粘连和节断性虹膜萎缩（图 10.3），也可见虹膜肿物。小梁网炎症导致继发性青光眼是疱疹病毒性葡萄膜炎的主要特点，青光眼可以是暂时性的，也可能形成不伴有活动性感染或炎症的慢性青光眼。房水中出现炎症细胞或房水闪光呈轻度到中度阳性，严重者出现前房积脓或前房出血。

Van der Lelij 等应用分子生物学技术诊断31 例疱疹病毒感染性前葡萄膜炎伴有节断性虹膜萎缩[61]。其中，90% 伴有继发性青光眼，24 例行前房穿刺检查发现 23 例房水阳性（单纯疱疹病毒阳性 20 例，带状疱疹病毒阳性 3 例），单纯疱疹病毒相关的葡萄膜炎平均发病年龄低于带状疱疹病毒性葡萄膜炎，经治疗后，大部分患者视力恢复满意。

10.5.1.2　带状疱疹病毒（VZV）感染

带状疱疹病毒性眼部感染常发生葡萄膜炎，一旦病毒侵及三叉神经眼支后，约 2/3 患者出现眼部症状，特别在没有预防性使用阿昔洛韦时更为多见。水痘病毒感染后的葡萄膜炎相对少见，眼内炎症表现相对滞后于皮肤病变，发病间隔约 2 ~ 4 周。发病较晚的葡萄膜炎似乎更为严重，需要排除病毒性视网膜炎的可能，尤其是免疫缺陷者或老年患者。角膜后沉着物（KP）位于角膜下方，呈灰白色或棕色，也可弥散分布呈豹纹状（图 10.4）。眼前段缺血是带状疱疹病毒性葡萄膜炎的典型特点，节断性或斑片状虹膜萎缩与病毒感染所致的缺血有关。前部葡萄膜炎通常呈单眼、急性肉芽肿性炎症，伴有虹膜后粘连和青光眼。

10.5.1.3　巨细胞病毒性（CMV）葡萄膜炎

近年来有报道显示，免疫功能正常者可出现眼前段巨细胞病毒感染[47]，与单纯疱疹病毒性葡萄膜炎或带状疱疹病毒性葡萄膜炎不同，其主要特点是呈慢性病程。轻度到中度的眼内炎症可持续很长时间，角膜下方散在有棕色细小沉着物。巨细胞病毒感染以老年人多见，节断性虹膜萎缩相对少见，很少出现虹膜后粘连。继发性青光眼多见。在缺乏特异性抗巨细胞病毒药物治疗时，单纯抗青光眼药物治疗很难奏效，眼后段受累并不多见。

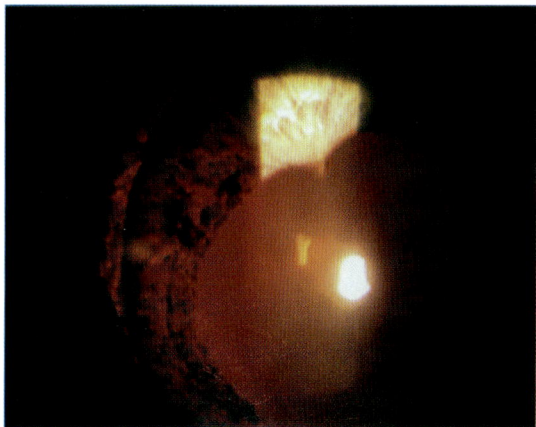

图 10.3　单纯疱疹病毒 I 型感染相关的虹膜萎缩。

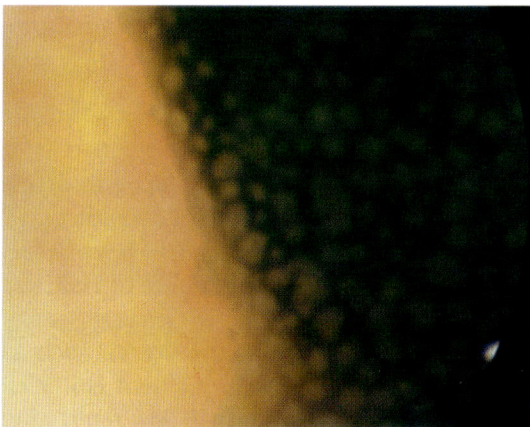

图 10.4　带状疱疹病毒相关前葡萄膜炎患者的角膜后沉着物呈豹纹状。

10.5.1.4　EB病毒性（EBV）葡萄膜炎

EB病毒感染相关的传染性单核细胞增多症患者中，可能出现一过性良性葡萄膜炎。EB病毒感染可引起前葡萄膜炎、多灶性脉络膜炎和全葡萄膜炎等，EB病毒的眼部感染没有特征性病变[58]。由于单核细胞增多症患者血液中存在EB病毒，前房穿刺标本可能被血液污染。葡萄膜炎常表现为慢性肉芽肿性炎症、单眼或双眼发病、伴有弥漫性虹膜萎缩和严重青光眼。

10.5.2　病毒性视网膜病变

10.5.2.1　疱疹病毒性坏死性视网膜病变

坏死性视网膜病变的特点已经通过电镜观察、免疫组化研究[13]、眼内标本的病毒培养、眼内液或血清学检查[15,63]以及聚合酶链反应技术等进行了大量研究[3,22,59]。这类疾病包括急性视网膜坏死综合征、进行性外层视网膜坏死和巨细胞病毒性视网膜炎。

10.5.2.1.1　急性视网膜坏死综合征

1971年，Urayama及其同事首次报道了6例疑似视网膜坏死的病例，称之为单侧急性葡萄膜炎伴视网膜动脉周围炎和视网膜脱离[60]，这类疾病在日本称为桐泽（Kirisawa）型葡萄膜炎。随后，西方学者报道了双眼视网膜坏死的病例。Fisher在1982年首次使用视网膜坏死的概念[18]，后来研究证实带状疱疹病毒和单纯疱疹病毒在其发病中的作用。1994年，Holland和美国葡萄膜炎协会一起统一疑似疱疹病毒性视网膜病变的类型，将其命名为坏死性疱疹病毒性视网膜病变[32]。急性视网膜坏死综合征的发病率男女均等，多发生于50~70岁之间，病毒性视网膜病变也可能先天发病，或见于新生儿及儿童。健康和免疫缺陷者都可能在原发或复发疱疹病毒感染过程中发生急性视网膜坏死，但其临床表现的严重程度不同。

急性视网膜坏死的主要特点为周边部急性坏死性视网膜炎、视网膜动脉炎，以及轻度到重度不一的玻璃体炎。通常单眼发病，主要由带状疱疹病毒或单纯疱疹病毒引起，很少由巨细胞病毒引起。近年来，美国和日本研究者发现在急性视网膜坏死中以带状疱疹病毒和单纯疱疹病毒II型多见[22,36]。

美国葡萄膜炎协会所定义的急性视网膜坏死的主要临床特征包括周边部视网膜出现境界清楚的局灶性坏死区、坏死迅速融合呈环形进展，阻塞性血管病变以及前房、玻璃体内明显的炎症反应，早期可能有轻度视盘水肿且进行性加重（图10.5），伴有继发性青光眼和肉芽肿性前葡萄膜炎。在没有治疗情况下，视网膜炎症进展迅速，蔓延至后极部；如果炎症剧烈，可能发生渗出性视网膜脱离。在缺乏抗病毒和抗炎治疗时，孔源性视网膜脱离较多见。有时视网膜炎症比较局限，属于低度蔓延型视网膜坏死。

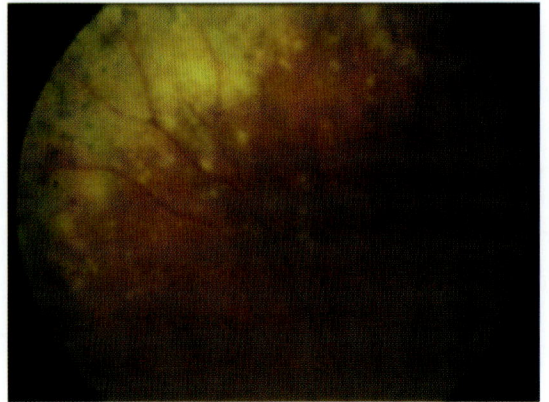

图10.5　免疫功能正常者的急性视网膜坏死综合征，表现为视网膜白细胞浸润和少量出血。

10.5.2.1.2　进行性外层视网膜坏死

进行性外层视网膜坏死是疱疹病毒性视网膜炎的一种变异，常见于免疫功能缺陷者，由Forster和其同事首先报道[19]。临床特征包括不伴有玻璃体炎的轻度非肉芽肿性前葡萄膜炎，坏死性视网膜炎起始于后极部，向周边部蔓延，病灶迅速融合波及全视网膜。不同于急性视网膜坏死，本病较少见到视网膜血管炎和视神经炎，但视网膜炎通常呈双侧性。由于抗病毒治疗效果不佳和伴发视网膜脱离，视力预后往往很差。

10.5.2.1.3 巨细胞病毒性视网膜炎

巨细胞病毒是疱疹病毒家族中最令人头痛的一种病毒。眼部受累可见于先天性感染和艾滋病患者合并的感染[34]。孕期内原发感染是发达国家中宫内感染的主要原因，死亡率约为 20%，儿童视网膜炎发生率约为 15%。艾滋病患者在应用高效抗逆转录病毒（HAART）治疗之前，巨细胞病毒性视网膜炎是主要致盲原因。艾滋病晚期出现巨细胞病毒性视网膜炎，当 CD4+T 淋巴细胞降到 $50 \sim 100$ 个 $/mm^3$ 以下时，发病危险性明显增高。巨细胞病毒性视网膜炎可能是少数艾滋病患者的首发临床表现。巨细胞病毒感染视网膜的途径可能是由于局部防御机制遭破坏后，病毒穿过血-视网膜屏障引起视网膜炎症，也可能以极化的方式侵入视网膜。病毒在血管内皮细胞内复制后破坏血-视网膜内屏障，病毒颗粒进入视网膜胶质细胞，随后向视网膜色素上皮细胞蔓延。人类巨细胞病毒在视网膜内潜伏的位置仍有争议，可能是色素上皮细胞或胶质细胞。巨细胞病毒性视网膜炎首先累及周边部视网膜，很长时间内不影响视力。如果 CD4+T 淋巴细胞计数低于 50 个 $/mm^3$，每 3 个月应进行一次详细的眼底检查。活动性巨细胞病毒性视网膜炎通常根据眼底检查即可确诊，其坏死区呈白色，边界不清，伴有出血和血管鞘。巨细胞病毒性视网膜炎早期表现为白色细小的视网膜浸润，容易与人类免疫缺陷病毒（HIV）相关的微血管病变中出现的棉绒斑混淆。巨细胞病毒性视网膜炎分为爆发和静止两个亚型。爆发型又称水肿型，是一种常见类型，视网膜呈致密灰白色融合性混浊，无中央萎缩区，通常沿血管进展，伴有视网膜出血和炎性血管鞘（图 10.6）。静止型又称颗粒型，是巨细胞病毒性视网膜炎的变异，视网膜呈颗粒状坏死灶，中央萎缩，少有出血和血管鞘。两种亚型的视网膜坏死区边界通常不规则，周围有卫星灶浸润。早期很少发生视盘浸润，当

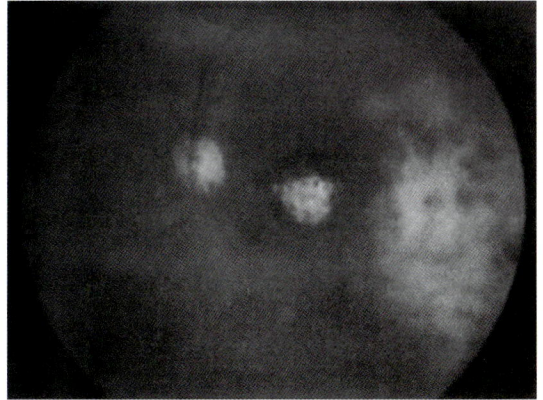

图 10.6 既往有黄斑部弓形虫感染史的患者，应用聚合酶链反应技术证实巨细胞病毒性视网膜炎的存在。

炎症向后极部蔓延后，则可能表现视乳头炎。常可见有轻度玻璃体炎和眼前段炎症。尽管视网膜炎症进展缓慢，但如果没有行抗巨细胞病毒治疗，视网膜会在 $3 \sim 6$ 个月内遭受完全破坏。瘢痕性视网膜病变表现为视网膜萎缩伴血管闭塞。荧光素眼底血管造影对复杂病例的鉴别诊断很有帮助，特别是用于区别弓形虫性视网膜脉络膜炎、梅毒性视网膜炎、念球菌性眼内炎、单纯疱疹病毒和带状疱疹病毒性视网膜炎。

艾滋病患者应用高效抗逆转录病毒药物（HAART）治疗后，其免疫功能有所改善，患者生存率提高，巨细胞病毒性疾病的病程也明显改变[37,55]。如果经 HAART 治疗后 CD4+T 细胞增多，则有助于防止病毒复发，可以暂停抗巨细胞病毒的维持治疗[69]。巨细胞病毒性视网膜炎患者经 HAART 治疗后，在免疫功能恢复前，可以表现有后葡萄膜炎、视网膜血管炎、视乳头炎和黄斑水肿[12,38]，这种疾病被认为属于免疫恢复性葡萄膜炎，其发病机制仍有争议[57]。但近来研究显示应排除病毒复制的可能性，可能由于机体免疫功能恢复，淋巴细胞可识别长期感染而表达巨细胞病毒抗原的视网膜细胞，从而引起免疫反应。

10.5.2.2 非坏死性疱疹病毒性视网膜病变

这类疾病近年来多有报道[10]。在某些

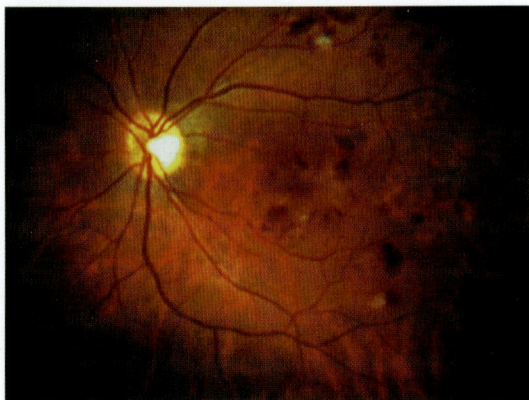

图 10.7 水痘感染后两周出现不典型带状疱疹病毒性视网膜炎，伴有弥漫性视网膜出血。

慢性类型、非典型性后葡萄膜炎患者，如 Behcet′s 病、视网膜血管炎或鸟枪弹样脉络膜视网膜病变，应用分子生物学技术可检测到其眼内液中有疱疹病毒 DNA 存在。非坏死性疱疹病毒性视网膜病变通常呈双眼发病，可伴有出血（图 10.7）。需要强调的是，所有患者均呈糖皮质激素抵抗或糖皮质激素高度依赖性，特异性抗病毒治疗可以减轻眼内炎症，并逐步停用免疫抑制剂或减少糖皮质激素使用量。对于疱疹病毒性角膜葡萄膜炎患者，应密切观察病情变化，不能中断糖皮质激素治疗。

10.5.3　鉴别诊断

尽管有美国葡萄膜炎协会（AUS）的诊断标准，但急性视网膜坏死的诊断仍比较困难。临床表现为局灶性或广泛性视网膜坏死，病程有轻有重；而且部分患者的临床表现不典型，难以明确诊断和及时采用抗病毒治疗。延误诊断可能导致视力丧失，及时诊断就可能保留视力。此外，一些非病毒性病原体也可引起相似的视网膜坏死，如刚地弓形虫、细菌、真菌等[21]。一些其他疾病（如视网膜血管炎、眼内肿瘤、Behcet′s 病和类肉瘤病）也可能出现类似急性视网膜坏死的视网膜炎。因此，有必要采用敏感和特异的实验室检查确诊急性视网膜坏死或相似的非病毒

性视网膜病变。弓形虫性视网膜脉络膜炎是最常见的与病毒性视网膜坏死相似的病变，如果怀疑是病毒或弓形虫感染，采集房水进行聚合酶链反应技术检测，应用 Goldmann-Witmer 系数确诊，通常 72 小时内即可得到结果。确诊前需要同时应用抗病毒和抗寄生虫药物治疗。

10.5.4　疑似病毒相关性葡萄膜炎

10.5.4.1　虹膜角膜内皮综合征（ICE）

虹膜角膜内皮综合征可引起角膜、虹膜损害和青光眼，角膜内皮镜检查显示角膜内皮异常[35]，角膜内皮和房水中可发现有单纯疱疹病毒 DNA 存在[27]。

10.5.4.2　青光眼睫状体炎综合征

青光眼睫状体炎综合征仅单眼发病，表现为伴肉芽肿性前葡萄膜炎以及角膜中央 KP 和继发性青光眼，没有虹膜后粘连。Bloch-Michel 及其同事曾发现患者眼内有抗巨细胞病毒抗体合成[7]。本病发生可能与多种因素有关，也可能表现多样。应用阿昔洛韦治疗无效，但抗巨细胞病毒药物可以防止复发和控制眼压。

10.5.4.3　Fuchs 虹膜异色性睫状体炎综合征（FHC）

本病常见于年轻患者，单眼多见，偶有双眼发病。患者无眼红、眼痛，角膜内皮可见均匀散在的细小星状 KP。有报道发现 Fuchs 综合征可合并其他感染性疾病，如弓形虫病，但后者在其发病中的作用仍有争议。近来，Barequet 等分析了 Fuchs 综合征患者的房水和晶状体前囊膜，结果发现房水中有单纯疱疹病毒 DNA 存在，前囊膜中没有发现病毒 DNA[5]。在确定 Fuchs 综合征的病理机制之前，还需要有更多具体的研究资料。

10.5.4.4　伏格特－小柳－原田综合征（VKH）

伏格特－小柳－原田综合征是累及眼、

耳、皮肤、脑膜的多系统疾病，多见于某些种族，其确切发病机制不清，可能与特异性抗原诱导的免疫反应有关。伏格特 – 小柳 – 原田综合征可能与病毒感染有关，特别是与 EB 病毒感染有关，该结论还需要更多的分子生物学数据支持。有趣的是，丙型肝炎患者应用干扰素 – α 治疗中可发生不典型性的伏格特 – 小柳 – 原田综合征。

10.6　诊　断

疱疹病毒性眼内炎症的早期诊断主要依靠临床特征，实验室检查有助于确诊，但在发达国家，疱疹病毒（单纯疱疹病毒 Ⅰ 型、带状疱疹病毒和巨细胞病毒）血清阳性率可达 75% 以上，因此常规血清学检查意义不大，除非检测到 IgM 抗体或血清由阴性转为阳性。分子生物学技术（如聚合酶链反应技术）可以确定眼部病毒性炎症中有无病毒复制。事实上，很难从眼内液的培养中分离出病毒，仅可以从眼内组织中分离到病毒，但成功率很低。另一种诊断方法是测定眼内各种抗疱疹病毒抗体。对于可疑患者，检测所需眼内液的量是该诊断技术的限制性因素。

10.6.1　眼内液的获取

10.6.1.1　前房穿刺

前房穿刺的操作比较安全，但毕竟是手术，应当由有经验的眼科医生完成。在表面麻醉及局部点抗生素后，在手术室内裂隙灯显微镜下或手术显微镜下完成，最多可取 0.2ml 房水。Van Der Lelij 和 Rothova 回顾性分析了 361 例患者，发现前房穿刺后没有出现白内障、角膜炎或眼内炎等严重并发症，有前房积血 7 例。其他研究的安全性与之相似。

10.6.1.2　玻璃体腔穿刺 / 玻璃体切割

对保守治疗无效的眼内炎症和伪装综合征患者应当考虑行玻璃体检查。特别当玻璃体混浊明显时，应联合诊断性玻璃体切割和治疗性玻璃体切割手术，该手术较前房穿刺复杂，但可获取更多的眼内液。手术多在手术室内进行，采取 Tenon 囊麻醉或球后麻醉。在行三通道玻璃体切割时，先吸取 0.5 ~ 1.0ml 未稀释的玻璃体送检；该术式的潜在并发症是视网膜脱离，但发生率较低。病毒很难进行培养，特别是眼内液量有限时。而且，本病抗病毒治疗后培养往往呈阴性。聚合酶链反应技术的敏感性高于病毒培养和眼内抗体测定。

10.6.2　疱疹病毒

10.6.2.1　疱疹病毒性葡萄膜炎

在疱疹病毒性眼病中，单侧前葡萄膜炎伴节断性虹膜萎缩和不伴有角膜炎是其特异性表现，多与单纯疱疹病毒有关，少部分与带状疱疹病毒有关。对前述的葡萄膜炎，可用聚合酶链反应技术检测房水中的病毒基因组，如青光眼睫状体炎综合征、Fuchs 综合征、虹膜角膜内皮综合征等。但也有在上述疾病的房水中未检测到单纯疱疹病毒 DNA。这些结果很有意义，但在得出结论前还需要更多的研究资料。

10.6.2.2　坏死性疱疹病毒性视网膜病变

急性视网膜坏死、进行性外层视网膜坏死和巨细胞病毒性视网膜炎具有明确的临床病变，当其临床表现典型时易于诊断，但在屈光间质混浊时难以进行眼底检查。Cuningham 等首先报道 2 例艾滋病相关的疱疹病毒性视网膜炎，由聚合酶链反应技术和玻璃体活检证实 [14]。Pendergast 等利用聚合酶链反应技术，从一组无眼内炎症的对照者眼内液中也发现疱疹病毒 DNA，但比例极少 [53]。因此作者认为，玻璃体视网膜炎患者出现阳性结果是有临床意义的。1991 年，Fox 等通过聚合酶链反应技术在临床诊断为巨细胞病毒性视网膜炎患者的房水、玻璃体、视网膜下液中证实有巨细胞病毒基因存在[20]。Ganatra 运用聚合酶链反应技术确诊 28 例 30 只眼为急性视网膜坏死[22]，96.5% 的患者发现了病毒基因，而且发现带状疱疹病毒和单纯疱疹病毒 I 型视网膜炎多见于 25 岁以上的患者，而单纯疱疹病毒 II 型多见于更年轻的患者。单纯疱疹病毒 II 型相关的急性视网膜坏死在日本更为常见[36]。在区别单纯疱疹病毒 I 型和单纯疱疹病毒 II 型视网膜炎方面，聚合酶链反应技术比血清学检查更具有特异性[40]。其他研究也显示聚合酶链反应技术在诊断不典型性病毒性视网膜炎的重要性。如果研究病毒性视网膜炎的分子流行病学特征，应首选聚合酶链反应技术。在日本，大约有 25% 的带状疱疹病毒株存在突变，表现为 PST1 识别位点缺失[41]。Kumano 等从一例日本视网膜坏死患者房水中检测到带有 PST1 位点的带状疱疹病毒基因，急性视网膜坏死患者的带状疱疹病毒株可能存在多态性。最近，Mochizuki 等提出 PST1 的存在没有临床意义[49]，病毒扩增和序列分析有希望确定两者关系。带状疱疹病毒可能是不典型性坏死性视网膜病变的主要病原体[23]，尽管进行积极的抗病毒治疗，但其临床进程各异，并因其并发症而导致失明。眼内液的病毒分析有助于确定其危险因素。Abe 等利用聚合酶链反应技术和半巢式聚合酶链反应技术推测急性视网膜坏死患者房水和玻璃体内带状疱疹病毒的复制量，病毒复制数量在老年人或免疫功能低下者似乎更高[1]。严重的视网膜坏死可能由不同的病毒株所致[2]，这种情况下抗病毒治疗的疗效较差，视力预后不佳。不同带状疱疹病毒株参与了急性视网膜坏死的发病，分析带状疱疹病毒的 R1 可变区有助于确定严重急性视网膜坏死的相关病毒株。免疫缺陷者可能发生多重病毒感染，类似于眼部白血病细胞浸润的表现[45]。在更昔洛韦耐药的视网膜炎患者的玻璃体活检扩增后发现巨细胞病毒基因 UL97 发生点突变[46]。1999 年，Smith 等应用定量聚合酶链反应技术，发现

测定眼内液的巨细胞病毒 DNA 水平与巨细胞病毒性视网膜炎的活动程度相关[56]。

聚合酶链反应检查结果、临床评价和疗效之间的关系及其在病毒性视网膜炎诊断和治疗中的价值有待于进一步观察。

抗病毒治疗可能使聚合酶链反应检查呈阴性。因此出现了其他检查技术，其中最常用的是免疫负荷系数分析。理论上讲，应联合应用这两种方法[15]。

10.6.3　检测抗病毒抗体

分子生物学技术应用前，许多研究所均采用免疫学方法检测抗病毒抗体。应用酶联免疫吸附试验（ELISA）和放射免疫技术可以在 $40 \sim 50\mu L$ 房水或玻璃体中检测抗体。但眼内特异性抗体不一定都在眼局部产生，也可能由于炎症破坏血 – 眼屏障后，抗体被动穿过屏障进入眼内所致。为了证实抗体是否为局部合成，需采用免疫负荷系数分析的方法比较眼内和血清抗体水平，这就是 Witmer-Goldmann 系数（C 系数），该技术也可用于诊断眼弓形虫病。某些研究中使用另一种 C 系数的计算方法，就是计算房水和血清中特定病毒抗体的比例，然后用这一比值与体内其他病毒抗体比值相比较，后一种病毒与其发病无关，通常使用的是麻疹病毒。

10.7　治　疗

病毒性眼内炎症的治疗原则包括抗病毒、抗炎和抗青光眼治疗。目前所有抗病毒药物均为病毒抑制剂，因此病毒有可能复发，尤其在缺乏预防用药的情况下。

10.7.1　前葡萄膜炎

对于病毒性前葡萄膜炎和角膜葡萄膜炎，局部抗病毒治疗作用不大。阿昔洛韦（无环

鸟苷）和伐昔洛韦对单纯疱疹病毒和带状疱疹病毒有效，对其他病毒无效，大部分患者需口服。对于免疫功能正常的带状疱疹病毒性眼病患者，前 3 天用药能将角膜葡萄膜炎和葡萄膜炎的发生率从 50% 降至 29%[30]。严重前葡萄膜炎患者可以静脉给予阿昔洛韦（10mg/kg·d），免疫功能低下者应静脉给药。对于疱疹病毒性葡萄膜炎，眼局部使用糖皮质激素治疗前必须先行 48 小时药物抗病毒治疗。抗炎治疗首先是局部大剂量使用地塞米松，持续 8 ~ 10 天，根据个体反应情况逐渐减量。眼前节炎症反应严重者结膜下注射糖皮质激素，多数不需要口服糖皮质激素。以前研究表明，长期局部低剂量使用糖皮质激素联合小剂量口服阿昔洛韦很重要。抗病毒药物预防用药的时限仍有争议，但注意只要使用糖皮质激素治疗，就必须合用抗病毒药物[29]。所有患者在急性期必须使用睫状肌麻痹剂。对于继发性青光眼通常局部用药即可控制，无效时选择手术治疗。避免使用前列腺素衍生物，有报道人或动物模型使用前列腺素衍生物后可出现疱疹病毒性葡萄膜炎[39,67]。

阿昔洛韦对治疗巨细胞病毒性前葡萄膜炎无效，常静脉给予更昔洛韦或膦甲酸钠（Foscarnet）控制感染[47]。为避免静脉使用抗病毒药物，可使用伐昔洛韦。我们研究表明，为控制眼前部炎症及青光眼，抗病毒治疗必须持续一个月以上，局部糖皮质激素逐渐减量。如果病情反复发作，需要密切地观察，必要时做前房穿刺检查。睫状肌麻痹剂和抗青光眼药物也是必要的。

EB 病毒性葡萄膜炎的治疗争议很大。大多数抗病毒药对 EB 病毒无效，而这种眼病通常呈自限性。有学者提议局部和全身使用糖皮质激素，但有可能导致慢性炎症，严重者出现危及视力的并发症。可以使用西多福韦（Cidofovir），但因有肾毒性和眼前节炎症限制了其使用。干扰素 - α 具有抗病毒和免疫调节作用，可用于严重病例，但必须监测其血液和肝脏毒性。

10.7.2 病毒性视网膜病变

坏死性视网膜病变的诊断和治疗比较困难。这类疾病通常怀疑急性视网膜坏死，因为急性视网膜坏死的视力预后差，并发症多，如孔源性视网膜脱离。

10.7.2.1 急性视网膜坏死

抗病毒药物是治疗病毒性视网膜病变的主要手段，延误治疗可能危及患者视力。尽管有少数报道口服伐昔洛韦有效，但传统治疗方案静脉使用阿昔洛韦对单纯疱疹病毒和带状疱疹病毒都有效。治疗中应密切观察视网膜病变以判断疗效，平均治疗 48 小时后病变应稳定。对于顽固病例，应当加强治疗，如静脉给予膦甲酸钠或更昔洛韦，静脉注射更昔洛韦似乎更有效，尤其对免疫缺陷患者。静脉抗病毒治疗 14 ~ 21 天，之后用阿昔洛韦（4g/d）或伐昔洛韦（3g/d），持续用药 1 ~ 3 个月，然后逐渐减量。抗病毒治疗的持续时间存在争议，但长期用药是唯一可能预防复发的办法，特别是独眼患者。抗病毒药物治疗后，对侧眼第一年内发病率可从 70% 降到 13%[52]。

急性视网膜坏死的抗炎治疗方案仍在讨论之中，玻璃体炎和视网膜血管炎继发于炎症后，并非是细胞病变作用所致。单纯抗病毒药物治疗而不处理继发性炎症会导致不可逆的黄斑或视神经损害。眼科医生应注意糖皮质激素可能增强病毒复制，造成更多并发症。使用糖皮质激素必须有抗病毒药物的保护。已经有报道显示，各种非典型性急性视网膜坏死在未确诊前使用糖皮质激素几天甚至几周后，即使日后加强抗病毒治疗，也可导致严重的致盲性并发症，这说明早期诊断和抗病毒治疗的重要性。糖皮质激素开始用量为 0.5 ~ 1mg/kg·d，逐渐减量；有些病例可在前 3 天静脉给予甲基强的松龙冲击，然后改为大剂量强的松口服，免疫缺陷者不能使用糖皮质激素。抗凝剂和阿司匹林对于阻塞性血管病变及血管炎的作用仍有争议，对病程的影响也不清楚。对于前葡萄膜炎，抗炎治疗通常有效。

病毒性视网膜炎可能引起视网膜脱离[68]，早期抗病毒和抗炎治疗可使大多数患者避免发生视网膜脱离。发病 12 周内未经治疗的急性视网膜坏死患者的视网膜脱离发生率超过 75%。巩膜扣带术、玻璃体切除术和硅油填充可有效地使视网膜复位，但如果出现黄斑脱离或视神经病变，视功能很难恢复。视网膜脱离的预防性治疗方法已进行评价[28]。激光光凝可有效地处理周边部视网膜裂孔，光凝前的抗炎治疗对于减少玻璃体视网膜牵拉很重要。

10.7.2.2 巨细胞病毒性视网膜炎

与其他类型病毒性视网膜病变相比较，免疫缺陷患者的巨细胞病毒性视网膜炎的治疗更需要眼科医师和感染科医师的密切合作，自从发现艾滋病后，已经有多种抗巨细胞病毒的治疗方案。

随着 HAART 的问世，加上逆转录酶抑制剂和抑蛋白酶药物，艾滋病患者的免疫状态有所改善。治疗 3 个月内，CD4+ 细胞增多，人类免疫缺陷病毒（HIV）复制显著减少。在 HAART 治疗下，机会性感染的发生率，尤其是巨细胞病毒性视网膜炎明显减少。在免疫功能恢复前，应当全身或局部应用抗巨细胞病毒药物治疗巨细胞病毒性视网膜炎[34]。

更昔洛韦、伐昔洛韦、膦甲酸钠和西多福韦是目前主要的抗巨细胞病毒药物，药物治疗的诱导期是 3~4 周，更昔洛韦使用量为 5~10mg/kg·12h，膦甲酸钠为 90~120mg/kg·12h，眼底检查确定病毒控制后采用维持量治疗，分别为 5~10mg/kg·d 和 90~120mg/kg·d，总治疗时间目前没有明确限定，但应当维持到免疫功能恢复，至少需要 3 个月。如果出现复发，必须再次诱导治疗，直到病变完全瘢痕化。1984 年开始使用的更昔洛韦是第一种

抗巨细胞病毒药物，造血系统毒性是其主要副作用，使用粒细胞集落刺激因子（G-CSF）可以控制中性粒细胞减少。在应用伐昔洛韦诱导前，口服更昔洛韦用于维持治疗，前者的生物利用度好，依从性好，更适于诱导和维持治疗。膦甲酸钠需要静脉使用，主要副作用是肾毒性。

由于频繁静脉用药不方便，在 20 世纪 90 年代末出现了西多福韦，它在诱导期每周一次静脉给药，维持期每 2 周一次静脉给药，主要副作用仍是肾毒性，需要羟苯磺胺（Probenecid）和水化作用。对于免疫重建者和稳定后的巨细胞病毒性视网膜炎患者，前葡萄膜炎和低眼压是主要问题（图 10.8），但可能出现眼球萎缩等并发症。

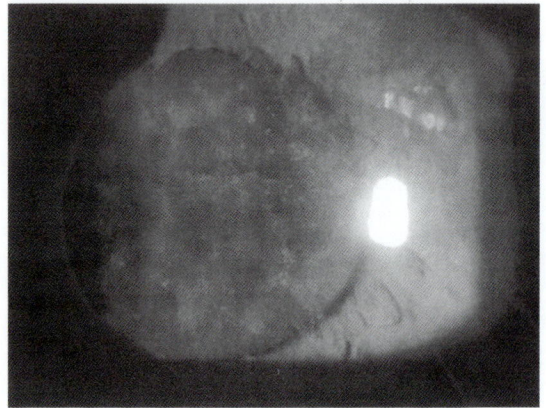

图 10.8 人类免疫缺陷病毒感染者合并巨细胞病毒性视网膜炎患者应用西多福韦治疗后的非肉芽肿性前葡萄膜炎。

不能耐受长期静脉治疗的患者可以局部使用抗巨细胞病毒药物治疗，但局部抗巨细胞病毒药物不能控制全身的巨细胞病毒感染性病变，玻璃体腔注射更昔洛韦可以联合口服伐昔洛韦治疗。在诱导期和维持期，玻璃体腔注射分别为每周 2 次和每周 1 次。西多福韦玻璃体腔注射可以造成低眼压和葡萄膜炎等并发症，已经不再推荐使用。

更昔洛韦眼内缓释植入物可以保持眼内药物的持续高浓度，药物的平均释放时间为 6 个月。植入后 221 天才出现视网膜炎复发，而静脉给药 71 天后就出现视网膜炎的复发。

由于 HAART 的问世，巨细胞病毒性视网膜炎的发病显著减少，所以 2003 年后就不再生产缓释植入物。

在 HAART 问世后，又出现了另一种基于反义分子的治疗方案。福米韦生（Fomivirsen）是一种反义寡核苷酸，可以抑制病毒复制。由于巨细胞病毒性视网膜炎发病率减少，以及更为方便的抗病毒治疗方案的出现，使其使用受到限制。

在 HAART 问世前，大量患者丧失视力[31]。但在 HAART 问世后，尽管许多巨细胞病毒性视网膜炎得以治愈，仍出现其他眼部并发症[26]。

视网膜脱离是巨细胞病毒性视网膜炎的并发症，在 HAART 问世前，发生率为 18%～29%。视网膜坏死区可见有多发、单个或微小裂孔，进而引起复杂性视网膜脱离。单纯外路手术后可能复发，玻璃体切除、巩膜外垫压、眼内光凝联合硅油填充可使视网膜达到解剖复位，视功能不佳主要与视神经血管病变或视网膜坏死范围较大有关。

10.7.2.3　免疫恢复性葡萄膜炎

炎症在免疫恢复性葡萄膜炎的发生中起着重要作用。全身或球周注射糖皮质激素是控制眼内炎症的主要方法（图 10.9），但必须有效控制人类免疫缺陷病毒负荷和 CD4+ 细胞数目。

10.7.2.4　非坏死性疱疹性视网膜病变

非典型性后葡萄膜炎可能伴有病毒复制，大剂量糖皮质激素和传统的免疫抑制剂不能控制眼内炎症。确诊病毒感染后，静脉应用阿昔洛韦或口服伐昔洛韦抑制炎症，可以停用免疫抑制剂，但大多数病例需要口服小剂量强的松。病变严重者可以使用干扰素 -α 治疗。

小　结

- 利用分子生物学技术检测眼内液可以明确疱疹病毒在眼部炎症病变中的作用。
- 疱疹病毒是高适应性的机会致病微生物，采取多种方式侵入机体免疫系统并潜伏下来。
- 宿主免疫状态在很大程度上决定病毒感染的结局及并发症。
- 新的病毒性疾病不断出现，病毒诱发的眼部病变范围也在扩大。
- 使用糖皮质激素前，必须尽快全身应用抗病毒药物以便控制病毒复制。

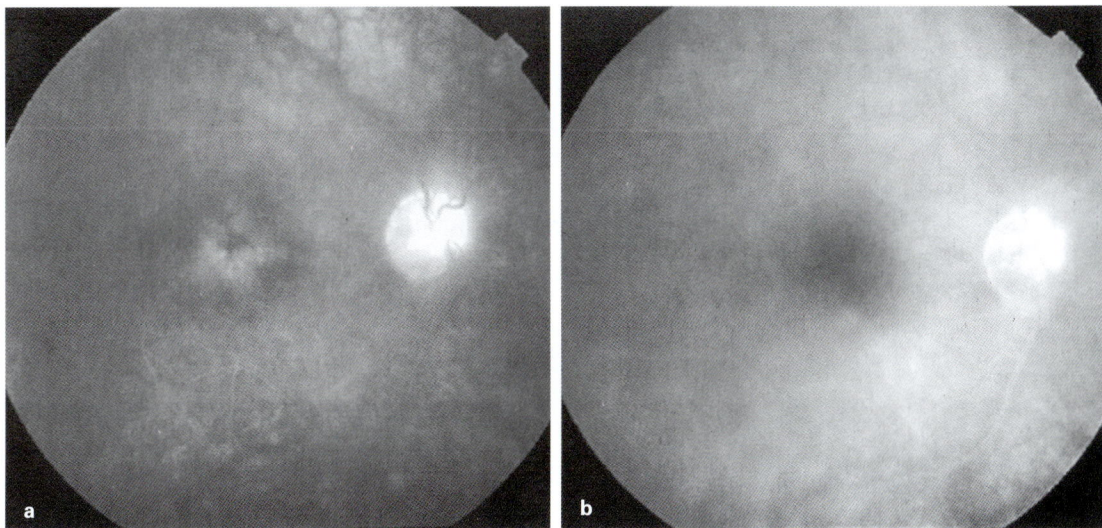

图 10.9　免疫恢复性葡萄膜炎患者荧光素眼底血管造影显示黄斑囊样水肿（**a**），Tenon 囊周围注射曲胺奈德 1 个月后的恢复情况（**b**）。

参考文献

[1] Abe T, Sato M, Tamai M (1998) Correlation of varicella-zoster virus copies and final visual acuities of acute retinal necrosis syndrome. Graefes Arch Clin Exp Ophthalmol 236:747–752.

[2] Abe T, Sato M, Tamai M (2000) Variable R1 region in varicella zoster virus in fulminant type of acute retinal necrosis syndrome. Br J Ophthalmol 84:193–198.

[3] Abe T, Tsuchida K, Tamai M (1996) A comparative study of the polymerase chain reaction and local antibody production in acute retinal necrosis syndrome and cytomegalovirus retinitis. Graefes Arch Clin Exp Ophthalmol 234:419–424.

[4] Atherton S, Pesicka G, Streilein J (1987) Retinitis and deviant immune responses following intravitreal inoculation of HSV-1. Invest Ophthalmol Vis Sci 28:859–866.

[5] Barequet IS, Li Q, Wang Y, O'Brien TP, Hooks JJ, Stark WJ (2000) Herpes simplex virus DNA identification from aqueous fluid in Fuchs heterochromic iridocyclitis. Am J Ophthalmol 129: 672–673.

[6] Bassili S, Peyman G, Gebhardt B, Daun M, Ganibang J (1996) Detection of Epstein-Barr virus DNA by polymerase chain reaction in the vitreous of a patient with Vogt-Koyanagi-Harada syndrome. Retina 16:160–161.

[7] Bloch-Michel E, Dussaix E, Cerquetti P, Patarin D (1987) Possible role of cytomegalovirus in the etiology of the Posner-Schlossmann syndrome. Int Ophthalmol 11:95–96.

[8] Bodaghi B, Goureau O, Topilko A, Zipeto D, Laurent L, Virelizier J, Michelson S (1999) Pathogenesis of human cytomegalovirus retinitis: replication in retinal pigment epithelial cells is regulated by IFN-induced indoleamine 2, 3-dioxygenase but not inducible NO-synthase. J Immunol 162:957–964.

[9] Bodaghi B, LeHoang P (2002) Testing ocular fluids in uveitis. Ophthalmol Clin North Am 15:271–279.

[10] Bodaghi B, Rozenberg F, Cassoux N, Fardeau C, LeHoang P (2003) Non-necrotizing herpetic retinopathies masquerading as severe posterior uveitis. Ophthalmology 110:1737–1743.

[11] Bodaghi B, Slobbe-van Drunen M, Topilko A, et al. (1999) Entry of human cytomegalovirus into retinal pigment epithelial and endothelial cells by endocytosis. Invest Ophthalmol Vis Sci 40:2598–2607.

[12] Cassoux N, Lumbroso L, Bodaghi B, Zazoun L, Katlama C, LeHoang P (1999) Cystoid macular edema and cytomegalovirus retinitis in patients with HIV disease treated with highly active antiretroviral therapy. Br J Ophthalmol 83:47–49.

[13] Culbertson WW, Blumenkranz MS, Haines H, Gass DM, Mitchell KB, Norton EW (1982) The acute retinal necrosis syndrome, part 2: Histopathology and etiology. Ophthalmology 89:1317–1325.

[14] Cunningham ET Jr, Short GA, Irvine AR, Duker JS, Margolis TP (1996) Acquired immunodeficiency syndrome-associated herpes simplex virus retinitis. Clinical description and use of a polymerase chain reaction-based assay as a diagnostic tool. Arch Ophthalmol 114:834–840.

[15] De Boer JH, Verhagen C, Bruinenberg M, et al. (1996) Serologic and polymerase chain reaction analysis of intraocular fluids in the diagnosis of infectious uveitis. Am J Ophthalmol 121:650–658.

[16] Detrick B, Rhame J, Wang Y, Nagineni C, Hooks J (1996) Cytomegalovirus replication in human retinal pigment epithelial cells. Altered expression of viral early proteins. Invest Ophthalmol Vis Sci 37:814–825.

[17] Dunkel E, De Freitas D, Siegel M, Zau Q, Whitley R, Schaffer P (1993) A rabbit model for human cytomegalovirus induced chorioretinal disease. J Infect Dis 168:336–344.

[18] Fisher JP, Lewis ML, Blumenkranz M, et al. (1982) The acute retinal necrosis syndrome, part 1: Clinical manifestations. Ophthalmology 89:1309–1316

[19] Forster DJ, Dugel PU, Frangieh GT, Liggett PE, Rao NA (1990) Rapidly progressive outer retinal necrosis in the acquired immunodeficiency syndrome. Am J Ophthalmol 110:341–348.

[20] Fox GM, Crouse CA, Chuang EL, Pflugfelder SC, Cleary TJ, Nelson SJ, Atherton SS (1991) Detection of herpesvirus DNA in vitreous and aqueous specimens by the polymerase chain reaction. Arch Ophthalmol 109:266–271.

[21] Freilich JM, Ryan EA, Lou PL, Kroll AJ, Brockhurst RJ, Harooni M (1996) Acute retinal necrosis syndrome: findings, management, and differential diagnosis. Int Ophthalmol Clin 36:141–146.

[22] Ganatra JB, Chandler D, Santos C, Kuppermann B, Margolis TP (2000) Viral causes of the acute retinal necrosis syndrome. Am J Ophthalmol 129:166–172.

[23] Garweg J, Bohnke M (1997) Varicella-zoster virus is strongly associated with atypical necrotizing herpetic retinopathies. Clin Infect Dis 24:603–608.

[24] Gaynor BD, Margolis TP, Cunningham ET Jr (2000) Advances in diagnosis and management of herpetic uveitis. Int Ophthalmol Clin 40:85–109.

[25] Gershon A, Steinberg S (1981) Antibody response to varicella-zoster virus and the role of antibody in host defense. Am J Med Sci 282:12–17.

[26] Goldberg DE, Wang H, Azen SP, Freeman WR (2003) Long term visual outcome of patients with cytomegalovirus retinitis treated with highly active antiretroviral therapy. Br J Ophthalmol 87: 853–855.

[27] Groh M, Seitz B, Schumacher S, Naumann G

(1999) Detection of herpes simplex virus in aqueous humor in iridocorneal endothelial (ICE) syndrome. Cornea 18:359–360.

[28] Han DP, Lewis H, Williams GA, Mieler WF, Abrams GW, Aaberg TM (1987) Laser photocoagulation in the acute retinal necrosis syndrome. Arch Ophthalmol 105:1051–1054.

[29] Herpetic EDSG (1998) Acyclovir for the prevention of recurrent herpes simplex virus eye disease. N Engl J Med 339:300–306.

[30] Hoang-Xuan T, Buchi E, Herbort C (1992) Oral acyclovir for herpes zoster ophthalmicus. Ophthalmology 99:1062–1071.

[31] Holbrook JT, Jabs DA, Weinberg DV, Lewis RA, Davis MD, Friedberg D (2003) Visual loss in patients with cytomegalovirus retinitis and acquired immunodeficiency syndrome before widespread availability of highly active antiretroviral therapy. Arch Ophthalmol 121:99–107.

[32] Holland G (1994) Executive committee of the American Uveitis Society. Standard diagnostic criteria for the acute retinal necrosis syndrome. Am J Ophthalmol 117:663–667.

[33] Holland G, Fang E, Glasgow B, et al. (1990) Necrotizing retinopathy after inoculation of murine cytomegalovirus in immunosuppressed adult mice. Invest Ophthalmol Vis Sci 31:2326–2334.

[34] Holland G, Tufail A, Jordan M (1996) Cytomegalovirus diseases. In: Pepose J, Holland G, Wilhelmus K (eds) Ocular infection and immunity. Mosby, St. Louis, pp 1088–1128.

[35] Hooks J, Kupfer C (1995) Herpes simplex virus in iridocorneal endothelial syndrome. Arch Ophthalmol 113:1226–1228.

[36] Itoh N, Matsumura N, Ogi A, Nishide T, Imai Y, Kanai H, Ohno S (2000) High prevalence of herpes simplex virus type 2 in acute retinal necrosis syndrome associated with herpes simplex virus in Japan. Am J Ophthalmol 129:404–405.

[37] Jabs DA, Van Natta ML, Kempen JH, Reed Pavan P, Lim JI, Murphy RL, Hubbard LD (2002) Characteristics of patients with cytomegalovirus retinitis in the era of highly active antiretroviral therapy. Am J Ophthalmol 133:48–61.

[38] Karavellas MP, Azen SP, MacDonald JC, et al. (2001) Immune recovery vitritis and uveitis in AIDS: clinical predictors, sequelae, and treatment outcomes. Retina 21:1–9.

[39] Kaufman HE, Varnell ED, Thompson HW (1999) Latanoprost increases the severity and recurrence of herpetic keratitis in the rabbit. Am J Ophthalmol 127:531–536.

[40] Knox CM, Chandler D, Short GA, Margolis TP (1998) Polymerase chain reaction-based assays of vitreous samples for the diagnosis of viral retinitis. Use in diagnostic dilemmas. Ophthalmology 105:37–44; discussion 44–45.

[41] Kumano Y, Manabe J, Hamamoto M, Kawano Y, Minagawa H, Fukumaki Y, Inomata H (1995) Detection of varicella-zoster virus genome having a PstI site in the ocular sample from a patient with acute retinal necrosis. Ophthalmic Res 27:310–316.

[42] Labetoulle M, Kucera P, Ugolini G, Lafay F, Frau E, Offret H, Flamand A (2000) Neuronal pathways for the propagation of herpes simplex virus type 1 from one retina to the other in a murine model. J Gen Virol 81:1201–1210.

[43] Labetoulle M, Kucera P, Ugolini G, Lafay F, Frau E, Offret H, Flamand A (2000) Neuronal propagation of HSV1 from the oral mucosa to the eye. Invest Ophthalmol Vis Sci 41:2600–2606.

[44] Labetoulle M, Maillet S, Efstathiou S, Dezelee S, Frau E, Lafay F (2003) HSV1 latency sites after inoculation in the lip: assessment of their localization and connections to the eye. Invest Ophthalmol Vis Sci 44:217–225.

[45] Levinson RD, Hooks JJ, Wang Y, Chiu MT, Kellaway J, Chan CC (1998) Triple viral retinitis diagnosed by polymerase chain reaction of the vitreous biopsy in a patient with Richter syndrome. Am J Ophthalmol 126:732–733.

[46] Liu W, Kuppermann BD, Martin DF, Wolitz RA, Margolis TP (1998) Mutations in the cytomegalovirus UL97 gene associated with ganciclovir-resistant retinitis. J Infect Dis 177:1176–1181.

[47] Markomichelakis NN, Canakis C, Zafirakis P, Marakis T, Mallias I, Theodossiadis G (2002) Cytomegalovirus as a cause of anterior uveitis with sectoral iris atrophy. Ophthalmology 109:879–882.

[48] Mocarski E (1993) Cytomegalovirus biology and replication. In: Roizman B, Lopez C (eds) The human herpesviruses. Raven Press, New York, pp 173–225.

[49] Mochizuki K, Matsushita H, Hiramatsu Y, Yanagida K (1998) Detection of varicella-zoster virus genome in the vitreous humor from two patients with acute retinal necrosis; lacking or having a PstI cleavage site. Jpn J Ophthalmol 42:208–212.

[50] Nahmias A (1990) Sero-epidemiological and sociological patterns of herpes simplex virus infection in the world. Scand J Infect Dis (Suppl) 69:19–36.

[51] Oh J (1976) Primary and secondary herpes simplex uveitis in rabbits. Surv Ophthalmol 21:178–184.

[52] Palay DA, Sternberg P Jr, Davis J, et al. (1991) Decrease in the risk of bilateral acute retinal necrosis by acyclovir therapy. Am J Ophthalmol 112:250–255.

[53] Pendergast SD, Werner J, Drevon A, Wiedbrauk DL (2000) Absence of herpesvirus DNA by polymerase chain reaction in ocular fluids obtained from immunocompetent patients. Retina 20:389–393.

[54] Roizman B, Sears A (1996) Herpes simplex viruses and their replication. In: Fields B, Knipe D, Howley P (eds) Virology. Raven Publishers,

Philadelphia, pp 2231–2295.

[55] See RF, Rao NA (2002) Cytomegalovirus retinitis in the era of combined highly active antiretroviral therapy. Ophthalmol Clin North Am 15:529–536, viii.

[56] Smith IL, Macdonald JC, Freeman WR, Shapiro AM, Spector SA (1999) Cytomegalovirus (CMV) retinitis activity is accurately reflected by the presence and level of CMV DNA in aqueous humor and vitreous. J Infect Dis 179:1249–1253.

[57] Song MK, Azen SP, Buley A, et al. (2003) Effect of anti-cytomegalovirus therapy on the incidence of immune recovery uveitis in AIDS patients with healed cytomegalovirus retinitis. Am J Ophthalmol 136:696–702.

[58] Spaide R, Sugin S, Yannuzzi L, DeRosa J (1991) Epstein-Barr virus in multifocal choroiditis and panuveitis. Am J Ophthalmol 112:410–413.

[59] Tran TH, Rozenberg F, Cassoux N, Rao NA, LeHoang P, Bodaghi B (2003) Polymerase chain reaction analysis of aqueous humor samples in necrotising retinitis. Br J Ophthalmol 87:79–83.

[60] Urayama A, Yamada N, Sasaki T, et al. (1971) Unilateral acute uveitis with retinal periarteritis and detachment. Jpn J Ophthalmol 25:607–629.

[61] Van der Lelij A, Ooijman FM, Kijlstra A, Rothova A (2000) Anterior uveitis with sectoral iris atrophy in the absence of keratitis: a distinct clinical entity among herpetic eye diseases. Ophthalmology 107:1164–1170.

[62] Van der Lelij A, Rothova A (1997) Diagnostic anterior chamber paracentesis in uveitis: a safe procedure? Br J Ophthalmol 81:976–979.

[63] Van Gelder R, Willig J, Holland G, Kaplan H (2001) Herpes simplex virus type 2 as a cause of acute retinal necrosis syndrome in young patients. Ophthalmology 108:869–876.

[64] Van Gelder RN (2001) Applications of the polymerase chain reaction to diagnosis of ophthalmic disease. Surv Ophthalmol 46:248–258.

[65] Verbraak FD, Galema M, van den Horn GH, Bruinenberg M, Luyendijk L, Danner SA, Kijlstra A (1996) Serological and polymerase chain reaction-based analysis of aqueous humor samples in patients with AIDS and necrotizing retinitis. Aids 10:1091–1099.

[66] Von Szily A (1924) Experimentelle endogene Infektionsübertragung von Bulbus zu Bulbus. Klin Monatsbl Augenheikl 72:593–602.

[67] Wand M, Gilbert CM, Liesegang TJ (1999) Latanoprost and herpes simplex keratitis. Am J Ophthalmol 127:602–604.

[68] Weinberg D, Lyon A (1997) Repair of retinal detachments due to herpes varicella-zoster virus retinitis in patients with acquired immune deficiency syndrome. Ophthalmology 104:279.

[69] Whitcup SM, Fortin E, Lindblad AS, et al. (1999) Discontinuation of anticytomegalovirus therapy in patients with HIV infection and cytomegalovirus retinitis. JAMA 282:1633–1637.

[70] Whitley R (1996) Herpes simplex viruses. In: Fields B, Knipe D, Howley P (eds) Virology. Raven Publishers, Philadelphia, pp 2297–2342.

[71] Yamamoto Y, Hill J (1986) HSV-1 recovery from ocular tissues after viral inoculation into the superior cervical ganglia. Invest Ophthalmol Vis Sci 27:1447–1452.

第 11 章

眼部巨细胞病毒感染

Marc D. de Smet

主要内容

- 艾滋病患者采用高效抗逆转录病毒 (HAART) 治疗后，巨细胞病毒性视网膜炎发生率降低，但本病仍是艾滋病所特有的感染类型。
- 治疗方案和维持时间取决于患者对 HAART 治疗的反应以及治疗开始的时间。
- 当 CD4+ 细胞数量超过 100 个 /μL，并持续回升，而且患者 HAART 治疗已至少 6 个月，可以终止维持治疗。
- 尽管部分患者的 CD4+ 细胞数目维持较高水平，但仍会复发。
- 巨细胞病毒感染也可见于处于免疫抑制状态的其他患者，同样需要维持治疗。

11.1 引 言

处于免疫抑制的患者或对巨细胞病毒细胞免疫功能特异性丧失的患者，可以发生视网膜巨细胞病毒感染。20 世纪 80 年代和 90 年代早期，巨细胞病毒性视网膜炎是艾滋病患者常见的致盲性眼病。由于近年来对艾滋病患者广泛采用高效抗逆转录病毒 (HAART) 治疗，巨细胞病毒性视网膜炎的发生率明显下降。但 HAART 也导致了一个新综合征的产生，即 HAART 相关性眼内炎，这可能与眼内巨细胞病毒抗原的持续存在有关。

巨细胞病毒感染不仅见于艾滋病患者，也见于处于免疫抑制状态的其他患者。通常本病发生在其免疫抑制的活跃期，但最近研究发现，即便没有任何明显免疫缺陷，或仅曾有免疫抑制病史，也可能诱发活动性巨细胞病毒性视网膜炎。

11.2 高危人群

普查、治疗和随访均应根据疾病的病因和表现进行。巨细胞病毒性视网膜炎发生于两种特定情况：艾滋病相关的感染或是免疫抑制的结果。这两种人群均存在一定的发病特征和危险因素。

11.2.1 人类免疫缺陷病毒相关的免疫抑制

巨细胞病毒是艾滋病患者最常见的机会致病微生物感染之一。采用 HAART 治疗前，巨细胞病毒性视网膜炎占艾滋病患者中巨细胞病毒感染疾病的 75% ~ 85%；艾滋病患者发生巨细胞病毒性视网膜炎的危险度为 30%[1]。自从采用 HAART 治疗后，巨细胞病毒性视网膜炎的发生率下降了 80%，但仍有约 15% 的人群存在感染危险性，它是一种艾滋病患者特有的感染类型。

与巨细胞病毒性视网膜炎明显相关的唯一全身因素是 CD4+T 细胞数量低。在 CD4+T 细胞数量低于 50 个 /μL 的艾滋病患者中，巨细胞病毒性视网膜炎的发生率约为 30%；在 CD4+T 细胞数量大于 100 个 /μL 的艾滋病患者中，巨细胞病毒性视网膜炎的发生率则很低[2]。采用 HAART 治疗时，当 CD4+T 细胞数量升高后应再持续普查或治疗 3 ~ 6 个月，因为特异性免疫功能的恢复尚落后于CD4+T 细胞数量的恢复。此后当 CD4+T 细胞升高而人类免疫缺陷病毒（HIV）mRNA 载量较低时，应考虑停止抗病毒治疗[3,4]。

下列三种情况下停止服药可能会导致治疗失败或出现危险：（1）部分患者出现持续性特异性抗巨细胞病毒 CD4+ 细胞缺陷，这些患者尽管其 CD4+T 细胞数量较高，但仍有难治性和复发性眼部感染的危险[5]，需密切随访。（2）部分患者由于不能耐受药物或对病毒产生耐药性，而使 HAART 治疗失败。在这些患者中，如果视网膜炎消退一段时间，视网膜炎复发的危险性就会很低，但仍有复发的报道[6]。随访体内抗巨细胞病毒抗体滴度可能会有一定作用[7]。（3）在部分患者中，HAART 治疗不足使免疫反应持续增强，这些患者有持续性眼部感染的高度危险。然而眼部感染可以通过局部治疗的方式得以控制，全身使用抗巨细胞病毒药物治疗，患者生存率将会显著提高[8]。

小　结

- CD4+T 细胞数目低于 50 个细胞 /μL 提示巨细胞病毒感染的危险性较高。
- CD4+T 细胞数目高于 100 个细胞 /μL 提示巨细胞病毒感染的危险性较低。

11.2.2　非人类免疫缺陷病毒性免疫抑制

因器官移植需要采用免疫抑制的患者有巨细胞病毒感染的高度危险。最初这些患者应密切随诊，以免发生全身巨细胞病毒抗原血症，必要时给予预防性抗病毒治疗。巨细胞病毒滴度升高的患者，尤其有发生巨细胞病毒感染高度危险的患者，尽管采取治疗后也可能发生视网膜炎。通常视网膜炎有明显的症状，可能需要较长时间的治疗[9]。巨细胞病毒可能在一段时间后甚至在停用免疫抑制剂 1～2 年后自发出现[10]。当发生巨细胞病毒感染时，其临床过程和表现与疾病早

期不易区分，且与传统的危险因素不相关。由于性激素的作用，女性更易发生感染。发现迟发性巨细胞病毒感染通常有赖于临床重视和对患者充分的教育。在一些医疗中心，也可应用抗原血症监控系统以发现迟发性疾病[10,11]。

自身免疫性疾病尤其需要大剂量免疫抑制剂治疗的血管胶原性疾病患者是发生巨细胞病毒感染的另一危险人群，在任何免疫抑制状态下均可能发生巨细胞病毒感染，包括使用环孢霉素或 FK506（他可莫司），尤其多见于应用对 T、B 淋巴细胞有广泛作用的环磷酰胺时。CD4 或 CD8 淋巴细胞减少的患者具有相当高的感染危险性，虽然可能与近期使用环磷酰胺有关，但并非总是如此，一些患者可在使用数月后发生活动性视网膜炎[12]。这些患者通常表现为细胞免疫力普遍低下，有时与其他药物的应用有关，如抗病毒制剂。

临床要点

- 为恢复对巨细胞病毒的特定免疫力，应停止或减少免疫抑制剂的使用。
- 器官移植术后或血管胶原性疾病的患者，即使在停用重度免疫抑制剂治疗数月后仍可能发生迟发性巨细胞病毒感染。

11.3　临床表现与病程

巨细胞病毒性视网膜炎具有特征性表现，因病变在眼部的位置不同而稍有差异。起初受累的视网膜组织是透明的，当病毒在感染的细胞中迅速扩增时，视网膜失去半透明性，并被白色病变所取代。巨细胞病毒性视网膜炎的特征性表现为白色的颗粒状视网膜浸润，边界呈毛刷状（图 11.1）。病毒大量复制最终导致细胞死亡，残留视网膜萎缩变成薄透光的区域。视网膜色素上皮层也会受累，导致颗粒状斑驳状视网膜色素上皮改变。在萎缩区域，有时可见局灶性纤维增生，甚至钙化。

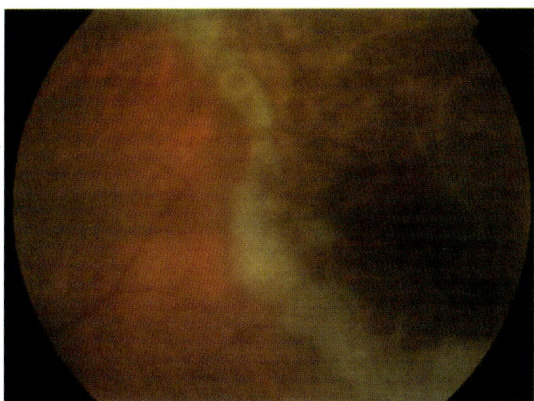

图 11.1 典型的巨细胞病毒性视网膜炎活动期病变：视网膜周边部萎缩、部分融合的白色活动性病灶，正常视网膜表面可见小的卫星灶。

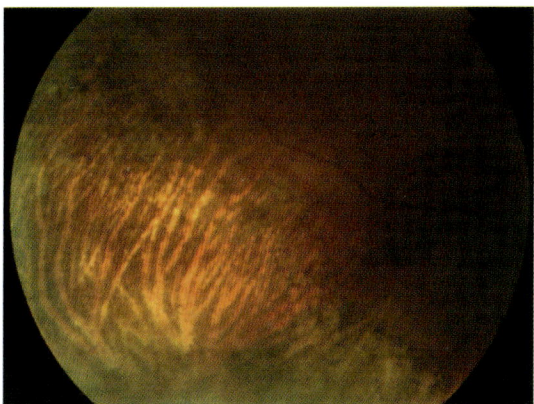

图 11.2 治疗后，正常和病变视网膜交界处遗留有明显的交界线。

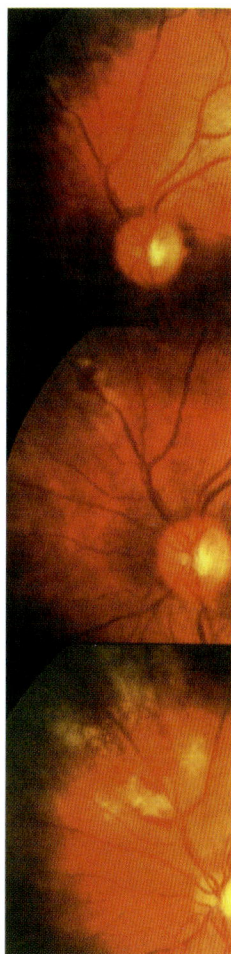

图 11.3 初期小的巨细胞病毒感染病灶不易与棉絮斑或小片状萎缩相鉴别，不经治疗，病灶在数周后明显增大，图片显示患者近 3 周的进展情况。

随着萎缩区需氧量减少，视网膜血管变细（图 11.2）。

11.3.1 治疗前的临床表现

巨细胞病毒性视网膜炎通常无症状，也可能出现眼前飘浮物增多等症状。如果疾病累及后极部，将会导致永久性的明显视力损害。大多数巨细胞病毒性视网膜病变损害不会始于中心凹，多始于周边部视网膜或沿着血管弓发展。对未接受 HAART 治疗的艾滋病患者，未经任何治疗的巨细胞病毒性视网膜炎将以每周 750 μm 的速度进展[13]。其他免疫功能低下的患者，进展速度要慢一些，并与机体免疫力水平相关。艾滋病患者通常表现为双眼发病，一眼较为严重。幼儿患者在就诊时通常一眼已失明，除非这些患儿参加了规范的筛查系统。病变开始所累及的范围与治疗反应以及复发危险性等有一定关联性[14]。

巨细胞病毒性视网膜病变起初表现为小的白色浸润，通常很难与棉絮斑区分（图 11.3）[15]。然后随着病变呈向心性扩展，视网膜萎缩变薄。当病变靠近或侵犯血管弓时，会出现视网膜出血，而周边部病变很少出血（图 11.4）。在活动性浸润性病变的前缘可见卫星灶或跳跃性病灶。病灶前缘直径不同，但可达 500～700 μm。很少有视网膜水肿，后者是带状疱疹病毒感染的特征。

图 11.5 抗病毒治疗使视网膜病灶边界不清，在大的萎缩灶周围出现细小的复发灶是病变活动性的标志。

接近中心凹（图 11.5）。这种情况下做出诊断就必须依靠敏锐的临床观察力，或把现在的眼底图片与以前的眼底图片进行细致对比。如果没有眼底图片，应用图表标明病变前缘与毗邻的周边组织关系，如血管。

临床要点

- 在接受治疗患者中，巨细胞病毒性视网膜炎仍保持活动性，其边缘呈"毛刷状"。
- 全视网膜广角全景照片可用于长期随访。

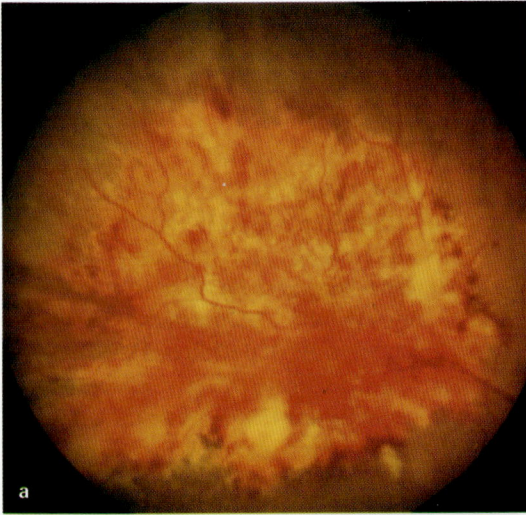

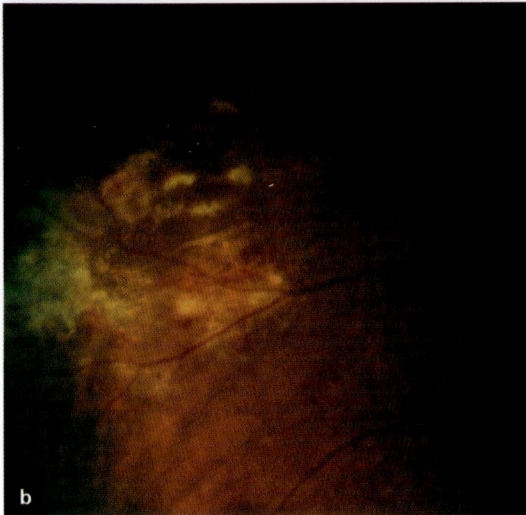

图 11.4 后极部巨细胞病毒性视网膜炎（a），视网膜出血明显多于周边部（b）。

11.3.2 治疗时的临床表现

治疗会使病灶直径进行性变小，但最初两周的病毒复制可使已感染的视网膜组织混浊。当病变扩展至 750μm 以上时，则与治疗反应不相适应。只有在治疗 1~2 周后才会显现治疗效果。一旦急性感染得以缓解，在正常和萎缩的视网膜之间就会出现一道醒目的分界线。

在接受维持治疗的艾滋病患者中或在免疫系统功能部分恢复的患者中，可能看不到活动性病灶，而病灶前缘呈进行性地延伸并

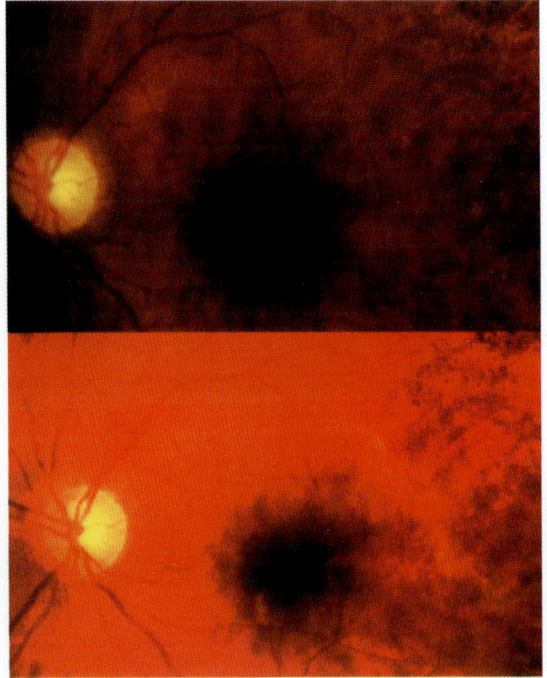

11.3.3 鉴别诊断

如果具有典型的临床表现，巨细胞病毒性视网膜炎诊断很容易。然而其表现可能与许多眼部疾病相似（或被掩盖），应根据其临床表现、临床进程或治疗反应加以鉴别诊断。

如果巨细胞病毒性视网膜炎从邻近血管处开始，它可导致血管堵塞并沿着阻塞的视网膜分支静脉呈现典型的弓形出血，或表现为霜枝样血管炎，后者表现为血管鞘延伸直

达周边部[16]。虽然这些与视网膜炎并无相关，但在随后病程中，沿着主要血管的边缘将会出现典型视网膜炎的白色边缘。发生视网膜分支静脉阻塞的患者，通常在接近阻塞位置有一明显的视网膜炎症。在荧光素眼底血管造影中，坏死中心被周围高荧光区所环绕，有助于与单纯性静脉阻塞相区别。

患者也可表现为近视神经处的活动性视网膜炎。与视神经炎相鉴别比较困难。视神经乳头通常充血，视神经被巨细胞病毒感染前，视力和视野通常良好[17]。这种情况下需立即开始治疗。其他病毒感染如带状疱疹病毒性视网膜炎也可引起视神经炎，同样需立即治疗[18,19]。通常这些患者会有明显的视力损害或伴有其他临床表现。

巨细胞病毒性视网膜炎与其他眼部感染的鉴别通常并不困难。带状疱疹病毒性视网膜炎表现为周边部融合的视网膜炎并伴有明显的视网膜水肿。在免疫功能正常的患者中，通常有严重的玻璃体炎症，而在艾滋病患者中则很少见到。最常见的需要鉴别的疾病是眼弓形虫病，在艾滋病患者中两者均表现为相似的白色颗粒状病变，但眼弓形虫病通常静止，对抗病毒药物治疗无反应。部分患者同时发生多种感染，若要保存视力就需要治疗[19]，但这种病例很少见。在这些病例中诊断性检查有所帮助。

临床要点

- 在艾滋病患者中，弓形虫病与巨细胞病毒性视网膜炎病变很相似。
- 巨细胞病毒性视网膜炎可能伴有视网膜分支静脉阻塞或视神经炎。
- 巨细胞病毒性视网膜炎早期损害与棉絮斑很相似。

11.3.4 检 查

诊断巨细胞病毒性视网膜炎时，一般不需诊断性实验。最有用的方法是应用聚合酶链反应技术检测眼组织中的巨细胞病毒基因和联合抗体测定[20,21]。眼部抗巨细胞病毒抗体与血清抗体的比值，即 Goldman-Witmer 系数超过 3 倍提示有活动性抗体产生。应同时测定抗体亚型（IgM、IgG 和 IgA），其中一项可有升高。在大多数巨细胞病毒感染患者中，聚合酶链反应检查多为阳性[22]，如果前房炎症轻微时，也可表现为阴性。两项技术联合检查能够提高敏感度。

如果血清中存在病毒，提示疾病处于活动期，但血清中巨细胞病毒含量与眼部疾病的进展并无相关性[23]。如果治疗效果不好或患者普遍产生耐药时应对病毒进行亚型检查，分型的目的是发现更昔洛韦抗性病毒株，后者使视网膜炎进展的危险性增加[24]。

11.4 治 疗

11.4.1 更昔洛韦

更昔洛韦（丙氧鸟苷）是用于治疗巨细胞病毒性视网膜炎最常用的抗病毒药物，静脉点滴、玻璃体腔注射、口服或者眼内植入缓释系统均有效。因其全身应用可引起中性粒细胞减少而限制其广泛应用。有不少患者在静脉点滴后出现局部感染（某项研究中约为 20%），而口服用药的生物利用度较低，只能限于维持治疗。口服用药可引起胃肠道症状，主要优点是能延长对 HAART 治疗无效的患者寿命，而眼局部治疗可保护眼球[25]。多数患者通过玻璃体腔注射能使局部病情得以控制，注射时如果采取足够的抗感染措施，使眼内炎的发生率很低[26,27]。起始治疗量为每周 2 次（标准剂量为 $200\mu g$），维持量为每周 1 次。如果注射量增至一次 2 mg，可以将重复注射时间间隔为两周 1 次（表11.1）[28]。

玻璃体腔植入物可以持续长达 8 个月释放药物，在北美地区应用广泛。即使对全身使用更昔洛韦耐药者，局部用药也有很高的有效率。

表 11.1　抗巨细胞病毒药物剂量

药物名称	剂　　量	使用次数	主要副作用
更昔洛韦[47]	5 mg/kg IV	1～2次/日	肌肉抑制
或[28]	5 mg/kg IV	M～1次/日	肌肉抑制
或[30]	200～2000 μg IO/0.1ml	每周1次	肾毒性
或[48]	眼内植入	每8个月1次	肾毒性
缬更昔洛韦[31]	1500mg 口服	M～3次/日	低眼压、前葡萄膜炎
膦甲酸钠[13]	900mg 口服	1～2次/日	前葡萄膜炎、眼压高
西多福韦[49]	900mg 口服	M～1次/日	
福米韦生[41]	90 mg/kg IV	I～3次/日	
	60 mg/kg IV	M～3次/日	
	5 mg/kg IV	I～1次/周×2	
	3～5 mg/kg IV	M～Q2周	
	330 μg IO	I～1次/周	
	330 μg IO	M～1次/日	

11.4.2　缬更昔洛韦（Valganciclovir）

缬更昔洛韦是更昔洛韦的单烯酯前体，口服后迅速水解为活性成分更昔洛韦。从缬更昔洛韦分解的更昔洛韦的绝对生物利用度为 60%。口服缬更昔洛韦 900mg，每日 2 次，机体内更昔洛韦水平与静脉点滴更昔洛韦的药物浓度相当。在一项随机对照的临床试验表明，口服缬更昔洛韦用于诱导和维持治疗与静脉用药同样有效，而且没有静脉用药的诸多不便[31]。缬更昔洛韦副作用与更昔洛韦相同，目前已经成为一线治疗用药。

11.4.3　膦甲酸钠

膦甲酸钠（Foscarnet）是治疗巨细胞病毒性视网膜炎的二线常用药物，通常是静脉给药。但与更昔洛韦不同，该药不在细胞内代谢，因此必须频繁给药以维持其眼内浓度[13]。该药没有骨髓毒性，但需要充分水化以避免肾毒性。和更昔洛韦一样，长期使用可能产生耐药株，两者的发生率也相似。疗效下降时需更换药物，或将膦甲酸钠与更昔洛韦联合使用，二者有协同作用[33,34]。但这仅仅是临时措施，不是长期解决方案，因为患者会遭受两种药物的毒性。在这种情况下，如果没有其他替代方法，可以考虑静脉给予膦甲酸钠联合眼内植入更昔洛韦。膦甲酸钠也可以玻璃体腔注射，但需要反复使用以维持疗效[35]。

11.4.4　其他药物

治疗巨细胞病毒感染的其他药物中包括西多福韦（Cidofovir）和福米韦生（Fomivirsen）。西多福韦是一种无环磷酸核苷，不像更昔洛韦那样需要病毒编码磷酸化过程[36]，其抗巨细胞病毒作用很强，给药频率少于更昔洛韦和膦甲酸钠，即使对更昔洛韦或膦甲酸钠治疗后复发的病例仍然有效[37]。与 HAART 同时使用时，前葡萄膜炎的发生率增高，但局部用药很容易控制炎症。肾脏或眼部毒副作用在停药后即可消失。尽管可以玻璃体腔注射用药，但可能导致严重低眼压和葡萄膜炎[39]。

福米韦生是一种与 mRNA 特异性结合的硫代磷酸寡核苷酸，能够编码巨细胞病毒即刻 – 早期活化蛋白[40]。两项随机临床研究表明福米韦生玻璃体腔注射可以抑制巨细胞病毒性视网膜炎，维持剂量为每月一次[41~43]。

11.5　随诊和处理原则

巨细胞病毒性视网膜炎见于免疫功能缺陷者。因为所有抗病毒药物均为病毒抑制剂，必须长期甚至终生用药，除非患者能恢复自身的抗巨细胞病毒免疫力。如果能够诱导或恢复其免疫力，则可以停药，并根据临床反应随诊观察。

11.5.1　人类免疫缺陷病毒感染者的巨细胞病毒感染

对接受 HAART 治疗和未接受治疗的患者应当区分对待。确诊人类免疫缺陷病毒（HIV）感染且 CD4+ 细胞数目低于 100 个 /μl 的患者应定期随诊，告知巨细胞病毒性视网膜炎的症状和体征；CD4+ 细胞低于 50 个 /μl 的患者每 3 ~ 6 个月应详细检查一次；高于 100 个 /μl 者无必要频繁随诊。这一原则同样适用于接受 HAART 治疗的患者，以期望前 6 个月后 CD4+ 细胞达到或超过 100 个 /μl；未接受 HAART 治疗且 CD4+ 细胞数较低者同样适用。

治疗方案取决于可用药物及临床反应。目前最佳口服药是缬更昔洛韦，如果无法耐受，第二选择是眼内植入物。其他方案适用于顽固病例，或者无法实施前两种治疗方案者。每周随诊一次，直到出现治疗反应。病变静止后，每 1 ~ 3 个月随诊一次。HAART 应用状态对选择治疗也很重要，如果患者首次接受 HAART 治疗需 6 ~ 12 月，然后停药。如果在 HAART 治疗期间或者停用 HAART 治疗后发生巨细胞病毒性视网膜炎，应当按未接受 HAART 治疗的原则随诊观察。

11.5.2　其他免疫抑制患者的巨细胞病毒性视网膜炎

这类患者还没有明确的处理原则。总之，应尽可能减少或停用降低免疫力的免疫抑制剂。随着淋巴细胞增多，巨细胞病毒性视网膜炎会好转。玻璃体腔注射更昔洛韦或缬更昔洛韦是最佳治疗方法，可以把全身使用所造成的免疫抑制状态降到最低程度。

如果停用免疫抑制剂数月后出现迟发性巨细胞病毒性视网膜炎，选择更昔洛韦眼内缓释植入物、西多福韦或福米韦生。

11.6　并发症的处理

除视力丧失外，巨细胞病毒性视网膜炎可以引起多种并发症，如白内障或视网膜脱离。实施 HAART 治疗后，随着免疫系统的恢复，约15%的患者出现葡萄膜炎。

11.6.1　免疫重建

随着 HAART 治疗的进行，许多静止性巨细胞病毒性视网膜炎患者出现明显的眼内炎症。大部分患者的炎症呈一过性，局部使用糖皮质激素就可以控制炎症。但部分患者可以出现顽固性黄斑囊样水肿、视网膜前膜、白内障或青光眼[44]，这很可能与针对眼内抗原的体液免疫反应增强有关[45]；也可能与病毒复制活跃有关，但尚未证实。

11.6.2　视网膜脱离

巨细胞病毒感染所致的视力丧失主要与视网膜炎或视网膜脱离相关。在 HAART 疗法出现前，病毒感染眼每年发生视网膜脱离的危险性约为 33%。其危险性增加与病变范围增大、病变靠近眼前部，特别是与发生玻璃体后脱离等因素相关。HAART 治疗后这种危险性降低 60%[46]。在不发生免疫恢复性葡萄膜炎的患者中危险性下降最为明显，因为葡萄膜炎使 HAART 治疗者发生视网膜脱离的危险性加倍；与未行 HAART 治疗者相比，危险性并没有明显减少。缓释药物植入者视网膜脱离的发生率并不高于单纯全身用药者。

治疗方法取决于脱离部位以及对 HAART

的治疗反应。如果脱离局限，采用保守方法，如围绕脱离区进行激光光凝封闭。大范围脱离需要行玻璃体切割手术。未行 HAART 治疗的大部分患者需填充硅油；对于 HAART 治疗者，如果没有明显的增生性玻璃体视网膜病变，可以不必填充硅油。

参考文献

[1] Jabs DA, van Natta ML, Kempen JH, et al. (2002) Characteristics of patients with cytomegalovirus retinitis in the era of highly active antiretroviral therapy. Am J Ophthalmol 133:48–61.

[2] Jabs DA, Enger C, Bartlett JG (1989) Cytomegalovirus retinitis and acquired immunodeficiency syndrome. Arch Ophthalmol 107:75–80.

[3] van den Horn GJ, Meenken C, Danner SA, et al. (1998) Effects of protease inhibitors on the course of CMV retinitis in relation to CD4+ lymphocyte responses in HIV+ patients. Br J Ophthalmol 82:988–990.

[4] Lin DY, Warren JF, Lazzeroni LC, et al. (2002) Cytomegalovirus retinitis after initiation of highly active antiretroviral therapy in HIV-infected patients. Natural history and clinical predictors. Retina 22:268–277.

[5] Lilleri D, Piccinini G, Baldanti F, et al. (2003) Multiple relapses of human cytomegalovirus retinitis during HAART in an AIDS patient with reconstitution of CD4+ T cell count in the absence of HCMV-specific CD4+ T cell response. J Clin Virol 26:95–100.

[6] Torriani FJ, Freeman WR, Macdonald JC, et al. (2000) CMV retinitis recurs after stopping treatment in virological and immunological failures of potent antiretroviral therapy. AIDS 14:1041–1049.

[7] Salmon-Ceron D, Mazeron MC, Chaput S, et al. (2000) Plasma cytomegalovirus DNA, pp65 antigenemia and a low CD4 cell count remain risk factors for cytomegalovirus disease in patients receiving highly active antiretroviral therapy. AIDS 14:1041–1049.

[8] Kempen JH, Jabs DA, Wilson LA, et al. (2003) Mortality risk for patients with cytomegalovirus retinitis and acquired immune deficiency syndrome. Clin Infect Dis 37:1365–1373.

[9] Fishburne BC, Micrani AA, Davis JL (1998) Cytomegalovirus retinitis after cardiac transplantation. Am J Ophthalmol 125:104–106.

[10] Shibolet O, Ilan Y, Kalish Y, et al. (2003) Late cytomegalovirus disease following liver transplantation. Transpl Int 16:861–865.

[11] Machado CM, Menezes RX, Macedo MC (2001) Extended antigenemia surveillance and late cytomegalovirus infection after allogeneic BMT. Bone Marrow Transplant 28:1053.

[12] Agrawal A, Dick AD, Olson JA (2003) Visual symptoms in patients on cyclophosphamide may herald sight threatening disease. Br J Ophthalmol 87:122–123.

[13] Palestine AG, Polis MA, de Smet MD, et al. (1991) A randomized, controlled trial of foscarnet in the treatment of cytomegalovirus retinitis in patients with AIDS. Ann Intern Med 115:665–673.

[14] Holbrook JT, Davis MD, Hubbard LD, et al. (2000) Risk factors for advancement of cytomegalovirus retinitis in patients with acquired immunodeficiency syndrome. Arch Ophthalmol 118:1196–1204.

[15] de Smet MD, Nussenblatt RB (1991) Ocular manifestations of AIDS. J Am Med Assoc 266:3019–3022.

[16] Spaide RF, Vitale AT, Toth IR, et al. (1992) Frosted branch angiitis with cytomegalovirus retinitis. Am J Ophthalmol 113:522–528.

[17] Grossniklaus HE, Frank KE, Tomsak RL (1987) Cytomegalovirus retinitis and optic neuritis in acquired immune deficiency syndrome. Ophthalmology 94:1601–1604.

[18] Meenken C, van den Horn GJ, van der Meer JTM, et al. (1998) Optic neuritis heralding varicella zoster virus retinitis in a patient with AIDS. Ann Neurol 43:534–536.

[19] de Smet MD, De Fen S, Pepose JS, et al. (2003) Microdissection combined with the polymerase chain reaction to identify potentiating viral co-infection in patients with HIV/AIDS with ocular infection. Can J Ophthalmol 38:207–213.

[20] de Boer JH, Verhagen C, Bruinenberg M, et al. (1996) Serologic and polymerase chain reaction analysis of intraocular fluids in the diagnosis of infectious uveitis. Am J Ophthalmol 121:650–658.

[21] Doornenbal P, Baarsma GS, Quint WGV, et al. (1996) Diagnostic assays in cytomegalovirus retinitis: detection of herpes virus by simultaneous application of the polymerase chain reaction and local antibody analysis on ocular fluid. Br J Ophthalmol 80:235–240.

[22] Ando Y, Terao K, Narita M, et al. (2002) Quantitative analyses of cytomegalovirus genome in aqueous humor of patients with cytomegalovirus retinitis. Jpn J Ophthalmol 46:254–260.

[23] Scholz M, Doerr HW, Cinatl J (2003) Human cytomegalovirus retinitis: pathogenicity, immune evasion and persistence. Trends Microbiol 11:171–178.

[24] Jabs DA, Martin BK, Forman MS, et al. (2003) Cytomegalovirus resistance to ganciclovir and clinical outcomes of patients with cytomegalovirus retinitis. Am J Ophthalmol 135:26–34.

[25] Martin DF, Kuppermann BD, Wolitz RA, et al. (1999) Oral ganciclovir for patients with cytomegalovirus retinitis treated with a ganciclovir

implant. N Engl J Med 340:1063–1070.

[26] Cochereau-Massin I, LeHoang P, Lautie-Frau M, et al. (1991) Efficacy and tolerance of intravitreal ganciclovir in cytomegalovirus retinitis in acquired immune deficiency syndrome. Ophthalmology 98:1348–1353.

[27] Baudouin C, Gastaud P (1992) A modified procedure for intravitreal injections of ganciclovir in the treatment of cytomegalovirus retinitis. Ophthalmology 99:1183.

[28] Young SH, Morlet N, Heery S, et al. (1992) High dose intravitreal ganciclovir in the treatment of cytomegalovirus retinitis. Med J Aust 157:370–373.

[29] Martin DF, Dunn JP, Davis JL, et al. (1999) Use of the ganciclovir implant for the treatment of cytomegalovirus retinitis in the era of potent antiretroviral therapy: recommendations of the International AIDS Society – USA Panel. Am J Ophthalmol 127:329–339.

[30] Martin DF, Parks DJ, Mellow SD, et al. (1994) Treatment of cytomegalovirus retinitis with an intraocular sustained-release ganciclovir implant. Arch Ophthalmol 112:1531–1539.

[31] Martin DF, Sierra-Madero J, Walmsley S, et al. (2002) A controlled trial of valganciclovir as induction therapy for cytomegalovirus retinitis. N Engl J Med 346:1119–1126.

[32] Weinberg A, Jabs DA, Chou S, et al. (2003) Mutations conferring foscarnet resistance in a cohort of patients with acquired immunodeficiency syndrome and cytomegalovirus retinitis. J Infect Dis 187:777–784.

[33] Cytomegalovirus Retreatment Trial (1996) Combination foscarnet and ganciclovir therapy vs monotherapy for the treatment of relapsed cytomegalovirus retinitis in patients with AIDS. Arch Ophthalmol 114:23–33.

[34] Butler KM, de Smet MD, Husson RN, et al. (1992) Treatment of aggressive CMV retinitis with ganciclovir in combination with foscarnet in a child with human immunodeficiency virus infection. J Pediatr 120:483–485.

[35] Berthe P, Baudouin C, Garraffo R, et al. (1994) Toxicologic and pharmacokinetic analysis of intravitreal injections of foscarnet, either alone or in combination with ganciclovir. Invest Ophthalmol Vis Sci 35:1038–1045.

[36] De Clercq E (2003) Clinical potential of the acyclic nucleoside phosphonates cidofovir, adefovir, and tenofovir in treatment of DNA virus and retrovirus infections. Clin Microbiol Rev 16:569–596.

[37] Lalezari JP, Holland GN, Kramer F, et al. (1998) Randomized, controlled study of the safety and efficacy of intravenous cidofovir for the treatment of relapsing cytomegalovirus retinitis in patients with AIDS. J Acquir Immune Defic Syndr Hum Retrovirol 17:339–344.

[38] Berenguer J, Mallolas J, Spanish Cidofovir Study Group (2000) Intravenous cidofovir for compassionate use in AIDS patients with cytomegalovirus retinitis. Clin Infect Dis 30:182–184.

[39] Banker AS, Arevalo JF, Munguia D, et al. (1997) Intraocular pressure and aqueous humor dynamics in patients with AIDS treated with intravitreal cidofovir (HPMPC) for cytomegalovirus retinitis. Am J Ophthalmol 124:168–180.

[40] de Smet MD, Meenken C, van den Horn GJ (1999) Fomivirsen: a phosphorothioate oligonucleotide for the treatment of cytomegalovirus retinitis. Ocul Immunol Infl 7:189–198.

[41] Vitravene Study Group (2002) Randomized dose-comparison studies of intravitreous fomivirsen for treatment of cytomegalovirus retinitis that has reactivated or is persistently active despite other therapies in patients with AIDS. Am J Ophthalmol 133:475–483.

[42] Vitravene Study Group (2002) A randomized controlled clinical trial of intravitreous fomivirsen for treatment of newly diagnosed peripheral cytomegalovirus retinitis in patients with AIDS. Am J Ophthalmol 133:467–474.

[43] Vitravene Study Group (2002) Safety of intravitreous fomivirsen for treatment of cytomegalovirus retinitis in patients with AIDS. Am J Ophthalmol 133:484–498.

[44] Goldberg DE, Wang H, Azen SP, et al. (2003) Long term visual outcome of patients with cytomegalovirus retinitis treated with highly active antiretroviral therapy. Br J Ophthalmol 87:853–855.

[45] Stone SF, Price P, Tay-Kearney ML, et al. (2002) Cytomegalovirus (CMV) retinitis immune restoration disease occurs during highly active antiretroviral therapy – induced restoration of CMV-specific immune responses within a predominant Th2 cytokine environment. J Infect Dis 185:1813–1817.

[46] Kempen JH, Jabs DA, Dunn JP, et al. (2001) Retinal detachment risk in cytomegalovirus retinitis related to the acquired immunodeficiency syndrome. Arch Ophthalmol 119:33–40.

[47] Holland GN, Buhles WC, Mastre B, et al. (1989) A controlled retrospective study of ganciclovir treatment for cytomegalovirus retinopathy. Arch Ophthalmol 107:1759–1766.

[48] Drew WL, Ives D, Lalezari JP, et al. (1995) Oral ganciclovir as maintenance treatment for cytomegalovirus retinitis in patients with AIDS. N Engl J Med 333:615–620.

[49] Studies of Ocular Complications of AIDS Research Group in Collaboration with the AIDS Clinical Trials Group (2000) Long-term follow-up of patients with AIDS treated with parenteral cidofovir for cytomegalovirus retinitis: the HPMOC peripheral cytomegalovirus retinitis trial. AIDS 14:1571–1581.

第 12 章

Behcet´s 病

Manfred Zierhut，Nicole Stübiger，Christoph Deuter，Ina Kötter

主要内容

- Behcet´s 病是一种反复发作的全身血管炎性疾病，可累及全身所有器官组织。
- 诊断标准主要根据国际 Behcet´s 病研究组制定的标准。
- Behcet´s 病的患病率从美国的 0.4/10 万到土耳其的 370/10 万不等。
- 遗传因素（77%与 HLA-B*51 有关）和免疫病理学改变（T 细胞、中性粒细胞）在 Behcet´s 病的发病中起着重要作用。
- Behcet´s 病最常见临床表现是口腔溃疡、生殖器溃疡、眼部病变和皮肤病变。
- 眼部病变的典型表现是后葡萄膜炎伴闭塞性视网膜血管炎，病程有慢性、进行性和反复发作性等特点。
- 眼型 Behcet´s 病的视力预后很差，因此早期常需大剂量免疫抑制剂治疗。
- 新型免疫调节药物，如干扰素 -γ 和抗肿瘤坏死因子 -α 有助于提高远期视力，可用于其他免疫抑制剂治疗失败的患者。

12.1 引　言

Behcet´s 病是一种反复发作的全身性疾病，主要表现为免疫介导的闭塞性血管炎。本病先后出现许多命名，这些命名均适用于大多数患者而不是全部患者。Behcet´s 病的四个主要症状是口腔溃疡、眼部病变、皮肤病变和生殖器溃疡。在完全型 Behcet´s 病患者中，还可以见到其他部位的炎症病变。

在土耳其，Behcet´s 病的患病率高达 370/10 万，即使给予积极充分的治疗，至少在眼部的预后并不理想，因而这是一个严重的问题。

虽然 Behcet´s 病的病因和发病机制还不清楚，但已经获知一些促使疾病发生的重要因素。过去几年间报道显示，除遗传因素如 HLA-B*51，环境因素和免疫因素在 Behcet´s 病的发展和慢性化过程中也起作用。有关 Behcet´s 病研究中，除 CD4+T 细胞外，自然杀伤（NK）细胞和中性粒细胞也越来越受到关注。中性粒细胞功能亢进导致氧过量产生，引起内皮细胞毒性作用。γδ-T 细胞活化在 Behcet´s 病的病程维持中可能也发挥作用。γδ-T 细胞除存在于 Behcet´s 病患者的炎症部位外，还对分枝杆菌 65 kDa 热休克蛋白和来自人类的 60 kDa 的同源蛋白多肽起反应，说明细菌感染可能参与 Behcet´s 病的发病过程。

近年来，Behcet´s 病的治疗成功率有了非常明显的进步，患者症状可完全消退，发作次数也明显减少。这同时改变了眼部 Behcet´s 病的预后，因为除中枢神经系统 Behcet´s 病外，眼部 Behcet´s 病仍是最棘手的问题。

12.2 Behcet´s 病的定义和流行病学

12.2.1 定　义

Behcet´s病是一种多系统性血管炎性病

变[123,130]，机体任何一个器官组织都有可能受累。Behcet′s 病的诊断主要根据 1990 年国际 Behcet′s 病研究组制定的标准（表 12.1）[22]。它逐渐被看做是一种分类标准，而不是一个诊断标准[83]，尤其疾病早期阶段通常不符合此诊断标准。因此一些旧的诊断标准，如 O′Duffy 标准[109] 和 Dilsen 标准[100]、日本 Behcet′s 病研究委员会制定的标准仍在使用中（表 12.2）。

12.2.2　历　史

有关 Behcet′s 病症状的最早描述可能见于公元前 5 世纪希波克拉底所著的《流行病学》第三卷[62,156]。从那时起，尤其是在 19 世纪，可见到各种症状的 Behcet′s 病报道。1937 年，土耳其皮肤病学家 Hulusi Behcet 报道了 3 例患者同时患有口腔溃疡、生殖器溃疡和复发性虹膜炎[28]，于是后来人们用他的名字来命名该病。其实，1930 年希腊眼科医生 Benedictos Adamandiades 在雅典医学会上报道了一例 20 岁的男性患者，既有反复发作的致盲性前房积脓性虹膜炎，又伴有静脉炎，口腔、生殖器溃疡和膝关节炎。次年，他将此病例发表于法国《眼科年报》上[1]。因此"Behcet′s 病"这个命名在土耳其和希腊专家之间引起了长时间的争论。使用 Behcet′s 病这一名称的可能解释是 Behcet′s 医生的论文得到了更广泛的传播[156]。然而，"Adamantiades-Behcet′s 病"联合命名也得到了认可。

12.2.3　流行病学

Behcet′s 病是一少见疾病，世界各地均有发生，但患病率不一。最常见于地中海东部和亚洲东部沿岸的一些国家。此病主要分布于亚洲和欧洲的北纬 35°~45°。此区域相当于古老的丝绸之路（图 12.1）[156]，有人认为此病是在古老的游牧部落之间传播的[113,163]。

12.2.3.1　患病率

据报道，本病在土耳其东北部人群中患病率最高，高达 370/10 万（表 12.3），是亚洲人群总患病率的 10~150 倍，是欧美国家人群患病率的 150 倍[111,163]。

12.2.3.2　发病率

Behcet′s 病的确切发病率目前尚不清楚。日本全国对 Behcet′s 病患者登记显示：1984 年发病率为 0.9/10 万，1990 年发病率为 0.8/10 万，自 1972 年其发病率快速增长后，已经达到了一定高度。

在伊朗 6000 万人口中，每年发病率大约为 0.57/10 万[23,156]。从 1984—1988 年，中国台湾六个最大医疗中心之一提供的数据是每年有 14 名新发病例[20,163]。

12.2.3.3　年　龄

很多研究均显示 Behcet′s 病的发病年龄不同，很多作者认为发病年龄应该是指患者症状符合诊断标准时的年龄，而其他人认为刚出现首发症状时就认定为发病年龄[156]。平均发病年龄为 25~35 岁，范围为 2 个月至 72 岁[156,160]，但观察数据中未考虑患者的来源和性别[163]。在以色列，平均发病年龄为 19.9 岁，土耳其为 26.5 岁，欧洲为 25.9 岁，阿拉伯国家为 26.5 岁，美国为 28.3 岁，东亚国家为 31.7 岁[163]。

12.2.3.4　性　别

既往报道显示，在日本和土耳其本病男性多于女性[103,156,163]。但在近 20 年里，男女比值降低，并逐渐相等[48,104,126,163]。性别分布相等的国家是德国[161] 和以色列[16,78]，其他数据显示，埃及男女比例为 5∶1，沙特阿拉伯为 3.4∶1，意大利为 2.4∶1，而在北欧的一些国家女性多于男性，如瑞典男∶女为 0.67∶1，美国为 0.2∶1[163]。

在日本，女性患者增加，她们的临床表

表 12.1　国际 Behcet´s 病研究组制定的标准（1990）

复发性口腔溃疡	大或小疮样或疱疹样溃疡，每年发作至少 3 次
加上下面的两项：	
复发性生殖器溃疡	生殖器溃疡或生殖器瘢痕
眼部损害	前或后葡萄膜炎、玻璃体内细胞或视网膜血管炎
皮肤损害	结节性红斑、假性毛囊炎、脓丘疹或发育期后与糖皮质激素治疗无关的痤疮样结节
皮肤过敏反应阳性	前臂内侧皮下针刺，24～48 小时后观察结果

表 12.2　Dilsen、Mason 和 Barnes、O´Duffy 和日本的诊断标准

Dilsen 标准 [26]	Mason 和 Barnes 标准 [91]	O´Duffy 标准 [109]	日本标准 [100]
皮肤过敏反应阳性（特征性）			
主征	主征	主征	主征
复发性口腔溃疡	口腔溃疡	复发性口腔溃疡	复发性口腔溃疡
生殖器溃疡	生殖器溃疡	生殖器溃疡	皮肤病变
眼部损害	眼部损害	葡萄膜炎	
皮肤损害（结节性红斑或其他）	葡萄膜炎 + 前房积脓	皮下血管炎	葡萄膜炎或视网膜血管炎
血栓性静脉炎（浅部或深部）	角膜溃疡	关节炎	生殖器溃疡
	球后视神经炎		
	皮肤损害		
	脓疱		
	溃疡		
	结节性红斑		
	多形性红斑		
次征	次征	次征	次征
临床表现：			
关节炎	胃肠道病变	中枢神经系统病变	关节炎
神经精神病变	血栓性静脉炎	结肠炎	胃肠道症状
胃肠道病变	心血管病变	静脉炎	附睾炎
肺部损害	中枢神经系统病变	大血管动脉炎	心血管病变
动脉损害	家族史		神经精神症状
附睾炎			
其他：			
病史			
皮肤超敏感性			
阳性家族史			
诊断	诊断	诊断	分型
确定型：			完全型：
·皮肤过敏反应（+），	3 个主征或	口腔、生殖器溃疡	4 个主征
+1 个主征或 1 个次征；	2 个主征和 2 个次征	+2 个主征	
·皮肤过敏反应（±），			不完全型：
+2 个主征或一个主征和 2 个次征			3 个主征
·皮肤过敏反应（-），			或葡萄膜炎 + 任一主征
+3 个主征或 2 个主征和 2 个次征			可疑型：
可疑型：			2 个主征
·皮肤过敏反应（±），			可能型：
+1 个主征或 1 个次征			1 个主征

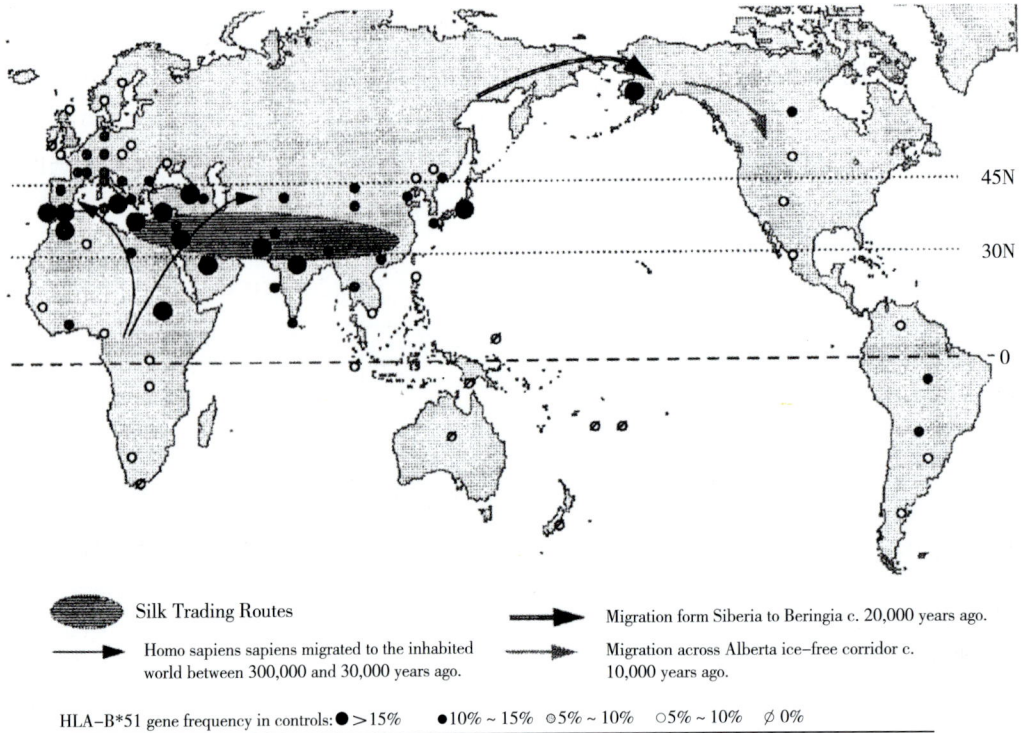

Silk Trading Routes

Homo sapiens sapiens migrated to the inhabited world between 300,000 and 30,000 years ago.

Migration form Siberia to Beringia c. 20,000 years ago.

Migration across Alberta ice-free corridor c. 10,000 years ago.

HLA-B*51 gene frequency in controls: ● >15%   ● 10% ~ 15%   ◎ 5% ~ 10%   ○ 5% ~ 10%   ∅ 0%

图 12.1 HLA-B*51 发生率（摘自 Verity 等[146]）。

表 12.3 Behcet´s 病的分布 *

国家	年份	患病率（10 万分比）
亚洲		
土耳其（东北部安那托利亚）	1978	370
伊朗[23]	1996	16.7
科威特[163]	1986	2.1
日本[104]	1991	13.5
中国[163]	1998	14.0
欧洲		
德国[160]	1994	0.55
意大利[161]	1988	2.5
西班牙北部[161]	1998	7.5
希腊[114]	1984	6
美洲		
美国[16]	1975	0.4

* 对 Behcet´s 病的流行病学特征研究显示：在过去 40 年里，由于疾病慢性化[163]、人们对疾病的逐渐认识以及部分国家移民增多[156]，致使 Behcet´s 病的患病率逐渐增加。

现呈现轻度临床病程，完全型 Behcet´s 病常见于男性患者[156]。

　　总的来说，在地中海和阿拉伯国家中，女性患者的预后要好于男性患者[114]，但在西欧和美洲国家没有区别[156]。

12.2.3.5　遗传性

　　有 18% 以上的患者，其家族中至少有一人患有 Behcet´s 病[29,144,156]，因此家族性发病是此病的一个重要流行病学特征[163]。这种家族遗传性在阿拉伯、土耳其、以色列或亚洲等国家的患者中（2.0% ~ 18.2%）要高于欧洲患者（0 ~ 4.5%）[163]。

12.3　Behcet´s 病的遗传学

根据孟德尔遗传法则，Behcet´s 病并不属于一种遗传性疾病。在多数家庭中，本病呈散发性发生。然而，Behcet´s 病确有类似的家族聚集性，第一代亲属中有发病者其危险性增加。土耳其患者中子女的发病率为4.2%。总结众多 Behcet´s 病的家族病例，发现呈现一个复杂的遗传模式[45]。1973 年即发现 Behcet´s 病与 HLA-B*5 有关，为遗传因素与 Behcet´s 病的相关性提供了有力证据。当时，HLA-B*5 被称为 HL-A。随后数十年，HLA-B*5 与 Behcet´s 病的关系逐渐明了，不仅日本患者研究证实，HLA-B*5 与

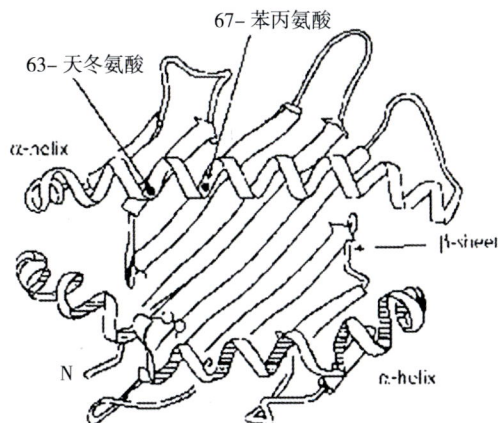

图 12.2　HLA-B*51 分子结构。

Behcet´s 病的发生有关，全世界其他地区的患者（除美国外）都具有这种关联性（图 12.1，表 12.4）[146]。不同种族患者与健康人相比均有统计学意义（p<0.0001），说明 Behcet´s 病与 HLA-B*5 之间存在很强的关联性。由于在不同种族患者中具有很强的关联性，可以认为 Behcet´s 病是在从日本到地中海东部地区的具有 HLA-B*5 抗原的亚洲人和欧亚人中播散，通过游牧民族或土耳其部落沿着丝绸之路传播。HLA-B*5 抗原在 Behcet´s 病患者中的阳性率为 40% ~ 80%，在正常人群中阳性率仅为 8%（北欧）~ 24%（土耳其，中东）[98]。在 HLA-B*51 阳性人群中，患 Behcet´s 病的相对危险度为 1.4（葡萄牙）~ 17.1（以色列）[146,17]，德国人群中，患此病的相对危险度为 2.6[159]。HLA-B*5 抗原包括 HLA-B*51 和 HLA-B*52 两种独立抗原。前者与 Behcet´s 病明显相关，后者与疾病无相关性（仅以色列的一项研究显示与两种抗原都有关联性）[117]。Behcet´s 病的患病率与 HLA-B*51 流行的地区相吻合，HLA-B*51 阴性国家则不发生此病（图 12.1）。

HLA-B*51 和 HLA-B*52 两种抗原之间存在两种不同的氨基酸，即第 63 位的天冬氨酸和第 67 位苯丙氨酸。这两种氨基酸参与了 HLA 抗原结合槽袋状结构的形成[98]。

HLA-I 类抗原多肽结合槽的袋状结构共有六种（A、B、C、D、E、F），其中最大者为 B 袋状结构，它由第 63 位和第 67 位氨基酸残基构建。肽蛋白与 HLA-I 类分子的结合取决于氨基酸所形成的 B 袋状结构。每一种 HLA 等位基因都有其各自不同的肽结合基序[119]。因此可以设想这两种特殊的氨基酸结构，即 63- 天冬氨酸和 67- 苯丙氨酸所形成的 HLA-B*51 与 Behcet´s 病的发病有关。虽然 HLA-B*51（B*5101-B*5103）和 HLA-B*52(B*5201 等位基因) 仅在氨基酸序列的 α2 区域有两个位置不同，但它们的肽结合基序差别很大，因为这两个位置形成了 B 袋状结构[38,98,119]（图 12.2）。

表 12.4　Behcet´s 病患者、健康对照者和人群中 HLA–B*51 发生率及相对危险度（RR）

国家（地区）	病例数（n）	B5 阳性%	对照（n）	B5 阳性%	RR	p 值	人群阳性%
亚洲							
日本	91	52	140	20	7.9	<0.00005	18 ~ 22.3
韩国	113	51	112	16	4.0 ~ 6.8	<0.001	10 ~ 13
中国台湾	51	51	128	11	8.5		2.6 ~ 7.7
中国	120	56	100	12	9.3		2.5 ~ 8.8
印度	31	32	400	30	1.1		6.4 ~ 16
伊拉克	52	62	175	29	3.9		2.3
伊朗		53		33	2.3		
土耳其	520	77	1106	26	9.2		24
沙特阿拉伯	85	72		26	9.0		26
约旦	68	74	43	23	9.2		
黎巴嫩	100	54	100	34			61
以色列	126	75	790	21	11.5		
非洲							
埃及	84	58	200	7	20.1	<0.0001	
突尼斯	55	62	80	24	5.2		
摩洛哥	86	30.2	111	15.3	2.4	<0.015	15.8
欧洲							
俄罗斯	19	37	150	15	3.2		4.9
英国	107	25	2032	9	3.3		1.9 ~ 4.4
爱尔兰	24	25	96	3	6.3	<0.002	0
德国	75	36	1415	14	3.5		6.1
瑞典	8	38		17	3.0		9.5
葡萄牙	318	53	135	24	3.6		17
西班牙	100	42	452	21	2.7		6.1 ~ 24.5
法国	105	51	591	13	6.7		6.5
意大利	57	75	304	22	10.9		17.4
希腊	170	79	670	28	9.7	<0.001	15.1
美洲							
美国	32	13	523	10	1.3		1.5 ~ 4.5
墨西哥	10	70	105	31	5.1		

摘自：Verity 等[146] 和 Zouboulis 等[162]。

由于 HLA-B*51 在 Behcet´s 病发病中的作用低于 20%，仍需寻求其他的致病因素。其他基因在 Behcet´s 病发病中的作用也在探讨中，目前基因多态性的重要性尚不清楚，如细胞间黏附分子（ICAM-1）等位基因 E469 和 R241 在约旦、巴勒斯坦或意大利患者中发挥作用。还有一些研究结果在某些方面相互矛盾[13]。在 Behcet´s 病患者中，内皮细胞一氧化氮合酶（ENOS）的等位基因 Asp298 较在正常人中更为常见[125]。在地中海地区特有的家族性地中海热（FMF）患者中检查 MEFV 突变说明，在 Behcet´s 病患者中 MEFV 多态性增高[88]，Behcet´s 病和家族性地中海热之间有相关性[10]。最近一项研究发现，在 Behcet´s 病患者中白介素 -1（IL-1）单核苷酸等位基因 IL-1A-889C 和 IL-1B+5887T 表达增高[65]。众多研究均集中于 6 号染色体，包括主要组织相容性复合物（MHC）和 HLA-I 类分子（图 12.3）。HLA-Cw*14 在 Behcet´s 病患者中似乎更为

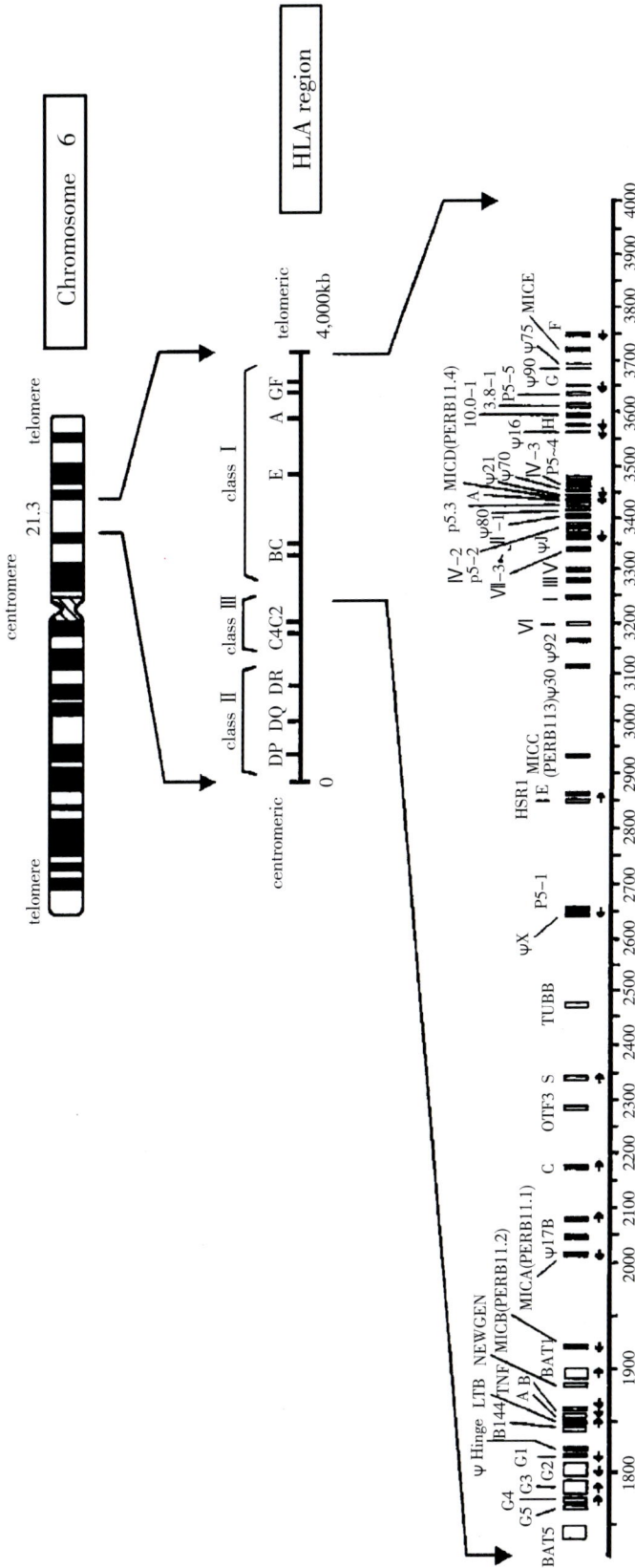

图 12.3 第六条染色体短臂的基因图。通过 DNA 测序发现在 HLA-I 类抗原区的 HLA-B 和 CC 基因区有 7 个黏粒（cosmid）克隆。（摘自 Mizuki 等[98]）

常见，但与 HLA-B*51 之间存在关联不平衡性（Linkage Disequilibrium）。抗原肽处理相关运载体（TAP2）和蛋白酶亚单位（LMP7）也存在于 6 号染色体中，且邻近 MHC，它们负责编码蛋白配基运输和准备的分子，但它们与 Behcet′s 病之间没有明显相关性[56]。肿瘤坏死因子（TNF）基因位点位于 HLA-B 区域，与 Behcet′s 病发病无关。通过核酸限制性片段长度多态性（RFLP）分析发现，TNF B*Nco1 与 HLA-B*51 之间存在关联不平衡性[147]。在 HLA-B*51 阴性情况下，TNF 启动子 1031C 与 Behcet′s 病的发病有关[3]。MICA 基因（MHC-I 相关抗原）和 HLA-I 类抗原基因同样位于 6 号染色体上，编码与 HLA-I 类抗原相类似的分子，但与 β2- 微球蛋白无关。它不黏附于蛋白多肽，靠细胞间的应力增加表达。MICA 抗原通过 NK 细胞 G2D 受体和 DAP10 直接激活 γδ-T 细胞和 NK 细胞。细胞间变异体 A6 和 MICA009 等位基因与 Behcet′s 病的发病有关，但它们与 HLA-B*51 也呈现关联不平衡性[116]。

通过小随体分析也支持 HLA-B*51 与 Behcet′s 病之间的直接关系，发现 8 个等位基因的小随体标志物在 HLA-B 的 1100kb 内。该实验揭示 HLA-B*51 与 MICA 和 MICB 之间存在关联不平衡性。HLA-B*51 与 Behcet′s 病关联性最强的三组人群是日本（p=0.000000000017）、希腊（p=0.00000032）和意大利（p=0.00047）[99]，这就为 HLA-B*51 与 Behcet′s 病的严重程度或特殊临床表现是否有关联提供了依据[47,103]。一些促发因素，例如，细菌或病毒感染可能与 HLA-B*51 分子有高度亲和力。利用新的分子生物学方法，到目前为止已发现有 29 个 HLA-B*51 亚单位（从 HLA-B*5101 到 HLA-B*5129）[120]，其中 HLA-B*5101 和 HLA-B*5108 与 Behcet′s 病有关。

比较德国和土耳其的 Behcet′s 病患者同样发现了类似关联性，但 HLA-B*5107 与 Behcet′s 病呈负相关[75]。西班牙学者也观察到

了类似结果[41]。HLA-B*5101 和 HLA-B*5108 第 63 位和第 67 位氨基酸均被取代，这与 HLA-B*51X 和 HLA-B*5201 不同。除 HLA-B*5107 和 HLA-B*5122 外，这种取代在 HLA-B*51X 的亚等位基因中是完全相同的。HLA-B*5107 和 HLA-B*5201 共用第 67 位的丝氨酸（Ser），HLA-B*5122 在此位置是半胱氨酸（Cys）。如果抗原在这一区域结合，那么与 HLA-B*5107 和 HLA-B*5122 结合的抗原蛋白就有可能不同于与其他 HLA-B*51X 亚等位基因结合的抗原蛋白。然而，第 63 位和第 67 位氨基酸（天冬氨酸和苯丙氨酸）的取代将是与此病有关的 HLA-B*5101 和无关的 HLA-B*5201 的区别点，这种取代也存在于 HLA-B*08、HLA-B*35、B*53、B*5901、B*78 等位基因和一些罕见等位基因，如 B*0708、B*1522、B*1529、B*4008 和 B*4406。它们在 HLA-B*51 阴性患者中的可能作用仍有待证实。

总之，包含 Behcet′s 病易感抗原的关键区域位于 HLA-B 抗原和 TNF 基因及 MICA 基因（MHC-I 相关抗原）之间，或可能位于 6 号染色体着丝点的末端[46]。所有 Behcet′s 病患者，只有 HLA-B*51 及其等位基因的关联性得到一致的证实。

12.4　免疫因素

至少部分而言，Behcet′s 病是一种免疫介导的疾病，有很多细胞参与其免疫病理过程。最近有综述详细介绍了该细胞的临床意义[158]。

12.4.1　T 细胞

T 细胞介导的免疫反应在 Behcet′s 病的发病中起着重要作用[158]。外周血 T 细胞受体 V 和 J 基因片断说明 CD4+ 和 CD8+T 细胞的寡克隆 T 细胞反应与 Behcet′s 病的活动性有关[34]，这也说明体内存在于抗原相关的免疫反应。最近有报道显示，前房内也存在有

寡克隆 T 细胞反应[67]。

T 细胞亚群的功能尚不清楚，研究发现 CD4+/CD8+ 比值降低，这与 CD4+T 细胞数量下降，而 CD8+T 细胞数量增加有关[122]。尽管在活动性和非活动性 Behcet´s 病患者中可见 CD4+CD29+（辅助性诱导性）T 细胞数量相似，但在活动性 Behcet´s 病患者的外周血中发现 CD4+CD45RA+（辅助性诱导性）T 细胞数量显著下降[60]。在活动性 Behcet´s 病早期，抑制性 T 细胞活性异常，当患者的炎症达到高峰或转化为非活动期时，其活性恢复正常。这表明，在 Behcet´s 病的发生过程中存在着抑制性 T 细胞缺陷[122]。

一些微生物抗原主要有链球菌抗原[57,84,85]、葡萄球菌内毒素、大肠杆菌衍生多肽，最重要的是各种微生物的热休克蛋白[86] 可以刺激 Behcet´s 病患者的 T 细胞。当细菌感染机体时，热休克蛋白的存在非常重要。热休克蛋白通过宿主细胞有效地表达，从而引起免疫系统识别受感染的宿主细胞。来自特异细菌的热休克蛋白与宿主热休克蛋白之间表现出高度的同源性。由于微生物病原体的高度保守性，热休克蛋白就成了主要抗原。

目前，热休克蛋白在 Behcet´s 病发病中的作用尚不明了。Behcet´s 病患者存在抗热休克蛋白（hsp60）的 T 细胞反应。细菌（65-kDa）热休克蛋白的四种蛋白多肽（111-125、154-172、219-333、311-325）和人类的 60kDa 热休克蛋白的同源蛋白（136-150、179-197、224-258、336-351）已被确定是 Behcet´s 病的特异性抗原表型。采用热休克蛋白辅以佐剂皮下免疫大鼠，或通过口腔或鼻腔单独使用热休克蛋白（不需佐剂）可以诱导大鼠实验性葡萄膜炎[55]。机体对热休克蛋白的反应说明热休克蛋白与其他自身抗原之间存在相关性，但也可能说明细菌和自身热休克蛋白之间的分子相似性。T 细胞超敏反应可能不仅限于对热休克蛋白或其他微生物抗原有所反应，对视网膜抗原，如视网膜 S 抗原也有作用[24,151]。这可能起

因于机体本身的 T 细胞缺陷，通过 T 细胞受体（TCR）影响信号传导[53,137]。在 Behcet´s 病患者体内也发现有病毒感染的痕迹，Behcet´s 病患者的单纯疱疹病毒（HSV-I）基因和血清抗单纯疱疹病毒 I 型抗体均高于对照者[31,85]；而且还发现细胞毒性 T 细胞的存在。这可能与 T 细胞功能低下有关，并非病毒直接作用的结果。

我们对 γδ-T 细胞在炎症中的作用依然所知甚少，其在 Behcet´s 病中的作用也不清楚，仅发现在 Behcet´s 病患者中上述细胞数目增多[34,39,40,52,101,152]。大多数 γδ-T 细胞可以分泌白介素 -2 受体（CD25）、CD45RA 干扰素 -γ、肿瘤坏死因子 -α 和白介素 -8[40,101,152]。γδ-T 细胞的一个亚单位对四种细菌热休克蛋白衍生多肽有增生反应，并且与 Behcet´s 病的活动程度相关，说明 γδ-T 细胞具有免疫调节作用[52]。这些结果还没有得到其他研究组的证实[55,64]。

即使在非活动期 Behcet´s 病患者中也发现有 Th1 细胞因子水平的增高[94]，主要包括肿瘤坏死因子 -α、肿瘤坏死因子受体 -75、干扰素 -γ、白介素 -1、可溶性白介素 -2 受体、白介素 -8 和白介素 -12，还有 Th2 细胞因子白介素 -10 的升高[158]。这些细胞因子水平似乎与白介素 IL-8、白介素 -12、可溶性白介素 -2 受体和肿瘤坏死因子受体 -75 的活性相关[158]。

12.4.2　NK 细胞

自然杀伤（NK）细胞的活化是另一个有争议的问题。有些学者发现 Behcet´s 病患者中存在 CD16+CD56+NK 细胞和 CD56+NK 细胞[63,138]，但有些仅表现 CD4+CD16+ 和 CD4+CD56+T 细胞增高，而 CD16+CD56+NK 细胞水平正常[32]，或伴有 CD16+ 细胞水平下降[51]。上述研究说明，NK 细胞参与本病的发生或发展，在病变活动期可以表达巨噬细胞游动抑制因子（MIF）的 mRNA[72]。Behcet´s

病患者的血清中有 MIF 水平增高[71]。

12.4.3　中性粒细胞

Behcet´s 病的病变部位有中性粒细胞浸润。中性粒细胞功能亢进可导致过量趋化性、吞噬作用和超氧化物产生[14,30,106,118]。CD10、CD11a 和 CD14 呈现高表达。一些细胞因子，如肿瘤坏死因子、白介素 –8 和集落刺激因子（GM–CSF）可以刺激中性粒细胞进入激活状态，从而使其更容易、更快捷地达到完全活化。T 细胞在这一过程中好像也起着重要作用[107]。

将正常人的中性粒细胞置于 Behcet´s 病患者的血清中培养，发现它们对内皮细胞的黏附性增高，CD11a 和 CD18 表达也增高。

12.4.4　内皮细胞功能低下

很多证据表明 Behcet´s 病患者的内皮细胞功能低下或内皮细胞损伤。由内皮细胞分泌的 Von Willebrand 因子、血栓调节素和 E- 选择素在血液中表达水平增高[80]。内皮一氧化氮合成酶（eNOS）基因中的单核苷酸多肽现象也与 Behcet´s 病有关[125]。Behcet´s 病患者的动脉流动扩张性下降，后者依赖于内皮细胞 eNOS 的功能[18]。Behcet´s 病患者的一氧化氮合成酶（NOS）的表达水平尚存争议[33,37,112]，但超氧化物歧化酶活性增高说明一氧化氮产物参与 Behcet´s 病的发病过程[70]。

内皮细胞抗体的作用还不清楚，大约有 50% 的 Behcet´s 病患者表达这种抗体，多数与病变的活动性有关[7,141]。内皮细胞表面存在的一种 44 kDa 抗原与抗内皮细胞 IgM 抗体相互作用[82]。这些发现提示免疫反应参与本病，也可能仅仅说明是一种内皮功能缺陷。

12.4.5　凝血和纤维蛋白溶解途径异常

Behcet´s 病患者表现有凝血和纤维蛋白

溶解系统的活化，部分与血栓形成有关，如凝血酶 – 抗凝血酶 III 复合物和凝血酶原 –1、凝血酶原 –2 增高，导致血管内血栓形成。一些患有血栓的 Behcet´s 病患者有蛋白 C、蛋白 S 和 Leiden 第 V 因子的缺陷[15,95,124,129]，他们是 Leiden 第 V 因子和凝血酶原基因的携带者。

如果 Behcet´s 病患者发生基因突变，则其血栓形成的危险性明显增加[43,44,89,145]。据报道大约有 25% 的患者有抗心磷脂抗体，但这些抗体似乎对 Behcet´s 病没有发挥主要作用[139]。

对于组织纤溶酶原活化剂尚无明确结论[158]。必须注意的是，不同的临床表现和正在进行的治疗都影响这些研究结果，并且血清中的结果只能部分地反映眼局部的情况。上述有限结果说明 Behcet´s 病患者的凝血酶原状态好像处于一种不平衡状态，可能与某些因素有关，但可以导致血管炎症，并最终形成血管栓塞。

临床要点

- 至少在某种程度上，Behcet´s 病是一种免疫异常性疾病。
- T 淋巴细胞起着重要作用，由微生物抗原、热休克蛋白刺激活化。
- 中性粒细胞浸润和内皮细胞功能低下是 Behcet´s 病的重要改变。
- 凝血和纤维蛋白溶解途径也有异常。

12.5　Behcet´s 病的眼外表现

作为一种多系统的血管炎性病变，Behcet´s 病几乎累及所有器官，但以皮肤、黏膜和眼部表现最为明显[123,130]。本节简要描述 Behcet´s 病的眼外临床表现。

12.5.1　口腔溃疡

90%～100% 的患者会出现口腔溃疡病

变，和皮肤病变一样是发病早期最常见的临床表现。口腔溃疡的部位并非常见口腔溃疡的好发部位，主要见于舌下、软腭、硬腭、咽表面、咽和喉部等处，溃疡可以持续很长时间（14 天）、反复发作（每年 3 次到每月 2 次），伴有剧烈疼痛。组织学发现为由角细胞或棘细胞坏死引起的白细胞破碎性表层血管炎，血管周围有中性粒细胞、淋巴细胞、肥大细胞和巨噬细胞浸润。内皮细胞增生坏死，最终导致纤维样坏死。

12.5.2　生殖器溃疡

生殖器溃疡的发生率为 60% ~ 80%，通常发生在阴囊和阴唇，也可发生于男性生殖器的其他部位和女性外生殖器，如尿道、肛门或会阴部。深层溃疡有疼痛感，而表浅溃疡，尤其位于宫颈和阴道处的溃疡一般没有症状。它们大多在 10 天至 4 周内愈合，可以留有瘢痕，复发率较口腔溃疡少见。口腔和生殖器溃疡并非 Behcet´s 病的特异性表现，也可见于炎症性肠道疾病、复发性多软骨炎和慢性骨髓细胞性白血病患者。

12.5.3　皮肤病变

41% ~ 94% 的患者有形态不一的皮肤病变。丘疹脓疱、痤疮样毛囊炎和结节性红斑最常见，也可见脓皮病、溃疡、坏死性病变、Sweet 综合征和浅层血栓性静脉炎。多形性红斑、脓性坏疽和冻疮样病变少见，同一患者可依次或同时出现上述病变。组织学表现为白细胞性血管炎，伴有血管周围中性粒细胞和少量淋巴细胞浸润。普通痤疮与 Behcet´s 病的丘疹脓疱在组织学上很难区分。结节性红斑同时伴有类肉瘤病或其他病变时表现为一种脂膜炎，说明在 Behcet´s 病患者中有血管改变和皮下血栓性静脉炎。在免疫组织学上表现为 T 细胞、NK 细胞和巨噬细胞浸润。

12.5.4　皮肤过敏现象

19% ~ 53% 的患者针刺皮肤过敏反应阳性，即使用无菌 21 号针刺入皮内，24 ~ 48 小时后针刺点会呈现无菌性丘疹脓疱[27,42]，这与超敏反应有关。皮肤受到其他刺激时也可产生这种反应。广泛的过敏反应现象可见于牙科手术后（口腔过敏反应）、眼内（术后的炎性前房闪辉）、血管手术后的动脉瘤和胃肠手术后切口吻合部位溃疡等。在免疫抑制剂治疗下，这种试验常为阴性。针刺皮肤过敏反应被看做是 Behcet´s 病的特异性表现，但也见于坏疽性脓皮病、慢性骨髓细胞性白血病和 Behcet´s 病患者的亲属。组织病理学表现为明显的中性粒细胞浸润，并表达 HLA-DR 的活化记忆性 T 细胞。

12.5.5　骨骼肌肉系统

47% ~ 69% 的患者伴有关节炎，多为少关节型（关节受累不超过 5 个），呈不对称性，多影响四肢远端关节，且为非侵蚀性。其中仅 1% 的关节炎患者发生关节侵蚀，通过 X 线可以发现。患者也可出现骶髂关节炎，发生率为 7%；症状与脊椎关节病非常相似，也可发生髋尖末端病。滑膜液和组织学检查显示呈非特异性改变，但很少见到在风湿性关节炎中出现的血管翳和淋巴细胞滤泡。

骨骼肌肉系统的另一个少见表现是肌炎，可以呈局部或全身性表现，并且可以发生于青少年 Behcet´s 病中。组织学表现为非特异性炎症浸润和肌纤维变性。非特异性肌痛和纤维肌痛综合征也很常见。

12.5.6　胃肠道表现

3% ~ 30% 的患者出现胃肠道症状，与炎症性肠道疾病（IBD）不易鉴别。主要症状有腹痛（92%）、腹泻（29%）和胃肠道出血（5%）。弥漫性溃疡（76%）较局限性溃疡更为常见。溃疡通常较深，食管和直肠也可受累。溃疡主要发生于回盲部（96%），也常见有肠穿孔（日本报道为56%）。组织病理检查发现黏膜层有淋巴细胞和中性粒细胞浸润，但也可发生隐窝脓肿。与炎症性肠病相比，肉芽肿、全层淋巴细胞浸润聚集和纤维化较为少见。血管周围细胞浸润（白细胞破碎性血管炎，Leucocytoclastic）是Behcet´s病性肠道炎症的典型表现[81]。

12.5.7 神经系统症状

神经系统症状的发生率为8%～31%，常见于Behcet´s病首发症状出现后4～6年。在神经型Behcet´s病中，脑实质受累有别于非脑实质（血管性）受累，脑实质病变常继发于其他病理过程，如大动脉或静脉阻塞、出血等，与大血管纡曲有关。不论是否伴有硬脑膜窦血栓，颅内压增高是血管神经型Behcet´s病的最常见表现，发生率占所有神经型Behcet´s病患者的11%～35%。脑实质病变常见，约占神经型Behcet´s病患者的82%，其病理过程主要位于脑实质，脑干、基底神经节、间脑组织、内囊等形成局部病变，也可在整个中枢神经系统发生轻度的炎症反应[4,127]。组织学表现为小胶质细胞增生、神经胶质瘢痕、血管周围淋巴细胞、中性粒细胞和浆细胞浸润。最常受累部位是脑干，其次是一侧大脑半球，表现为半身麻痹或出现锥体体征，4%～20%的患者发生脊索受累。Behcet´s病的罕见大脑病变是脱髓鞘改变，表现为进行性精神改变和痴呆，磁共振（MRI）检查和脑脊液检查（除蛋白质水平增高外）无活动性血管炎迹象[127]。另外，脑脊液检查发现中性粒细胞增多和淋巴细胞增多，蛋白含量增高，IgG指数增高。出现与多发性硬化（MS）相类似的少克隆条带时，不能排除神经型Behcet´s病[142]。

12.5.8 血管病变

约28%的患者出现血管病变，包括血栓和动脉瘤。症状与病变位置有关，大多发生于发病后3～4年。静脉血栓比动脉并发症常见，栓塞最常发生于上腔和下腔静脉、股静脉、大脑静脉、上肢静脉和肝静脉（Budd-Chiari综合征）。肾静脉血栓、门静脉血栓伴有门静脉高压和心内血栓少见[54,150]。肺栓塞占10%～15%。机体的凝血因素缺陷可引起血栓栓塞聚集现象，如凝血酶原突变、Leiden凝血因子V突变、蛋白C和蛋白S不足或高半胱氨酸血症等[35,87,143]。Behcet´s病患者的血栓与血管炎症及内皮细胞功能低下有关。动脉并发症出现频率大约是7%～34%，表现有血管闭塞或孤立性动脉瘤等。它们可发生于机体任何部位，大部分发生于四肢远端动脉，伴有间歇性跛行等症状。动脉瘤的预后差于动脉闭塞，肺动脉瘤具有致命危险性，主要症状是呼吸困难和咯血。

12.5.9 罕见临床表现

约有1%～6%的患者出现心脏病变，以心包炎最常见，其次为由血管闭塞或动脉瘤引起的冠状血管炎，进而导致心肌梗死，以年轻人多见。应用心肌灌注闪烁法检查，有25%的Behcet´s病患者出现隐匿性缺血。心肌炎可引起扩张性心肌病和心室动脉瘤发生。瓣膜赘生物和瓣膜闭锁少见，但Behcet´s病患者的二尖瓣脱垂比健康人多见。

泌尿系统病变少见，最常见的是附睾炎（4%～31%）。肾脏病变（各种类型的肾小球肾炎）的发生率小于1%，常无明显症状，主要通过蛋白尿和血尿诊断。肾病综合征和肾功能衰竭少见。曾有一例膀胱溃疡和膀胱瘘的病例报道。

12.5.10 预期寿命

Behcet´s 病患者的预期寿命较低，尤其是年轻患者和男性患者，他们的病变相对严重[154]。出现神经系统病变、动脉瘤和胃肠道病变者的预后较差[154]。肺动脉瘤的病死率高达 50%，心肌梗死的病死率高于原发性心肌梗死患者（29%）。Park 等报道男性患者主要死亡原因是胃肠道出血、肠穿孔、上腔静脉综合征、主动脉功能不全、中枢神经系统病变、脓毒血症和肺脓肿[115]。不但 Behcet 病本身，而且免疫抑制治疗也增加了总死亡率。

临床要点

- 少见部位的口腔溃疡是 Behcet´s 病的最常见的早期临床表现。
- Behcet´s 病的其他常见眼外表现有生殖器溃疡、皮肤病变和少关节型关节炎。
- 针刺皮肤过敏反应是 Behcet´s 病的特异性表现。
- 影响预期寿命的主要原因是中枢神经系统病变、动脉瘤和胃肠道病变。

12.6 眼部病变

Behcet´s 病的眼部病变，又称为眼型 Behcet´s 病，约 60%~80% 的患者出现于发病 4 年后[11,21,135,156,157]。10%~20% 的患者以眼部症状为最早期症状[11,21,156,157]。本病复发非常常见，如果不能实施有效的治疗，反复发作的眼病可以导致严重的永久性视力损害。眼病每次发作均损害视力，最终导致视力丧失。Behcet´s 病患者眼部受累的男性发生率为 83%~95%，女性为 67%~75%[156]。眼部病变在男性患者中更为严重，80% 的患者为双眼患病。

Behcet´s 病患者中约有 50%~87% 最初表现为单眼发病，以前葡萄膜炎多见。随后，约有 2/3 的患者出现双侧全葡萄膜炎，呈慢性复发性病程[11,21,96,156,157]。

非肉芽肿性炎症合并血管闭塞性坏死性血管炎可以发生于眼前节或眼后节，以眼前、后节同时受累者更为常见。

12.6.1 眼前节病变

Behcet´s 病患者的眼部表现可以仅表现为前葡萄膜炎。前葡萄膜炎是一种局限于虹膜和玻璃体的炎症，又称为虹膜睫状体炎。在文献描述中，Behcet´s 病患者的典型表现是约 30% 的前葡萄膜炎患者合并有前房积脓（图 12.4）[11,21,96]。现在由于治疗早，而且治疗具有针对性，炎症反应明显减轻，所以多数患者仅表现为虹膜睫状体炎。

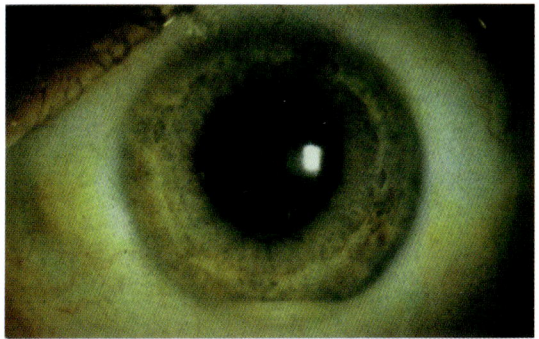

图 12.4 急性虹膜睫状体炎合并前房积脓的 Behcet´s 病患者。

Behcet´s 病患者的前房炎症反应为非肉芽肿性。患者常主诉眼红、眶周痛、畏光、视物模糊。裂隙灯显微镜检查显示结膜充血、角膜缘睫状充血、前房细胞及房水闪辉阳性、角膜后细小沉着物等[135,156]。

严重的虹膜睫状体炎患者，当用裂隙灯显微镜检查看不到前房积脓时，用前房角镜可观察到房角处的一小层白细胞聚集，这也称为房角积脓[156]。

即使不用治疗，前葡萄膜炎也可在 2~3 周后自行消退。它呈暴发性发作，起病快。一些 Behcet´s 病患者可以在 2 小时内由毫无感觉发展到严重炎症。这种眼前节炎症常常不伴有眼后节受累[156]。

在反复发作的眼前节炎症中，眼前部结构可以发生改变，如虹膜后黏连、虹膜萎缩、周边前黏连等。瞳孔闭锁可引起周边虹膜前黏连或虹膜膨隆，进而导致继发性青光眼。眼后节炎症可以导致虹膜新生血管形成[156]。

眼前节的少见病变可伴有或不伴有结膜下出血的结膜炎、巩膜炎或巩膜表层炎、角膜炎和更少见的眼外肌麻痹[21,156]。

12.6.2 眼后节病变

眼后节病变表现为玻璃体程度不一的白细胞浸润，轻者可见悬浮于玻璃体纤维上的中等数量的炎性细胞，重者出现大量炎性细胞的高度炎症反应，特别见于炎症急性期。独立性玻璃体炎症不是 Behcet´s 病的特征。

Behcet´s 病患者眼后节病变的基本病理改变是闭塞性、坏死性视网膜血管炎[135,156]。大多数患者的视网膜血管炎主要累及视网膜静脉，这是 Behcet´s 病患者的特征性改变，而全身性血管炎则累及中小动脉和静脉。其他典型改变还有毛细血管及静脉充血扩张，急性视网膜静脉周围炎或血栓性静脉炎可以导致视网膜和玻璃体大量出血（图 12.5）[135,156]。视网膜出血周围可见黄白色炎性渗出和斑片状血管鞘（图 12.6）。在急性发作期，渗出物通常见于深层视网膜，视网膜表面混浊水肿。约 20%~75% 的患者出现视网膜水肿，尤其多见于黄斑区[156]。视网膜渗出和出血消退后，常会导致视网膜萎缩，这与先前视网膜

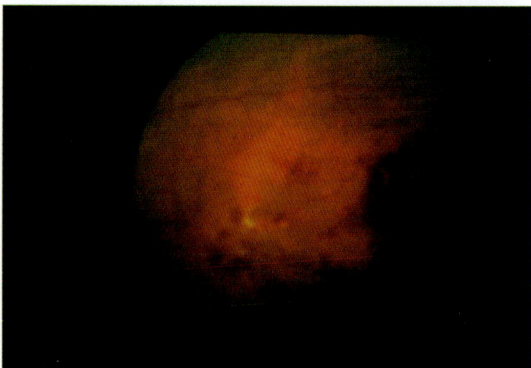

图 12.5 Behcet´s 病患者因视网膜分支静脉阻塞导致视网膜出血。

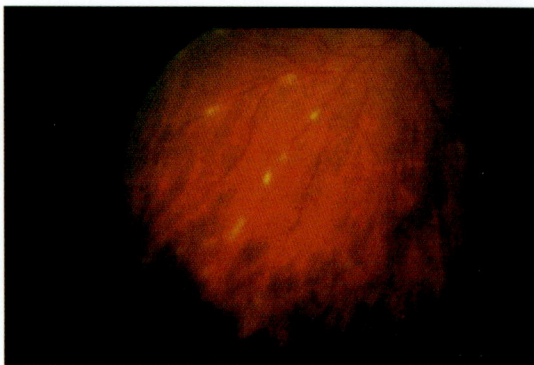

图 12.6 Behcet´s 病患者眼底可见黄白色的血管鞘以及视网膜静脉变细。

缺血有关。静脉血管鞘的发生通常早于动脉血管鞘。脉络膜血管的受累和脉络膜梗死也较常见[156]。

由于血管闭塞，严重的视网膜血管炎可以引起视网膜缺血性改变。

至少 1/4 的 Behcet´s 病患者累及视神经[156]，主要表现有视神经乳头充血和视盘边缘模糊。通常不发生视乳头水肿，当供应视盘的动脉发生微血管炎症时可出现视乳头水肿。

12.6.3 并发症

由于眼前节的炎症改变，可以出现并发性白内障和继发性青光眼等并发症。

炎症反复发作是视力减退的主要原因，主要影响视力的并发症有视网膜变性、视网膜小动脉变细、视网膜血管闭塞呈银丝状、不同程度的脉络膜视网膜瘢痕、视网膜色素上皮改变、视神经萎缩等（图 12.7）[135,156]。

视网膜血管闭塞可以导致组织缺氧，刺激视盘周围或视网膜新生血管生长。这些新生血管可以导致新生血管性青光眼，或血管破裂、出血。出血进入玻璃体后导致机化及膜形成，引起视网膜裂孔，甚至继发视网膜脱离，最终发生眼球萎缩。

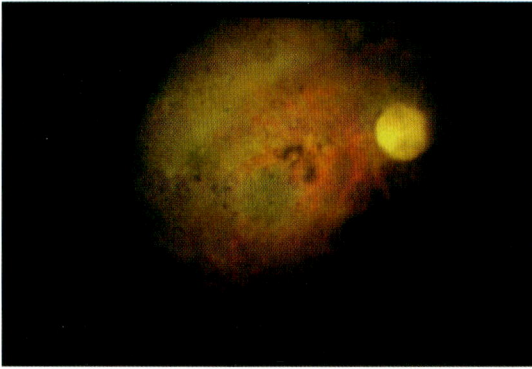

图 12.7　反复发作 Behcet´s 病患者的眼底改变。狭窄闭塞的银丝状血管、脉络膜视网膜瘢痕、视网膜色素上皮改变、视神经萎缩。

12.6.4　诊　断

眼型 Behcet´s 病通过临床观察、裂隙灯显微镜检查和检眼镜检查即可诊断。另外，荧光素眼底血管造影或靛青绿眼底血管造影、电生理检查对诊断也有帮助。

12.6.4.1　荧光素眼底血管造影和靛青绿眼底血管造影

1989 年，Atmaca[5] 研究发现，在没有视力下降和眼底检查无异常的 Behcet´s 病患者中，约 6.3% 的患者荧光素眼底血管造影可见早期改变，如视网膜毛细血管荧光素渗漏。对大多数反复发作的 Behcet´s 病患者，荧光素眼底血管造影可见视网膜毛细血管闭塞和明显扩张[156]。

对活动性眼部 Behcet´s 病患者，荧光素眼底血管造影可见视网膜毛细血管、扩张的大血管和视盘血管的弥漫性荧光素渗漏，造影晚期血管染色，并可见大片状毛细血管无灌注区、侧支血管形成、继发性视网膜毛细血管扩张和视网膜新生血管等[135,156]。另外，造影检查可见导致视力低下的后极部视网膜改变，如黄斑缺血、黄斑囊样水肿、黄斑裂孔和视网膜表层膜[12]。

Behcet´s 病患者很少出现脉络膜和视网膜色素上皮改变，但应用靛青绿血管造影

联合荧光素血管造影检查可见到脉络膜的改变[92,156]。

12.6.4.2　电生理学改变

应用多焦视网膜电图进行检查可见 Behcet´s 病患者视网膜中央区域的损害，因为常规 Granzfeld 视网膜电图检查难以发现局限性视网膜损伤[80,133]。而多焦视网膜电图可以借助局部视网膜电描记反应，描述中央区域的视功能。早期研究显示，多焦视网膜电图可以成功地用于检测葡萄膜炎患者中央视网膜的改变[80,133]。因此，多焦视网膜电图可以用于检测眼后节病变并能预测视力预后。

临床要点
- 60%~80% 的 Behcet´s 病患者在平均发病 4 年后出现眼部病变。
- 主要症状是前葡萄膜炎。
- 随后，大多数病例发生双眼全葡萄膜炎，表现为慢性、复发性病变。
- 视力丧失的主要原因是闭塞性视网膜血管炎或视盘血管炎。
- 荧光素血管造影和电生理学检查有助于眼部 Behcet´s 病的诊断。

12.7　治　疗

Behcet´s 病的治疗可能是最富有挑战性的疾病之一，因为这种综合征的病因始终不明，可以影响机体所有器官，临床表现多样。更为复杂的是，它在不同种族人群中的表现可变。Behcet´s 病患者的最终诊断和治疗需要不同学科医生的紧密合作，这些通常只能在专门医疗机构中才可实现。

良好的治疗方案应该可以明显地改善临床表现，作用迅速、副作用低、费用低廉。目前，这些要求还没有达到，这也许是迄今一直没有 Behcet´s 病标准治疗方案的原因之一。此外，我们一直缺乏随机对照的临床研究，现在的治疗方案主要是基于开放的无对

照的病例研究、临床试验研究和病例报告。但是，安慰剂对照的病例对照研究在伦理学上也是不可能的，因为不采取治疗可能导致Behcet´s病患者失明或死亡。

由于预后不良，眼部病变是Behcet´s病患者最担心的症状。如果不治疗，通常在出现眼部病变平均3~4年后致盲[90]。因此，与其他类型葡萄膜炎相比，尽早而积极治疗Behcet´s病十分必要。眼部Behcet´s病的治疗包括全身糖皮质激素和免疫抑制剂。即使使用免疫抑制剂治疗，在5~10年内，多达74%的受累眼丧失有用视力[11,157]。因此，急需有新的治疗方法出现。幸运的是，一些新的治疗药物不断问世，如干扰素–α和抗肿瘤坏死因子–α单克隆抗体，较传统的抗免疫药物有更好的疗效和视力预后。但这些新的药物价格昂贵，并且使用复杂。因此，这类新的药物在近期内不会被广泛应用于所有患者。

本节，作者旨在对眼部Behcet´s病的治疗方案及其进展做一全面评价。

12.7.1　局部治疗

糖皮质激素眼液或药膏，如醋酸强的松，适用于眼前节急性葡萄膜炎或巩膜炎。用法及使用频率取决于炎症程度，对前房积脓者可行结膜下注射糖皮质激素。对眼后节炎症如玻璃体炎、后葡萄膜炎或黄斑囊样水肿，糖皮质激素疗效不佳。对于上述病例，球旁注射糖皮质激素有一定疗效。

如果前房出现严重炎症，局部使用散瞳剂可以预防虹膜后黏连，减轻眼部疼痛。

12.7.2　全身治疗

12.7.2.1　糖皮质激素

糖皮质激素具有高效抗炎性，被广泛用于眼部Behcet´s病的治疗。该药可以缩短急性葡萄膜炎的发作持续时间，但是单独使用的远期疗效不佳，因为维持病变缓解的维持量大，副作用大[77]。因此大多数病例需联合使用免疫抑制剂。但是，免疫抑制剂在使用时应注意其药物禁忌证，如妊娠期[61]。

糖皮质激素的开始口服剂量通常是每天1~2mg/kg强的松龙，然后逐渐递减，一周减量5~10mg。对于严重危及视力的后葡萄膜炎病例，在口服激素治疗前，可以大剂量静脉用药[140]。

12.7.2.2　非甾体类抗炎药物

全身应用非甾体抗炎药，如消炎痛，对轻度关节炎症有效。但是由于其药理作用微弱，对于眼部Behcet´s病的治疗作用不大。

12.7.2.3　免疫抑制剂和细胞毒制剂

12.7.2.3.1　环孢霉素A

在眼部Behcet´s病的治疗中，环孢霉素A是最常用的免疫抑制剂。常用剂量为每日3~5mg/kg，或联合低剂量糖皮质激素，不论是控制急性炎症或是减少炎症复发方面均有明显疗效[113,136]。如果每日剂量高于5mg/kg时出现肾毒性和停药后易复发等缺点限制了环孢霉素A的应用[77]。另外，有证据显示，环孢霉素A对Behcet´s病患者具有神经毒性，并且可加速神经型Behcet´s病的发展[73,66]。

12.7.2.3.2　硫唑嘌呤

硫唑嘌呤被认为是有效而副作用较少的免疫抑制剂。因此，作为环孢霉素A的替代药物，被广泛用于眼部Behcet´s病的治疗。在一项有安慰剂的随机对照双盲研究中，硫唑嘌呤（每天2.5mg/kg）在控制眼内炎症、维持视力和防止复发和炎症加重等方面有效[153]。与安慰剂组相比，硫唑嘌呤治疗组患者的长期视力预后有所改善[49]。但对于眼病病程超过两年以上者初次使用硫唑嘌呤治疗的效果不佳[155]。使用硫唑嘌呤治疗应注意其疗效，通常在使用后2~3个月才发挥作用。为了治疗或预防急性发作，这一段时间应联合全身应用糖皮质激素治疗。

12.7.2.3.3　秋水仙碱

秋水仙碱对 Behcet′s 病的治疗效果因种族不同而异。据报道，在日本该药使用广泛并且疗效很好，但在日本以外地区，秋水仙碱只对皮肤黏膜病变或关节病变有效，对严重的眼部病变疗效较差[8,102]。

12.7.2.3.4　他可莫司（FK506）

低剂量他可莫司（FK506）与环孢霉素 A 有类似的免疫抑制活性。在部分开放性研究中，如果应用环孢霉素 A 的治疗效果不好或难以耐受其副作用时，低剂量他可莫司对治疗危及视力的重症后葡萄膜炎患者效果良好[69,131]。

12.7.2.3.5　麦考酚酸酯

麦考酚酸酯是一种较新的免疫抑制剂，它已经成功地用于治疗严重的眼部自身免疫性疾病，如角膜移植排斥反应、内源性葡萄膜炎或过敏性角膜结膜炎等。从理论上讲，麦考酚酸酯对 Behcet′s 病患者的葡萄膜炎和视网膜血管炎也应有效，目前还没有数据表明其有效性。有意思的是，在一项前瞻性研究中发现应用麦考酚酸酯治疗 Behcet′s 病的皮肤黏膜病变时，由于治疗失败而中断研究[2]。

12.7.2.3.6　甲氨蝶呤

甲氨蝶呤对眼部 Behcet′s 病的治疗作用不大，这种药物维持 Behcet′s 病病变的疗效作用较微弱。

12.7.2.3.7　其他

一些细胞毒药物，如苯丁酸氮芥和环磷酰胺，适用于严重的或威胁生命的 Behcet′s 病病例（中枢神经系统、动脉瘤、胃肠型 Behcet′s 病）[110,148]。沙力度胺（反应停）可用于治疗耐药性口腔溃疡、皮肤病变以及一些威胁生命的顽固性 Behcet′s 病患者[50]。我们认为由于药物的毒副作用较大，这些药物通常不再应用于眼部疾病的治疗。

12.7.2.4　免疫调节药物

12.7.2.4.1　干扰素 -α

干扰素 -α 是一种 I 型干扰素类的细胞因子，在病毒感染后所有体细胞都可以产生干扰素 -α。它具有抗病毒、抗增生、抗血管生成和免疫调节作用。目前有两种不同类型的人类重组干扰素 -α（IFN-α-2a 和 IFN-α-2b）用于治疗病毒性肝炎、骨髓细胞增生综合征、某些实体肿瘤和淋巴瘤[76]。

自 20 世纪 90 年代早期，干扰素 -α 对治疗严重的眼部 Behcet′s 病越来越重要。一些开放性研究显示干扰素的治疗作用，尤其适用于传统的免疫抑制剂治疗无效的后葡萄膜炎、全葡萄膜炎、视网膜血管炎或黄斑囊样水肿患者。干扰素 -α-2a 起效快，可使 90% 以上的患者眼部症状得到完全缓解[77,79,134,149]。在没有其他药物治疗的情况下，单独使用干扰素 -α-2a 可使黄斑水肿完全消失，视力得到显著提高，停药后复发率也很低。而且干扰素 -α-2a 可使阻塞的视网膜血管再贯通，使视网膜新生血管完全消退。干扰素 -α-2a 的副作用除甲状腺功能减退外，其余均是可逆的，而且与药物剂量有关。应用干扰素 -α 治疗时出现自身免疫现象是一个难题。先前患有抑郁症和牛皮癣者可能是干扰素 -α 治疗的禁忌证。最近有数据显示应用干扰素 -α-2a 治疗严重的眼部 Behcet′s 病较传统的免疫抑制剂药物有更好的远期视力预后。在一项研究中，发现 9 例患者（15 只眼）使用干扰素 -α-2a 治疗，在至少 5 年的随访中，未发现一例患者视力下降[25]。

关于干扰素治疗 Behcet′s 病的剂量尚未达成一致。我们认为最初剂量为每日 $3 \sim 6 \times 10^6$ IU，持续 4~8 周，达到最佳治疗效果；维持剂量为每次 3×10^6 IU，每周 3 次，在停药前至少要维持 6 个月[76]。在开始干扰素治疗前，为避免可能出现的拮抗作用，应停止免疫抑制剂治疗，口服糖皮质激素降至每日强的松 10mg。

目前的研究显示，大家一致认为干扰素 -α-2a 对严重的眼部 Behcet′s 病非常有效，并且优于传统的免疫抑制剂治疗。在德国，一项随机对照的多中心临床研究比较干扰素－α－2a 和环孢霉素 A 对 Behcet´s 病的疗效正在进行中。

12.7.2.4.2 肿瘤坏死因子－α 拮抗剂

肿瘤坏死因子－α 拮抗剂是一种治疗 Behcet´s 病的新方法。肿瘤坏死因子由 Th1 细胞产生，在 Behcet´s 病及其他慢性炎症中发挥重要作用。在两组病例观察中，共对 10 例视力损害和顽固性后葡萄膜炎或全葡萄膜炎患者（8 例由 Behcet´s 病引起）进行观察。英夫利昔单抗是一种可溶性人鼠嵌合抗肿瘤坏死因子－α 单克隆抗体（每隔 2~8 周静脉注射 3~5mg/kg），可使急性炎症快速而有效地得到控制。英夫利昔单抗的不良反应除过敏反应外，还可使一例结核病患者的病情复发[58,128]。在对英夫利昔单抗的 II 期临床研究中，发现其对环孢霉素治疗无效的 Behcet´s 病患者的葡萄膜视网膜炎有效。但在研究完成后大约 2 个月，所有患者葡萄膜炎复发。推测其作用时间可能仅 2 个月，随后葡萄膜炎可能会复发[105]。与许多免疫抑制剂和干扰素－α 不同，到目前为止还没有更多关于英夫利昔单抗长期疗效的数据。在治疗期间是否会发生快速免疫耐受还不清楚。另外，对于 Behcet´s 病患者，英夫利昔单抗好像比依那西普（一种可溶性肿瘤坏死因子－α 受体）更有效[36]。阿达木单抗是肿瘤坏死因子－α 拮抗剂的最新产品，关于它对眼部 Behcet´s 病的有效性还没有确切报道。

12.7.3　手术治疗

与药物治疗相比，眼科手术在 Behcet´s 病患者的眼部疾患治疗中起着次要作用。它通常局限于眼部炎症的并发症，如眼前节的白内障或青光眼。眼后部并发症如黄斑裂孔、视网膜脱离或持续性玻璃体出血等可以选用玻璃体视网膜手术。

白内障手术已在很多病例中实施，但为了减轻术后炎症反应，要求眼部炎症至少缓解 3 个月以上才能手术[59]。

为了预防因闭塞性血管炎引起的视网膜或视盘新生血管等并发症，可以行全视网膜激光光凝治疗[6]。另外，在某些病例中，干扰素－α－2a 可使视网膜新生血管完全消退[77,134]。因此，在行全视网膜激光光凝前可以联合使用这种抗新生血管生成的药物治疗。

12.7.4　推荐治疗方案

Behcet´s 病的治疗取决于患者的几个主要临床表现，尤其是眼部和神经系统的临床表现。通过不同专业医生的紧密合作，已经找到一种对所有临床表现都有足够疗效的治疗方案。

对于眼部病症，局部治疗只适用于轻度或中度的眼前节炎症。由于视力预后存在低下的可能性，玻璃体或眼后节炎症的早期就需要积极的全身治疗。一线药物通常包括糖皮质激素和免疫抑制剂，如环孢霉素 A 或硫唑嘌呤。如果免疫抑制剂治疗失败，病情没有消退，或在治疗时病情反复发作，因为其潜在的副作用我们不主张增加另一种免疫抑制剂，而换用干扰素－α－2a 治疗。如果出现视网膜新生血管或有急性视网膜血管闭塞者，应在糖皮质激素和免疫抑制剂使用前，把干扰素－α－2a 作为一线治疗用药。因为在相同费用的情况下，干扰素－α－2a 可使疾病的复发率更低，如果患者对干扰素－α－2a 治疗无反应或因副作用而不能继续用药时，我们认为可以改用肿瘤坏死因子－α 拮抗剂。眼部手术仅限于眼部并发症。目前对大多数眼型 Behcet´s 病患者而言，早期足量的药物治疗可以使视力得到保持，并能抑制其并发症的发生。

临床要点

- Behcet´s病的治疗是一种挑战，需要不同专业医生的密切合作。
- 眼后节病变与视力预后较差有关，因此需要早期足量的全身治疗。

- 一线药物包括全身应用糖皮质激素和免疫抑制剂，如环孢霉素 A 或硫唑嘌呤。

- 一些新的药物，如干扰素 − α 或肿瘤坏死因子 − α 拮抗剂可能使眼部 Behcet´s 病患者获得更好的视力预后，即使在常规免疫抑制剂治疗失败后，它们也有一定疗效。

- 与药物治疗相比，眼部手术在治疗眼部 Behcet´s 病中起着次要作用，它仅用于眼部炎症后的并发症的处理。

参考文献

[1] Adamantiades B (1931) Sur un cas d'iritis á hypopyon recidivante. Ann Ocul (Paris) 168:271–274.

[2] Adler YD, Mansmann U, Zouboulis CC (2001) Mycophenolate mofetil is ineffective in the treatment of mucocutaneous Adamantiades-Behçet's disease. Dermatology 203:322–324.

[3] Ahmad T, Wallace GR, James TE, et al. (2003) Mapping the HLA association in Behcet's disease: a role for tumor necrosis factor polymorphisms? Arthritis Rheum 48:807–813.

[4] Akman-Demir G, Serdaroglu P, Tasci B (1999) Clinical patterns of neurological involvement in Behcet's disease: evaluation of 200 patients. The Neuro-Behcet Study Group. Brain 122:2171–2182.

[5] Atmaca LS (1989) Fundus changes associated with Behçet's disease. Arch Clin Exp Ophthalmol 227:340–344.

[6] Atmaca LS, Batioglu F, Ýdil A (1996) Retinal and disc neovascularisation in Behçet's disease and efficacy of laser photocoagulation. Graefes Arch Clin Exp Ophthalmol 234:94–99.

[7] Aydintug O, Tokgöz G, D'Cruz DP, Gürler A, Cervera R, Düzgün N, et al. (1993) Antibodies to endothelial cells in patients with Behçet's disease. Clin Immunol Immunopathol 67:157–162.

[8] Bang D (1997) Treatment of Behçet's disease. Yonsei Med J 38:401–410.

[9] Behçet H (1937) Über rezidivierende aphtöse, durch ein Virus verursachte Geschwüre am Mund, am Auge und an den Genitalien. Derm Wochenschr 36:1152–1157.

[10] Ben-Chetrit E, Cohen R, Chajek-Shaul T (2002) Familial Mediterranean fever and Behcet's disease – are they associated? J Rheumatol 29:530–534.

[11] BenEzra D, Cohen E (1986) Treatment and visual prognosis in Behçet's disease. Br J Ophthalmol 70:589–592.

[12] Bentley CR, Stanford MR, Shilling JS (1993) Macular ischemia in posterior uveitis. Eye 7:411–414.

[13] Boiardi L, Salvarani C, Casali B, et al. (2001) Intercellular adhesion molecule-1 gene polymorphisms in Behcet's disease. J Rheumatol 28:1283–1287.

[14] Carletto A, Pacor ML, Biasi D, Caramaschi P, Zemininan S, Bellavite P, et al. (1997) Changes of neutrophil migration without modification of in vitro metabolism and adhesion in Behçet's disease. J Rheumatol 24:1332–1336.

[15] Chafa O, Fischer AM, Meriane F, Chellali T, Sternberg C, Otmani F, et al. (1992) Behçet syndrome associated with protein S deficiency. Thromb Haemostasis 67:1–3.

[16] Chajek T, Fainaru M (1975) Behçet's disease: report of 41 cases and a review of the literature. Medicine 54:179–196.

[17] Chajek-Shaul T, Pisanty S, Knobler H, et al. (1987) HLA-B*51 may serve as an immunogenetic marker for a subgroup of patients with Behçet's syndrome. Am J Med 83:666–672.

[18] Chambers JC, Haskard DO, Kooner JS (2001) Vascular endothelial function and oxidative stress mechanisms in patients with Behçet's syndrome. J Am Coll Cardiol 37:517–520.

[19] Choukri F, Chakib A, Himmich H, Hue S, Caillat-Zucman S (2001) HLA-B*51 and B*15 alleles confer predisposition to Behcet's disease in Moroccan patients. Hum Immunol 62:180–185.

[20] Chung YM, Yeh TS, Sheu MM (1990) Behçet's disease with ocular involvement in Taiwan: a joint survey of six major ophthalmological departments. J Formos Med Assoc 89:413–417.

[21] Cochereau-Massin I, Wechsler B, Le Hoang P, et al. (1992) Prognostic oculaire de la maledie de Behçet. J Fr Ophthalmol 15:343–347.

[22] Criteria for Diagnosis of Behçet's Disease (1990) International Study Group for Behçet's Disease. Lancet 335:1078–1080.

[23] Davatchi F, Shahram F, Akkbarian M (1992) The prevalence of Behçet's disease in Iran. In: Nasution AR, Darmawan J, Isbagio H (eds) Proceedings of the 7th APLAR Congress of Rheumatology. Churchill Livingstone, Japan, pp 95–98.

[24] deSmet MD, Dayan M (2000) Prospective determination of T-cell responses to S-antigen in Behçet's disease patients and controls. Invest Ophthamol Vis Sci 41:3480–3484.

[25] Deuter CME, Kötter I, Günaydin I, Zierhut M, Stübiger N (2004) Ocular involvement in Behçet's disease: first 5-year results for visual development after treatment with interferon alfa-2a. Ophthalmologe 101:129–134.

[26] Dilsen N, Konice M, Aral O (1985) Our diagnostic criteria of Behcet's disease – an overview: recent advances in Behcet's disease. Royal Society of Medicine Services, London.

[27] Dilsen N, Konice M, Aral O, Ocal L, Inanc M, Gul A (1993) Comparative study of the skin pathergy test with blunt and sharp needles in Behcet's dis-

ease: confirmed specificity but decreased sensitivity with sharp needles. Ann Rheum Dis 52:823–825.

[28] Dilsen N (1996) History and development of Behçet's disease. VII International Conference on Behçet's Disease. Rev Rheum Engl Ed 63:512–519.

[29] Dundar SV, Gencalp U, Simsek H (1985) Familial cases of Behçet's disease. Br J Dermatol 113:319–321.

[30] Efthimiou J, Addison IE, Johnson BV (1989) In vivo leukocyte migration in Behçet's syndrome. Ann Rheum Dis 48:206–210.

[31] Eglin RP, Lehner T, Subak-Sharpe JH (1982) Detection of RNA complementary to herpes simplex virus in mononuclear cells from patients with Behçet's syndrome and recurrent oral ulcers. Lancet 2:1356–1361.

[32] Eksioglu-Demiralp E, Direskeneli H, Ergun T, Fresko I, Akoglu T (1999) Increased CD4+CD16+ and CD4+CD56+T cell subsets in Behçet's disease. Rheumatol Int 19:23–26.

[33] Er H, Evereklioglu C, Cumureu T, Turkoz Y, Ozerol E, Sahin K, et al. (2002) Serum homocysteine level is increased and correlated with endothelin-1 and nitric oxide in Behçet's disease. Br J Ophthalmol 86:653–567.

[34] Esin S, Gul A, Hodara V, Jeddi-Tehrani M, Dilsen N, Konice M, et al. (1997) Peripheral blood T cell expansions in patients with Behçet's disease. Clin Exp Immunol 107:520–527.

[35] Espinosa G, Font J, Tassies D, et al. (2002) Vascular involvement in Behçet's disease: relation with thrombophilic factors, coagulation activation, and thrombomodulin. Am J Med 112:37–43.

[36] Estrach C, Mpofu S, Moots RJ (2002) Behçet's syndrome: response to infliximab after failure of etanercept. Rheumatology 41:1213–1214.

[37] Evereklioglu C, Turkoz Y, Er H, Inaloz HS, Ozbek E, Cekmen M (2002) Increased nitric oxide production in patients with Behçet's disease: is it a new activity marker? J Am Acad Dermatol 46:50–54.

[38] Falk K, Rotzschke O, Takiguchi M, et al. (1995) Peptide motifs of HLA-B*51, -B52 and -B78 molecules, and implications for Behcet's disease. Int Immunol 7:223–228.

[39] Fortune F, Walker J, Lehner T (1990) The expression of γδT cell receptor and the prevalence of primed, activated and Ig-A bound T cell in Behçet's syndrome. Clin Exp Immunol 82:326–332.

[40] Freydottir J, Lau SH, Fortune F (1999) γδT cells in Behçet's disease (BD) and recurrent aphthous stomatitis (RAS). Clin Exp Immunol 118:451–457.

[41] Gonzalez-Escribano MF, Rodriguez MR, Walter K, Sanchez-Roman J, Garcia-Lozano JR, Nunez-Roldan A (1998) Association of HLA-B*51 subtypes and Behcet's disease in Spain. Tissue Antigens 52:78–80.

[42] Gül A, Esin S, Dilsen N, Konice M, Wigzell H, Biberfeld P (1995) Immunohistology of skin pathergy reaction in Behcet's disease. Br J Dermatol 132:901–907.

[43] Gül A, Özbek U, Öztürk C, Inanç M, Koniçe M, Özçelik T (1996) Coagulation factor V gene mutation increases the risk of venous thrombosis in Behçet's disease. Br J Rheumatol 35:1178–1180.

[44] Gül A, Aslantas AB, Tekinay T, Koniçe M, Özçelik T (1999) Procoagulant mutations and venous thrombosis in Behçet's disease. Rheumatology (Oxford) 38:1298–1299.

[45] Gül A, Inanc M, Ocal L, Aral O, Konice M (2000) Familial aggregation of Behcet's disease in Turkey. Ann Rheum Dis 59:622–625.

[46] Gül A, Hajeer AH, Worthington J, Ollier WE, Silman AJ (2001) Linkage mapping of a novel susceptibility locus for Behçet's disease to chromosome 6p22–23. Arthritis Rheum 44:2693–2696.

[47] Gül A, Uyar FA, Inanc M, et al. (2001) Lack of association of HLA-B*51 with a severe disease course in Behcet's disease. Rheumatology (Oxford) 40:668–672.

[48] Gürler A, Boyvat A, Türsen Ü (1997) Clinical manifestations of Behcet's disease: an analysis of 2147 patients. Yonsei Med J 38:423–427.

[49] Hamuryudan V, Özyazgan Y, Hizli N, Mat C, Yurdakul S, Tüzün Y, ᵃenocak M, Yazici H (1997) Azathioprine in Behçet's syndrome: effects on long-term prognosis. Arthritis Rheum 40:769–774.

[50] Hamuryudan V, Mat C, Saip S, Ozyazgan Y, Siva A, Yurdakul S, Zwingenberger K, Yazici H (1998) Thalidomide in the treatment of the mucocutaneous lesions of the Behçet syndrome. A randomized, double-blind, placebo-controlled trial. Ann Intern Med 128:443–450.

[51] Hamzaoui K, Ayed K, Hamza M, et al. (1988) Natural killer cells in Behçet's disease. Clin Exp Immunol 71:126–131.

[52] Hasan A, Fortune F, Wilson A, Warr K, Shinnick T, Mizushima Y, et al. (1996) Role of γδT cells in pathogenesis and diagnosis of Behçet's disease. Lancet 347:789–794.

[53] Hirohata S, Hashimoto S (1998) Abnormal T cell responses to bacterial superantigens in Behçet's disease. Clin Exp Immunol 112:317–324.

[54] Houman MH, Ben Ghorbel I, Khiari Ben Salah I, Lamloum M, Ben Ahmed M, Miled M (2001) Deep vein thrombosis in Behçet's disease. Clin Exp Rheumatol 19:S48–50.

[55] Hu W, Hasa A, Wilson A, Stanford MR, Li-Yang Y, Todryk S, et al. (1998) Experimental mucosal induction of uveitis with 60-kDa heat shock protein-derived peptide 336-351. Eur J Immunol 28:2444–2455.

[56] Ishihara M, Ohno S, Mizuki N, et al. (1996) Allelic variations in the TAP2 and LMP2 genes in Behcet's disease. Tissue Antigens 47:249–252.

[57] Isogyi E, Ohno S, Kotake S, Isogai H, Tsurumizu T, Fujii N, et al. (1990) Chemiluminescence of neutrophils from patients with Behçet's disease and

its correlation with an increased proportion of uncommon serotypes of *Streptococcus sanguis* in the oral flora. Arch Oral Biol 35:43–48.

[58] Joseph A, Raj D, Dua HS, Powell PT, Lanyon PC, Powell RJ (2003) Infliximab in the treatment of refractory posterior uveitis. Ophthalmology 110:1449–1453.

[59] Kadayifcilar S, Gedik S, Eldem B, Irkec M (2002) Cataract surgery in patients with Behçet's disease. J Cataract Refract Surg 28:316–320.

[60] Kahan A, Hamzaoui K, Ayed K (1992) Abnormalities of T lymphocyte subsets in Behçet's disease demonstrated with anti-CD45RA and anti-CD29 monoclonal antibodies. J Rheumatol 19:742–746.

[61] Kaklamani VG, Kaklamanis PG (2001) Treatment of Behçet's disease – an update. Semin Arthritis Rheum 30:299–312.

[62] Kaktos (1993) In: Hippokrates (ed) Third book on epidemiology. Case 7,13:209.

[63] Kaneko F, Takahashi Y, Muramatsu R, Adachi K, Miura Y, Nakane A (1985) Natural killer cell numbers and function in peripheral lymphoid cells in Behçet's disease. Br J Dermatol 113:313–318.

[64] Kaneko S, Suzuki N, Yamashita N, Nagafuchi H, Nakajima T, Wakisaka S, et al. (1997) Characterization of T cells specific for an epitope of human 60-kD heat shock protein (hsp) in patients with Behçet's disease (BD) in Japan. Clin Exp Immunol 108:204–212.

[65] Karasneh J, Hajeer AH, Barrett J, Ollier WER, Thornhill M, Gul A (2003) Association of specific interleukin 1 gene cluster polymorphisms with increased susceptibility for Behçet's disease. Rheumatology 42:860–864.

[66] Kato Y, Numaga J, Kato S, Kaburaki T, Kawashima H, Fujino Y (2001) Central nervous system symptoms in a population of Behçet's disease patients with refractory uveitis treated with cyclosporine A. Clin Exp Ophthalmol 29:335–336.

[67] Keino H, Sakai JI, Nishioka K, Sumida T, Usui M (2000) Clonally accumulating T cells in the anterior chamber of Behçet's disease. Am J Ophthalmol 130:243–245.

[68] Kilmartin DJ, Finch A, Acheson RW (1997) Primary association of HLA-B*51 with Behcet's disease in Ireland. Br J Ophthalmol 81:649–653.

[69] Kilmartin DJ, Forrester JV, Dick AD (1998) Tacrolimus (FK506) in failed cyclosporine A therapy in endogenous posterior uveitis. Ocul Immunol Inflamm 6:101–109.

[70] Kiraz S, Ertenli I, Çalgüneri M, Öztürk MA, Haznedaroglu IC, Altun B, et al. (2001) Interactions of nitric oxide and superoxide dismutase in Behçet's disease. Clin Exp Rheumatol 19 (Suppl 24):S25–S29.

[71] Kitaichi N, Kotake S, Sasamoto Y, Namba K, Matsuda A, Ogasawara K, et al. (1999) Prominent increase of macrophage migration inhibitory factor in the sera of patients with uveitis. Invest Ophthalmol Vis Sci 40:247–250.

[72] Kitaichi N, Ogasawara K, Iwabuchi K, Nishihira J, Namba K, Onoé K Jr, et al. (1999) Different influence of macrophage migration inhibitory factor (MIF) in signal transduction pathway of various T cell subsets. Immunobiology 201:356–367.

[73] Kotake S, Higashi K, Yoshikawa K, Sasamoto Y, Okamoto T, Matsuda H (1999) Central nervous system symptoms in patients with Behçet disease receiving cyclosporine therapy. Ophthalmology 106:586–589.

[74] Kötter I, Stübiger N (1999) Aktuelle Aspekte der Diagnostik und Therapie des Morbus Behçet. Akt Rheumatol 24:51–57.

[75] Kötter I, Gunaydin I, Stubiger N, et al. (2001) Comparative analysis of the association of HLA-B*51 suballeles with Behcet's disease in patients of German and Turkish origin. Tissue Antigens 58:166–170.

[76] Kötter I, Stübiger N, Zierhut M (2003) Use of interferon-α in Behçet's disease. In: Zierhut M, Ohno S (eds) Immunology of Behçet's disease. Swets & Zeitlinger, Lisse, Netherlands, pp 155–159.

[77] Kötter I, Zierhut M, Eckstein AK, Vonthein R, Ness T, Guenaydin I, Grimbacher B, Blaschke S, Meyer-Riemann W, Peter HH, Stübiger N (2003) Human recombinant interferon alfa-2a for the treatment of Behçet's disease with sight threatening posterior or panuveitis. Br J Ophthalmol 87:423–431.

[78] Krause I, Uziel Y, Guedj D et al. (1998) Mode of presentation and multisystem involvement in Behcet's disease: the influence of sex and age of disease onset. J Rheumatol 25:1566–1569.

[79] Krause L, Turnbull JR, Torun N, Pleyer U, Zouboulis CC, Förster MH (2003) Interferon alfa-2a in the treatment of ocular Adamantiades-Behçet's disease. Adv Exp Med Biol 528:511–519.

[80] Kretschmann K, Seeliger MW, Ruether K, et al. (1998) Multifocal electroretinography in patients with macular dystrophy. Br J Ophthalmol 82:267–275.

[81] Lee CR, Kim WH, Cho YS, et al. (2001) Colonoscopic findings in intestinal Behcet's disease. Inflamm Bowel Dis 7:243–249.

[82] Lee KH, Bang D, Choi ES, Chun WH, Lee ES, Lee S (1999) Presence of circulating antibodies to a disease-specific antigen on cultured human dermal microvascular endothelial cells in patients with Behçet's disease. Arch Dermatol Res 291:374–381.

[83] Lee S (1997) Diagnostic criteria of Behcet's disease: problems and suggestions. Yonsei Med J 38:365–369.

[84] Lehner T, Lavery E, Smith R, von der Zee R, Mizushima Y, Shinnick T (1991) Association between the 65-kilodalton heat shock protein, *Streptococcus sanguis,* and the corresponding antibodies in Behçet's disease. Infect Immun 59:1434–1441.

[85] Lehner T (1997) The role of heat shock protein, microbial and autoimmune agents in aetiology of Behçet's disease. Intern Rev Immunol 14:21–32.

[86] Lehner T (2000) Immunopathogenesis of Behçet's disease. In: Bang D, Lee ES, Lee S (eds) Behçet's disease. Design Mecca, Seoul, pp 3–18.

[87] Leiba M, Sidi Y, Gur H, Leiba A, Ehrenfeld M (2001) Behcet's disease and thrombophilia. Ann Rheum Dis 60:1081–1085.

[88] Livneh A, Aksentijevich I, Langevitz P, et al. (2001) A single mutated MEFV allele in Israeli patients suffering from familial Mediterranean fever and Behcet's disease (FMF-BD). Eur J Hum Genet 9:191–196.

[89] Mammo L, Al-Dalaan A, Bahabri SS, Saour JN (1997) Association of factor V Leiden with Behçet's disease. J Rheumatol 24:2196–2198.

[90] Mamo JG (1970) The rate of visual loss in Behçet's disease. Arch Ophthalmol 84:451–452.

[91] Mason RM, Barnes CG (1969) Behcet's syndrome with arthritis. Ann Rheum Dis 28:95–103.

[92] Matsuo T, Sato Y, Shiraga F, et al. (1999) Choroidal abnormalities in Behçet's disease observed by simultaneous indocyanine green and fluorescein angiography with scanning laser ophthalmoscopy. Ophthalmology 106:295–300.

[93] McLennan N, Masters M (1998) GroE is vital for cell-wall synthesis. Nature 392:1–39.

[94] Mege JL, Dilsen N, Sanguedolce V, Gul A, Bongrand P, Roux H, et al. (1993) Overproduction of monocyte derived tumor necrosis factor α, interleukin (IL) 6, IL-8 and increased neutrophil superoxide generation in Behçet's disease. A comparative study with familial Mediterranean fever and healthy subjects. J Rheumatol 20:1544–1549.

[95] Misgav M, Goldberg Y, Zeltser D, Eldor A, Berliner AS (2000) Fatal pulmonary artery thrombosis in a patient with Behçet's disease, activated protein C resistance and hyper-homocysteinemia. Blood Coagul Fibrinolysis 11:421–423.

[96] Mishima S, Masuda K, Izawa Y, et al. (1979) Behçet's disease in Japan: Ophthalmological aspects. Trans Am Ophthalmol Soc 76:225–279.

[97] Mizuki N, Ohno S, Ando H, et al. (1996) HLA-C genotyping of patients with Behcet's disease in the Japanese population. Hum Immunol 50:47–53.

[98] Mizuki N, Inoko H, Ohno S (1997) Molecular genetics (HLA) of Behcet's disease. Yonsei Med J 38:333–349.

[99] Mizuki N, Ota M, Yabuki K, et al. (2000) Localization of the pathogenic gene of Behcet's disease by microsatellite analysis of three different populations. Invest Ophthalmol Vis Sci 41:3702–3708.

[100] Mizushima Y (1988) Revised diagnostic criteria for Behcet's disease in 1987. Ryumachi 28:66–70.

[101] Mochizuki M, Suzuki N, Takeno M, Nagafuchi H, Harada T, Kaneoka H, et al. (1994) Fine antigen specificity of human γδT cell lines Vγ9+ established by repetitive stimulation with a serotype (KTH-1) of a gram-positive bacterium, Streptococcus sanguis. Eur J Immunol 24:1536–1543.

[102] Mochizuki M (1997) Immunotherapy for Behçet's disease. Intern Rev Immunol 14:49–66.

[103] Müftüoglu AÜ, Yazici H, Yurdakul S, et al. (1981) Behçet's disease: lack of correlation of clinical manifestations with HLA antigens. Tissue Antigens 17:226–230.

[104] Nakae K, Masaki F, Hashimoto T, et al. (1993) Behçet's disease. In: Wechsler B, Godeau P (eds) International Congress Series 1037. Excerpta Medica, Amsterdam, pp 145–151.

[105] Nakamura S, Ohno S (2003) The efficacy of anti-TNF-alpha antibody in the treatment of uveitis patients with Behçet's disease. In: Zierhut M, Ohno S (eds) Immunology of Behçet's disease. Swets & Zeitlinger, Lisse, Netherlands, pp 151–154.

[106] Niwa Y, Miyake S, Sakane T, Shingu M, Yokoyama M (1982) Auto-oxidative damage in Behçet's disease – endothelial cell damage following the elevated oxygen radicals generated by stimulated neutrophils. Clin Exp Immunol 49:247–255.

[107] Niwa Y, Mizushima Y (1990) Neutrophil-potentiating factors released from stimulated lymphocytes; special reference to the increase in neutrophil-potentiating factors from streptococcus-stimulated lymphocytes of patients with Behçet's disease. Clin Exp Immunol 79:353–360.

[108] Nussenblatt RB, Palestine AG, Chan CC, Mochizuki M, Yancey K (1985) Effectiveness of cyclosporine therapy for Behçet's disease. Arthritis Rheum 28:671–679.

[109] O'Duffy JD (1974) Suggested criteria for diagnosis of Behçet's disease. J Rheumatol 1:18.

[110] O'Duffy JD, Robertson DM, Goldstein NP (1984) Chlorambucil in the treatment of uveitis and meningoencephalitis of Behçet's disease. Am J Med 76:75–84.

[111] Ohno S, Ohguchi M, Hirose S, et al. (1982) Close association of HLA-Bw51 with Behçet's disease. Arch Ophthalmol 100:1455–1458.

[112] Orem A, Vanizor B, Cimsit, Kiran E, Deger O, Malkoc M (1999) Decreased nitric oxide production in patients with Behçet's disease. Dermatology 198:33–36.

[113] Özdal PÇ, Ortaç S, Taskintuna I, Firat E (2002) Long-term therapy with low dose cyclosporine A in ocular Behçet's disease. Doc Ophthalmol 105:301–312.

[114] Palimeris G, Papakonstantinou P, Mantas M (1984) The Adamantiades-Behçet's syndrome in Greece. In: Saari KM (ed) Uveitis update. Excerpta Medica, Amsterdam, p 321.

[115] Park KD, Bang D, Lee ES, Lee SH, Lee S (1993) Clinical study on death in Behcet's disease. J Korean Med Sci 8:241–245.

[116] Park SH, Park KS, Seo YI, et al. (2002) Association of MICA polymorphism with HLA-B*51 and disease severity in Korean patients with Behcet's disease. J Korean Med Sci 17:366–370.

[117] Paul M, Klein T, Krause I, Molad Y, Narinsky R, Weinberger A (2001) Allelic distribution of HLA-

B*5 in HLA-B5-positive Israeli patients with Be-
hcet's disease. Tissue Antigens 58:185–186.

[118] Pronai L, Ichikawa Y, Nakzawa H, Arimori S
(1991) Enhanced superoxide generation and the
decreased scavenging activity of peripheral
blood leukocytes in Behçet's disease – effect of
colchicines. Clin Exp Rheumatol 9:227–233.

[119] Rammensee HG, Friede T, Stevanovic S (1995)
MHC ligands and peptide motifs: first listing.
Immunogenetics 41:178–228.

[120] Robinson J, Waller MJ, Parham P, Bodmer JG,
Marsh SG (2001) IMGT/HLA database – a se-
quence database for the human major histocom-
patibility complex. Nucleic Acids Res 29:210–213.

[121] Sahin S, Akoglu T, Direskeneli H, Sen LS,
Lawrence R (1996) Neutrophil adhesion to en-
dothelial cells and factors affecting adhesion in
patients with Behçet's disease. Ann Rheum Dis
55:128–133.

[122] Sakane T, Kotani H, Takada S, Tsunematsu T
(1982) Functional aberration of T cell subsets in
patients with Behçet's disease. Arthritis Rheum
25:1343–1351.

[123] Sakane T, Takeno M, Suzuki N, Inaba G (1999)
Behcet's disease. N Engl J Med 341:1284–1291.

[124] Salavarani C, Calamia K, Silingardi M, Ghirar-
duzzi A, Olivieri I (2000) Thrombosis associated
with the prothrombin GA20210 mutation in Be-
hçet's disease. J Rheumatol 27:515–516.

[125] Salvarani C, Boiardi L, Casali B, Olivieri I, Cian-
cio G, Cantini F, et al. (2002) Endothelial nitric
oxide synthase gene polymorphisms in Behçet's
disease. J Rheumatol 29:535–540.

[126] Saylan T, Özarmargan G, Azizlerli G, et al. (1986)
Behçet disease in Turkey. N Zbl Hautkr 1120–1122.

[127] Serdaroglu P (1998) Behcet's disease and the
nervous system. J Neurol 245:197–205.

[128] Sfikakis PP, Theodossiadis PG, Katsiari CG, Kak-
lamanis P, Markomichelakis NN (2001) Effect of
infliximab on sight-threatening panuveitis in
Behçet's disease. Lancet 358:295–296.

[129] Shehto NM, Ghosh K, Abdul Kader B, al Assad HS
(1992) Extensive venous thrombosis in a case of
Behcet's disease associated with heterozygous
protein C deficiency. Thromb Haemostasis 67:283

[130] Shimizu T, Matsumura N (1972) [Behcet's dis-
ease]. Nippon Rinsho 30:416–420.

[131] Sloper CML, Powell RJ, Dua HS (1999) Tacro-
limus (FK506) in the treatment of posterior
uveitis refractory to cyclosporine. Ophthalmolo-
gy 106:723–728.

[132] Stratigos AJ, Laskaris G, Stratigos JD (1992) Be-
hçet's disease. Semin Neurol 12:346–357.

[133] Stübiger N, Besch D, Deuter CME, et al. (2003)
Multifocal ERG changes in patients with ocular
Behçet's disease during therapy with interferon
alpha 2a. In: Zouboulis CC (ed) Adamantiades-
Behçet's disease (Proceedings of the 10th Inter-
national Conference on Behçet's disease, Berlin),

vol 528. Kluwer Academic/Plenum Publishers,
New York, pp 529–532.

[134] Stübiger N, Kötter I, Zierhut M (2000) Complete
regression of retinal neovascularisation after
therapy with interferon alfa in Behçet's disease.
Br J Ophthalmol 84:1437–1438.

[135] Stübiger N, Zierhut M, Kötter I (2003) Ocular
manifestations in Behçet's disease. In: Zierhut M,
Ohno S (eds) Immunology of Behçet's disease.
Swets & Zeitlinger, Lisse, Netherlands, pp 36–45.

[136] Süllü Y, Öge I, Erkan D, Aritürk N, Mohajeri F
(1998) Cyclosporin-A therapy in severe uveitis of
Behçet's disease. Acta Ophthalmol Scand 76:96–
99.

[137] Sumita K, Yamashita N, Takeno M, Sakane T
(1997) Dysregulated tyrosine phosphorylation
cascade in TCR/CD3 signaling pathway leads to
T cell irritability in patients with Behçet's dis-
ease. Arthritis Rheum 40 (Suppl):S232.

[138] Suzuki Y, Hoshi K, Matsuda T, Mizushima Y
(1992) Increased peripheral blood gδ T cells and
natural killer cells in Behçet's disease. J Rheuma-
tol 19:588–592.

[139] Tokay S, Direskeneli H, Yurdakul S, Akoglu T
(2001) Anticardiolipin antibodies in Behçet's
disease: a reassessment. Rheumatology (Oxford)
40:192–195.

[140] Toker E, Kazokoglu H, Acar N (2002) High dose
intravenous steroid therapy for severe posterior
segment uveitis in Behçet's disease. Br J Ophthal-
mol 86:521–523.

[141] Triolo G, Accardo-Palumbo A, Triolo G, Carbone
MC, Ferrante A, Giardina E (1999) Enhancement
of endothelial cell E-selection expression by sere
from patients with active Behçet's disease: mod-
erate correlation with anti-endothelial cell anti-
bodies and serum myeloperoxidase levels. Clin
Immunol 91:330–337.

[142] Trojano M, Paolicelli D (2001) The differential
diagnosis of multiple sclerosis: classification and
clinical features of relapsing and progressive
neurological syndromes. Neurol Sci 22 Suppl
2:S98–102.

[143] Tursen U, Kaya TI, Eskandari G, et al. (2001) As-
sociation of factor V Leiden and prothrombin
gene mutation with Behcet's disease. Arch Der-
matol Res 293:537–539.

[144] Vaiopoulos G, Sfikakis PP, Hatzinikolaou P
(1996) Adamantiades-Behçet's disease in sisters.
Clin Rheumatol 15:382–384.

[145] Verity DH, Vaughan RW, Madanat W, Kondeatis E,
Zureikat H, Fayyad F, et al. (1997) Factor V Leiden
mutation is associated with ocular involvement in
Behçet's disease. Am J Ophthalmol 128:352–356.

[146] Verity DH, Marr JE, Ohno S, Wallace GR, Stan-
ford MR (1999) Behcet's disease, the Silk Road
and HLA-B*51: historical and geographical per-
spectives. Tissue Antigens 54:213–220.

[147] Verity DH, Wallace GR, Vaughan RW, et al. (1999)

HLA and tumour necrosis factor (TNF) polymorphisms in ocular Behcet's disease. Tissue Antigens 54:264–272.

[148] Watanabe T, Shimoji S, Sugiyama Y, Tsukamoto T, Yamamoto T (1995) Pulse-dose cyclophosphamide therapy for steroid-refractory autoimmune neurological diseases. Rinsho Shinkeigaku 35:611–616.

[149] Wechsler B, Bodaghi B, Huong DL, Fardeau C, Amoura Z, Cassoux N, Piette JC, LeHoang P (2000) Efficacy of interferon alfa-2a in severe and refractory uveitis associated with Behçet's disease. Ocul Immunol Inflamm 8:293–301.

[150] Wechsler B, Du LT, Kieffer E (1999) Cardiovascular manifestations of Behcet's disease. Ann Med Interne (Paris) 150:542–554.

[151] Yamamoto JH, Minami M, Inaba G, Masuda K, Mochizuki M (1990) Cellular autoimmunity to retinal specific antigens in patients with Behçet's disease. Br J Ophthalmol 77:584–589.

[152] Yamashita N, Kaneoka H, Kaneke S, Takeno M, Oneda K, Koizumi H, et al. (1997) Role of γδT lymphocytes in the development of Behçet's disease. Clin Exp Immunol 107:241–247.

[153] Yazici H, Pazarli H, Barnes CG, Tüzün Y, Özyazgan Y, Silman A, Serdaroglu S, Oguz V, Yurdakul S, Lovatt GE, Yazici B, Somani S, Müftüoglu A (1990) A controlled trial of azathioprine in Behçet's syndrome. N Engl J Med 322:281–285.

[154] Yazici H, Basaran G, Hamuryudan V, et al. (1996) The ten-year mortality in Behçet's syndrome. Br J Rheumatol 35:139–141.

[155] Yazici H, Ozyagan Y (1999) Medical management of Behçet's syndrome. Dev Ophthalmol 31:118–131.

[156] Zafirakis P, Foster CS (2002) Adamantiades-Behçet disease. In: Foster CS, Vitale AT (eds) Diagnosis and treatment of uveitis. Saunders, Philadelphia, pp 632–652.

[157] Zierhut M, Saal J, Pleyer U, Kötter I, Dürk H, Fierlbeck G (1995) Behçet's disease: epidemiology and eye manifestations in German and Mediterranean patients. Ger J Ophthalmol 4: 246–251.

[158] Zierhut M, Mizuki N, Ohno S, et al. (2003) Human genome and diseases: review. Immunology and functional genomics of Behcet's diseases. CMSL Cell Mol Life Sci 60:1903–1922.

[159] Zouboulis CC, Buttner P, Djawari D, et al. (1993) The HLA pattern in Adamantiades-Behcet's disease in Germany. Association of occurrence, clinical symptoms and follow-up in 39 patients. Hautarzt 44:81–85.

[160] Zouboulis CC, Djawari D, Kich W (1993) Adamantiades-Behçet's disease in Germany. In: Godeau P, Wechsler B (eds) Behçet's disease. Elsevier Science, New York, pp 193–196.

[162] Zouboulis CC, Kötter I, Djawari D, et al. (1997) Epidemiological features of Adamantiades-Behçet's disease in Germany and in Europe. Yonsei Med J 38:411–422.

[162] Zouboulis CC (1999) Epidemiology of Adamantiades-Behçet's disease. Ann Med Interne (Paris) 150:488–498.

[163] Zouboulis CC (2003) Epidemiology of Adamantiades-Behçet's disease. In: Zierhut M, Ohno S (eds) Immunology of Behçet's disease. Swets & Zeitlinger, Nisse, Netherlands, pp 1–16.

第 13 章

脉络膜炎：总论和分类

Carl.P.Herbort

- 脉络膜通常是眼后段炎症的起源部位，其发生率不低于视网膜。

- 吲哚菁绿血管造影术（ICGA）使用前，轻微的脉络膜炎症难以发现，评估脉络膜炎单纯依靠临床表现，以至把一些不相关的病例都统称为"白点综合征"。

- 通过提供脉络膜影像，使病变在早期阶段即可发现，ICGA 的使用有助于了解疾病的发病机制和脉络膜炎的分类。

- 吲哚菁绿分子的两个基本特性是在红外线波长范围发出荧光和大分子性质，因为它几乎100% 与蛋白质结合。

- 红外线荧光可以透过视网膜色素上皮层检测，从而提供脉络膜的影像。

- 大分子 ICG- 蛋白质复合物仅在毛细血管渗漏（或大血管严重炎症）时从血管床渗出，浸渗脉络膜基质。ICG 荧光充盈缺损表示脉络膜毛细血管无灌注，或由于炎症病灶引起的点状弥漫损伤。

- 如果怀疑脉络膜受损，双重荧光和 ICG 血管造影术有助于诊断（可以完全、彻底地了解所有炎症累及的结构，也是随访脉络膜炎的基本方法）。

- 使用传统的眼底照相机与图像数码系统（更容易获取周边影像），或激光扫描成像系统。

- 将一瓶 25mg 的吲哚菁绿用 7.5ml 的生理盐水

溶液稀释（吲哚菁绿，Akorn, Inc., Buffalo Grove, IL, USA）。如果碘过敏，可以使用不含碘的 Infracyanine（法国巴黎 SERB 实验室）。

- 血管造影程序：（1）在注射染色剂前先用最高强度闪光拍摄一组眼底照片，以除外自发荧光；（2）拍摄眼球后极部的早期图像至 2~3 分钟（早期阶段）；（3）在 8~12 分钟时，拍摄后极部和 360° 周边全景图像（中期阶段）；（4）在中期阶段和 ICGA 的晚期阶段行荧光素血管造影；（5）在 28~35 分钟时行后极部和 360° 周边全景拍摄（晚期阶段）。

- 脉络膜炎症可能包括脉络膜毛细血管或脉络膜基质炎症，应该区分两种疾病的发病机制。在第一组包括急性后极部多灶性斑块状色素上皮（APMPPE），MEWDS 和多灶性脉络膜炎等疾病，炎症进程导致脉络膜毛细血管无灌注。而在第二组，包括 VKH 综合征和鸟枪弹样脉络膜视网膜病变（BC），炎症病灶在脉络膜基质发展，而且和基质较大血管的炎症有关。

- 脉络膜基质炎应分为两组。第一组包括 VKH 和鸟枪弹样脉络膜视网膜病变（BC），其脉络膜基质是炎症的首要攻击目标，而在另一类疾病中，像结节病和结核性脉络膜炎，脉络膜多数只是多系统疾病的一个局部表现。

13.1　绪　论

脉络膜是眼后段炎症的起始部位，其发病几率基本和视网膜相当。和视网膜不同的是，视网膜病变早期就可以通过眼底镜检查发现损害，并能通过荧光素血管造影术对损害进行详细分析，而对脉络膜的检查到目前为止还是非常粗略和有限的。仅当十分严重的脉络膜病灶引起眼底红色反射出现黄白色变化时，才能透过视网膜色素上皮层的遮蔽，用眼底镜观察到。然而，脉络膜炎造成的细小病变或疾病早期阶段难以被发现，除非病变累及邻近结构如邻近的视网膜色素上皮和 / 或视网膜。

由此可见，主要依靠眼底镜检查评价脉络膜炎，较难了解关于早期炎症损害、发病部位和炎症进展的信息。由于该方法仅依靠临床检查结果，在眼底镜下看似相同的改变可能实际由完全不同的病理过程引起[1]。一个很好的例证是"白点综合征"，该类疾病仅以眼后段炎症的眼底表现为依据[1]，把本质相同但起源和发病过程明显不同的一类疾病组合在一起，比如，VKH 综合征首先侵犯的是脉络膜间质的黑色素细胞，而急性后部多病灶性鳞状色素上皮病变（APMPPE）多可能由脉络膜毛细血管炎症引起[1]，不同学者对"白点综合征"所包含的疾病及其定义的理解并不相同。

自吲哚菁绿血管造影术的应用使得我们对脉络膜的观察更为详细，在疾病早期和 / 或亚临床状态就能发现异常，为炎症反应中脉络膜结构的改变提供信息，使我们能根据脉络膜炎症的发病机制做出更为合理的疾病分类。部分机制已得到组织病理学证实，而尚有部分仍停留在假设阶段，有待进一步证实。

13.2　吲哚菁绿血管造影

自数码影像系统和红外线照相机引入

眼底检查后，吲哚菁绿血管造影术（ICGA）因其成像质量和可重复性好，便于系统分析再次受到重视[2,3]。由于 ICGA 在炎症疾病中的成像原理及其在病理状态下的表现，对脉络膜炎的临床评价而言，该方法必不可少，而且远较通常采用的定性描述的方法更佳。

13.2.1　吲哚菁绿（ICG）的理化特性

吲哚菁绿发出的荧光波长为 830nm，因此为透过视网膜色素上皮层了解脉络膜血管结构提供方便。ICG（775 道尔顿）和荧光素（354 道尔顿）的分子量不同，但这并不能说明用 ICG 得到的特殊血管造影图像与荧光素有所不同。除 ICG 与荧光素的波长不同外，两种荧光物质分子的关键差异在于其结合蛋白质的亲和力[4,5]。ICG 分子几乎完全与蛋白质结合，大部分是和大分子蛋白（脂蛋白）结合[6]，而仅大约 80% 的荧光素和蛋白质结合，主要为分子量较小的蛋白质，如白蛋白结合。荧光素迅速从因血 - 视网膜屏障受损而引起的视网膜血管轻微病变处渗漏并浸润组织，而 ICG 仅在视网膜血管明显受损时发生渗漏[7]。ICG 在脉络膜多从有孔的脉络膜毛细血管缓慢渗出[8]（图 13-1）。再循环过程中，当 ICG 蛋白质复合物被缓慢重吸收进入血液循环时，越来越多的 ICG 在脉络膜组织堆积。脉络膜灌注随时间增强，因而产生中期和晚期脉络膜背景荧光。ICG 荧光反应的脉络膜灌注会因脉络膜炎症损害而破坏，导致大多数区域荧光减弱或缺失和 / 或荧光增强。减慢的脉络膜灌注过程就是 ICGA 在后葡萄膜炎研究中的主要参数。

13.2.2　炎症疾病的标准 ICG 血管造影规范

已经制定了用于分析脉络膜炎的标准 ICGA 规范[9]。血管造影过程有三个主要阶段。早期阶段是从开始到 2～3 分钟，显示视网膜和脉络膜双重大血管，以及染料通过脉络膜毛细血管向脉络膜基质的早期渗出。中期阶段大概到 10 分钟时，显示最强的脉络膜基质背景荧光。晚期阶段大概到 32 分钟，显示染料从全部循环清除，使脉络膜大血管相对基质背景荧光色暗[9]。

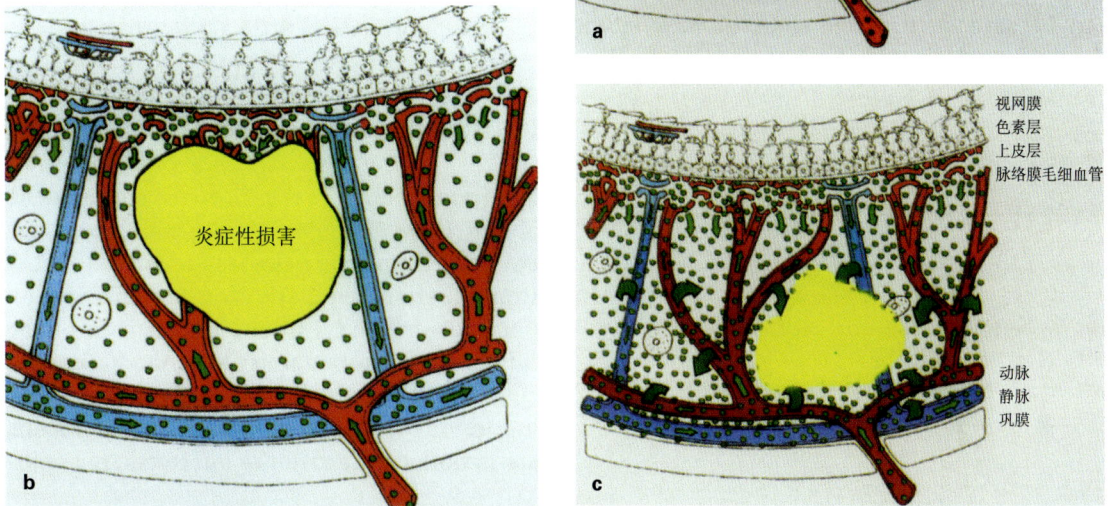

图 13.1　**a.** 全层脉络膜基质炎症损害。示意图表示了一种全层基质肉芽肿的情况。在脉络膜损害两侧，ICG 分子和蛋白质连接的大分子复合物从有孔的脉络膜毛细血管渗出，在炎症损害（常见的影响）外的区域引起生理性脉络膜荧光。这可以解释血管造影晚期的持续弱荧光。**b.** 部分脉络膜基质炎症损害。示意图表示 ICGA 在血管造影中期出现点状弱荧光，但在晚期表现为等荧光。ICG 复合物从有孔的脉络膜毛细血管穿出后并没有减少，炎症损害（常见的影响）以外的区域产生生理性脉络膜荧光。ICG 复合物随时间在脉络膜损害周围积累，而在非炎症区域则被清除，导致晚期出现等荧光。**c.** 弥漫性强荧光。示意图显示脉络膜基质炎时，从毛细血管前血管和脉络膜大血管的额外渗漏。大血管炎症通常和炎症损害有关，这可以解释为什么血管造影晚期非全层损害表现消失而变成等荧光。

13.2.3　ICGA 的读片原则 [9,10]

通过分析 ICG 图像了解眼后段炎性疾病时，必须谨记 ICGA 和荧光血管造影术的主要差异[10]。在循环初始，ICGA 和荧光造影术一样显示经过动静脉区域的血管通路，此外还显示视网膜和脉络膜双重循环；再循环阶段，ICG 随着时间的推移从有孔的脉络膜毛细血管向外渗漏逐渐增多，并进入脉络膜全层。

上述过程在同一个疾病中可能表现为两种形式：荧光减弱或荧光增强。

13.2.3.1　ICG 弱荧光（图 13.2）

脉络膜区灌注缺失（弱荧光）发生于下列两种情况：（1）ICG 脉络膜毛细血管生理性渗出减少（无灌注或低灌注）；（2）由于占位性病变（炎症病灶）导致 ICG 分子在脉络膜组织填充缺损。弱荧光出现在造影的中期阶段，如果在晚期阶段仍保持弱荧光，提示该炎症损害脉络膜全层（图 13.1 a）。如果造影晚期呈等荧光，说明炎症仅浸润脉络膜部分层次（图 13.1 b）。由此可见，炎症疾病在 ICGA 表现中，早期循环阶段所得到的信息较分析脉络膜区灌注

损害过程 /
或治疗后
ICGA 的变化

说明的疾病本质

弱荧光在随诊
— 遮蔽荧光 —— 持续 —— 肿瘤
痣
任何足够浓及不透明的组织或液体
（有髓纤维，出血）

脉络膜视网膜萎缩 —— 持续 —— 任何病因导致的萎缩性损害
（在 FA 为强荧光）

脉络膜毛细血管无灌注 —— 持续 —— 向萎缩进展（APMPPE）
消退 —— APMPPE MEWDS

中期和晚期弱荧光

受损脉络膜 ICG 扩散 —— 持续 —— 任何仅导致基质瘢痕的疾病：VKH
（由于色素上皮未累及，在 FA 无表现）
消退 —— 任何全层炎性脉络膜基质损害：鸟枪弹样
脉络膜视网膜病变，VKH，交感性眼炎，
结节病，结核病

中期弱荧光和
晚期等荧光或
强荧光
— 因部分基质脉络膜
炎症损害导致的受
损脉络膜 ICG 扩散 —— 消退 —— 任何伴有部分基质损害的疾病
VKH，交感性眼炎
鸟枪弹样脉络膜视网膜病变
结节病
结核病

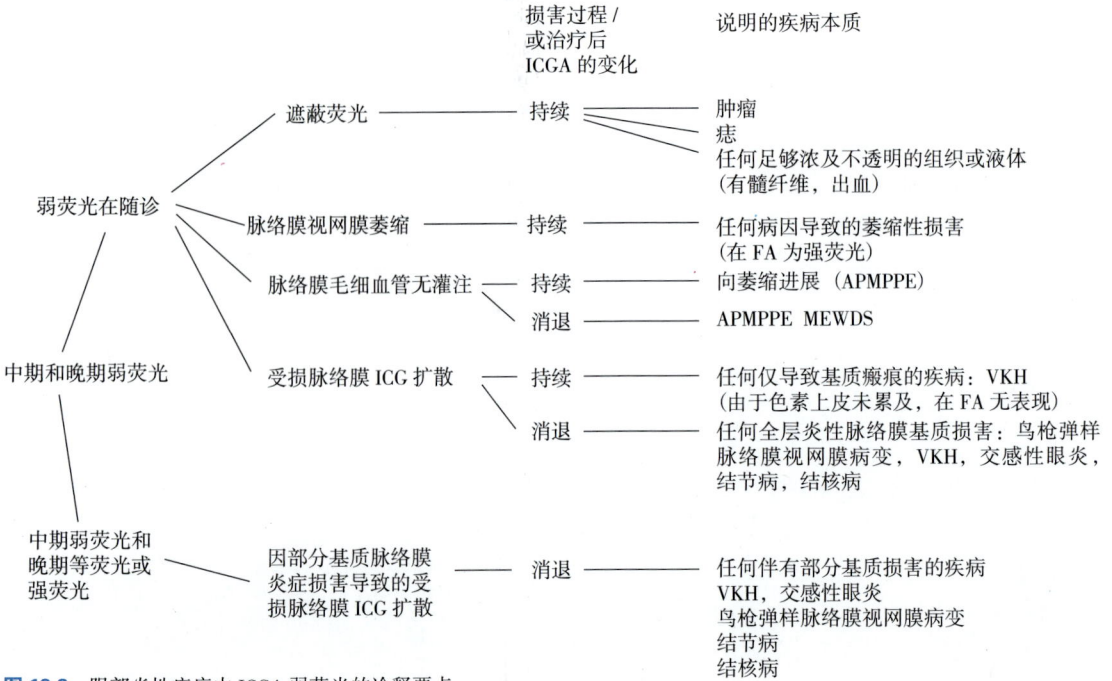

图 13.2 眼部炎性疾病中 ICGA 弱荧光的诠释要点。

方式的变化所得到的信息少。

13.2.3.2　ICG 强荧光

脉络膜灌注可因其大血管渗漏增加而增强（强荧光）。ICGA 中期阶段图像中的血管表现模糊，染料从大血管渗出导致晚期弥漫性强荧光（图 13.1 c）。

关于脉络膜基质炎性病灶的表现，强荧光与炎症浸润导致的弱荧光暗点有关。

强荧光在下列三种情况下发生：（1）弥漫性晚期强荧光是由于前毛细血管或较大的无孔型脉络膜血管渗漏所致；（2）视盘强荧光表示炎症严重；（3）针尖样强荧光发生于肉芽肿性脉络膜疾病。

大多数眼部异常在荧光血管造影术多表现为强荧光，与其不同，由于脉络膜生理性荧光受损，ICGA 多表现为阴性暗色图像。

13.2.4　荧光素和吲哚菁绿血管造影术的差异

分析 ICGA 必须理解此点，即在大多数

炎症情况下，荧光遮蔽和窗样缺失这两点对解释荧光素血管造影术的结果至关重要。因为红外线荧光可以穿透阻隔可见光的结构，所以荧光遮蔽仅出现在脉络膜前阻隔的结构足够厚和 / 或者严重色素变性时。同样，窗样缺失的概念不常用于 ICGA，因为视网膜色素上皮层多数不像在荧光素血管造影术中那样起到屏蔽作用。

13.2.5　临床 – 病理 – 血管造影术的关系

我们所见的 ICGA 图像所示的病理过程在某些疾病已经得到组织病理学证实，如原发性脉络膜基质炎、伏格特 – 小柳 – 原田综合征、交感性眼炎和鸟枪弹样脉络膜视网膜病，还有结节病的脉络膜损害，而其他病仍然仅是一种假设，需要进一步探讨 ICGA– 临床 – 病理学之间的相关性。

13.2.6　眼部炎症疾病的 ICGA 表现

吲哚菁绿血管造影术在已确诊脉络膜相

关眼病患者中 100%显示出眼底镜和 / 或荧光素血管造影术不能显示的隐匿的脉络膜损害。这些发现对其中 12.3%的病例的诊断或处理产生本质的影响。因而 ICGA 对合理治疗大多数眼后段炎症起到了重要作用[11]。

13.2.6.1　吲哚菁绿血管造影术：眼底炎症疾病的适应证、技巧和特征

如果疑有脉络膜受损，可以采用荧光素和 ICG 血管造影（使炎症累及的所有结构得到完全和彻底的检查，随访脉络膜炎症同样需要）。

同时使用传统的眼底照相机结合图像数码系统（更容易获取周边影像），或激光扫描成像系统。

把一瓶 25mg 的吲哚菁绿用 7.5ml 的生理盐水溶液稀释（吲哚菁绿，Akorn，Inc.，Buffalo Grove，IL，USA）。如果碘过敏，可以使用不含碘的 Infracyanine（法国巴黎 SERB 实验室）。

血管造影程序：（1）注射染剂前先用最高强度的闪光拍摄一组照片，以除外自发荧光；（2）拍摄眼球后极部的早期图像至 2 ~ 3 分钟（早期阶段）；（3）在 8 ~ 12 分钟时拍摄后极部和 360° 周边全景图像（中期阶段）；（4）在中期阶段和晚期阶段进行荧光素血管造影；（5）在 28 ~ 35 分钟时进行后极部和 360° 周边全景拍摄（晚期阶段）。

临床要点

- 应在造影早期阶段观察整个眼底结构包括视网膜血管、视网膜色素上皮层（RPE，利用荧光遮蔽和窗口效应原理研究）和视网膜毛细血管的表现。同时可以选用荧光素血管造影术。
- 对累及脉络膜的炎症而言，ICGA 是一种恰当的、不可缺少的检查手段。
- ICGA 弱荧光由两种机制引起：
  1. 脉络膜毛细血管无灌注（分布不规则 / 地图样；弱荧光在晚期照片中持续存在或甚至加重）。
  2. 基质炎症浸润（较规则点状或较均匀分布）；持续弱荧光至晚期图像（全层损害）；

晚期图像表现为等荧光（部分损害）；通常被脉络膜大血管渗漏围绕（中期图像模糊，在随后的晚期阶段呈弥漫性的脉络膜荧光）。

ICGA 强荧光：
1. 弥漫强荧光多源于较重炎症所致的脉络膜血管渗漏增加。
2. 视盘处出现强荧光，提示炎症反应严重。
3. 大量针尖样强荧光的出现，提示肉芽肿性疾病的存在。

- 荧光素窗口效应原理不适用于 ICGA，因为红外线荧光能透过 RPE 接收，在 ICGA 中 RPE 不起屏障作用
- 荧光遮蔽原理在 ICGA 仅起很小作用（除非色素上皮屏蔽较厚或牢固），ICGA 弱荧光多由于脉络膜毛细血管无灌注或脉络膜基质浸润所致。

13.3　炎性脉络膜毛细血管病和基质性脉络膜炎的概念 [12]

吲哚菁绿血管造影术使脉络膜炎症得以根据主要或首先受累的眼部结构重新分类。据目前所知，脉络膜炎至少涉及两种主要炎症机制。

13.3.1　原发性炎症性脉络膜毛细血管病（PICCP）

第一组疾病多在以前所用的不恰当术语"白点综合征"里，这是由于脉络膜毛细血管炎症所致，导致脉络膜毛细血管区无灌注。其缺血结果不仅影响脉络膜水平，也会影响依靠脉络膜毛细血管提供氧气和营养物质的外层视网膜。急性后极部多灶性斑块状色素上皮（APMPPE）是这种脉络膜炎症类型的典型病例。

13.3.2　基质脉络膜炎

在第二组疾病的主要机制是炎性病灶的发展，多数肉芽肿位于基质水平，在 ICGA 中表现为弱荧光。通常和较大的无孔型基质血管有关，ICGA 表现为中期阶段血管模糊，

随后出现弥漫性晚期脉络膜强荧光。伏格特 – 小柳 – 原田综合征和鸟枪弹样脉络膜视网膜病是这种脉络膜炎症的典型代表，尽管这种机制和第一类疾病完全不同，但也曾被某些作者包括在"白点综合征"内[1]。

13.3.3　继发性炎症性脉络膜毛细血管病

在炎性疾病中，炎症并不严格局限在侵犯的初始部位，也可以侵入邻近的组织结构。例如由鼠弓形虫引起的严重的视网膜炎通常蔓延到脉络膜毛细血管，导致继发性炎症性脉络膜毛细血管病[13]。同样严重的基质疾病也可以导致视网膜毛细血管水平的炎症，并超出视网膜色素上皮层所影响的视网膜，如伏格特 – 小柳 – 原田综合征。

脉络膜炎可以根据以下新原则进行总结：

临床要点

脉络膜炎分类

● 两种主要损伤机制决定脉络膜炎的分类：

1.脉络膜毛细血管炎症（原发性炎症性脉络膜毛细血管病）

MEWDS/AIBSE

APMPPE

多病灶性脉络膜炎 /PIC

匐行性脉络膜炎

少见病：AMN，AZOOR

2.基质炎症（基质性脉络膜炎）进一步细分为两类：

2.1 原发性基质性脉络膜炎

伏格特 – 小柳 – 原田综合征

交感性眼炎

鸟枪弹样脉络膜视网膜炎

2.2 系统性疾病可能累及的基质性脉络膜炎

结节病

结核病

梅毒

其他感染性脉络膜炎

参考文献

[1] Ben Ezra D, Forrester JV (1995) Fundal white dots: the spectrum of a similar pathological process. Br J Ophthalmol 856–860.

[2] Yannuzzi LA, Sorenson JA, Guyer DR, Slakter JS, Chang B, Orlock D (1994) Indocyanine green videoangiography: current status. Eur J Ophthalmol 4:69–81.

[3] Guyer DR, Yannuzzi LA, Slakter JS, Sorenson JA, Ho AC, Orlock D (1994) Digital indocyanine green videoangiography of central serous chorioretinopathy. Arch Ophthalmol 112:1057–1062.

[4] Herbort CP, Borruat FX, de Courten C, Jaccard L (1996) Angiographie au vert d'indocyanine dans les uvéites postérieures. Klin Monatsbl Augenheilk 208:321–326.

[5] Slakter JS, Giovannini A, Yannuzzi LA, Sforzolini B, Guyer DR, Orlock DR (1994) Indocyanine green videoangiography of multifocal choroiditis and the presumed ocular histoplasmosis syndrome. Invest Ophthalmol Vis Sci 35:1982.

[6] Baker KJ (1966) Binding of sulfobromophthalein (BSP) sodium and indocyanine green (ICG) by plasma alpha-1 lipoproteins. Proc Soc Exp Biol Med 122:957–963.

[7] Guex-Crosier Y, Herbort CP (1997) Prolonged retinal arteriovenous circulation time by fluorescein but not by indocyanine green angiography in birdshot chorioretinopathy. Ocular Immunol Inflamm 5:203–206.

[8] Lim JI, Flower RW (1995) Indocyanine green angiography. Int Ophthalmol Clin 35:59–70.

[9] Herbort CP, Guex-Crosier Y, LeHoang P (1994) Schematic interpretation of indocyanine green angiography. Ophthalmology 2:169–176.

[10] Herbort CP, Bodaghi B, LeHoang P (2001) Angiographie au vert d'indocyanine au cours des maladies inflammatoires: principes, interpretation schématique, sémiologie et intérêt clinique. J Fr Ophtalmol 24:423–447.

[11] Herbort CP, Auer C, Wolfensberger TJ, Ambresin A, Bouchenaki N (1999) Contribution of indocyanine green angiography (ICGA) to the appraisal of choroidal involvement in posterior uveitis. Invest Ophthalmol Vis Sci 40:S383.

[12] Bouchenaki N, Cimino L, Auer C, Tran VT, Herbort CP (2002) Assessment and classification of choroidal vasculitis in posterior uveitis using indocyanine green angiography. Klin Monatsbl Augenheilkd 219:243–249.

[13] Auer C, Bernasconi O, Herbort CP (1999) Indocyanine green angiography features in toxoplasmic retinochoroiditis. Retina 19:22–29.

第 14 章

原发性脉络膜毛细血管炎

Luca Cimino, Alessandro Mantovani, Carl P.Herbort

- 诊断原发性脉络膜毛细血管炎常用标准有二：脉络膜毛细血管无灌流和继发性视网膜外层局部缺血。吲哚菁绿血管造影和荧光素血管造影早期显示脉络膜毛细血管无灌流，视网膜电流图显示视网膜外层功能异常，由于视网膜外层局部缺血会导致视网膜毛细血管荧光素渗漏，荧光素血管造影晚期显示为强荧光。

- 原发性脉络膜毛细血管炎 (PICCP) 病变程度分级与炎症导致的脉络膜毛细血管循环的受损程度有关。

- 原发性脉络膜毛血细管炎的血管造影表现
  ICGA1：在疾病急性期，血管造影的早、中和后期都表现为不同大小区域弱荧光，但当 ICG 染料从脉络膜消退后，其后期显示的弱荧光更加明显。
  ICGA2：在急性后期，血管造影表现的弱荧光说明脉络膜萎缩和疤痕形成。
  ICGA3：进行性损伤的周边会出现强荧光。
  FA1：疾病急性期，早期 FA 弱荧光说明脉络膜毛细血管无灌注。
  FA2：疾病急性期，晚期 FA 强荧光区域伴局部缺血的程度由小变大，由少变多。
  FA3：急性后期，交替出现荧光窗效应和遮蔽效应，说明脉络膜视网膜萎缩和瘢痕形成，而在疾病恢复期，FA 荧光消退滞后于正常 ICGA 荧光表现。

  1. 多发性一过性白点综合征 (MEWSDS) 和急性特发性盲点扩大综合征 (AIBSE)：
  ① 60%患者发病前两周有病毒性流感样症状。
  ② 常单眼发生。
  ③ 症状：闪光感、眼前暗点、严重的视力损害。
  ④ 90%以上的病例有视力损害：视力下降从轻

微到严重，视野改变，生理盲点扩大。
  ⑤ 眼底检查可见：视网膜赤道部色调改变，出现颗粒状斑点。
  ⑥ 80%病例视网膜电流图异常。
  ⑦ ICGA：急性炎症消退 4~8 周内出现弱荧光点和视盘周围弱荧光。
  ⑧ FA：早期呈弱荧光，后期个别呈强荧光或缺乏 FA 表现伴或不伴有黄斑囊样水肿。
  ⑨ 发病后 6~10 周，症状会自发消退。
  ⑩ AIBSE：在 ICGA 应用前，本病相当于无眼底表现的 MEWDS (MEWDS 眼底表现可能消退也可能处于亚临床状态)。

  2. APMEPPE/AMIC
  ① 病史中可能出现类似流感症状。
  ② 症状：视力损害、眼前暗点、闪光感。
  ③ 视网膜后极部两侧色调减弱或呈浅黄色，伴超急性浆液性渗出性视网膜脱离。
  ④ 玻璃体炎和前葡萄炎加重。
  ⑤ ICGA：地图样弱荧光区域（早期、中期、晚期）说明脉络膜毛细管无灌注。
  ⑥ FA：早期弱荧光、后期强荧光呈地图样。
  ⑦ ERG：通常正常。
  ⑧ 未行治疗引起的损伤和功能障碍通常呈可逆性。

  3. 多灶性脉络膜炎
  ① 原发性脉络膜视网膜炎症：视力损害、眼前暗点、闪光感。
  ② 多双眼发病：PIC 病例（多为近视眼）中为单眼。
  ③ 小而弱的活动性病灶表现为陈旧性脉络膜视网膜瘢痕。
  ④ 病灶活动期在后部玻璃体有玻璃体细胞存在。

⑤ ICGA：弱荧光区（早期、中期、晚期）说明有疤痕形成和活动性病灶，而后者仅可由 ICG 显示。

⑥ FA：早期弱荧光，后期高荧光（疤痕形成），FA 不能显示出活动性病灶。

⑦ 视网膜下炎症常见有新生血管形成（高达 30%）。

⑧ 治疗：皮质类固醇，免疫抑制治疗，但疗效不佳。

4. 匍行性脉络膜炎

① 视乳头周围的脉络膜毛细血管呈离心性急性萎缩，通常双眼发病，但两眼不对称。

② 眼底检查可见：急性期：视乳头周围呈地图状灰白色或黄色，伴有或无视网膜浆液性脱离；慢性期：萎缩性色素疤痕。

③ ICGA：急性期：地图状弱荧光（说明脉络膜毛细管无灌注），其周围脉络膜呈强荧光；慢性期：萎缩性色素疤痕。

④ FA：急性期：早期弱荧光，后期荧光素渗漏；慢性期：早期弱荧光，后期由于窗样缺损呈强荧光，即脉络膜萎缩。

⑤ 治疗：经典的糖皮质激素或免疫抑制治疗。

5. 急性带状隐匿性外层视网膜病（AZOOR）

① 轻微病变主要影响近视的年轻女性，临床表现与 MEWDS、PIC、多灶性脉络膜炎相似。

② 眼底检查可见：急性期：相对于 ERG 改变，眼底改变甚微；慢性期：视网膜色素上皮色素减退并出现在眼底改变前。

③ 视网膜电图和视野：其损伤改变通常出现在眼底改变前。

④ FA：发病初期，眼底改变未出现前，FA 表现正常，此后，视网膜色素上皮出现点状荧光。

⑤ 病程：无需治疗，病变有自限性。

⑥ 建议采用经典的糖皮质激素和阿昔洛韦治疗。

14.1 绪 论

大量证据表明，对许多疾病而言，脉络膜毛细血管水平的原发性炎症是其共同的病理过程，这些疾病眼底都有不同程度的改变，通过吲哚菁绿血管造影（ICGA）可以观察其眼底变化[1-3]。ICGA 图像的表现与视功能（视野测试）及电生理的参数密切相关，视功能检查的有关参数能够显示因脉络膜毛细血管病发生、发展导致外层视网膜局部缺血引起的功能障碍，这些疾病开始都被归类于"白点综合征"[4,5]，包括多发性一过性白点综合征（MEWDS），急性后极部多发性鳞状色素上皮病或急性局部多灶性缺血性脉络膜炎（APMPPE/AMIC），多灶性脉络膜炎 / 内层点状脉络膜病变（MFC/PIC），急性黄斑视神经视网膜病（AMN）和急性带状隐匿性外层视网膜病（AZOOR）。部分中间类型很难归类于这类疾病。于是，介于 APMPPE 和匍行性脉络膜炎之间的中间类型疾病就被命名为急性多灶性局部缺血性匍行性脉络膜炎（AMPPiginous）[6]。最近，又新命名了一种类似疾病，该病结合了 APMPPE 和匍行性脉络膜炎病变的图像特点[7]。我们将这些病例称为持续性鳞状脉络膜视网膜炎，并思考该病究竟是一种新的疾病还是属于匍行性脉络膜炎的一种[7]？从脉络膜毛细血管炎的发病机制而言，这显然无足轻重，然而，对进一步确定疾病的图像特点、收集关于疾病图像不断变化的信息、确定治疗方案这很重要。JAMPOL 和 BECKER 就这些疾病的共同发病机制提出新的思考[8]，即在疾病不同时期，如何判断患者表现出两种或更多种上述疾病的临床症状？因此，在考虑已经分类特殊病例的同时，还需考虑尚未归类的中间疾病，利用病理生理的命名规则重新归类这些疾病，这些疾病从良性病变如 MEWDS，到严重破坏脉络膜视网膜的匍行性脉络膜炎，之所以出现这种情况是由于尽管这些疾病看似相同，但关于其病变严重性、复发率，以及病程进展的情况，我们尚不清楚，仍需进一步探讨。

据推测，脉络膜毛细血管炎的原发炎症早在常规 ICGA 用于诊断前就已发生，Deutman 和其同事最早提出 APMPPE 损伤的原发病灶位于脉络膜毛细血管而非色素上皮，他建议将此重新命名为急性多发性局部缺血性脉络膜病（AMIC）[9,10]。其假说部分建立在对脉络膜毛细血管层观察的基础上，因为荧光素血管造影（FA）早期，其脉络膜毛细血管层无灌流。然而，除血管造影早期阶段外，FA 并不能提供脉络膜毛细血管炎的其他信息，也不能显示脉络膜的其他部分。随着 ICGA 技术的发展，我们不仅可以显示脉络膜影像，而且可以在血管造影早期和晚期观察脉络膜毛细血管层的变化。如前推测，ICGA 可以清楚显示 APMPPE/AMIC 在脉络膜毛细血水平的损伤过程，显示从血管造影早期到后期阶段[11~13]脉络膜毛细血管层无灌注的区域，同时 ICGA 还可以显示与多发性脉络膜炎 MEWDS、匐行性脉络膜炎这些疾病类似的病理生理学机制。

14.2　脉络膜毛细血管炎的 ICGA 表现

人们可以观察脉络膜毛细血管炎的 ICGA 表现，并据此认识疾病的内在机制并将其重新归类。

ICGA 图像表现：

1. 脉络膜毛细血管炎的典型特征：在 ICGA 早、中、后期可见不同大小的弱荧光区域，但在后期更加明显，说明脉络膜毛细血管无灌注（图 14.1a ~ c）。

2. 恢复期 ICGA 荧光完全或部分消退，或者恢复期呈弱荧光的区域不消退，说明该处脉络膜视网膜萎缩，该区域相应荧光血管造影出现"窗样效应"和"遮蔽效应"。

3. 在某些疾病如匐行性脉络膜炎进展期，ICGA 显示在未发生病变的脉络膜边缘出现弥漫性脉络膜强荧光（图 14.2）。

ICGA 图像具有特征性，FA 的图像特点

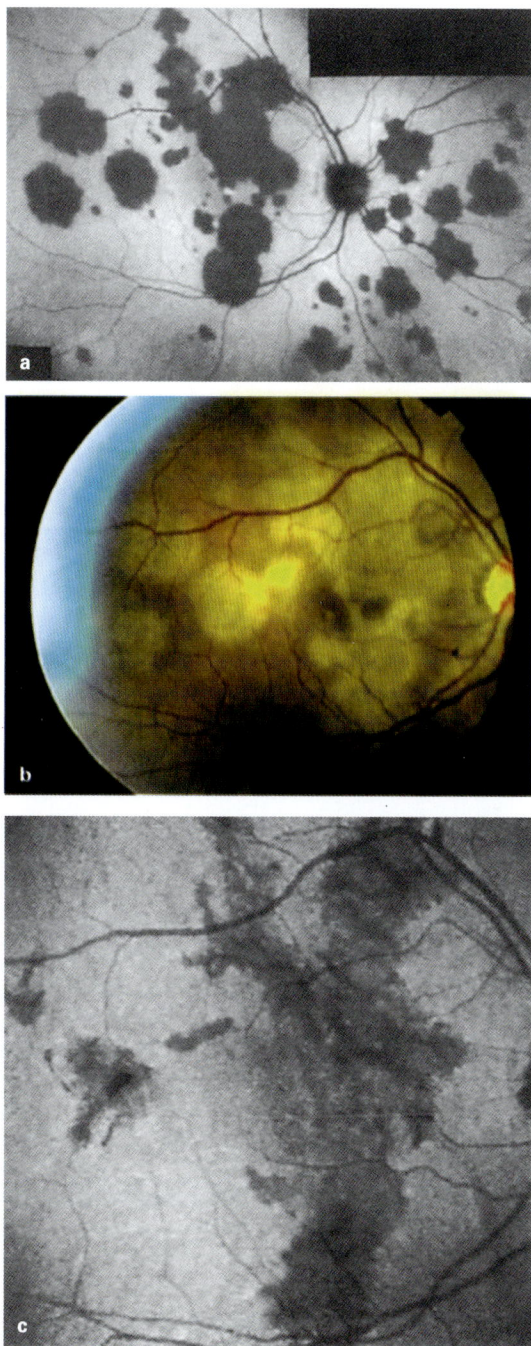

图 14.1a ~ c　脉络膜毛细血管无灌注的 ICGA 表现。**a.** APMPPE/AMIC，血管造影的早、中、晚期，出现大小不等的地图状弱荧光。**b.** 融合成斑片状，荧光消退。**c.** 匐行性脉络膜炎恢复期，遗留有典型的萎缩区域。

与脉络膜毛细血管无灌注的范围和严重程度以及外层视网膜的损伤程度有关。

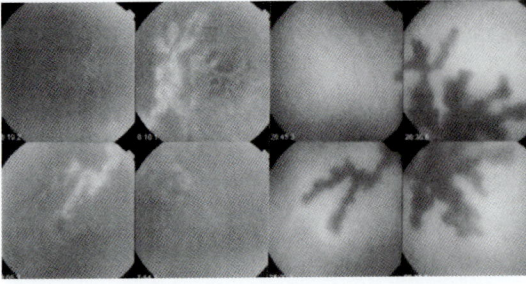

图 14.2 亚临床期匍行性脉络膜炎显示出弥漫性强荧光。ICGA（图右）显影范围大于 FA（图左），且围绕损伤区域强荧光。

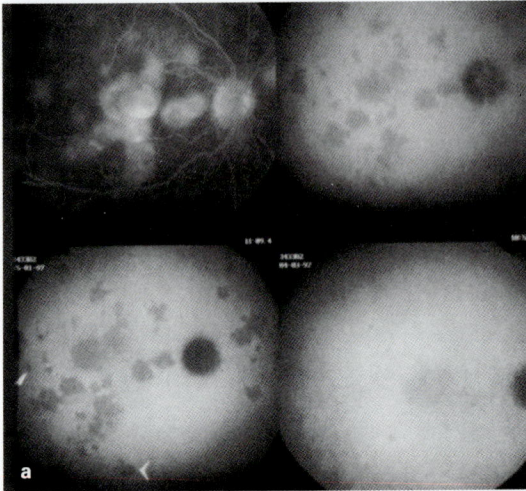

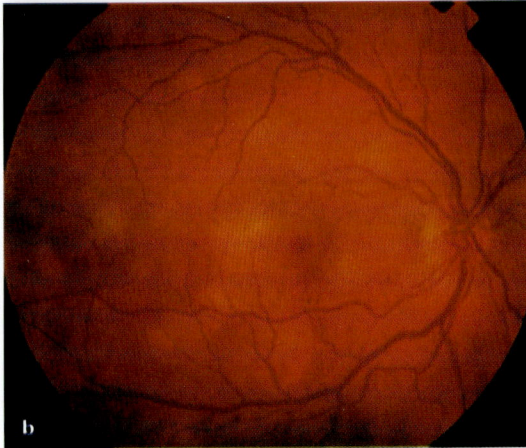

图 14.3a，b — APMPPE/AMIC 患者的脉络膜毛细血管无灌注。脉络膜毛细血管无灌注在荧光血管造影中期表现为的地图样高荧光（上右图）在后期（底左图）几乎完全消退，在发病两个月后的恢复期（底右图）。后期荧光图像在上左图显示高荧光，对应于 ICG 脉络膜毛细血管无灌注区，并非外周损害进展只能解释为外层视网膜缺血导致深层视网膜毛细血管渗漏所致（**a**），眼底镜检查出现的深色瓷片状褪色可以用视网膜水肿解释（**b**）。

1. 与 ICGA 相同，脉络膜毛细血管炎的 FA 表现也呈早期弱荧光。

2. 根据 ICGA 所示脉络膜毛细血管无灌注的严重程度，FA 后期图像不仅呈无强荧光（如在轻度 MEWDS 中），在 MEWDS 中还可见不连续的荧光延迟，APMPPE 中可见强荧光延迟（14.3a，b）。了解其机制，我们必须知道荧光延迟源于萎缩的视网膜外层区域的血管不断渗透荧光素所致，而这种渗透正是由无灌注的血管萎缩引起。

14.2.1 炎症性脉络膜毛细血管病变的血管造影表现

ICGA 1：疾病急性期，血管造影的早、中、晚期均可见大小不等的斑片状、地图状低荧光区，但通常在晚期吲哚菁绿部分从脉络膜滤过后显示更清晰；

ICGA 2：急性后期，低荧光区域代表脉络膜萎缩和瘢痕形成；

ICGA 3：进展性（匍行性）病灶周围有高荧光边缘；

FA1：疾病急性期，早期 FA 低荧光区提示脉络膜毛细血管无灌注；

FA2：疾病急性期，晚期 FA 高荧光很微弱或很明显，取决于外层视网膜缺血的严重程度；

FA3：急性后期，窗样缺损和荧光遮蔽区域混杂出现，提示脉络膜萎缩和瘢痕；

恢复期：FA 的荧光消退较 ICGA 正常消退更迟。

14.3 原发性炎症性脉络膜毛细血管病变患者病史，全身和眼部的症状和体征

原发性炎症性脉络膜毛细血管病变多见于年轻人。50%～60%的病例在眼部疾病发生前有流感、发热等全身症状，说明病毒或其他感染或全身因素有导致发生炎症性脉络

膜毛细血管病变的可能性。我们先前描述的一个 APMPPE 年轻人病例正是由于腮腺炎后发生的[17]。也有由急性 A 型链球菌感染导致 APMPPE 的报道[18]。另外，有报道显示，肝炎疫苗导致 MEWDS 和 APMPPE[19~21]。由不同感染因素诱发的脉络膜毛细血管病变，其病理过程相同。一些个体和种族容易或不容易患脉络膜毛细血管炎症和血管闭塞的原因可能与遗传易感性有关[8]。我们发现，人类白细胞抗原 HLA-B*51 在 MEWDS 患者中明显多于正常对照组[22]。本病患者通常主诉眼前闪光感明显，有时有视物暗点和视力下降，这些均可通过视力和视野检查客观记录。急性期可见视网膜深层的斑片状或地图状黄白灰色色素沉积，恢复期色素消退或产生局限性脉络膜视网膜瘢痕。通常病灶散在（后部玻璃体细胞）提示炎症进展。少数病例合并有与眼底损害相关的轻至中度前葡萄膜炎，很少发生严重前葡萄膜炎。

14.4　原发性炎症性脉络膜毛细血管病变的临床诊断思维

　　首先必须通过特征性 ICGA 图像确定原发性炎症性脉络膜毛细血管的诊断，然后采用 FA 对其严重程度进行分级。在原发性炎症性脉络膜毛细血管病变诊断尚未确定前，必须排除感染性因素、肿瘤性因素或系统性血管炎造成的脉络膜缺血。最常见的两个与原发性感染性脉络膜毛细血管病变类似的感染性眼病是梅毒性和结核性脉络膜视网膜炎。需要排除的肿瘤因素眼内淋巴瘤以及系统性血管炎，特别是系统性红斑狼疮均可导致脉络膜缺血。此外，中心性浆液性脉络膜视网膜病变很容易被排除，因为它在 ICGA 的表现为高荧光而非低荧光。

　　最后需将这些病例归至已知病种中（如 MEWDS、APMPPE、多灶性脉络膜炎等），在此基础上，判断疾病转归，决定治疗方法（通常使用皮质类固醇激素和免疫抑制剂）。

在某些视力严重下降的病例中，尽管已知其可能会自愈，如 APMPPE，仍需要常规使用皮质类固醇激素和 / 或免疫抑制剂治疗，因为我们尚不知这些病例是否可以发展为非典型中间型疾病，最终对脉络膜视网膜造成的损伤较原发病更为严重。

临床要点

- 了解原发性炎症性脉络膜毛细血管病变 ICGA 和 FA 的特征，并将其用于临床诊断和确定疾病的严重程度。
- 原发性炎症性脉络膜毛细血管病变确诊前，需排除感染性因素（梅毒、结核等）、肿瘤性因素（眼内淋巴瘤）或系统性血管炎。
- 将这些病例归类于已知的疾病分型（如 MEWDS、APMPPE、匍行性脉络膜炎等），据此判断疾病转归、确定治疗方法。
- 未归类的中间病种，需密切关注病情变化（通过 FA 和 ICGA 血管造影、视网膜电图和视野检查），如果存在持续性和广泛性脉络膜缺血，推荐使用皮质类固醇激素和免疫抑制剂治疗。

14.5　各　论

　　过去我们把一些原发性炎症性脉络膜毛细血管病变，如 MEWDS 和 APMPPE/AMIC 看成是一种单独性疾病，现在认为将它们归类于已经认识的病种对评价疾病预后非常重要。但将这些疾病正确归类常较困难，所以采用 ICGA 等方法密切监控病情变化有助于判断疾病转归。自 1995 年到 2003 年在我们研究中心观察的 28 例原发性炎症性脉络膜毛细血管病变病例中有 11 例（40%）不能被明确归类，而被视为中间型随访。

14.5.1　多发性一过性白点综合征（MEWDS）

　　Lee Jampol 等在 1984 年首次报道了 MEWDS[23]。本病主要发生在年轻女性，是男性发病率的 2 ~ 3 倍。50% 以上患者发病前出现流感样或上呼吸道感染的症状[24]。接种甲肝和乙肝疫苗可能与 MEWDS 的发病有关[19,20]。也有学者发现，人白细胞抗原 HLA-B*51 可能与之相关[22]。

14.5.1.1　临床症状和体征

MEWDS 患者通常表现为单眼不同程度视力下降（某些病例视力严重下降），视野检查有暗点。特征性症状为自觉眼前闪光感。该病通常少有复发，可以自愈，视功能一般在 6～12 周内恢复。

眼底表现：发病时视网膜中周部出现很多非常淡的白点，这些白点消失非常快，如果在发病早期没有及时就诊，很可能被临床医生忽视。在这种情况下，当患者过了急性期就诊时，ICGA 诊断的价值很大。在病情恢复期，黄斑呈颗粒状外观。一般表现为中等度炎症反应，炎症仅局限于玻璃体，但有时视盘也会受累。

14.5.1.2　吲哚菁绿血管造影

ICGA 显示主要在视网膜中周部点状弱荧光，围绕视乳头形成弱荧光环（图 14.4）。有趣的是，这些暗点在造影后期比早期显示更清楚，进一步支持脉络膜毛细血管低灌注而并非严格的无灌注，这可能解释了 MEWDS 预后较好的原因。暗点围绕视乳头周围往往

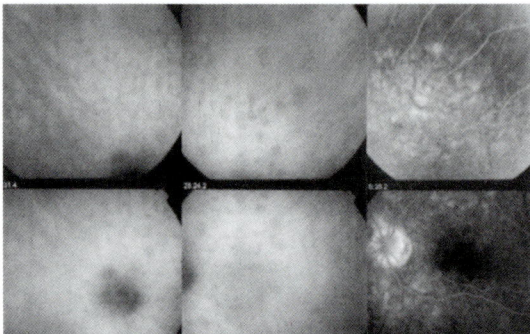

图 14.4　多发性一过性白点综合征（MEWDS）。视盘周围和黄斑区呈斑片样低荧光区，相应的 FA 检查区域呈高荧光，由于脉络膜炎症的非灌注导致外层视网膜缺血而引起的外层视网膜渗漏。

呈地图状病灶，其他部位一般表现为斑片状。一般经 6～10 周的进展进入恢复期，不需治疗 ICGA 改变可基本消退。ICGA 在许多病例中具有这种非常典型的征象，这也是 MEWDS 的特征性表现。对判断疾病转归而言，ICGA 是最准确的随访指标。

14.5.1.3　荧光血管造影

FA 显示病变的程度与脉络膜毛细血管无灌注的程度相关。FA 几乎没有异常改变或者改变轻微，可能仅出现晚期微弱的斑片状高荧光。在某些病例中也可以表现非常明显，视盘表现为高荧光，但这仅为个别现象。有时甚至缺乏 FA 表现，所以 FA 在 MEWDS 中作用有限。

14.5.1.4　视野检查

90% 的病例具有视野异常[25]。包括 90% 的患者中心平均敏感度下降，伴生理盲点扩大，30° 视野范围内或多或少可见视野暗点。视野缺损与 ICGA 中的荧光暗点和视乳头周围弱荧光相一致，一般在急性期后的 6～8 周内，视野恢复也与 ICGA 荧光消退的表现一致。

14.5.1.5　视网膜电图和临床病理生理的关系

对最早一批 MEWDS 患者进行视网膜电图检查，发现病变局限于外层视网膜。在 MEWDS 急性期，ERG 的 a 波和早期诱发电位（ERP）明显下降，提示外层视网膜/光感受器细胞功能障碍。另外还有很多研究均证实外层视网膜功能障碍的存在。首次报道者将病变部位定位于视网膜色素上皮细胞（RPE）[26]。但缺乏完整的证据，仅仅是推测。此观点认为脉络膜毛细血管低灌注甚者无灌注导致 RPE 和外层视网膜的损害，因为外层视网膜主要通过脉络膜毛细血管灌注获取氧和营养，从而具备相应的生理功能，而这些功能可以通过 ERG 和视野检查检测。研究证实，ICGA 和多焦 ERG 较视野检查敏感，

甚至可以发现亚临床病变[27,28]。

14.5.2 急性特发性盲点扩大症（AIBSE）

急性特发性盲点扩大症在 1998 年首次报道，共 7 例患者。视野检查发现视乳头周围暗点，生理盲点扩大。患者年龄在 25 ~ 39 岁，男女比例 5∶2，其中 2 例患者既往有该疾病发作史[29]。视力、色觉、瞳孔对光反应、眼底检查和荧光造影表现均正常。仅发现 ERG 局限性异常，提示视盘周围视网膜异常，这是视野缺损的主要原因。AIBSE 和 MEWDS 很可能为同一种疾病，Hamed 等提出在临床检查时，视网膜病变可能已经消退，或处于亚临床状态[30]。如果作者当时能够对患者进行 ICGA 检查，那么 AIBSE 可能根本不会被描述为一种单独的疾病，因为现在 ICGA 已成为诊断一些晚期就诊或者处于亚临床阶段的非典型 MEWDS 的方法[31]。许多关于这种伴有生理盲点扩大疾病的报道将此类病变重新归类于原发性炎症性脉络膜毛细血管病变，提示它们具有共同的病理生理学发生机制[32-35]。此外，这些报道还包括 ICGA 的表现，提出视野改变与视盘周围的低荧光相关，提示脉络膜毛细血管无灌注是生理盲点扩大的病理生理学原因[31,36,37]。在许多原发性炎症性脉络膜毛细血管病变中均发现这种病理特点，似乎提示视乳头周围脉络膜毛细血管的一个共同缺陷是对炎症反应更敏感，血管更易闭塞，从而导致外层视网膜缺血和功能障碍，导致视乳头周围暗点形成。

临床要点

多发性一过性白点综合征（MEWDS）和急性特发性盲点扩大症（AIBSE）

- 60%患者在发病前两周有流感样症状；
- 通常单眼发病并且仅有一次发病史；
- 临床症状主要有：闪光感、视物暗点、视力下降，有的病例可以表现很严重；
- 90%以上病例有视功能下降：轻到重度的视力下降，视野改变和生理盲点扩大；
- 眼底表现：中周部、散在的脱色素改变和黄斑区颗粒样外观；
- 80%病例具有异常 ERG 表现；
- ICGA：急性期呈点状荧光和视乳头周围低荧光，4~8 周内消退；
- FA：早期低荧光，晚期散在的、高荧光病灶或 FA 没有异常改变伴或不伴黄斑囊样水肿；视盘高荧光；
- 几乎所有病例的症状和体征在 6~10 周内自然消退；
- AIBSE：ICGA 应用前命名的疾病，表现为不伴眼底改变的 MEWDS，可能检查时眼底改变已经恢复或处于亚临床期。

14.5.3 急性多发性后部鳞状色素上皮病变（APMPPE）或急性多发性缺血性脉络膜毛细血管病变（AMIC）

急性后部多发性鳞状色素上皮病变（APMPPE）由 Donald Gass 于 1988 年首次报道，他们报道了 3 例女性患者，年龄分别为 19 岁、22 岁和 22 岁，表现为中心视力快速丧失伴有一眼视网膜呈多灶性黄白色鳞状病变，另一眼相继受累，数周或数月之后眼底改变消退，视力恢复。有人提出假说认为可能是部分色素上皮对局部的毒性因子做出的急性细胞反应。Deutman 和他的研究组认为，根据早期 FA 显示的脉络膜毛细血管无灌注，很明确地揭示了最初受累的是脉络膜毛细血管而不是色素上皮，所以他建议将此疾病重新命名为急性多发性缺血性脉络膜毛细血管病变（AMIC）[9,10]。和其他类型的 PICCP 相似，如果仔细询问病史，能够发现 APMPPE/AMIC 在疾病早期伴有发热、感染或流感样症状[28,39]。在眼部病变前不同类型的感染因素可能与之相关，如麻疹病毒、A 族链球菌感染和肝炎病毒疫苗的接种[17-19]。临床上发现一例莱姆病患者和一例继发性梅毒患者具有与 APMPPE 相似的临床表现，但在对因治疗后急性期病灶一般都得以消退。跟其他 PICCP 相同，APMPPE 主要见于 20～40 岁左右的年轻人。关于发病机制，有很多的信息和证据证实其病变过程是一种血管性炎症，一方面，有一例报道系统性血管炎可以导致与 APMPPE 相似的临床表现[42]；另一方面，也有许多报道认为 APMPPE 与其他部位的血管炎相关，如小脑，可能与肾炎和脑膜脑炎有关[43~47]。

14.5.3.1　临床症状和体征

与其他 PICCP 相似，患者主诉闪光感和视功能障碍。通常为双眼受累，但受累程度不一，两眼可以相继发生。视力下降的程度从轻到重不等，与病变部位有关。视野检查可以客观地反映患者主诉的视物暗点，也可通过眼底病变区域确定。通常没有或仅有轻微的眼前节炎症反应，但在某些病例中确实存在前葡萄膜炎，且与眼底病变相关。大部分患者玻璃体可见浮游细胞。

眼底检查：急性期可见具有特征性的大小不等的、有融合倾向的斑点状、黄白色脱色素改变（图 14.3b）。在恢复期，大部分病变区域逐渐失去其正常形态，只留下斑驳的色素上皮。某些严重病例出现较少见的浆液性视网膜脱离，与 VKH 综合征相似，应注意与之鉴别。

14.5.3.2　吲哚菁绿血管造影

APMPPE/AMIC 的 ICGA 的典型表现为造影早期和中期位于后极部散在分布的大小不一的地图样低荧光，但在造影晚期更加清晰（图 14.3a）。随访观察发现除了因为部分脉络膜萎缩而持续存在低荧光，其他一般都能消退[48]。因为 ICGA 所显示的低荧光图像非常具有特征性，大多数研究 APMPPE 的 ICGA 的作者都得出结论：该病变源于原发性脉络膜血管病变[2]、脉络膜血管阻塞[48]或低灌注[1]，证实了一些作者通过观察 FA 中脉络

膜毛细血管充盈延迟这一现象的猜想[9,10]。ICGA 较 FA 给我们提供更多的信息，FA 中所看到的脉络膜毛细血管充盈延迟实际反应了脉络膜毛细血管无灌注。

14.5.3.3　荧光血管造影

FA 与 ICGA 表现一致，也具有特征性改变。在急性期，存在早期脉络膜低荧光，提示充盈延迟，到晚期通常出现明显高荧光，与早期 FA 低荧光区和 ICGA 低荧光区相一致，反映脉络膜毛细血管无灌注。导致晚期高荧光的渗漏点不会来自于脉络膜，因为我们现在已经知道 ICGA 的低荧光代表脉络膜毛细血管无灌注。如果渗漏来自脉络膜，那么我们应该在渗出性 VKH 视网膜脱离中看到点状高荧光，这是渗漏来自于视网膜色素上皮 -Bruch′s 膜复合体的信号。此外，如果渗漏和着染来自于脉络膜，鳞状病灶将源自于内层着染。因此，比较合理的是将晚期 FA 高荧光渗漏归于视网膜内层结构，它们接受处于缺血状态的外层视网膜信号，并做出反应。而外层视网膜主要依赖于脉络膜毛细血管提供氧和营养。在恢复期，大多数 FA 表现开始消退，但可能因为色素上皮瘢痕存在表现为窗样缺损和荧光遮蔽混合存在。

14.5.3.4　视野检查

视野检查客观反映了患者主诉的视物暗点，这与眼底脱色素改变和 ICGA 低荧光区域相一致。如果病损范围小，可以没有视物暗点，FA 也可仅表现轻微异常，唯一能够做出诊断依据是，一直持续到疾病晚期，ICGA 显示典型暗点样改变，并无功能性异常存在。

发病 4～8 周进入恢复期，ICGA 暗点消退与视野恢复同步，而 FA 表现与一些功能性指标（如视野）的变化不太一致。除 MEWDS 外，FA 征象的消退通常迟于 ICGA。

14.5.3.5　视网膜电图

令人惊讶的是，APMPPE 的全视野 ERG 仅表现中等程度的暂时性异常[49]。与 MEWDS 相反，MEWDS 中 80% 的病例出现提示外层视网膜功能异常的 ERG 图像。这可以解释为 MEWDS 的病变较弥散，而 APMPPE 则比较局限。

14.5.3.6　治　疗

尚未证明皮质类固醇激素和 / 或免疫抑制剂治疗 APMPPE 有效。大多数患者的视力和视野可以自愈。对某些双眼视力下降的严重病例，我们试验性应用皮质类固醇激素，获得比较好的功能恢复。未经治疗也可能自然恢复，但应考虑患者对该疾病炎症性质的了解可能增加他们的焦虑程度。

临床要点

急性后部多发性鳞状色素上皮病变（APMPPE）或急性多发性缺血性脉络膜毛细血管病变（AMIC）

- 流感样的前驱症状；
- 症状：视力下降，视物暗点，闪光感；
- 位于后极部的黄白色对称分布的脱色素改变（超急性期伴有渗出性视网膜脱离）；
- 玻璃体和前部葡萄膜炎症加重；
- ICGA：早、中、晚期地图状低荧光（提示脉络膜毛细血管无灌注）；
- FA：早期低荧光，晚期高荧光；地图样外观；
- ERG：通常正常；
- 结构异常和功能下降一般可以自愈（有时给予类固醇类药物）；有可能形成脉络膜视网膜瘢痕。

14.5.4　多灶性脉络膜炎（MFC），包括点状内层脉络膜炎（PIC）、弥漫性视网膜下纤维化和假性眼组织胞浆菌病（POHS）

14.5.4.1　引　言

关于多灶性脉络膜炎的疾病分类不如

MEWDS 和 APMPPE 明确。此病较前面提到的疾病更具异质性。临床所见的绝大多数患者都已经存在脉络膜瘢痕，可能在此临床症状出现之前就已经有过该病的发作史而未被察觉。假性眼组织胞浆菌病患者皮肤对组织胞浆菌荚膜的超敏反应试验呈阴性，且患者多来自于组织胞浆菌病的非流行地区，其临床表现与多灶性脉络膜炎相似。多灶性脉络膜炎均具有以下特点：许多小且散落分布的脉络膜瘢痕，有复发和形成继发性新生血管膜的倾向，此点较其他 PICCP 更为常见。

14.5.4.2　多灶性脉络膜炎

多灶性脉络膜炎与其他 PICCP 一样，均发生于年轻到中年人，女性更易发病[50]。病灶更容易遗留瘢痕，一般不能自愈，但对皮质类固醇治疗有反应。1/3 的病例出现视网膜下新生血管膜[50]。

14.5.4.2.1　临床症状和体征

闪光感是多灶性脉络膜炎与其他 PICCP 具有的共同症状，而且较其他 PICCP 更明显，持续时间更长，甚至可以没有活动性病变，患者也可能诉视物暗点。多发性脉络膜炎一般为双眼发病，但双眼受累程度不对称，也可以单眼发病，一般出现在点状内层脉络膜病变这种亚型中。视力下降程度取决于病变位置，位于中心凹陷附近的病变可以导致严重的视力下降。视野检查可以证实患者有视物暗点的主诉，暗点与眼底病变的区域相一致。

一般仅出现轻微的非肉芽肿性眼前节炎症反应，所以如果存在肉芽肿性前部葡萄膜炎，则应排除一些特异性疾病，如结节病、梅毒或结核。在疾病活动期可见玻璃体内浮游细胞，静止期可以没有。

眼底检查可以发现典型的小而散在分布的黄白色脉络膜萎缩灶，常伴有色素点状沉着，有时相互连接形成珍珠链样外观（图 14.5a）。病变于后极部或 / 和周边部。急性期的新鲜病灶并不总是可见，FA 表现非常轻

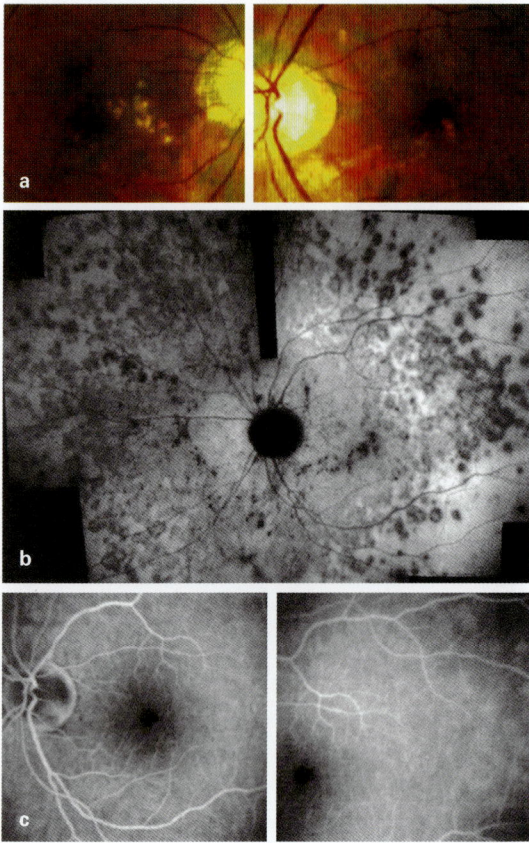

图 14.5a ~ c 多灶性脉络膜炎（MFC）。眼底色素点状沉着（**a**）患者视野缺失。ICGA 显示大片斑点状和融合性的脉络膜炎症非灌注区（**b**），除晚期高荧光（**c**），FA 显示基本正常。

微，所以 ICGA 是发现新鲜病灶最敏感的方法[28,51]。多灶性脉络膜炎的特别之处是形成新生血管膜的倾向非常明显。

14.5.4.2.2 吲哚菁绿血管造影

第一组征象提示陈旧性瘢痕性脉络膜视网膜病灶，由于散在分布于眼底，持续至造影晚期的低荧光区域组成，它与 FA 晚期的高荧光相对应，是典型的脉络膜炎症反应形成瘢痕萎缩的征象。第二组征象在脉络膜炎症复发时，与以上所述同时存在，或者在多灶性脉络膜炎初发时单独存在。这组征象包括 ICGA 低荧光，FA 无明显异常，眼底检查也无异常发现，提示病变区域初发的炎症反应（图 14.5b）。与 MEWDS 类似，某些病例存在围绕视乳头的低荧光，和与之相应出现的生理盲点扩大[52]（图 14.5b）。第二组征

象对皮质类固醇治疗敏感，如果早期治疗病变可以消退。

14.5.4.2.3 荧光血管造影

FA 主要显示脉络膜瘢痕形成，包括窗样缺损，这是色素团块沉积造成的遮蔽效果。病变活动期，可见轻微的晚期高荧光区域，与 ICGA 中的低荧光点对应，提示存在新鲜病灶（图 14.5c）。但 FA 对于活动期病变的评价和随访的作用有限，因为新鲜病变 FA 可以没有或只有轻微表现，而在 ICGA 其表现非常明显。

14.5.4.2.4 视野检查

视野检查可以显示与视网膜脉络膜瘢痕相对应的小暗点。在活动期，暗点反而较大，与 ICGA 提供的脉络膜毛细血管无灌注相一致，Tenon 囊下注射或全身使用皮质类固醇激素可以使 ICGA 的低荧光消退，视野也得到相应恢复[28]。

14.5.4.2.5 视网膜电图

活动性多灶性脉络膜炎的电生理特点为：多焦 ERG 波幅除某些局灶性区域因为视野暗点而大范围消失外，一般表现为弥漫性下降。与 MEWDS 患者 100% 能够恢复不同的是，多发性脉络膜炎只有 70% 可以部分恢复。这解释为虽然多发性脉络膜炎处于静止期，患者仍持续有闪光感等症状。

14.5.4.2.6 治疗

很多证据支持皮质类固醇激素治疗急性期和复发的多发性脉络膜炎有效。ICGA 是最好的监测疗效的方法，因为它发现活动性病灶的敏感性较视野检查高，并且可以观察治疗的反应，如低荧光病灶消退[28]。对单眼发病病例，可采用 Tenon 囊下注射皮质类固醇激素，如果累及双眼，也可全身用药。一般 60% 以上的急性期病例使用皮质类固醇激素治疗后，视功能可以得到改善[50]。如果伴有黄斑囊样水肿，使用皮质类固醇激素尤其重要。对伴有新生血管膜的复杂性多发性脉络膜炎，在其他治疗方法确定前常规使用皮质类固醇激素，因为部分血管通过激素治

疗后可以自行退缩。如果使用激素后血管仍然没有退缩，那么可以考虑采用光动力学疗法[54]。总之，多灶性脉络膜炎的预后应该是好的，大部分患者可以保留 0.5 以上的视力[50]。

14.5.4.3　点状内层脉络膜病变（PIC）

点状内层脉络膜病是多发性脉络膜炎的一个亚型，它与多发性脉络膜炎有相似的临床表现，包括症状、眼底改变和新生血管等并发症，不同的是，点状内层脉络膜病的病灶较小。最初由 Watzke 报道该病为双眼发病，且主要发生于女性近视患者[55]。而我们的观察认为，该病为单眼发病，主要累及两眼中近视度数较高眼。与我们随访的多发性脉络膜炎相同，其新鲜病灶对皮质类固醇激素治疗有反应，不需再使用免疫抑制剂。同时皮质类固醇激素对治疗新生血管膜也有用。

14.5.4.4　视网膜下纤维化

某些多发性脉络膜炎在病程转归过程中伴有视网膜下纤维化形成，有时与萎缩性瘢痕相关，也可能因为疾病呈亚临床进展，也反映了该病具有形成视网膜下新生血管的倾向，这些新生血管在某些病例中可以导致自发性纤维化的形成。组织病理学显示在上述病例存在活动性脉络膜炎症[56]。

14.5.4.5　假性眼组织胞浆菌病综合征（POHS）

组织胞浆菌属的荚膜是一种真菌性生物，主要在密西西比和俄亥俄山谷地区流行，另外在意大利、中美洲、土耳其、以色列和澳大利亚也有流行。上述地区存在特殊类型的多发性脉络膜炎，本病具有一些不同的临床特征，我们称为假性眼组织胞浆菌病综合征，它可能由空气中传播的这种微生物经肺吸入后所致[57]。有无组织胞浆菌荚膜的接触主要通过其皮肤的超敏反应试验。如果皮肤试验阳性并且具有多发性脉络膜炎的表现，那么应该考虑假性眼组织胞浆菌病综合征。在非流行地区，一般不采用此命名，除非皮肤试验阳性。假性眼组织胞浆菌病的诊断标准与多发性脉络膜炎的不同点在于没有前房炎症反应，周边部出现潜掘样多发性病灶，视乳头周围瘢痕形成，除非有新生血管膜形成，多不伴有自觉症状。假性眼组织胞浆菌病的 ICGA 表现不像多发性脉络膜炎急性期存在低荧光区，而显示点状高荧光，且眼底和 FA 无异常[58]。我们认为对于皮肤试验阴性或者居住于非流行地区或者 ICGA 没有点状高荧光的病例，不应该诊断假性眼组织胞浆菌病。这些病例应该归类于多发性脉络膜炎。

临床小结

多灶性脉络膜炎

- 复发性脉络膜炎症性疾病：闪光感、视物暗点和视力下降；
- 双眼受累：在 PIC 通常单眼累及（更多发生于近视眼）；
- 细小的活动性病灶和陈旧性脉络膜视网膜瘢痕；
- 急性期后部玻璃体可见玻璃体细胞；
- ICGA：低荧光区（早、中、晚期均可见），瘢痕和活动性病灶（后者只能由 ICGA 发现）；
- FA：早期低荧光和晚期高荧光（瘢痕）；FA 很少发现活动性病灶；
- 伴有视网膜下炎性新生血管形成（高达 30%）；
- 治疗：皮质类固醇激素和免疫抑制剂；但并不总是有效。

14.5.5　匐行性脉络膜炎

匐行性脉络膜炎是一种原发、进行性、复发性的炎症性脉络膜毛细血管病变，可以导致脉络膜视网膜不可逆损害，在 PICCP 的预后估计中通常被定位于"恶性"[59]。它也被称为地图状或螺旋状脉络膜病。与其他 PICCP 一样，主要在年轻的健康人群发病，其发病年龄更早些。但在印度，匐行性脉络膜炎的发病年龄与其他 PICCP 处于同一年龄段[62]。在匐行性脉络膜炎的确诊前，必须排除感染性脉络膜炎，特别是结核和梅毒[41,63]。假性脉络膜结核的表现与匐行性脉络膜炎呈相似的多发性、进展性脉络膜炎[63]。匐行性脉络膜炎需要联合皮质类固醇和免疫抑制剂治疗以阻止病情进展。

14.5.5.1 临床症状和体征

患者往往因为视力下降、视物变形和视物暗点就诊，与其他 PICCP 相比，患者闪光感不明显。眼前段一般没有炎症反应，但有轻微的玻璃体炎症，与脉络膜炎有关。活动期病灶显示为灰色黄色白色的病灶，始于视乳头周围，并呈离心性进展。这种病灶进展方式和瘢痕形成方式形成了匐行性（伪足）或地图状形态[60,61]。通常双眼受累，但双眼累及程度不等。在印度，这种病例多见于单眼发病[62]。视功能下降的程度取决于病灶所处的部位和进展程度（图 14.6）。非常奇怪的是，疾病进展过程中往往在一段时间内会避开中心凹处，但是单眼受累时会导致严重的视力下降。30%的病例会出现视网膜下新生血管膜，具有与复发的活动性病灶相似的表现。鉴别新生血管膜和复发活动病灶的最佳方法是 ICGA，新生血管膜显示早期高荧光，而匐行性病灶则表现为低荧光[48]。

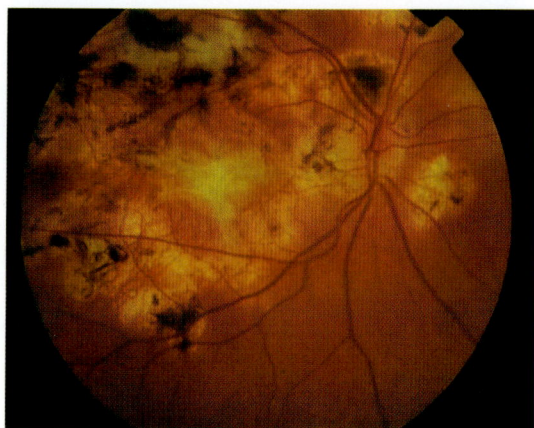

图 14.6 匐行性脉络膜炎：典型的脉络膜萎缩和瘢痕，始于视盘周围，经治疗后仍可能进一步发展，甚至累及整个后极部。

14.5.5.2 吲哚菁绿血管造影（图 14.2）

陈旧性病变的 ICGA 特点为持续到晚期的低荧光，提示脉络膜瘢痕形成和萎缩[64]。在有活动性病变的区域，ICGA 显示的低荧光区域范围较眼底所见和 FA 显示的都要大[28]。另外还有一种 ICGA 表现为弥漫性病灶周围高荧光，也提示活动性病变的存在[28]。

14.5.5.3 荧光血管造影（图 14.2）

活动性病变的 FA 表现为早期低荧光伴不断加深的晚期着染，与外层视网膜缺血特征相符合。陈旧性病变表现为窗样缺损，与色素团块的阻塞有关，是脉络膜视网膜萎缩和瘢痕形成的典型图像[61]。

14.5.5.4 视野检查和视网膜电图

视野检查可以发现与萎缩区域相一致的视野暗点，但对于新鲜病变引起的视功能障碍不是很敏感[64]。如果怀疑黄斑中心凹陷受累，建议采用阿姆斯勒方格表随访。视网膜电图通常无异常发现，除非病变范围非常广泛，对匐行性脉络膜炎的评估几乎没有作用[60,65]。

14.5.5.5 治 疗

对匐行性脉络膜炎进行对照研究，尚未发现有效的治疗方法。通常采用皮质类固醇激素和免疫抑制剂治疗，但也存在争议[66]。有报道早期使用免疫抑制剂可以使疾病缓解[67]。但也有停药后疾病复发的报道，目前对这种治疗方法争议强烈，认为应向患者解释此方法还没有被科学证实其有效，同时具有潜在副作用。因为匐行性脉络膜炎的病情不断进展，我们建议全身使用激素治疗，并且采用 ICGA 和 FA 两种方法监控。对激素治疗没有反应或效果不明显的病例，可以试验性使用免疫抑制剂治疗，开始可用硫唑嘌呤（2.5 ~ 3mg/kg·d），麦考酚酯（1 ~ 2g/d）和环孢霉素 A（3 ~ 4mg/kg·d）两者任选一种，按照方案给药，逐渐减量。对累及中心凹陷的病例，可以考虑三种免疫抑制剂联合使用，病情稳定后应谨慎减量[64]。

若伴有新生血管膜，在考虑光动力学疗法前加强激素和 / 或免疫抑制剂治疗。光动力学疗法对炎症引起的视网膜下新生血管膜似乎有一定作用，但还缺乏大样本调查研究的结果[54]。

临床要点

匐行性脉络膜炎

- 急性萎缩性环绕视盘的脉络膜毛细血管炎，呈离心性进展，通常双眼发病，但累及程度不等；
- 眼底检查：急性期可见地图状灰白色至黄色环绕视盘的病变，伴或不伴浆液性视网膜脱离；慢性期可见萎缩性色素性瘢痕；
- ICGA：急性期，地图状低荧光（= 脉络膜毛细血管无灌注），周围围绕脉络膜高荧光；慢性期，低荧光（= 萎缩病灶）；
- FA：急性期，早期低荧光，晚期渗漏；慢性期，早期低荧光，晚期高荧光（窗样缺损）（= 萎缩病灶）；
- 疾病转归：慢性进展，预后不佳。治疗：试验性皮质类固醇或免疫抑制剂治疗。

14.6 少见类型

14.6.1 急性带状隐匿性外层视网膜病（AZOOR）和急性环状外层视网膜病（AOOR）

1993 年，Gass 描述了一组以闪光感、双眼急性外层视网膜功能丧失、轻微的原发眼底改变和异常 ERG 为特点的综合征，称为急性带状隐匿性外层视网膜病。该病与 MEWDS、急性特发性盲点扩大症、点状内层脉络膜病变、伴全葡萄膜炎的多发性脉络膜炎和急性黄斑神经视网膜病变具有共同的临床特点[68]。这些疾病都以伴有近视的年轻女性多见，主诉闪光感伴有视物暗点和 ERG 的异常表现，所以 Gass 推测它们属于同一类型病变[8,69]。

14.6.1.1 临床症状和体征

患者主诉为位于一个或数个视野区的闪光感和视物暗点。20% 病例有流感样的前驱症状[69]。发病时有急性视力下降，在数月内视力稳定，也可能逐年进展。眼底检查 91% 的患者正常，与患者急性视力下降的主诉不相符[69]。但随着疾病进展，视网膜色素上皮表现为低色素和斑驳样变化，与视网膜色素变性的病程相似，同时伴有血管鞘，严重病例出现血管缩窄变细。

14.6.1.2 血管造影

迄今为止，AZOOR 没有特征性意义的 ICGA 征象，但仍可以推测其为脉络膜毛细血管病变。发病时 FA 也显示正常，此时眼底检查也没有改变，到慢性期，随着色素上皮的变化开始有明显改变，FA 可以比较客观地反映出来。

14.6.1.3 视野检查

视野缺损的表现多样，生理盲点扩大最为常见，但也有周边视野缺损。某些病例视野暗点在数月内都比较稳定，但在某些进展性病例会随病程加重。

14.6.1.4 视网膜电图

与眼底的表现不同的是，全视野视网膜电图显示为与视野缺损的程度一致的广泛 ERG 异常。暗视反应和明视反应均受到损害，ERG 可以显示外层视网膜受累的程度[69]。

14.6.1.5 治疗

由于有假说认为 AZOOR 可能与病毒感染有关，目前采用全身皮质类固醇激素联合无环鸟苷治疗 AZOOR，但治疗效果难以评价，因为本病可以自行稳定[69]。

Luckie 首先发现急性环状外层视网膜病，主要表现为视野有与视网膜环形灰白色脱色素病灶相对应的缺损，并伴有脉络膜视网膜变薄[70]。应与 AZOOR 一起归类于急性带状外层视网膜病变[71]。

14.6.2　急性黄斑神经视网膜病（AMN）

AMN 是一种罕见的脉络膜视网膜病，主要侵犯年轻成年女性，单眼或双眼发病，有闪光感等症状，与其他 PICCP 一样，经常发生于流感样症状之后[72]。视力下降程度不一，特征性眼底变化为黄斑区出现比较大的橘黄色至褐色斑片样改变（图 14.7）。FA 显示早期脉络膜低荧光或者没有明显改变。视野检查显示中央暗点。闪光感、临床体征和功能改变可在数周至数月内恢复，且不遗留后遗症。AMN 与 MEWDS 可见于同一患者，提示它与其他 PICCP 之间有着联系[73]。AMN 的临床特点与 PICCP 相符，所以归类于 PICCP。但其发病率很低，所以到目前为止还没有对其 ICGA 进行分析。最近我们检查了一例患者，在早期具有典型的眼底色调的改变，伴有整个黄斑区低荧光，提示脉络膜毛细血管层病理改变以及和 PICCP 的关系（图 14.8）。

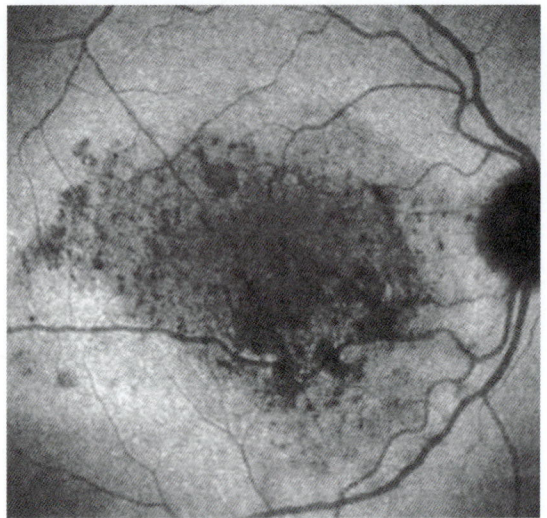

图 14.8　AMN 的脉络膜毛细血管无灌注区。患者视野改变，后极部变暗，低荧光和脉络膜毛细血管层的无灌注区。

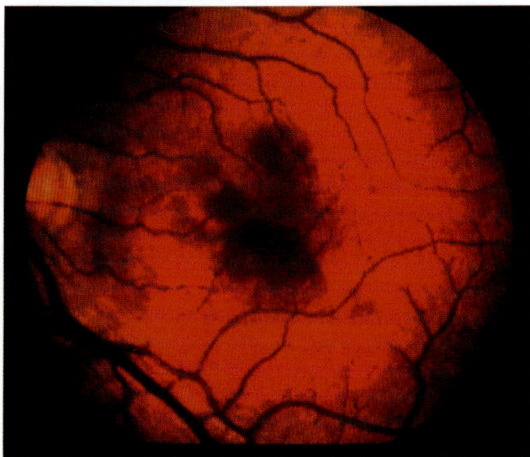

图 14.7　急性黄斑神经视网膜病（AMN）。后极部有典型的斑片样改变。

14.7　PICCP 临床表现的交叉：脉络膜毛细血管炎是 PICCP 的共同命名标准

14.7.1　同一患者罹患不同种类 PICCP

许多文章报道了某些临床病例具有两种或以上类型的 PICCP。Holz 报道了一例 AZOOR 伴有多发性脉络膜病[74]。数例报道了同一患者同时患有 MEWDS 和 MFC[35,75,76]。Gass 主张将 AMN 视为 MEWDS/AIBSE 疾病谱的一部分，他也报道了一例患者同时患有

AMN 和 MEWDS[73]。还有其他一些报道提出建议将所有 PICCP 采用共同的标准来命名，目前认为 PICCP 的共同病理基础在脉络膜毛细血管层。

14.7.2　中间形式的 PICCP

除某些患者可以罹患一种以上类型的 PICCP 外，也有一些少见的，尚不能归类于某一 PICCP 亚型的一些中间形式的 PICCP。这些中间形式的 PICCP 或者具有多种 PICCP 亚型的表现形式，或者具有与某一类相似的形态学表现，而疾病转归却与另外一种类似，如 APMPPE 具有匐行性脉络膜炎的复发性特征。中间形式的 PICCP 也可以是一些不典型的、不能归类于某一类型的病例，但 ICGA 却提示病变水平在脉络膜毛细血管（图 14.1a ~ c）。随着这些中间状态和未确定形式的病例增多，有人提出了新的病种分类方法，如已经发现好几例的一种疾病，其表现像 APMPPE 而随后的疾病转归更接近于匐行性脉络膜炎，开始将这种疾病命名为 "AMPPiginous 脉络膜炎" （AMPPiginous choroiditis）。后来又将其命名为难治性脉络膜视网膜炎 （relentless placoid chorioretinitis）[7]。在这篇报道中 6 例患者急性期的视网膜病灶与 APMPPE 和匐行性脉络膜炎相似，但病程较长且呈进行性发展，伴有广泛的视网膜损伤。迄今为止，Gupta 报道匐行性脉络膜炎的病例最多，他所观察的所有病例开始都具有与 APMPPE 类似的表现，继续随访则发现其病情进展更接近于匐行性脉络膜炎[61]。

14.7.3　无法分类的原发性脉络膜毛细血管炎症

认识此点至关重要，这一组疾病是一系列包括不同类型和病情严重程度不等的脉络膜毛细血管病，即便病情稳定也一定要密切随访。

我们中心有一例患者黄斑区脉络膜视网膜萎缩 （图 14.9a），这位 42 岁男性患者的左眼视力急性下降并伴中央盲点，3 周后出现流感样症状，当时患者正在东南亚。急诊眼科检查发现，左眼视力降为 0.1，右眼视力正常。ICGA 显示严重的中心性脉络膜血管无灌注 （图 14.9b）。经完整的葡萄膜炎检查未发

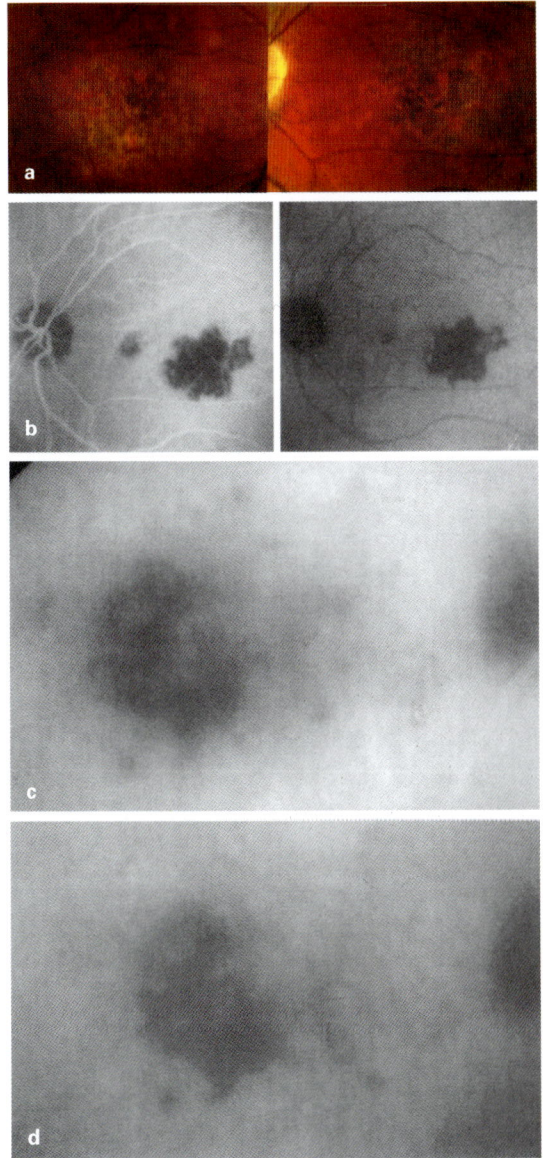

图 14.9a ~ d　无法分类的原发性脉络膜视网膜病变 （PICCP）。患者双侧黄斑区脉络膜视网膜萎缩 （**a**），低视力和中心盲点，3 个月后 ICGA 显示的黄斑区脉络膜血管无灌注 （**b**）。ICGA 示边缘模糊不清表明病变仍有活动性 （**c**）。皮质类固醇治疗后的萎缩和暗点 （**d**）。

现异常；没有梅毒和结核病等证据，因此患者没有施行治疗。两个星期后右眼视力下降并出现盲点，患者在一邻国被诊断为APMPPE，也未采取任何措施。整个病程中患者自述有严重的进行性头痛，且症状不断加重。3 个月后患者在我们中心检查视力已降为双眼 0.1，FA 和 ICGA 检查显示中心性脉络膜视网膜萎缩（图 14.9c），大剂量类固醇激素疗法有助于稳定 ICGA 的损害和视野改善，但视力依然很低（图 14.9d）。第一张ICGA 图像可以清晰地显示该患者的脉络膜毛细血管病；但它不能归入一个已知的疾病类型。必须仔细检查所有脉络膜毛细血管病，对功能性损害患者应尝试使用皮质类固醇激素和 / 或免疫抑制疗法。

14.8 结 论

原发性炎症性脉络膜毛细血管病变是由炎症导致的脉络膜毛细血管灌注障碍和外层视网膜功能障碍[1~5,10,14,19]。不同 PICCP 其无灌注的损伤形态不同，形成了一个很大的疾病谱，这个疾病谱包括从良性疾病，如MEWDS 到对脉络膜视网膜损伤比较严重的疾病如匐行性脉络膜炎，此外，还包括已经分类的和未能进行分类的的中间类型。决定PICCP 类型的机制尚不十分清楚，可能与脉络膜毛细血管损害的水平和严重程度有关。尽管炎症致病的确切机制并不明了，但我们已经了解病变最初受累的结构，而且可以利用 ICGA 对脉络膜毛细血管进行密切随访，以及采用多焦 ERG 对外层视网膜功能进行评价。并且在找到更为合适的治疗方法前，已经发现使用免疫抑制剂治疗可能阻止视力继续下降，对一些进展较快，预后不良的病例可以保护其视功能。

参考文献

[1] Howe LJ, Woon H, Graham EM, Fitzke F, Bhandari A, Marshall J (1995) Choroidal hypoperfusion in acute posterior multifocal placoid pigment epitheliopathy. Ophthalmology 102:790–798.

[2] Dhaliwal RS, Maguirre AM, Flower RW, Arribas NP (1993) Acute posterior multifocal placoid pigment epitheliopathy, an indocyanine green angiographic study. Retina 13:317–325.

[3] Borruat FX, Auer C, Piguet B (1995) Choroidopathy in multiple evanescent white dot syndrome. Arch Ophthalmol 113:1569–1571.

[4] Hansen RM, Fulton AB (1981) Cone pigments in acute posterior multifocal placoid pigment epitheliopathy. Am J Ophthalmol 91:465–468.

[5] Horiguchi M, Miyake Y, Nakamura M, Fujii Y (1993) Focal electroretinogram and visual field defect in multiple evanescent white dot syndrome. Br J Ophthalmol 77:452–455.

[6] Moshirfar M, Zimmermann PL (1998) A case of AMPPiginous choroidopathy. In: Meisler DM, Chern KC (eds) American Uveitis Society Annual Meeting Abstracts. Ocular Immunol Inflamm 6:135–138.

[7] Jones BE, Jampol LM, Yannuzzi LA, Tittl M, Johnson MW, Han DP, Davis JL, Williams DF (2000) Relentless placoid chorioretinitis. Arch Ophthalmol 118:931–938.

[8] Jampol LM, Becker KG (2003) White spot syndromes of the retina: a hypothesis based on the common genetic hypothesis of autoimmune/inflammatory disease. Am J Ophthalmol 135:376–379.

[9] Deutman AF (1983) Acute multifocal ischaemic choroidopathy and the choriocapillaris. Int Ophthalmol 6:155–160.

[10] Deutman AF, Lion F (1977) Choriocapillaris nonperfusion in acute multifocal placoid pigment epitheliopathy. Am J Ophthalmol 84:652–657.

[11] Bischoff PM, Flower RW (1985) Ten years experience with choroidal angiography using indocyanine green dye: a new routine examination or an epilogue. Doc Ophthalmol 60:235–291.

[12] Herbort CP (1998) Posterior uveitis: new insights given by indocyanine green angiography. Eye 12:757–759.

[13] Orlock DA, Scheider A, Lachenmayer B (1997) Acquisition of ICG angiograms in indocyanine green angiography, Chap 5. In: Yannuzzi LA, Flower RW, Slakter JS (eds) Mosby Yearbook, St. Louis, MO, pp 50–62.

[14] Slakter JS, Giovannini A, Yannuzzi LA, Scassellati-Sforzolini B, Guyer D, Sorenson JA, Spaide RF, Orlock D (1997) Indocyanine green angiography of multifocal choroiditis. Ophthalmology 104:1813–1819.

[15] Borruat FX, Auer C, Piguet B (1995) Choroidopathy in multiple evanescent white dot syndrome. Arch Ophthalmol 113:1569–1571.

[16] Giovannini A, Ripa E, Scassellati-Sforzolini B, Ciardella A, Tom D, Yannuzzi L (1996) Indocyanine green angiography in serpiginous choroidopathy. Eur J Ophthalmol 6:299–306.

[17] Borruat FX, Piguet B, Herbort CP (1998) Acute posterior multifocal placoid pigment epitheliopathy following mumps. Ocular Immunol Inflamm 6:39–41.

[18] Lowder CY, Foster RE, Gordon SM, Gutman FA (1996) Acute posterior multifocal placoid pigment epitheliopathy after acute group A streptococcal infection. Am J Ophthalmol 122:115–117.

[19] Baglivo E, Safran AB, Borruat FX (1996) Multiple evanescent white dot syndrome after hepatitis B vaccine. Am J Ophthalmol 122:431.

[20] Fine L, Fine A, Cunningham ET (2001) Multiple evanescent white dot syndrome following hepatitis A vaccination. Arch Ophthalmol 119:1856–1857.

[21] Brézin AP, Massin-Korobelnik P, Boudin M, Gaudric A, LeHoang P (1995) Acute posterior multifocal placoid pigment epitheliopathy after hepatitis B vaccine. Arch Ophthalmol 113:297–300.

[22] Desarnaulds AB, Borruat FX, Herbort CP, Spertini F (1996) Multiple evanescent white dot syndrome: a genetic disorder? Kl Monatsbl Augenheilkd 208:301–302.

[23] Jampol LM, Sieving PA, Pugh D, Fishman GA, Gilbert H (1984) Multiple evanescent white dot syndrome. 1. Clinical findings. Arch Ophthalmol 102:671–674.

[24] Borruat FX, Othenin-Girard P, Safran AB (1991) Multiple evanescent white dot syndrome. Kl Monatsbl Augenheilkd 198:453–456.

[25] Desarnaulds AB, Herbort CP, Borruat FX (1996) Multiple evanescent white dot syndrome: visual dysfunction and evolution. Ophthalmologie 10:95–101.

[26] Sieving PA, Fishman GA, Jampol LM, Pugh D (1984) Multiple evanescent white dot syndrome. 2. Electrophysiology of the photoreceptors during retinal pigment epithelial disease. Arch Ophthalmol 102:675–679.

[27] Oh KT, Folk JC, Maturi RK, Moore P, Kardon RH (2001) Multifocal electroretinography in multifocal choroiditis and the multiple evanescent white dot syndrome. Retina 21:581–589.

[28] Cimino L, Auer C, Herbort CP (2000) Sensitivity of indocyanine green angiography for the follow-up of active inflammatory choriocapillaropathies. Ocular Immunol Inflamm 8:275–283.

[29] Fletcher WA, Imes RK, Goodman D, Hoyt WF (1988) Acute idiopathic blind spot enlargement. A big blind spot syndrome without optic disc edema. Arch Ophthalmol 106:44–49.

[30] Hamed LA, Schatz NJ, Glaser JS, Gass DJM (1988) Acute idiopathic blind spot enlargement without optic disc edema. Arch Ophthalmol 106:1030–1031.

[31] Pece A, Sadun F, Trabucchi G, Brancato R (1998) Indocyanine green angiography in enlarged blind spot syndrome. Am J Ophthalmol 126:604–607.

[32] Singh K, de Frank MP, Shults WT, Watzke RC (1991) Acute idiopathic blind spot enlargement. A spectrum of disease. Ophthalmology 98:497–502.

[33] Reddy CV, Brown J, Folk JC, Kimura AE, Gupta S, Walker J (1996) Enlarged blind spots in chorioretinal inflammatory disorders. Ophthalmology 103:606–617.

[34] Khorram KD, Jampol LM, Rosenberg MA (1991) Blind spot enlargement as a manifestation of multifocal choroiditis. Arch Ophthalmol 109:1403–1407.

[35] Callanan D, Gass DJM (1992) Multifocal choroiditis and choroidal neovascularization associated with multiple evanescent white dot and acute idiopathic blind spot enlargement syndrome. Ophthalmology 99:1678–1685.

[36] Slakter JS, Giovannini A, Yannuzzi LA, Scassellati-Sforzolino B, Guyer DR, Sorenson JA, Spaide RF, Orlock D (1997) Indocyanine green angiography of multifocal choroiditis. Ophthalmology 104:1813–1819.

[37] Desarnaulds AB, Borruat FX, Herbort CP, deCourten C (1998) L'angiographie au vert d'indocyanine dans le "Multiple Evanescent white dot syndrome" (MEWDS). Klin Monatsbl Augenheilkd 212:318–322.

[38] Gass JDM (1968) Acute posterior multifocal placoid pigment epitheliopathy. Arch Ophthalmol 80:177–185.

[39] Azar P, Gohd RS, Waltman D, Gitter KA (1975) Acute posterior multifocal placoid pigment epitheliopathy associated with an adenovirus type 5 infection. Am J Ophthalmol 80:1003–1005.

[40] Bodine SR, Marino J, Camisa T, Salvate AJ (1992) Multifocal choroiditis with evidence of Lyme disease. Ann Ophthalmol 24:169–173.

[41] Gass JDM, Braunstein RA, Chenoweth RG (1990) Acute syphilitic posterior placoid chorioretinitis. Ophthalmology 97:1288–1297.

[42] Hsu CT, Harlan JB, Goldberg MF, Dunn JP (2003) Acute posterior multifocal placoid pigment epitheliopathy associated with a systemic necrotizing vasculitis. Retina 23:64–68.

[43] Seigelmann J, Behrens M, Hilal S (1979) Acute posterior multifocal pigment epitheliopathy associated with cerebral vasculitis and homonymous hemianopsia. Am J Ophthalmol 88:919–924.

[44] Smith CH, Savina PJ, Beck RW (1983) Acute posterior multifocal pigment epitheliopathy and cerebral vasculitis. Arch Neurol 40:48–50.

[45] Wilson CA, Choromokos EA, Sheppard R (1988) Acute posterior multifocal pigment epitheliopa-

thy and cerebral vasculitis. Arch Ophthalmol 106:796–800.

[46] Laatikainen LT, Immonen IJR (1988) Acute posterior multifocal placoid pigment epitheliopathy in connection with acute nephritis. Retina 8:122–124.

[47] Kersten DH, Lessel L, Carlow TJ (1987) Acute posterior multifocal placoid pigment epitheliopathy and late onset meningoencephalitis. Ophthalmology 94:393–396.

[48] Herbort CP, LeHoang P, Guex-Crosier Y (1998) Schematic interpretation of indocyanine green angiography in posterior uveitis using a standard angiographic protocol. Ophthalmology 105:432–440.

[49] Park D, Shatz H, McDonald R, Johnson RN (1995) Indocyanine green angiography of acute multifocal posterior placoid pigment epitheliopathy. Ophthalmology 102:1877–1883.

[50] Brown J, Folk JC, Reddy CV, Kimura AE (1996) Visual prognosis of multifocal choroiditis, punctate inner choroidopathy, and diffuse subretinal fibrosis syndrome. Ophthalmology 103:1100–1105.

[51] Weinberger AWA, Kube T, Wolf S (1999) Dark spots in late-phase indocyanine green angiographic studies in a patient with presumed ocular histoplasmosis syndrome. Graefes Arch Clin Exp Ophthalmol 237:524–526.

[52] Slakter JA, Giovannini A, Yannuzzi LA, Scassellati-Sforzolini B, Guyer DR, Sorenson JA, Spaide RF, Orlock D (1997) Indocyanine green angiography in multifocal choroiditis. Ophthalmology 104:1813–1819.

[53] Oh KT, Folk JC, Maturi RK, Moore P, Kardon RH (2001) Multifocal electroretinography in multifocal choroiditis and the multiple evanescent white dot syndrome. Retina 21:581–589.

[54] Perentes Y, Tran VT, Sickenberg M, Herbort CP (2004) Subretinal neovascular membranes complicating uveitis: frequency, treatments and visual outcome. Ocular Immunol Inflamm 12 (in press).

[55] Watzke RC, Parker AJ, Folk JC, Benson WE, Burgess D, Ober RR (1984) Punctate inner choroidopathy. Am J Ophthalmol 98:572–584.

[56] Palestine AG, Nussenblatt RB, Chan CC, Hooks JJ, Friedman L, Kuwabara T (1985) Histopathology of the subretinal fibrosis and uveitis syndrome. Ophthalmology 92:838–844.

[57] Smith RE, Ganley JP (1972) Presumed ocular histoplasmosis: I. Histoplasmin skin test sensitivity in cases identified during a community survey. II. Patterns of peripheral and peripapillary scarring in persons with non macular disease. Arch Ophthalmol 87:245–257.

[58] Slakter JS, Giovannini A (1997) Multifocal choroiditis and the presumed ocular histoplasmosis syndrome. In: Yannuzzi LA, Flower RW, Slakter JS (eds) Indocyanine green angiography, chapter 20. Mosby, St. Louis, pp 271–278.

[59] Laatikainen L, Erkkila H (1974) Serpiginous choroiditis. Br J Ophthalmol 58:777–783.

[60] Hamilton AM, Bird AC (1974) Geographical choroidopathy. Br J Ophthalmol 58:784–797.

[61] Schatz H, Maumenee AE, Patz A (1974) Geographic helicoid peripapillary choroidopathy. Clinical presentation and fluorescein angiographic findings. Trans Am Acad Ophthalmol Otolaryngol 78:747–761.

[62] Gupta V, Agarwal A, Gupta A, Bambery P, Narang S (2002) Clinical characteristics of serpiginous choroidopathy in North India. Am J Ophthalmol 134:47–56.

[63] Gupta V, Gupta A, Arora S, Bamberry P, Dogra MR, Agarwal A (2003) Presumed tubercular serpiginouslike choroiditis. Clinical presentations and management. Ophthalmology 110:1744–1749.

[64] Giovannini A, Ripa E, Scassellati-Sforzolini, Ciardella A, Tom D, Yannuzzi LA (1996) Indocyanine green angiography in serpiginous choroidopathy. Eur J Ophthalmol 6:299–306.

[65] Chisholm IH, Gass JDM, Hutton WL (1982) The late stage of serpiginous (geographic) choroiditis. Am J Ophthalmol 82:343–351.

[66] Hooper PL, Kaplan HJ (1991) Triple agent immunosuppression in sepiginous choroiditis. Ophthalmology 98:944–952.

[67] Araujo AAQ, Well AP, Dick AD, Forrester JV (2000) Early treatment with cyclosporin in serpiginous choroidopathy maintains remission and good visual outcome. Br J Ophthalmol 84:979–982.

[68] Gass JD (1993) Acute zonal occult outer retinopathy. J Clin Neurol Ophthalmol 13:79–97.

[69] Gass JD, Agarwal A, Scott IU (2002) Acute zonal outer retinopathy: a long-term follow-up study. Am J Ophthalmol 134:329–339.

[70] Luckie A, Ai E, Del Piero E (1994) Progressive zonal outer retinitis. Am J Ophthalmol 118:583–588.

[71] Gass JDM (2000) The acute zonal outer retinopathies. Am J Ophthalmol 130:655.

[72] Bos PJM, Deutmann AF (1975) Acute macular neuroretinopathy. Am J Ophthalmol 80:573–584.

[73] Gass JDM, Hamed LM (1989) Acute macular neuroretinopathy and multiple evanescent white dot syndrome in the same patient. Arch Ophthalmol 107:189–193.

[74] Holz FG, Kim RY, Schwartz SD, Harper CA, Wroblewski J, Arden GB, Bird AC (1994) Acute zonal occult outer retinopathy (AZOOR) associated with multifocal choroidopathy. Eye 8:77–83.

[75] Bryan RG, Freund KB, Yannuzzi LA, Spaide RF, Huang SJ, Costa DL (2002) Multiple evanescent white dot syndrome in patients with multifocal choroiditis. Retina 22:317–322.

[76] Kozielec GF, Wyhinny GJ, Jampol LM (2001) Evolution of distinct chorioretinal scars in recurrent MEWDS. Retina 21:180–182.

第 15 章

间质性脉络膜炎

Nadia Bouchenaki, Carl P. Herbort

主要内容

- 通过对不同大小病灶进行组织病理学研究发现，间质性脉络膜炎是一组以炎症和肉芽肿为主要特征的病变。
- 吲哚菁绿造影时病灶区域显示为低荧光。
- 吲哚菁绿造影（ICGA）显示，在低荧光区域中有高荧光的脉络膜大血管，在造影晚期有荧光渗漏，说明存在脉络膜血管炎。
- VKH 病是一种原发性间质性脉络膜炎，病变主要发生在脉络膜间质的色素细胞。
- 即便病变处于亚临床期或没有引起邻近组织如视网膜（引发渗出性的视网膜脱离）出现继发性炎症表现，ICGA 也能显示其早期炎症。
- ICGA 是随访 VKH 最好的方法。
- 鸟枪弹样脉络膜视网膜炎（BC）是一种特殊类型的病变，脉络膜和视网膜的病变呈平行进展，即一种组织结构的炎症反应并非继发于邻近组织结构的炎症。
- BC 中的脉络膜炎是一种间质性脉络膜炎，尽管其靶细胞尚未确定。
- 结节病引起的脉络膜炎是另一类间质性脉络膜炎，脉络膜只是炎症反应波及者，虽然出现脉络膜炎的表现，但炎症并非发生在脉络膜。

15.1 绪 论

由于检测手段受限，早期和亚临床期间质性脉络膜炎不易检测。吲哚菁绿造影（ICGA）技术应用至临床为间质性脉络膜炎的研究提供了一种更为微观和微创的方法。

间质性脉络膜炎的原发性损害是一种以肉芽肿为中心的炎症反应。肉芽肿浸润的程度（全层浸润还是部分浸润）直接影响 ICGA 的检查结果。在分析脉络膜毛细血管性疾病的解剖 – 临床 – 造影之间关系时，发现了间质性脉络膜炎的发病机制。VKH、交感性眼炎和结节病已为病理所证实，最近在鸟枪弹样脉络膜视网膜炎的尸检中也发现了肉芽肿。

为了更好地研究基础检查和荧光造影及 ICG 造影所发现的病变，首先应分清不同的病理类型。这将有助于我们进一步了解脉络膜炎病理生理学机制及其研究方法。在脉络膜间质中至少存在三种损害：第一类疾病中脉络膜间质是炎症的目标。称为原发性特定脉络膜炎，包括 VKH、交感性眼炎和鸟枪弹样脉络膜视网膜炎。其病变特点是在 ICGA 上出现多个大小均匀、分布规则的病变区。最初病变对邻近组织的影响很小，当病变进展严重时才出现视网膜色素上皮和视网膜病变。在严重的 VKH 病中可见渗出性视网膜脱离。第二类包括全身炎症或感染性疾病，这些病例可以引起脉络膜炎，包括结节病、结核和梅毒。与第一类不同的是，其病变大小不均匀，并且分布更加不规则。第三类包括感染性脉络膜炎，继发于病原体感染通过血液系统传播，由于脉络膜具有海绵状结构使其拦截并聚集，内源性念球菌性脉络膜炎属于其中之一。

根据不同疾病中特异性 ICGA 图像出现的比例不同分类如下：

1. 大小相同，规则的 ICGA 低荧光点出现在 VKH 和交感性眼炎；不同大小的低荧光区为结节病，以及早期和中期的结核病，晚期仍然为低荧光（全层炎症病灶）；晚期荧光与背景荧光一致者常见于部分层次的炎症病灶，提示炎症细胞聚集。

2. 脉络膜血管炎的炎症病灶周围呈低荧光暗点，脉络膜大血管失去其正常特性，边缘毛糙，晚期呈弥散性脉络膜高荧光。脉络膜血管炎时出现 ICG 复合体的病理性渗漏。

15.2 间质性脉络膜炎各论

15.2.1 原发性间质性脉络膜炎

原发性间质性脉络膜炎是炎症选择性作用于脉络膜间质结构所致，包含多种情况。VKH 病的作用靶点是黑色素连接蛋白，交感性眼炎的作用位点与之相似。最近，一例鸟枪弹样脉络膜视网膜炎的病理报告显示脉络膜病变呈规则、均匀分布，证实鸟枪弹样脉络膜视网膜炎中存在脉络膜的间质炎症。

15.2.1.1 VKH 病

VKH 病是一种累及双眼，伴有渗出性视网膜脱离的肉芽肿性全葡萄膜炎，常伴随全身症状，包括脑膜刺激症状、皮肤症状（头发变白，秃顶，白癜风）和听力下降。现在有充足证据证明该病是一种黑色素自身免疫反应的过程，或在这些细胞存在酪氨酸酶或酪氨酸相关蛋白的抗原。对大多数自身免疫性疾病而言，炎症反应多因一个或几个不同的、经常出现的病原体刺激易感者所致。在亚洲，本病相对常见，特别是在日本、菲律宾，本病可见于任何种族的个体。本病具有遗传性，遗传倾向可能与 II 型人类白细胞抗原有关。日本人主要是 HLA-DR4，韩国人主要是 HLA-A31 和 HLA-B55。

组织病理学研究显示，由于间质细胞炎症反应使脉络膜增厚，炎症细胞包括巨噬细胞、淋巴细胞和有黑色素的上皮细胞。脉络膜炎症和炎症复发导致脉络膜色素丢失，眼底呈"落日"样改变。

眼后极部的主要发病部位在脉络膜间质的黑色素细胞。以疾病的发病过程定义 VKH 病，VKH 是一种以间质性脉络膜炎为主的疾病，其周围结构的炎症主要继发于脉络膜疾病。所以，VKH 是一种典型的、主要的间质性脉络膜炎，交感性眼炎和鸟枪弹样脉络膜视网膜炎同样如此。

15.2.1.1.1 临床症状和体征

典型 VKH 病包括四个阶段：前驱症状，如感冒、头痛、耳鸣、头晕等，数天后出现眼部症状，包括伴视盘出血和水肿的急性葡萄膜炎，特征性多处渗漏性视网膜脱离（图 15.1a）。病灶大部分为双眼，病变早期建议长时间应用皮质激素治疗。如果治疗效果不好，炎症发展为慢性复发性疾病。数年后，进入恢复期，临床主要特点是脉络膜水平的色素脱失（晚霞状眼底改变），周边的黄白色小的圆的脉络膜视网膜萎缩灶，是 Dalen-Fuchs 瘢痕（小的黄色病损的病理组织学为包含色素的上皮细胞，色素分布在 Bruch's 膜与视网膜色素上皮细胞之间）（图 15.1b）。随着疾病的慢性进展，眼底散在的色素呈椒盐状外观 [13]。

1999 年，在一个 VKH 疾病的国际会议中制定并介绍了 VKH 的诊断标准 [14,15]（表 15.1）。

15.2.1.1.2 吲哚菁绿造影 [16]

VKH 急性阶段甚至中期，ICGA 的主要特征性表现为散在均匀分布的低荧光暗点（图 15.1c）。大部分荧光暗点在造影晚期仍为低荧光，也有部分孤立荧光点因部分脉络

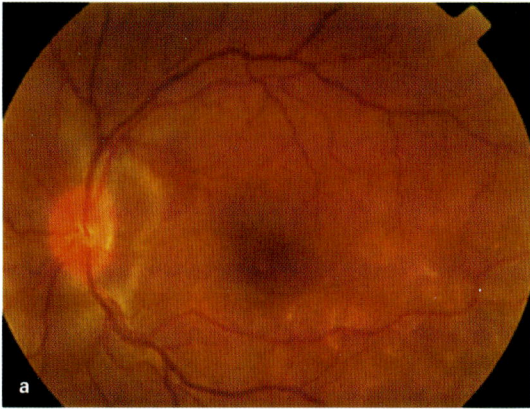

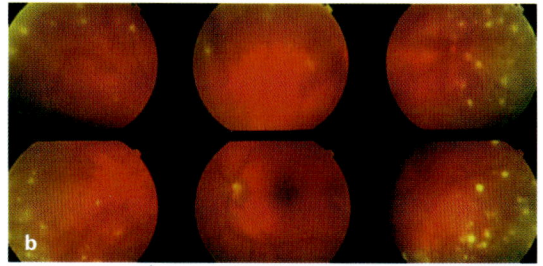

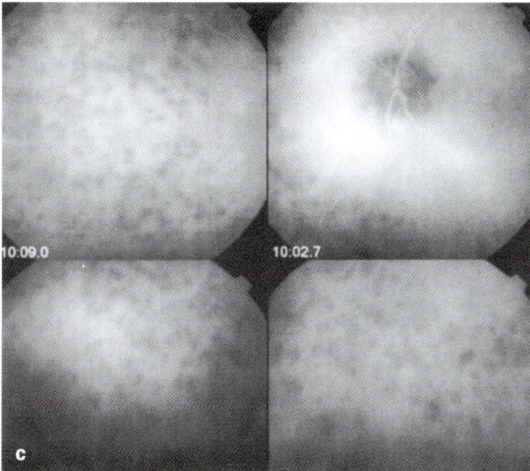

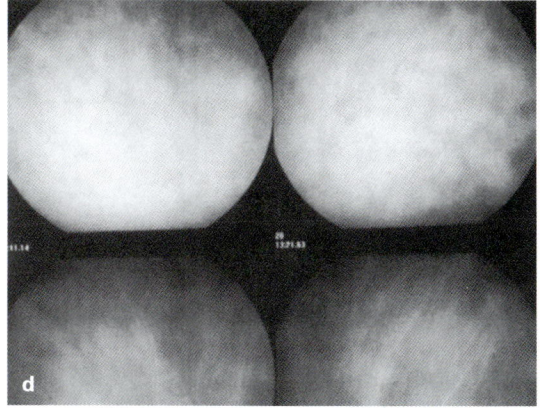

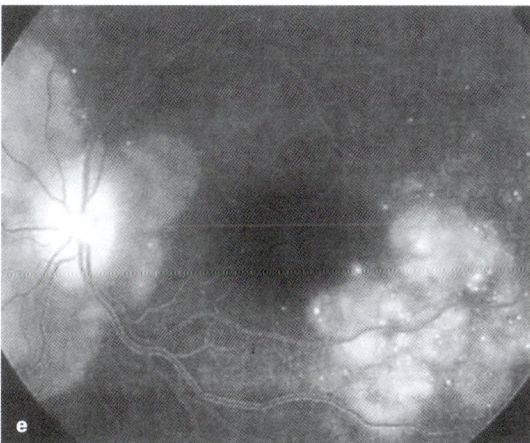

15.1a～e　VKH病。渗出性视网膜脱离（**a**）；Dalen-Fuchs结节（**b**）；典型的均匀分布的低荧光暗点显示各种脉络膜（**c**）；边界模糊的脉络血管围绕低荧光暗点（**d**，上图）；静脉注入皮质类固醇3天显示正常（**d**，下图）；渗出性视网膜脱离的荧光造影像（**e**）。

膜渗漏所致。另外，部分患者表现为脉络膜血管渗漏，表明存在严重的脉络膜血管炎（图15.1d）。中期血管边缘模糊，晚期脉络膜呈高荧光状态。部分严重病例的视盘多呈低荧光也可以表现为高荧光，提示毛细血管炎严重。在渗出性视网膜病变患者中，ICGA和荧光造影均显示点状高荧光。随着治疗进展，上述异常均消退。ICGA不仅对非典型VKH具有重要的诊断价值，对随访同样重要，随访中可能发现亚临床病例复发。通过显示另一只眼的亚临床表现使单眼发病的病例明显减少。

15.2.1.1.3 荧光造影

疾病急性阶段或复发性病例以及伴有严重渗出性视网膜脱离患者，其 ICGA 常呈多个高荧光亮点，提示视网膜色素上皮层渗漏。FA 显示在视网膜下出现染料积聚（图15.1e）。此外，急性阶段还有视盘盘沿着染和渗漏的表现。慢性期的 FA 表现为视网膜色素上皮弥漫性改变，窗样透见荧光与荧光遮蔽混合在一起，这是渗出性视网膜脱离的结果。FA 检查局限性仍是"高水样印记"。慢性期出现视盘高荧光提示炎症仍处于活动期，而 ICGA 能够显示处于亚临床期的脉络膜肉芽肿。

15.2.1.1.4 其它诊断方法和鉴别诊断

屈光介质混浊或瞳孔散大困难者需借助超声波诊断，超声波检查能够显示后极部脉络膜增厚以及浆液性视网膜脱离。然而超声波检查难以发现微小的脉络膜层间损害。为了统一 VKH 的诊断标准，国际上拟定了新的 VKH 诊断标准，以便决定病情分期和严重程度[14,15]（表 15.1）。然而该诊断标准仍不够全面，因为标准本身缺乏有关神经系统症状和体征，难以清楚描述脑和脊髓系统的异常。在疾病非流行地区，腰穿对诊断非常重要。缺乏此项检查结果，80% 的病例无法诊断。另外，作为证实亚临床期脉络膜炎的一种手段，ICGA 检查并未提及。ICGA 能够尽早发现另一眼是否具有亚临床期表现，有助于减少单眼 VKH 的发病率。许多患者达不到诊断标准多因我们所用检查仪器缺乏敏感性所致。

15.2.1.1.5 治疗

全身应用大剂量皮质类固醇激素是 VKH 的主要治疗方法[17,18]。该疗法强调用药必须迅速而且足量，避免病情进展到慢性阶段[19]。病变急性期可以静脉注射甲强龙 3 天，复发病例选择大剂量口服皮质类固醇激素（1.5~2mg/kg 泼尼松），用药 9~12 个月逐渐减量。如果临床和 ICGA 检查显示需要大剂量甲强龙治疗才能奏效的话，可以加用免疫抑制剂。

对慢性期患者而言，即便临床控制 VKH 病情良好，病情仍不断进展，最终呈晚霞样眼底改变[20]，采用 ICGA 随访，可以避免病情不断进展，也是唯一能够控制病程进入亚临床期的主要方法[21]。

临床要点

VKH 疾病

- 伴有皮肤和神经系统症状的双眼肉芽肿性葡萄膜炎和渗出性视网膜脱离。
- 黑色素细胞相关抗原诱发的一种自身免疫性疾病，抗原＝炎症侵袭"靶目标"。
- 眼底表现：急性期，基底部出现严重的渗出性脱离和毛细血管炎；多次复发后进入慢性期，其特征性表现为：散在脱色素，周边黄白色脉络膜视网膜萎缩灶和散在的视网膜色素上皮改变。
- ICGA：发病初期，脉络膜血管毛糙模糊，均匀规律分布的低荧光暗点，提示存在脉络膜肉芽肿。严重病例视盘呈高荧光，发生渗出性脱离者显示有高荧光亮点。复发病例与急性期的临床表现相似。
- FA：发病初期，渗出性脱离导致多个高荧光亮点和晚期的染料积存；视盘高荧光。慢性期，散在的色素上皮改变呈现荧光窗样缺损和荧光遮蔽。
- 全身迅速的、大剂量应用甲强龙可以缓解病情，采用 ICGA 技术监测病情进展，阻止病情进入慢性期。

15.2.1.2 交感性眼炎

交感性眼炎是一眼穿透伤后发生于双眼的不明原因的肉芽肿性色素膜炎。从眼受伤到出现临床症状，其间隔的时间可能很长，从数天到数十年不等，但 90% 的病例发生于伤后一年[22]。本病病因尚不十分清楚，但可能与色素膜或色素上皮的抗体蛋白引起的自身免疫反应有关。由于眼部穿透伤释放抗原，淋巴细胞刺激活化，导致 T 细胞介导的免疫反应，破坏自身的免疫耐受，最终引发双眼葡萄膜炎[23]。其临床表现和病理改变与 VKH 相似[24,25]。

15.2.1.2.1 临床症状和体征

发病初期，患者视力轻度下降，调节功能丧失，畏光以及双眼轻微疼痛。患眼呈慢

表 15.1　VKH 诊断标准

完全的 VKH 病（1～5 必须存在）

1. 没有外伤史和手术史

2. 没有临床或实验室证据证明有其他眼部疾病

3. 双眼出现以下症状 [（1）或（2）必须满足，与患者接受检查时疾病所处阶段有关]

  （1）疾病早期表现

    ①必须存在弥漫性脉络膜炎的证据（伴有或不伴有前葡萄膜炎，玻璃体炎症反应或视盘水肿），可能表现为：

      （a）局限性视网膜下液

      （b）严重视网膜脱离，隆起度高

    ②基底部可疑发现，必须存在以下两点：

      （a）脉络膜灌注局限性迟缓，多处出现点状渗漏，大片低荧光区，视网膜下荧光素池样积聚和视盘着染（按出现先后列出）

      （b）弥散性脉络膜增厚，但超声波未提示后部巩膜炎

  （2）疾病晚期表现

    ①病史提示主要表现 3（1）和 / 或②及以下，或 3 中的多种表现：

      （a）圆形脉络膜视网膜瘢痕，或

      （b）视网膜色素上皮细胞聚集 / 或迁移，或

      （c）复发或慢性前葡萄膜炎

4. 神经 / 听觉系统异常（检查时可能包括）

  （1）假性脑膜炎（不适，发热，头痛，恶心，腹部疼痛，颈项强直，或其他综合症状；然而仅头痛一项无法确定假性脑膜炎）或

  （2）耳鸣，或

  （3）脑脊液淋巴细胞增多

5. 皮肤异常（并非出现在神经症状或眼部疾病前）

  （1）秃顶，或

  （2）头发变白，或

  （3）白癜风

不完全的 VKH 疾病（标准 1～3 和 4、5 任选一条）

1. 没有眼球穿透伤或手术史

2. 没有其他眼部疾病的临床或实验室证据，和

3. 双眼均有

4. 神经 / 听觉系统症状：同上，或

5. 皮肤表现：同上

可能是 VKH 病（孤立的眼部疾病，必须满足 1～3）

1. 没有眼球穿透伤或手术史

2. 没有其他眼部疾病的证据

3. 双眼均包括在内，具有完整的 VKH

性炎症表现，常有结核病史。双眼出现肉芽肿性平坦部葡萄膜炎，有羊脂样角膜后沉着物，虹膜增厚、后粘连，玻璃体内出现炎性细胞，脉络膜渗漏和增厚，毛细血管周围炎，病情严重者出现视神经乳头炎和视网膜脱离。Dalen-Fuchs 结节表现为小的黄色斑点，常见于典型交感性眼炎中，组织病理学证实该结节是 Bruch´s 膜和色素上皮细胞之间的上皮细胞聚集所致 [25]。本病视力预后差，一些研究显示 70% 的患者最终致盲 [25]。预防交感性眼炎唯一有效的措施是在交感眼受累前，摘除受伤眼。在葡萄膜炎发生 2 周后，摘除

眼球是否有益尚存争议。如果无益于病情控制，应避免摘除眼球[22,26]。

15.2.1.2.2　ICGA 造影

中期所见荧光暗点有两种改变：部分 ICGA 晚期呈等荧光，并随着皮质类固醇激素治疗后使部分增厚的脉络膜覆盖病损区逐渐好转；此外，由于脉络膜全层肉芽肿使得晚期仍呈低荧光[27]（图 15.2）。

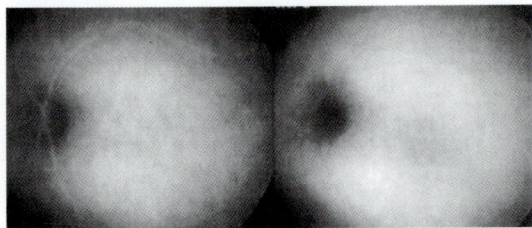

图 15.2　交感性眼炎的 ICGA 表现。后极部出现大量的低荧光暗点，视盘盘沿呈低荧光。

15.2.1.2.3　荧光造影

荧光造影显示视网膜色素上皮层有多处渗漏，病变急性期出现渗出性视网膜脱离、视盘呈高荧光。

15.2.1.2.4　治疗

早期全身应用皮质类固醇激素并逐渐减量至少持续 6~9 个月，视力预后颇佳[25,26]，部分患者可能需联合使用其他免疫抑制剂，如硫唑嘌呤、麦考酚酸莫酯、环孢霉素等。联合使用两种药物可能会取得较好的视力预后。

临床要点

交感性眼炎
- 继发于眼部穿透伤后的双眼肉芽肿性色素膜炎。病因不明，推测可能与 VKH 病相似。
- 临床和组织病理学证实其发病机制与 VKH 相似。
- 眼底检查：多灶性脉络膜渗漏，严重的渗出性视网膜脱离，视盘炎，Dalen-Fuchs 结节；病情复发进入恢复期典型表现是晚霞样眼底、周边黄白色脉络膜视网膜瘢痕、Dalen-Fuch 结节，以及散在的视网膜色素紊乱。
- ICGA：低荧光暗点表明间质性肉芽肿经糖皮质激素治疗后能够好转。

- FA：急性期，多处于高荧光点，视盘荧光素渗漏。
- 治疗：全身大剂量的皮质激素并逐渐减量。同时联合应用免疫抑制剂。眼球摘除是否有效尚存争议，现在应尽量避免使用。

15.2.1.3　鸟枪弹样脉络膜视网膜病

鸟枪弹样脉络膜视网膜病（BC）是一种眼内炎症，1980 年，Ryan 和 Maumenee 首先提出本病与 HLA-A*29 组织相容性抗体的表达有关[28]，但其与全身疾病的关系仍不清楚。次年，Gass 报道了 11 例病例，将其命名为白点样脉络膜视网膜炎。通常色素膜炎起源于视网膜或脉络膜中的一种组织，继而引起周围组织发生继发性炎症反应。BC 的发病机制与多数色素膜炎不同，该病同时引起脉络膜和视网膜的炎性反应[30,31]。最近的组织病理学研究显示，VKH 和交感性眼炎的病变位于脉络膜，而 BC 的最初病变位于脉络膜间质，脉络膜毛细血管和色素上皮并无病变，所以该病与 PICCPs 的分类并不一致[4]。与结核病引起的眼部疾病相比，本病对脉络膜的影响呈散发性，脉络膜间质是鸟枪弹样脉络膜视网膜病变的最初发病部位，视网膜炎症是影响视功能的主要因素[32]。

15.2.1.3.1　临床症状与体征

患者主要症状有眼前漂浮物，视野减退，有时视物变暗，通常无黄斑水肿。鉴于中心视野在大多数病例中保持完好，因此并不能通过视野检查结果判断病变有无活动性。但如果视野发生很大改变，则其视野损害的程度与病变的活动程度相关[32,33]。

本病常双眼发病，但两眼并不对称。BC 常发生于 40~60 岁女性。人类白细胞抗原 HLA-A*29 几乎存在于所有病例中，如果 HLA-A*29 呈阴性，则应高度怀疑诊断正确性。BC 患者中主要是 HLA-A*29.2 亚型[34]。

本病前房几乎无炎症反应，玻璃体渗漏较为常见，并且在部分病例中非常明显。发病初期，眼底检查可见视神经乳头炎、视网膜静脉血管炎，但很少见有典型的奶油色异常

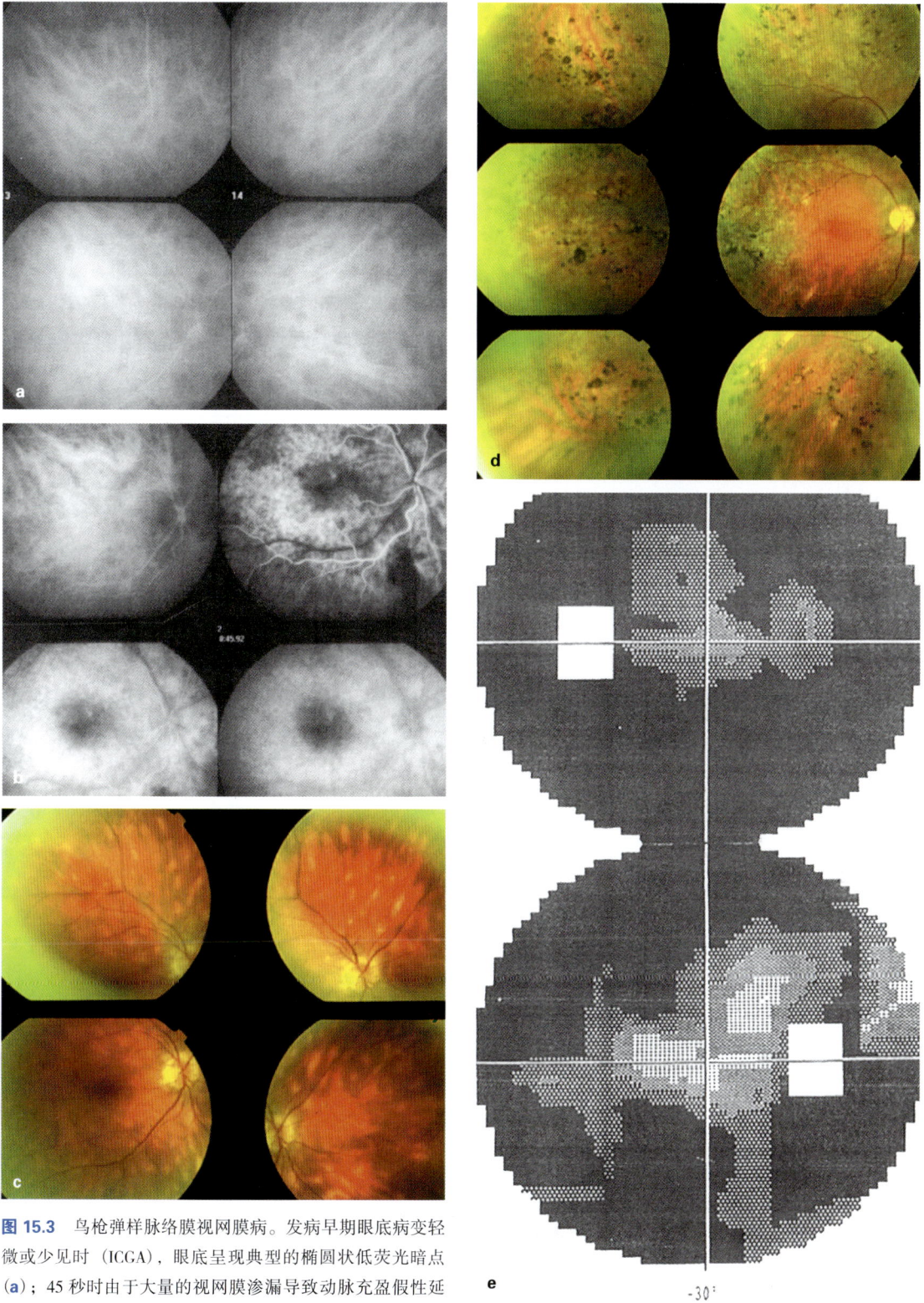

图 15.3　鸟枪弹样脉络膜视网膜病。发病早期眼底病变轻微或少见时（ICGA），眼底呈现典型的椭圆状低荧光暗点（**a**）；45 秒时由于大量的视网膜渗漏导致动脉充盈假性延迟，同时大静脉仍保持透明（**b** 右下图）；ICGA 检查显示19 秒时动脉期完成，晚期可见有典型的椭圆样奶黄色病损（**c**）；晚期见假性视网膜色素上皮改变（**d**）；发病时，患者视力仍为 1.5，但视野损害严重。

损伤。ICGA 可以清晰地显示本病亚临床期的脉络膜表现，主要表现为低荧光暗点，提示存在脉络膜间质渗漏（图 15.3a）。FA 可以显示病变累及的视网膜，对于大血管炎症而言，FA 可以在荧光弱的大血管处显示大部分毛细血管的渗漏[35]（图 15.3b）。我们研究发现，黄斑囊样水肿较前报道的少，大约 40% 的患者在病程的不同阶段出现。随着病情进展，眼底检查发现即使给予皮质类固醇 / 免疫抑制治疗，仍有越来越多的奶油样椭圆形病损出现，同时伴有 ICGA 暗点的进行性消退（图 15.3c）。推测其机制主要是肉芽肿炎症消退不伴有间质瘢痕；奶油样损害主要与黑色素细胞的丧失有关。总体而言，治疗可以使病情稳定，如果病变广泛导致视网膜损害，则患者将向假性视网膜色素上皮改变的方向进展（图 15.3d）。

15.2.1.3.2　ICG 造影

到目前为止，临床检查和血管造影仅能客观分析视网膜病变的细节。ICGA 应用至临床使我们有机会分析和监测脉络膜的炎症改变[36,37]。ICGA 在 BC 诊断中所发挥的作用，表明其对脉络膜疾病的诊断同样重要[30]。在新诊断病例中，ICGA 有助于发现处于亚临床期的脉络膜间质疾病。具体表现为在造影中期，出现与间质肉芽肿相对应的大量暗点；在造影后期，依据肉芽肿厚度呈现等荧光（图 15.3a）。对肉芽肿而言，ICGA 检查显示为大的脉络膜血管炎，在造影中期其边界模糊，晚期弥散的脉络膜高荧光更强[30]。

15.2.1.3.3　荧光造影

荧光造影显示 BC 累及的视网膜血管，主要表现是视网膜小血管出现弥散或大量的渗漏。渗漏的原因主要是没有足够多的荧光标记大血管，继而错误地解释为动脉血循环的延迟[35]（图 15.3b）。可以想象的是，随着视网膜小血管的大量渗漏，视网膜功能有所损害。其他的 FA 表现包括视网膜大血管的静脉周围炎、视盘高荧光和黄斑囊样水肿等。

15.2.1.3.4　视野检查

近来发现，除黄斑水肿引起中心视野损害外，BC 的视野改变较我们所见的更为频繁，其对视功能的损害较以往认识的更为严重[38]。与大量荧光素渗漏相关的视野改变是视网膜失去功能的结果，而并非来自脉络膜或视神经疾病[35]（图 15.3e）。计算机视野计是一种常规的随访检查手段，一旦发生视野改变，即便视力不受影响，我们也应立即采取治疗措施。鉴于此，本中心黄斑囊样水肿的发生率相对很低[31]。

15.2.1.3.5　视觉电生理和病理生理学意义

随着病情进展，全视野 ERG 出现异常，提示视网膜损害客观存在。ERG 显示为视杆细胞 a 和 b 波幅值降低，潜时延长[39]。Hirose 和其同事们发现在 BC 中，视网膜神经上皮层较视网膜色素上皮 – 脉络膜受体复合物的损害更为弥散和严重[40]。同样，Priem 和其同事发现视功能异常主要与内层视网膜疾病有关。此外，在发病第一年，很少有证据显示脉络膜炎症可以损害外层视网膜功能[41]。

PICCP 的 ERG 检查显示，其视功能损害主要与外层视网膜功能异常有关。由此可见，电生理检查可用于鉴别 BC 和 PICCPs。

15.2.1.3.6　治疗和预后

由于 BC 发病率相对较低，目前尚无基于对照研究的结果，治疗以临床经验为主。BC 应坚持随访直至不再发生视功能损害。在不伴有黄斑水肿病例中，首先发现视功能损害是视野检查。如果视野损害不断进展，则应选择 Tenon 囊下注射皮质类固醇激素治疗，该疗法通常对视野缺损有较好的治疗反应。眼周使用激素可以推迟全身使用激素的时间。对不断进展的病例，需全身使用激素辅以免疫抑制剂治疗。免疫抑制剂一般首选硫唑嘌呤（2.5~3mg/d），必要时联合环孢霉素 A 或以环孢霉素替换。免疫球蛋白治疗也有一定疗效，但其价格昂贵，给药不方便[42]。抗 TNF–α 药物正在观察中。经治疗后 ICGA 中的暗点可以消退，仅遗留脱色素改变，使眼底呈椭圆形淡黄色。但上述治疗对病变累及视网膜的患者，其疗效并不令人满意，治疗后视网膜功能损害仍然处于进展中。

15.2.2 全身疾病伴发的间质性脉络膜炎

在这类疾病发展过程中，脉络膜可以同时受累，但脉络膜是炎症很少侵犯的部位，而且并非炎症反应的靶组织。

15.2.2.1 结节病

结节病是一种不明原因的多系统受累的肉芽肿性疾病。肺是最常受累器官，皮肤和眼组织在其次。在全世界范围内均可见该病例，患病率在不同种族中有所不同，黑人的患病率是白人的 10 ~ 20 倍。结节病以受累器官出现非干酪样肉芽肿为特点。结节病可以

侵犯任一眼组织：

- 泪腺肿大
- 结膜小结节
- 角膜结节病，角结膜干燥症
- 巩膜炎
- 急性或慢性前葡萄膜炎
- 视网膜血管炎：静脉周围炎
- 视网膜或玻璃体肉芽肿病
- 多灶性脉络膜炎或单发的脉络膜肉芽肿
- 视乳头炎
- 视神经肉芽肿

葡萄膜炎是结节病侵及眼部出现的最常见、最严重的眼部损害，眼部异常的结节病患者中大约 1/3 有眼后节炎症[43]。除通过活检进行组织学诊断外，结节病尚无特异性诊断方法，也无特异性检查手段指导诊断。胸部 X 片可以发现肺门或纵隔淋巴结病或间质纤维化，也有助于排除结核。血清血管紧张素转换酶（ACE）水平在活动性结节病通常升高，50% 的病例结核菌素实验阳性。还有一个容易被忽略但却通常存在的特点就是多克隆免疫球蛋白的活化，虽然有时会因机体对炎症因子的高反应而误导诊断，但仍可作为一项诊断指标[44]。镓-闪烁显像显示唾液或泪腺以及纵隔和肝脏的吸收水平增加。支气管肺泡灌洗液呈典型的淋巴细胞增多，CD4/CD8 值升高。

15.2.2.1.1 症状和体征

不同类型的结节病，其症状各不相同。如果合并黄斑囊样水肿、明显的玻璃体炎症或显著的前葡萄膜炎，患者通常主诉视物模糊。

视网膜和脉络膜炎中均可见前葡萄膜炎，结节病合并的前葡萄膜炎是一种肉芽肿性葡萄膜炎伴粗大羊脂状 KP、虹膜后粘连、虹膜结节和渗出。

脉络膜炎和视网膜炎可以独立发生，脉络膜和视网膜均为炎症反应的"靶目标"，或视网膜损害继发于脉络膜炎症[45]。视网膜静脉周围炎是结节病最常见的眼后部表

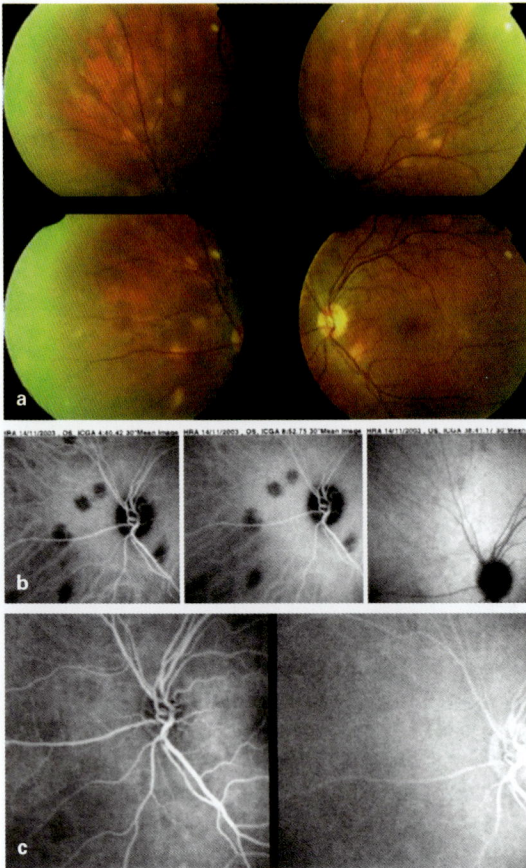

图 15.4 结节病脉络膜炎。眼底损伤随机分布（**a**）；可见中期荧光暗蓝（**b**，中、左图）；晚期暗蓝消失（**b**，右图）；几乎无荧光暗蓝（**c**）。

现，检查可见视网膜血管白鞘形成，呈特征性蜡样表现。多灶性脉络膜炎眼底出现与鸟枪弹样脉络膜视网膜病变中所见类似的多发性淡黄色病灶，但其分布更不规则，在 ICGA 中其表现尤其明显（图 15.4a）。脉络膜病变中单发的肉芽肿非常少见，玻璃体病变、黄斑囊样水肿以及视乳头炎常同时存在。

15.2.2.1.2 吲哚菁绿血管造影

结节病的 ICGA 表现并无特异性，其他肉芽肿病变如结核也可以出现同样的病变。目前发现本病有以下四个特征。第一，最常见的特征，表现为早、中期低荧光暗点，晚期变为等荧光或仍为低荧光（图 15.4b）。第二，中、晚期局灶性高荧光点。第三，中期由于脉络膜血管渗漏导致脉络膜血管边界不

清、模糊。第四，晚期脉络膜着染，表现为区域性高荧光。后两种表现在使用全身激素后可以消退[46]。

15.2.2.1.3 荧光血管造影

FA 通常用来观察视网膜和视网膜色素上皮的炎症反应。根据病变类型，表现为视盘高荧光、黄斑囊样水肿或视乳头炎，同时由于肉芽肿炎症消退后视网膜脉络膜萎缩呈荧光窗样缺损和遮蔽荧光。

15.2.2.1.4 治疗

是否治疗取决于病变的严重程度。即便结节病累及后极部，也可以采用球周 Tenon 囊下注射皮质类固醇激素。如果必要应全身使用激素，然后在 4~6 月内逐渐减量。

对于严重类型或激素不敏感的病例可以加用免疫抑制剂如硫唑嘌呤。目前正在观察抗 TNF-α 抗体的应用效果，但仅用于严重病例。

> **临床要点**
>
> 结节病
> - 不明原因的多系统肉芽肿性病变。
> - 可以侵犯任何眼部组织，其中 30% 出现眼后节炎症。
> - 眼底表现：脉络膜炎和视网膜炎可以同时或者独立存在。通常表现为视网膜静脉周围炎和特征性血管白鞘。同时伴有黄斑囊样水肿和视乳头炎。
> - 检查：胸部 X 线或 CT 提示肺门或纵隔淋巴结肿大，皮肤结核菌素试验阴性，血清 ACE 和溶菌酶水平升高。镓-闪烁显像显示吸收水平增加，提示存在肉芽肿病。
> - ICGA：早、中期低荧光暗点，晚期在病变局灶区出现高荧光点。中期脉络膜血管边界模糊，晚期由于脉络膜着染表现为弥漫性高荧光。
> - FA：显示视网膜血管炎，视盘高荧光和黄斑囊样水肿。
> - 治疗：使用皮质类固醇激素。适应证及给药方法（Tenon 囊下或全身用药）取决于病变严重程度。可以加用免疫抑制剂。

15.2.2.2 结核性脉络膜炎

1950 年以来，结核发病率已逐渐下降，

但在过去 10 年其发病率有所上升^[47]。眼部受累可以在尚无其他器官受累的情况下发生^[48,49]。临床很难从眼部标本中分离出结核杆菌，所以在大部分病例中仅依靠推测眼部结核^[50]。因为过去几十年其发病率低，并且容易复发，所以诊断通常滞后^[51]。

如果皮肤结核菌素试验呈迟发性高反应^[52]，同时伴有肉芽肿性前葡萄膜炎或者全葡萄膜炎或脉络膜视网膜炎，应该怀疑结核性葡萄膜炎。结核性脉络膜炎是结核病侵犯全身任何器官中的一个局部表现。它累及脉络膜、视网膜或两者同时受累，视网膜炎症也可以继发于脉络膜肉芽肿^[53,52]。

15.2.2.2.1　症状和体征

多数患者尽管应用相对大剂量的激素治疗，但仍表现为复发性、肉芽肿性葡萄膜炎。其中，25% 病例仅表现为脉络膜视网膜炎，而 75% 病例则合并前段肉芽肿性葡萄膜炎。病程迁徙的病例在眼底镜下可见双眼多灶性脉络膜视网膜瘢痕，有时伴有大量色素形成（图 15.5a），这与新近发生的灰黄色脉络膜脱色素改变有关，这种脱色素在新发病例也可见（图 15.5b）。视网膜通常受累，表现为视网膜血管炎症和视网膜渗漏，视网膜和脉络膜的受累程度不同。该病通常双眼发病，但病变程度不一，病灶的分布和大小也不对称。ICGA 的应用使我们有机会准确研究脉络膜损害^[55]，脉络膜炎可以单独发生，也可与视网膜病变同时存在。直至今天，我们才有可能研究视网膜是否是病变直接累及抑或脉络膜病变波及所致。随着 ICGA 的应用，我们发现所观察病例都存在亚临床的脉络膜损害，说明脉络膜病变可能是主要的^[55]。

15.2.2.2.2　血管造影特点

采用 FA 和 ICGA 双重造影评估视网膜和脉络膜的病变。FA 有助于发现黄斑水肿，表现为视盘高荧光伴有渗漏、视网膜血管炎。脉络膜病变通过其上视网膜的改变观察，表现为早期低荧光继之以围绕该区域的进行性高荧光和渗漏。FA 也可以显示脉络膜病变的继发性改变（图 15.5c）。

ICGA 具有下列四种特点：（1）早、中期低荧光，晚期保持低荧光或等荧光，提示全部或部分脉络膜增厚，大小不一，分布不规则（图 15.5d）。（2）脉络膜血管模糊，提示脉络膜大血管炎，因为正常情况下大血管没有渗漏（图 15.5d）。（3）大血管渗漏使原由脉络膜毛细血管充盈形成的背景荧光增强，表现为弥漫性脉络膜高荧光。（4）晚期针尖样高荧光（图 15.5d）。对明确诊断前没有用过激素和免疫抑制剂的患者，所有这些改变对特异性抗结核药物和低剂量的激素治疗均有反应^[55]（图 15.5e）。

15.2.2.2.3　治疗和预后

特异性抗结核药物三联或四联用药至少 6 ~ 9 个月，在此基础上激素或免疫抑制剂的用量可以逐渐减量甚至停用。特异性治疗对于疑似病例作为治疗性治疗同样有效。最近的一项研究表明，经特异性治疗后，大部分病例可以停用免疫抑制剂，复发率明显降低，视功能改善，炎症消退，眼压下降^[51]。

临床要点

结核性脉络膜炎

- 复发的多器官肉芽肿性感染性疾病。
- 1% 的肺结核患者有眼部表现。
- 眼底检查：灰黄色脱色素的脉络膜炎症，视网膜渗漏、血管炎、玻璃体炎症。
- ICGA：四种主要表现：（1）低荧光暗点或暗区；（2）中期脉络膜血管模糊；（3）弥漫性脉络膜高荧光；（4）晚期针尖样高荧光。
- FA：视网膜血管炎、视盘高荧光、黄斑囊样水肿。
- 治疗：三联或四联特异性抗结核治疗。

15.2.2.3　梅　毒

梅毒是一种由梅毒螺旋体引起的慢性、传染性、累及全身的性传播疾病。梅毒的临床表现：潜伏期通常 3 周左右，然后表现原发性皮损（软下疳）伴随局部淋巴结肿大。二期梅毒为菌血症，表现为全身皮肤损害伴

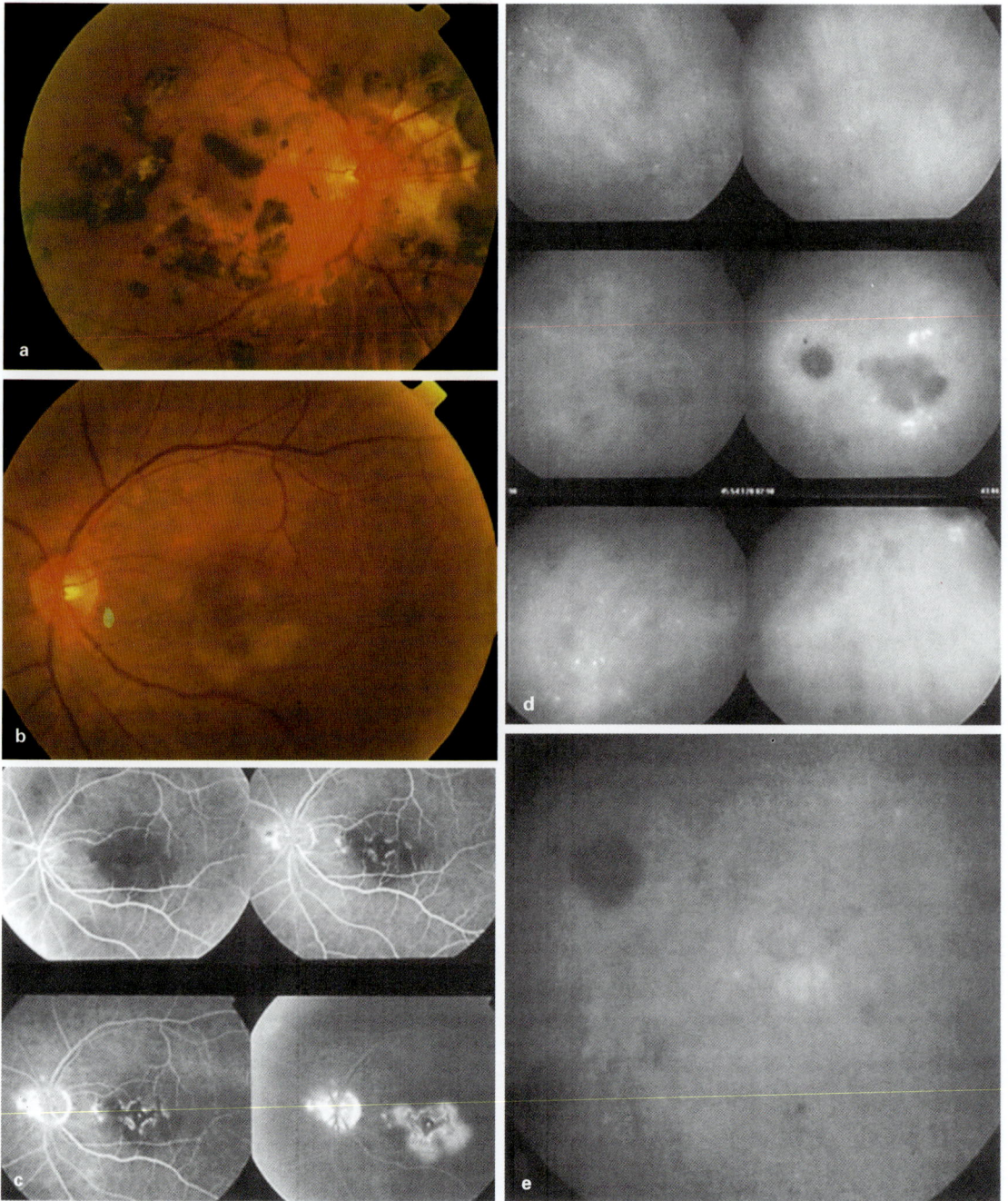

图 **15.5a～e**　结核性脉络膜炎。右眼陈旧性病灶（**a**）；左眼黄斑区新病灶（**b**）；FA：由于脉络膜毛细血管无灌注中期高荧光，晚期由于视网膜渗漏仍为高荧光（**c**）；ICGA：急性期出现继发性炎症性脉络膜毛细血管炎，呈针尖样高荧光点和弥散分布的低荧光点（**d**）；经特异性治疗后，继发性炎症性脉络膜毛细血管炎消退，残留针尖样高荧光点，低荧光点显示瘢痕存在（**e**）。

有全身淋巴结肿大。然后就进入亚临床感染的潜伏期，此期可以持续多年，30%患者最终进入三期梅毒阶段，表现为皮肤、骨骼肌肉、大动脉和中枢神经系统的进展性损害。梅毒可经胎盘传给胎儿，导致先天性梅毒。HIV 感染的高危患者同样具有罹患其他性传播疾病的高危性，如梅毒。如果同时伴有HIV 感染，则梅毒的自然病程会加重，临床表现也不相同[56]。眼部病变可以出现在梅毒的任何一期，据估计，1%的眼葡萄膜炎和视神经炎的病因与梅毒有关[57]。梅毒可以出现多种眼部表现，当常规治疗眼部炎症出现耐药后，应该怀疑是否伴有梅毒感染[58]。

梅毒性葡萄膜炎的症状有视物模糊、眼红、畏光和眼前黑影飘动。从临床上不能与其他原因导致的葡萄膜炎相鉴别。梅毒性葡萄膜炎可以呈急性也可以呈慢性病程，单眼或双眼均可受累。后部葡萄膜炎发生于二期梅毒，表现为多灶或单灶脉络膜炎，常累及后极部和视乳头周围区域。病灶愈合后伴有色素沉着与脉络膜视网膜萎缩相似。荧光血管造影显示早期病损呈典型的弥漫性或斑点状低荧光，晚期在视网膜色素上皮水平荧光着染。梅毒相关的眼病归纳如下：

- 眼睑下疳，睫毛脱落
- 结膜炎，结膜结节
- 角膜基质炎
- 浅层巩膜炎，巩膜炎
- 虹膜睫状体炎伴或不伴肉芽肿形成
- 脉络膜炎，视网膜血管炎
- 视神经炎，神经视网膜炎

两种血清学检查可以用来诊断梅毒：非梅毒螺旋体检查，如 VDRL（venereal disease research laboratory），和梅毒螺旋体检查，如 FTA-ABS（fluorescent treponemal antibody absorption）和 TPHA（treponema pallium haemagglutination）。VDRL 检查非特异性抗体，对筛查活动性病变有用，它在原发性下疳进展时呈阳性，治疗后转阴性。FTA-ABS 能够特异性检测梅毒螺旋体抗体，可以确认既往

或现症感染，即使经过治疗的梅毒也呈阳性反应。多聚酶链反应（PCR）可以扩增梅毒螺旋体，对检测眼内梅毒螺旋体有重要的临床意义[59]。因为中枢神经系统病变可以出现在梅毒的任何一期，所以建议对所有梅毒性葡萄膜炎的患者进行脑脊液检查，患者常表现为脑脊液中白细胞增多，蛋白水平增高以及 VDRL 阳性[59]。

梅毒仍选择青霉素治疗。活动性梅毒伴眼内炎症的患者按照神经梅毒治疗。治疗眼梅毒一般每天静脉用青霉素 G18～24MU，持续 10～14 天[59]。

Bejel 或称地方性梅毒或非性病梅毒由梅毒螺旋体苍白球所致，发生于东非和东南亚地区。其血清学检查也呈阳性。眼病表现与梅毒类似，常包含脉络膜炎症，治疗与性病眼梅毒相同[60]。

临床要点

梅毒性脉络膜炎

- 梅毒螺旋体引起的慢性、全身性的性传播疾病，一般病程分为三期。
- 眼部病变可出现在任何一期。
- 眼底：后极部和视乳头周围出现多灶性脉络膜炎。病灶愈合后伴有色素沉着，其表现与脉络膜视网膜萎缩相似。
- 检查：每例经治疗没有缓解的脉络膜炎病例应进行血清学检查。脑脊液检查用于神经梅毒。多聚酶链反应（PCR）有助于检测眼内和脑脊液中梅毒螺旋体；治疗选用青霉素。

15.2.3　其他感染性脉络膜炎

我们推测大部分脉络膜炎症的发病机制可能为源于感染触发后发生的免疫反应，但仍不能排除直接感染的可能性。随着新的检测技术的应用，如 PCR，我们发现了越来越多的新的感染因子。导致脉络膜炎的感染因素很多，远超出实际所见的范围，下表仅将一小部分列出（表 15.2）。

15.2.3.1　西尼罗河病毒脉络膜炎

西尼罗河病毒是新出现的一种可致脉络膜炎的感染因子，这种脉络膜炎因为感染因素没有找到，曾将其归于自身免疫性和特发性的病理过程。西尼罗河病毒是一种单链RNA 黄病毒属病毒，属于日本脑炎病毒类，于 1937 年首先在西尼罗河地区的乌干达发现并分离出来。它通过蚊虫媒介传播，野生的鸟类是其宿主，广泛分布于非洲、亚洲、中东、欧洲和北美地区。感染潜伏期 3 ~ 14 天，约 20% 的感染人群出现症状，表现为流感样症状，1% 发展为脑膜炎和大脑炎。

80% 的患者伴有眼后节病变，其中 1/3 有症状，表现为视力下降、视物模糊和眼前黑影飘动感。眼后节病变包括典型的多灶性双眼脉络膜炎，所有病例伴有轻度的玻璃体炎症反应。病损呈圆形，每眼病损的数量从少于 20 到多于 50 不等。脉络膜视网膜病变不仅累及中周部，其颞侧和鼻上象限以及后极部最为明显。病损的大小 100um ~ 1500um，大多数在 200um ~ 500um 之间。线状排列的病灶簇集在一起形成了典型的珍珠链样的外观（图 15.6）。活动性脉络膜视网膜病变在眼底镜下表现为深层奶油样病灶，FA 表现为早

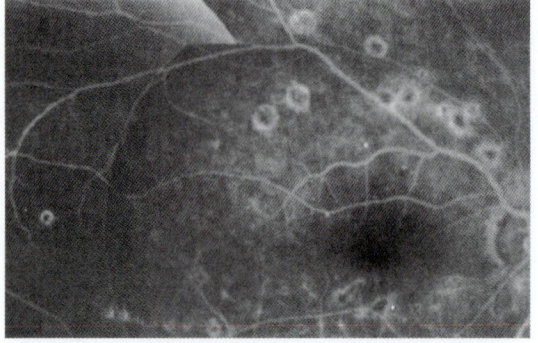

图 15.6　西尼罗河病毒脉络膜炎典型的诊珠链样的外观。

期低荧光和晚期荧光着染。恢复期的脉络膜视网膜病灶部分萎缩，部分形成向心性色素沉着，表现为中央低荧光，周围高荧光（图15.5）。

与之相关的视网膜血管改变包括视网膜内出血，出血中央伴有白点，血管周围白鞘，和视网膜血管渗漏。多灶性脉络膜视网膜炎通常呈自限性，不经治疗视力也可以恢复。

由于对西尼罗河病毒脉络膜炎不甚了解，临床医生常将未经确诊的西尼罗河病毒脉络膜炎误诊为多灶性脉络膜炎。目前为止，Tunisian 研究小组不仅对西尼罗河病毒进行了大量的前瞻性研究，而且对西尼罗河病毒伴有眼部病变研究最为深入，西尼罗河病毒感染的临床表现已经得到了深入研究[61]。

表 15.2 几种感染性脉络膜炎概要

	病因学	流行病学	全身表现	眼部表现	诊断	治疗
弓蛔虫病[62,63]	犬弓蛔虫（幼虫）	儿童	非特异性流感样症状	1. 视网膜肉芽肿伴放射状玻璃膜；2. 慢性眼内炎	ELISA；弓蛔虫检查（玻璃体）；嗜酸粒细胞增多	伴有活动性炎症，全身激素治疗；玻璃体切除术
肺囊虫病[64,65]	卡氏肺囊虫（原生动物）	AIDS	肺囊虫病的早期表现	后极部散在分布多发性黄白色脉络膜病灶		全身用甲氧苄啶—磺胺甲基异噁唑或硝酸戊四醇；两性霉素 B
球孢子菌病[65,66,67]	粗球孢子菌（双相型真菌）	流行于美国西南和远西部	急性自限性呼吸道感染	滤泡性结膜炎；葡萄膜炎少见；局灶性脉络膜视网膜炎	皮肤试验；血清学	
组织胞浆菌病[66,67,68,69]	夹膜组织胞浆菌（真菌）	流行于美国中西部、中美洲、亚洲、意大利、土耳其、以色列和澳大利亚	亚临床表现或轻度流感样表现	境界清楚的视网膜下渗漏，视神经炎、葡萄膜炎；眼内炎少见	组织胞浆菌皮肤试验（可能激活眼内病变）	皮质激素（黄斑病变）；激光（视网膜下新生血管）
念球菌病[68,69]	白念球菌（真菌）	药物成瘾免疫力低下者（AIDS，恶性肿瘤患者，使用免疫抑制剂），血管内置管	念球菌血症	乳白色，圆形局限性脉络膜视网膜病损，玻璃体炎症	血液、尿液、玻璃体培养	全身或玻璃体腔注射两性霉素 B；氟康唑；玻璃体切除术

参考文献

[1] Bouchenaki N, Cimino L, Auer C, Tran VT, Herbort CP (1985) Assessment and classification of choroidal vasculitis in posterior uveitis using indocyanine green angiography. Klin Monatsbl Augenheilkd 219:243–249.

[2] Chan CC, Ben Ezra D, Hsu SM, Palestine AG, Nussenblatt RB (1985) Granulomas in sympathetic ophthalmia and sarcoidosis. Arch Ophthalmol 103:198–202.

[3] Inomata H, Sakamoto T (1990) Immunohistochemical studies of Vogt-Koyanagi-Harada disease with sunset sky fundus. Curr Eye Res 95:35–40.

[4] Gaudio PA, Kaye DB, Brooks Crawford J (2002) Histopathology of birdshot retinochoroidopathy. Br J Ophthalmol 86:1439–144.

[5] Herbort CP, LeHoang P, Guex-Crosier Y (1998) Schematic interpretation of indocyanine green angiography in posterior uveitis using a standard angiographic protocol. Ophthalmology 105:432–440.

[6] Moorthy RS, Inimata H, Rao NA (1995) Vogt-Koyanagi-Harada Syndrome. Surv Ophthalmol 39: 265–292.

[7] Read RW, Rao NA, Cunningham ET (2000) Vogt-Koyanagi-Harada disease. Curr Opin Ophthalmol 11:437–442.

[8] Mimura Y (1980) Vogt-Koyanagi-Harada disease, vol 12. In: Uyama M (ed) Ganka Mook, Tokyo, pp 116–144.

[9] Murakami S, Inaba Y, Mochizuki M (1994) A nationwide survey on the occurrence of Vogt-Koyanagi-Harada disease in Japan. Jpn J Ophthalmol 38:208–213.

[10] Shindo Y, Ohno S, Yamamoto T, Nahamura S, Inoko H (1994) Complete association of the HLA-DRB1*04 and -DQB1*04 alleles with Vogt-Koyanagi-Harada's disease. Hum Immunol 39:169–176.

[11] Kim MH, Seong MC, Kwak NH, Yoo JS, Kim TG, Han H (2000) Association of HLA with Vogt-Koyanagi-Harada syndrome in Koreans. Am J Ophthalmol 129:173–177.

[12] Inomata H, Rao NA (2001) Depigmented atrophic lesions in sunset glow fundi of Vogt-Koyanagi-Harada disease. Am J Ophthalmol 131:607–614.

[13] Perry HD, Font RL (1977) Clinical and histopathologic observations in severe Vogt-Koyanagi-Harada syndrome. Am J Ophthalmol 83:242–254.

[14] Read RW, Holland GN, Rao NA, Tabbara KF, Ohno S, Arellanes-Garcia L, Pivetti-Pezzi P, Tessler HH, Usui M (2001) Revised diagnostic criteria for Vogt-Koyanagi-Harada disease: report of an international committee on nomenclature. Am J Ophthalmol 131:647–652.

[15] Read RW, Rao NA (2000) Utility of existing Vogt-Koyanagi-Harada syndrome diagnostic criteria at initial evaluation of the individual patient: a retrospective analysis. Ocular Immunol Inflamm 8:227–234.

[16] Bouchenaki N, Herbort CP (2001) The contribution of indocyanine green angiography to the appraisal and management of Vogt-Koyanagi-Harada disease. Ophthalmology 108:54–64.

[17] Rubsamen PE, Gass JD (1991) Vogt-Koyanagi-Harada syndrome. Arch Ophthalmol 109:682–687.

[18] Fujioka T, Fukuda M, Okinami S (1980) A statistic study of Vogt-Koyanagi-Harada syndrome. Acta Soc Ophthalmol Jpn 84:1979–1982.

[19] Bouchenaki N, Morisod L, Herbort CP (2000) Syndrome de Vogt-Koyanagi-Harada: importance de la rapidité du diagnostic et du traitement. Klin Monatsbl Augenheilkd 216:290–294.

[20] Sonoda S, Nakao K, Ohba N (1999) Extensive chorioretinal atrophy in Vogt-Koyanagi-Harada disease. Jpn J Ophthalmol 43:113–119.

[21] Bouchenaki N, Herbort CP (2000) Indocyanine green angiography (ICGA) in the assessment and follow-up of choroidal inflammation in active chronically evolving Vogt-Koyanagi-Harada disease. In: Dodds EM, Couto CA (eds) Uveitis in the third millenium. Elsevier, Amsterdam, pp 35–38.

[22] Lubin JR, Albert DM, Weinstein M (1980) Sixty-five years of sympathetic ophthalmia: a clinico-pathological review of 105 cases (1913–1978). Ophthalmology 87:109–121.

[23] Rao NA, Robin J, Hartmann D (1983) The role of penetrating wound in the development of sympathetic ophthalmia: experimental observations. Arch Ophthalmol 101:102–104.

[24] Rao NA, Marak GE (1983) Sympathetic ophthalmia simulating Vogt-Koyanagi-Harada disease: a clinico-pathologic study of four cases. Jpn J Ophthalmol 27:506–511.

[25] Goto H, Rao NA (1990) Sympathetic ophthalmia and Vogt-Koyanagi-Harada syndrome. Int Ophthalmol Clin 30:279–285.

[26] Winter FC (1955) Sympathetic uveitis: a clinical and pathological study of the visual result. Am J Ophthalmol 39:340–347.

[27] Bernasconi O, Auer C, Zografos L, Herbort CP (1998) Indocyanine green findings in sympathetic ophthalmia. Graefes Arch Clin Exp Ophthalmol 236:350–353.

[28] Ryan SJ, Maumenee AE (1980) Birdshot retinochoroidopathy. Am J Ophthalmol 89:31–45.

[29] Gass JDM (1981) Vitiliginous chorioretinitis. Arch Ophthalmol 99:1778–1787.

[30] Fardeau C, Herbort CP, Kullman N, Quentel GG, LeHoang P (1999) Indocyanine green angiography in birdshot chorioretinopathy. Ophthalmology 106:1928–1934.

[31] Herbort CP, Probst K, Cimino L, Tran VT (2004) Differential inflammatory involvement in retina and choroid in birdshot chorioretinopathy. Klin

Monatsbl Augenheilkd 221 (in press).

[32] Oh KT, Christmas NJ, Folk JC (2002) Birdshot retinochoroiditis: long term follow-up of a chronically progressive disease. Am J Ophthalmol 133: 622–629.

[33] De Courten C, Herbort CP (1998) The potential role of computerized field testing for the appraisal and follow-up of birdshot chorioretinopathy. Arch Ophthalmol 116:1389–1391.

[34] LeHoang P, Ozdemir N, Benhamou A, et al. (1992) HLA-A29.2 subtype associated with birdshot retinochoroidopathy. Am J Ophthalmol 113:32–35.

[35] Guex-Crosier Y, Herbort CP (1997) Prolonged arterio-venous circulation time by fluorescein but not indocyanine green angiography in birdshot chorioretinopathy. Ocul Immunol Inflamm 5: 203–206.

[36] Herbort CP (1998) Posterior uveitis: new insights provided by indocyanine green angiography. Eye 12:757–759.

[37] Herbort CP, Bodaghi B, LeHoang P (2001) Angiographie au vert d'indocyanine au cours des maladies oculaires inflammatoires: principes, interprétation schématique, sémiologie et intérêt clinique. J Fr Ophthalmol 24:423–447.

[38] Cimino L, Tran VT, Herbort CP (2002) Importance of visual field testing in the functional evaluation and follow-up of birdshot chorioretinopathy. Ophthalmic Res 34 (S1):141.

[39] Fuerst DJ, Tesler HH, Fishman A, Yokoyama MM, Wyhinny GJ, Vygantas CM (1984) Birdshot retinochoroidopathy. Arch Ophthalmol 102:214–216.

[40] Hirose T, Katsumi O, Pruett RC, Sakaue H, Mehta M (1991) Retinal function in birdshot retinochoroidopathy. Acta Ophthalmol (Copenh) 69: 327–337.

[41] Priem H, De Rouck A, De Laey JJ, Bird AC (1988) Electrophysiologic studies in birdshot chorioretinopathy. Am J Ophthalmol 106:430–436.

[42] LeHoang P, Cassoux N, George F, Kullmann N, Kazatchkine MD (2000) Intravenous immunoglobulin (IVIg) for the treatment of birdshot retinochoroidopathy. Ocular Immunol Inflamm 8:49–57.

[43] Spalton DJ, Sanders MD (1981) Fundus changes in histologically-confirmed sarcoidosis. Br J Ophthalmol 65:348–352.

[44] Berthoud JF, Keller A, Herbort CP (1994) Polyclonal antibody rise in sarcoidoisis. Klin Monatsbl Augenheilkd 204:323–329.

[45] Herbort CP (2000) Precise monitoring and differentiation of inflammatory events by indocyanine green angiography in a case of recurrent posterior sarcoid uveitis. Ocular Immunol Inflamm 8:303–306.

[46] Wolfensberger TJ, Herbort CP (1999) Indocyanine green angiographic features in ocular sarcoidosis. Ophthalmology 106:285–289.

[47] Dye C, Scheele S, Dolin P, Pathania V, Raviglione MC (1999) Global burden of tuberculosis: estimated incidence, prevalence, and mortality by country: WHO Global Surveillance and Monitoring Project. JAMA 282:677–686.

[48] Sarvananthan N, Wiselka M, Bibby K (1998) Intraocular tuberculosis without detectable systemic infection. Arch Ophthalmol 116:1386–1388.

[49] Bodaghi B, LeHoang P (2000) Ocular tuberculosis. Curr Opin Ophthalmol 11:443–448.

[50] Gupta V, Arora S, Gupta A, et al. (1998) Management of presumed intraocular tuberculosis: possible role of the polymerase chain reaction. Acta Ophthalmol Scand 76:679–682.

[51] Cimino L, Tran VT, Auer C, Herbort CP (2001) Presumed tuberculous uveitis: characteristic signs and evolution. Ophthalmic Res 33(S1):170.

[52] Morimura Y, Okada A, Kawahara S, et al. (2002) Tuberculin skin testing in uveitis patients and treatment of presumed intraocular tuberculosis in Japan. Ophthalmology 109:851–857.

[53] Saini JS, Mukherjee AK, Nadkarni N (1986) Primary tuberculosis of the retina. Br J Ophthalmol 70:533–535.

[54] Mansour AM, Haymond R (1990) Choroidal tuberculomas without evidence of extraocular tuberculosis. Graefes Archiv Clin Exp Ophthalmol 228:382–385.

[55] Wolfensberger TJ, Piguet B, Herbort CP (1999) Indocyanine green angiographic features in tuberculous chorioretinitis. Am J Ophthalmol 127:350–353.

[56] Kuo IC, Kapusta MA, Rao NA (1998) Vitritis as the primary manifestation of ocular syphilis in patients with HIV infection. Am J Ophthalmol 125:306–311.

[57] Deschenes J, Seamone C, Baines M (1992) Acquired ocular syphilis: diagnosis and treatment. Ann Ophthalmol 24:134–138.

[58] Villanueva AV, Sahouri MJ, Omerod LD, Reyes MP (2000) Posterior uveitis in patients with positive serology for syphilis. Clin Infect Dis 30:479–485.

[59] Aldave AJ, King JA, Cunningham ET (2001) Ocular syphilis. Curr Opin Ophthalmol 12:433–441.

[60] Tabbara KF, Al Kaff AS, Fadel T (1989) Ocular manifestations of Bejel. Ophthalmology 96:1087–1091.

[61] Khairallah M, Ben Yahia S, Ladjimi A, Zeghidi H, Ben Romdhane F, Besbes L, Zaouali S, Riadh Messaoud R (2004) Chorioretinal involvement in patients with West Nile virus infection. Ophthalmology 111 (in press).

[62] Tran VT, Lumbroso L, LeHoang P, Herbort CP (1999) Ultrasound biomicroscopy (UBM) in peripheral retinovitreal toxocariasis. Am J Ophthalmol 127:607–609.

[63] Yokoi K, Goto H, Sakai J, Usui M (2003) Clinical features of ocular toxocariasis in Japan. Ocul Immunol Inflamm 11:269–275.

[64] Shami MJ, Freeman W, Friedberg D, Sideres E,

Listhaus A, Ai E (1991) A multicenter study of pneumocystis choroidopathy. Am J Ophthalmol 112:15–22.

[65] Rodenbiker HT, Ganley JP (1980) Ocular coccidiomycosis. Surv Ophthalmol 24:263–290.

[66] McMillan TA, Lashkari K (1996) Ocular histoplasmosis. Int Ophthalmol Clin 36:179–186.

[67] Spencer WH, Chan CC, Shen de F, Rao NA (2003) Detection of histoplasma capsulatum DNA in lesions of chronic ocular histoplasmosis syndrome. Arch Ophthalmol 121:1551–1555.

[68] Donahue SP, Greven CM, Zuravleff JJ, Eller AW, Nguyen MH, Peaock JE, Wagener MW, Yu VL (1994) Intraocular candidiasis in patients with candidemia. Clinical implications derived from a prospective multicenter study. Ophthalmology 101:1302–1309.

[69] Guex-Crosier Y, Herbort CP (1993) Postpartum *Candida* endophthalmitis treated with fluconazole. Ophthalmologica 206:214–215.

第 16 章

葡萄膜炎的免疫调节治疗

Stephan R. Thurau, Gerhild Wildner

主要内容

- 对有严重视力损害倾向的葡萄膜炎患者,应常规使用抗炎和免疫抑制疗法。
- 免疫抑制疗法包括使用抗代谢药物、抗生素、钙调素抑制剂。这些药物对全身都有影响,并且有许多副作用。
- 生物治疗的目标是使自身免疫反应的"特异性"更强,从而减少自身免疫反应对全身的影响,但在部分严重病例中,这同样具有副作用。
- 自身抗原特异性疗法(口服免疫耐受诱导),是目前为止发现的最具特异性、副作用最少的治疗方法,其相关研究仍在进行中。

16.1 绪 论

葡萄膜炎是一种潜在性破坏眼内组织的疾病,大多数病例需要及时抗炎对症治疗。如果葡萄膜炎由自身免疫反应介导,那么对类固醇激素治疗无效的患者就需要进行免疫抑制和免疫调节治疗,有关类固醇激素的使用在本书的其他章节已做了详细讨论。

自身免疫性葡萄膜炎由 T 辅助细胞(T-h)介导,推测是由分泌白介素 2(IL-2)、γ-干扰素(IFN-γ)、肿瘤坏死因子-α(TNF-α)的 Th1 型细胞介导。这种 T 细胞可以识别眼内自身抗原,并与之发生自身免疫反应,并在这一过程中释放部分细胞因子和化学因子,从而引起炎症细胞诸如巨噬细胞和粒细胞聚集,进而损伤脆弱的眼

部组织结构,这些细胞理应成为抗炎治疗的靶点。

炎症以及炎症复发都与 T 细胞的作用有关,因而 T 细胞是免疫抑制疗法的一个重要靶点。但这些治疗同样抑制机体对外界感染和肿瘤侵袭导致的正常免疫反应,因此,与传统的全面免疫抑制疗法相比,特异性免疫抑制疗法更为大家接受。随着对自身免疫病免疫机制研究的不断进展,人们研制出了一种全新的"生物"制剂,这种具有免疫活性的蛋白质能与特定细胞、受体或配体结合,而不影响其他组织。这类药物可以作用于与葡萄膜炎相关的免疫反应,其作用机制有以下三种: (1) 阻止炎性细胞因子释放(抗 TNF 治疗如沙利度胺,依那西普,英夫利西); (2) 作用于 Th 细胞(抗 IL-2 受体); (3) 通过诱导黏膜免疫耐受(免疫耐受)达到抑制自身抗原诱发免疫反应的目的。

本文将从适应证、免疫机制、药效和副作用等方面介绍免疫抑制和免疫调节疗法的新进展(表 16.1,图 16.1)。值得注意的是,除环孢霉素外,本文所提及的所有疗法均尚未经核准,但越来越多的研究都支持这些药物在葡萄膜炎治疗中的作用。

上述药物可以根据其作用机制进行分类,由于细胞毒性药物以及部分抗生素具有免疫抑制作用使其能用于治疗葡萄膜炎。细胞毒性药物主要干扰 DNA 复制和转录,抗生素通过干扰细胞激活和蛋白质合成阻断其正常代谢。

表 16.1　特定药物的剂量、作用机制和主要副作用

分类	药品	用法用量	副作用
细胞毒性药物	咪唑硫嘌呤	1～3mg/kg·dPO	骨髓抑制、白细胞减少、继发感染、恶心（尤其是 TPMT 缺乏者）
	甲氨蝶呤	0.15mg/kg，每周一次 PO，i.m	骨髓抑制、白细胞减少、肝毒性、恶心、腹泻、胃溃疡、脱发、肾功能不全者禁用
	霉酚酸酯	1000mg,BID,PO	骨髓抑制、白细胞减少、肾毒性、继发感染、胃炎、恶心、腹泻
	环磷酰胺	长期口服：1～2（～4）mg/kg·dPO 静脉推注：15～20mg/kg（或 1g/m² 体表面积）	出血性膀胱炎、骨髓抑制、继发癌变、继发感染、脱发、视力模糊、不孕、致畸
	苯丁酸氮芥	12～18mg/kg·d（0.1～0.2mg/kg·d）PO	骨髓抑制、、肝脏毒性、性腺失调、继发癌变
抗生素	柳氮磺胺吡啶	100～2000mg/kg·dPO	皮疹、恶心、呕吐、头痛、精子减少
钙调素抑制剂	环孢霉素 A	2.5～7mg/kg·dPO	肾毒性、高血压、恶心、高脂血、牙龈增生、肝脏毒性、感觉异常、头痛
	他克莫司	0.1～0.25mg/kg·dPO	肾毒性、高血压、神经毒性、肝毒性、糖尿病
免疫调节剂	沙利度胺	100～300mg·d（小儿：5～10mg/kg·d）PO	致畸、嗜睡、头晕、便秘、头疼、肥胖、皮疹、口干
	依那西普	25mg 每周两次，sc	注射部位反应、（严重）继发感染、呼吸系统感染、全血细胞减少
	英夫利西	3～5mg/kg，第二、第六周再次注射，以后每 8 周注射一次 iv	注射部位反应、（严重）继发感染、呼吸系统感染、全血细胞减少
	α2a- 干扰素	6 mio IU·d 渐减至 2～3 mio IU/ 每周 3 次 sc	类流感症状、自身抗体、甲状腺炎、SLE、出血性贫血
	赛替哌	前两周 2mg/kg，之后每 4 周 1mg/kg	肉芽肿性皮炎、消化道反应、神经系统疾病、感染

16.2　细胞毒性药物

细胞毒性药物如咪唑硫嘌呤和甲氨蝶呤已大量用于葡萄膜炎的治疗，环磷酰胺和氮芥则由于其副作用较严重，尤其会继发癌变，而尚未得到广泛应用，不过已有越来越多的证据表明其是安全的。

16.2.1　咪唑硫嘌呤

咪唑硫嘌呤是一种 6- 硫基嘌呤前体。它在细胞内被转化成一种嘌呤相似物——硫代次黄嘌呤 -5- 磷酸，通过取代细胞核内腺嘌呤和鸟嘌呤，阻止 DNA 合成。由于咪唑硫嘌

呤可以阻断细胞分裂，其主要作用靶点是一些快速分裂的细胞如白细胞。该药不仅能够抑制 T 细胞并在一定程度上抑制 B 细胞功能，对单核细胞的发育也有一定影响。咪唑硫嘌呤的用法是每日 2～3mg/kg 顿服或分次服用。由于能够抑制细胞分裂，咪唑硫嘌呤的主要副作用是骨髓抑制所导致的白细胞减少和血小板减少。因此血细胞计数是最重要监测指标；白细胞数量应该在 3 000/μl 以上，血小板应大于 100 000/μl。特别是硫嘌呤甲基转移酶缺乏的患者在用药早期会出现骨髓抑制症状。一旦出现恶心、呕吐和腹泻，提示胃肠道反应严重应停止治疗。至于咪唑硫嘌呤用于治疗葡萄膜炎会不会诱发癌症如

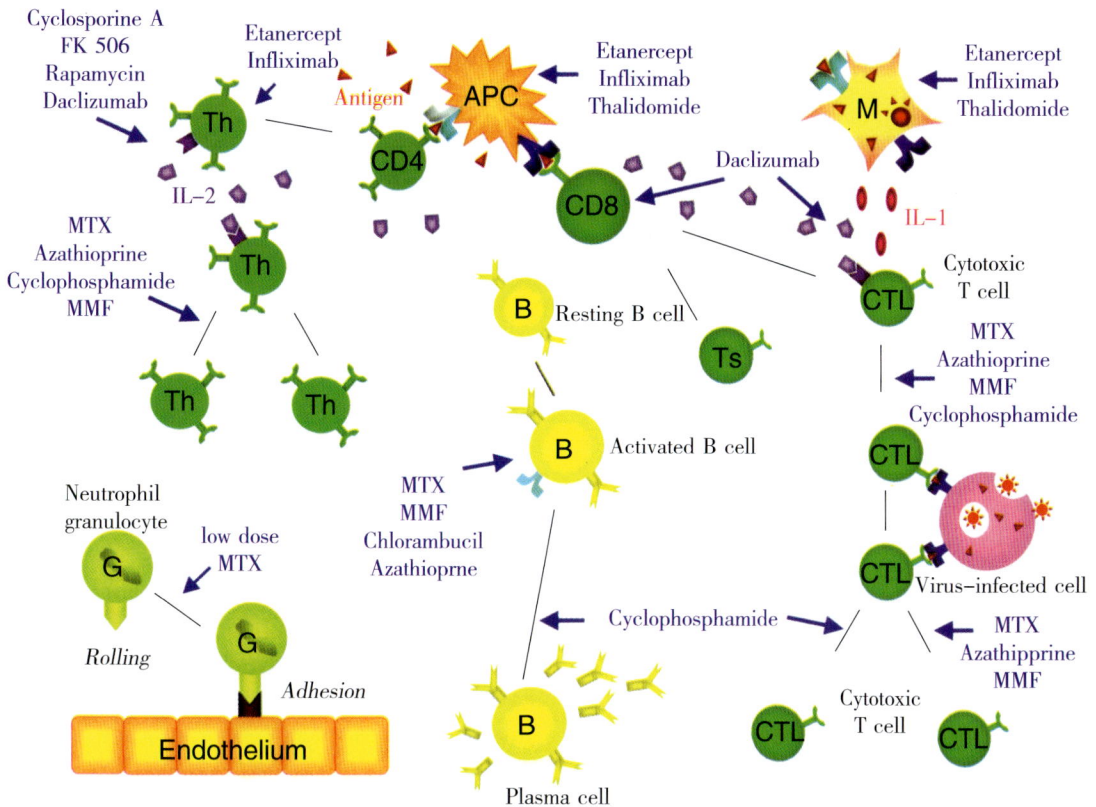

图 16.1 免疫抑制和免疫调节疗法的靶点。本图展示了抗原递呈细胞（APC），巨噬细胞（M），Th 细胞，Ts 细胞和细胞毒性 T 细胞之间的网络以及 B 细胞成熟，粒细胞黏附于内皮细胞上的过程。黑线显示了细胞成熟、增殖、分化的过程，APC 细胞和 B 细胞上的 MHC−II 抗原以浅蓝线表示，MHC−I 抗原则用深蓝线表示，B 细胞免疫球蛋白受体（抗体），（红圈表示病毒，红三角表示抗原配体）。

白血病和淋巴瘤，由于部分研究结果自相矛盾，目前尚无定论[67]。

近几年，并无大规模的针对咪唑硫嘌呤治疗葡萄膜炎的研究报道发表。本药更多作为一种激素治疗的辅助用药，用于治疗伴有全葡萄膜炎和睫状体平坦部炎的多灶性脉络膜炎患者或肾小管间质性肾炎的葡萄膜炎患者[22,31,45]。尽管长期使用咪唑硫嘌呤治疗严重葡萄膜炎如 Behcet′s 病[33] 和地图状脉络膜炎[1] 并不能有效的控制炎症，但使用咪唑硫嘌呤联合其他免疫抑制剂治疗葡萄膜炎仍有着广阔的前景。

16.2.2 甲氨蝶呤

低剂量甲氨蝶呤现在已被广泛地应用于慢性复发性葡萄膜炎的治疗中，使用该药旨在减少类固醇激素的用量。其作用机制是阻断二氢叶酸还原酶，使二氢叶酸不能转变为四氢叶酸，而后者在嘌呤代谢中起着重要作用。此外，腺苷酸合成也被抑制，从而阻止 DNA 复制和细胞分裂。故甲氨蝶呤主要抑制快速分裂的细胞如免疫细胞，但对消化道黏膜细胞和骨髓细胞亦有抑制作用。其免疫抑制作用主要是通过抑制 T 细胞和 B 细胞实现，尤其在抗原识别时。低剂量甲氨蝶呤抑制免疫反应作用很强，而对其他组织影响较小，因此，小剂量、长疗程甲氨蝶呤是临床常见的炎症性风湿病和眼部疾病的治疗方法[65]。

一种小剂量治疗方案是 7.5～25mg 口服，每周一次。疗效常需 6～10 周方能显现，根据治疗反应不同，特定病例的剂量可以加至50mg。儿童则应酌情减量。采用肌肉注射的方式可以减少胃肠道反应。

副作用包括骨髓抑制，这将引起外周血细胞计数减少，服用叶酸可以预防，因为叶酸可以抵消一些细胞抑制作用，但同时也削弱了免疫抑制的效果。甲氨蝶呤具有肝脏毒性作用，可以导致肝硬化，也可诱发肺炎和肺纤维化，甲氨蝶呤最常引起胃肠道反应如恶心、胃炎和腹泻等，通常减量或停药后自行好转，此外，肾功能不全者禁用。除上述副作用外，其他组织器官很少受累。

最近，Kaplan 和其同事报道一组 39 例患者采用甲氨蝶呤治疗[34]，其中，炎症完全或部分控制者 23 例，10 例完全或长期缓解，并最终停药。10 例因为副作用而中断治疗。另一项 160 例的回顾性研究表明，76.2%的患者炎症控制，激素减量者达到 56%[62]。18%的患者由于副作用放弃治疗，其中 8.1%患者的副作用反应严重。Bom 等研究一组 11 例患者，发现在其他治疗方案中加入甲氨蝶呤，可以很好地控制炎症并降低 50%患者类固醇激素的用量，还有 45%的患者降低复发率[8]。对部分伴有活动性关节炎及其相关葡萄膜炎的患者，全身免疫抑制治疗至关重要[37]。而对于儿童患者，小剂量甲氨蝶呤即可减少激素用量，并有助于维护视力，此外，患者依从性相对更佳[69]。上述研究表明甲氨蝶呤较其他细胞毒性药物更加安全，更易耐受。所以说，甲氨蝶呤在葡萄膜炎治疗中有着重要地位[71]。

16.2.3　霉酚酸酯

与甲氨蝶呤相同，霉酚酸酯（MMF）也能阻断嘌呤合成。该药选择性可逆的抑制对鸟苷和嘌呤的合成起重要作用的次黄嘌呤核苷酸脱氢酶，除淋巴细胞外，体内大多数细胞能通过旁路避开对嘌呤合成的限制。因为 T 细胞和 B 细胞都有赖于旁路合成路径，

MTX 和 MMF 可以阻断其生长和增殖，从而使抗原刺激处于低活化状态[36]并减少抗体的生成。

MMF 的常用剂量是 1000mg，口服，一天两次。副作用包括恶心等胃肠道不适症状，治疗第一周症状尤为明显，但采用 2～4 周内逐渐加至治疗量的方法可以有效地减少副作用的发生，白细胞减低和肝肾毒性都较少见，但仍有必要采用恰当的检验方法监测其副作用。

MMF 常用于治疗各种葡萄膜炎，该药可以作为激素治疗的辅助成分，也可用做对其他药物治疗无反应葡萄膜炎的补救性治疗。采用 MMF 治疗一组 10 例患者发现，8 例患者的炎症得到控制，并且减少了复发率[82]。在一项最新研究中，使用 MMF 治疗发现，65%的患者眼内炎症得到控制，54%的患者类固醇激素的用量减少[5]，上述两项研究均证明 MMF 是安全的，由于该药与环磷酰胺从不同的作用机制抑制 T 细胞，因此两种药物联合使用效果更佳，常使症状明显缓解，并可降低大多数患者的泼尼松用量。采用 MMF治疗一组 11 例患者发现，10 例患者疗效满意，副作用很少[41]。另有一项研究与本研究结果相同[25]。报道显示，18 例患者中 13例的眼内炎症得到有效控制，4 人完全停用类固醇激素，而 14 人激素减量。

16.2.4　来氟米特

来氟米特是另一种广泛用于类风湿关节炎治疗的细胞毒性药物，但尚无该药用于治疗眼部炎症的报道。

16.2.5　环磷酰胺

环磷酰胺是氮芥家族的一员，口服 75%的药物被溶解吸收，再迅速分布到全身。环磷酰胺在肝脏内代谢为烷基化物磷酰胺氮芥和 4- 羟基环磷酸胺[9]，这些代谢产物与

DNA、RNA 和细胞蛋白质产生交叉连接,从而发挥细胞毒性作用。尽管环磷酰胺从肾脏排泄时并不发生变化,但其代谢产物丙烯醛对膀胱有毒性作用[10]。为了减小发生出血性膀胱炎的风险,往往需要同时服用美司那(2- 巯基乙基磺酸钠)[9]。环磷酰胺能够同时抑制 T 细胞和 B 细胞,所以可以有效减少迟发性过敏反应(DTH),并降低自身抗体反应[72]。

研究发现,环磷酰胺能够有效治疗 Bechcet′s 病中的视网膜与脉络膜炎症,并且较类固醇激素和苯丁酸氮芥更为有效[33,60]。

匐行性脉络膜炎是一种严重威胁视力的疾病,特别当脉络膜损害发生在黄斑区或近黄斑时视力受损的风险极大。类固醇激素能有效地控制活动性炎症并可能缩小病变区的大小,但也有证据表明其无法阻止复发[12],甚至连环孢霉素也不可能彻底抑制其复发[2]。使用免疫抑制剂如低剂量环磷酰胺(50 ~ 200mg/d)持续 53 个月,则可阻止其复发[3]。但由于该药有骨髓抑制和继发癌变的风险,目前推荐疗程为 3 ~ 6 个月。即使治疗结束,不再用药,一部分患者也不会再复发。

环磷酰胺的推荐用法是口服 1 ~ 2mg/kg·d,对于一些严重病例可以持续数周将用量增至 3 ~ 4mg/kg·d。临床需根据肾功能和眼部情况及时调整剂量,同时注意有无白细胞减少。长期治疗剂量需根据治疗效果和白细胞计数决定,白细胞数一般需保持在 3 500cell/μl 以上。环磷酰胺通常需晨服,患者每天需喝 2 ~ 3L 饮料以增加小便次数,从而减少膀胱损害。静脉给药适用于严重病例,如 Bechcet′s 病相关的阻塞性视网膜血管炎,以便迅速治疗挽救视力。此外,静脉给药可以减轻丙烯醛对膀胱的损害,同时仅引起白细胞暂时性减少。我们还可以每 3 ~ 4 周给予一次性大剂量环磷酰胺 15 ~ 20mg/kg(或 1g/m² 体表面积),但也应同时服用美司那以减轻膀胱毒性。

16.2.6　苯丁酸氮芥

与环磷酸胺相似,苯丁酸氮芥是一种烷化的氮芥衍生物,它通过阻断 DNA 复制和转录,以及 RNA 翻译产生细胞毒性。苯丁酸氮芥口服吸收迅速,在肝脏转化成活性产物苯乙酸氮芥,肾脏是其主要的排泄途径。苯丁酸氮芥一般用于治疗恶性肿瘤和伴有脉管炎的自身免疫性疾病[13],其免疫抑制效应通过抑制 B 细胞实现。

苯丁酸氮芥使用剂量根据治疗反应与白细胞计数而定,白细胞计数一般需在 3 000 ~ 3 500cell/μl 以上,最高剂量不应超过 12 ~ 18mg/d(0.1 ~ 0.2mg/kg)。血液系统毒性是其最突出的副作用,骨髓抑制呈剂量依赖性,剂量大于 10mg/d 时即可发生,尽管骨髓抑制呈可逆性,但在停药后仍可能持续存在数月。所以使用苯丁酸氮芥,必须定期检查血液系统和肝脏功能。而大剂量用药(10 ~ 30mg/d)则会显著增加性腺功能失调诸如无月经,无精症,睾丸萎缩和阳痿的发生率[23]。恶性肿瘤似乎只在长期大剂量应用苯丁酸氮芥时才可能发生。

苯丁酸氮芥广泛用于治疗 Behcet′s 病,并可以使之达到长期缓解,有证据表明其疗效优于小剂量环孢菌素(5 ~ 7mg/kg·d)[48]。除 Behcet′s 病外,Goldstein 等和 Miserocchi 等还分别报道使用苯丁酸氮芥治疗不同类型的影响屈光状态和危及视力的葡萄膜炎的研究结果[23,47],平均剂量是 20mg/d 持续 16 周,或 8mg/d 持续一年。两组病例研究显示,即便患者曾行苯丁酸氮芥治疗或对其他药物不敏感,苯丁酸氮芥均能缓解葡萄膜炎的症状。

16.3　抗生素

16.3.1　柳氮磺胺吡啶

柳氮磺胺吡啶是一药物前体,它可被结肠中细菌分解或在肝脏中代谢为 5- 氨基水杨酸（5-ASA）和磺胺吡啶（SP），至于这两种产物哪一种表达柳氮磺胺吡啶的活性目前尚存争论，5- 氨基水杨酸的治疗作用已被证实，但却不清楚磺胺吡啶是否也起到了某种促进作用。在结肠内，柳氮磺胺吡啶的分解产物起着抗炎作用，故可用来治疗结肠炎症。尽管柳氮磺胺吡啶可能具有全身免疫抑制功能，但临床使用却以其肠道局部作用为主。口服后，33%的柳氮磺胺吡啶、全部的磺胺吡啶和33%的 5- 氨基水杨酸能被吸收。

柳氮磺胺吡啶的剂量为 1000 ~ 2000mg/d，分两次服用。常见副作用包括胃肠道反应、恶心、呕吐、胃炎和头痛，柳氮磺胺吡啶还可引起骨髓抑制。光敏作用和过敏反应可能会引起皮疹。柳氮磺胺吡啶有助于风湿性关节炎患者控制病情、减少类固醇激素的用量。用于葡萄膜炎治疗时，预防性给予柳氮磺胺吡啶使前葡萄膜炎维持缓解。一项持续 3 年的研究显示，柳氮磺胺吡啶可以显著减少伴强直性脊柱炎的前葡萄膜炎复发，并能减轻病情[7]。另一项研究显示，柳氮磺胺吡啶可以减轻在一年内复发的急性前葡萄膜炎患者的前房闪辉[49]。

16.4 钙调素抑制剂

钙调素抑制剂通过抑制细胞内钙调素的信号传导通路干扰 DNA 转录，导致免疫细胞功能下降，钙调素抑制剂是一种强力的免疫抑制剂，主要通过抑制 T 细胞发挥作用。FK506 的作用强度是环孢霉素 A 的 50 ~ 100 倍，但其毒性和副作用较大，CSA 可与环孢霉素结合，而 FK506 则和雷帕霉素结合成所谓的 "FK506- 结合蛋白"（FKBPs）。环孢霉素和 FK506- 结合蛋白广泛存在于诸多细胞内，并具有生物学活性。

16.4.1 环孢霉素 A（CsA）

环孢霉素通过阻断细胞内的信号传导抑

制 T 细胞功能，当 T 细胞完成抗原识别后，细胞表面的 T 细胞受体 /CD3 复合物激活，同时激活细胞内一系列信号传导通路，最终使一些炎症细胞因子诸如 IL-2，IL-3，IL-4，IFN-Y 和 IL-2 受体表达上调[43]。环孢素 A 和他克莫司能够抑制这条信号传导通路，从而抑制抗原识别后的 T 细胞活化。这些药物可以作用于免疫反应的不同环节，如直接作用于传入阶段即抑制抗原特异性结合，还能间接作用于传出环节。这就解释了自身免疫性疾病治疗初期发挥作用较慢。最近一项研究显示，环孢霉素可以下调与疾病发生相关的 Th1 型免疫反应水平[20]。自首次将环孢霉素应用于葡萄膜炎治疗以来，其剂量已显著减少以避免发生副作用[52]。目前推荐剂量是 2.5 ~ 7mg/kg·d，分两次给药。环孢霉素的副作用很多而且呈剂量依赖性。高血压和肾脏毒性最为常见也最为严重[30]，所以必须严密监测血压和肾功能。治疗过程中肌酐较治疗前升高不应超过 30%。其他常见副作用包括高血脂、牙龈增生、胃肠道反应、肝脏毒性和头痛等。

尽管一直提倡使用环孢霉素治疗合并眼部病变的 Behcet´s 病[6]，但最近一项长期调查显示，该药并不能完全控制 Behcet´s 病，因此并非最为理想。然而在更好的药物和治疗方案出现前，环孢霉素仍是目前最有效的控制葡萄膜炎及其并发症的药物[55]。环孢霉素还可与类固醇激素联合治疗合并间质性肾小管肾炎的葡萄膜炎[29]。若与其他免疫抑制剂联合使用，则一方面能更好地控制病情，而另一方面其副作用也能减少到最低程度[33,40]。

16.4.2 他克莫司（FK506）

FK506 是一种真菌（tsukabaensis 链霉菌）代谢产物，其作用靶点是参与许多转录因子调控的钙调素。FK506 通过抑制钙调素的功能，从而抑制免疫系统活性并产生相应的副作用。FK506 和雷帕霉素都可以调节转录中和转录后的 IL-2 和 GM-CSF 基因的表达水平[28]。常用的药物口服剂量为 0.1 ~ 0.25mg/kg·d，分两次给药。临床上常见的副作用有肾毒性、神经毒性、糖尿病和高血压等。大多数副作用都与 FK506 血清水平相关而并非给药剂量，所以治疗的先决条件是应密切监控血清 FK506 浓度（TDM）[57]。

FK506 只用于少部分的葡萄膜炎患者。UCHIO 研究指出，该药对 Behcet´s 病的治疗效应有赖于 SICAM-1 的高表达[78]。在另一项研究中，采用 FK506 治疗 6 例环孢霉素治疗无效的严重危及视力的葡萄膜炎患者，结果发现，所有患者的后葡萄膜炎都得到控制，另有 5 例患者的视力提高，相对环孢霉素而言，FK506 的副作用更加轻微。

16.4.3　雷帕霉素

雷帕霉素是一种由亲水链霉菌产生的多肽，通过激发 T 细胞凋亡阻断免疫反应。

雷帕霉素用于移植反应的副作用包括血脂和胆固醇升高、高血压、贫血、腹泻、皮疹、血小板减少和血红蛋白减少等。然而上述反应通常都不太严重。由于雷帕霉素严重影响伤口愈合，故术后不应使用。动物实验研究显示，雷帕霉素对自身免疫性葡萄膜炎有效，但目前尚无人体试验的报道。

16.5　免疫调节剂

16.5.1　沙利度胺

沙利度胺（反应停），即 N-（2，6-二氧代 -3 - 哌啶基）- 邻苯二甲酰亚胺是一种谷氨酸衍生物，在 20 世纪五六十年代，这种药物被用做镇定剂和止吐剂。当时认为沙利度胺安全、无毒副作用，所以用于治疗孕妇的早孕反应和恶心[56]。但后来由于其有最严重的副作用——致畸，沙利度胺变得声名狼藉。该药可以导致肢体、耳朵、眼睛发育异常和内脏器官缺损。单一剂量的沙利度胺即引起致畸[77]。另一严重的、即便停药后仍呈不可逆的副作用是外周神经病变，常导致手足对称性痛觉异常和感觉丧失。

沙利度胺的作用机制目前尚不清楚，我们仅知道该药在 TNF-α 生成增加时下调 TNF-α 的表达水平[38]。TNF-α 由巨噬细胞和活化的 Th 细胞分泌，因此在许多炎症性疾病包括葡萄膜炎中都会出现。但沙利度胺并非一个单纯的 TNF-α 抑制剂，它可以阻断 TNF 过度生成同时能保持正常的生理需要量。该药还可以抑制新生血管生成，而后者在许多生理病理过程中都有着极重要地位。沙利度胺对免疫系统的作用还包括抑制白细胞趋化，降低黏附分子黏度，抑制淋巴细胞增殖，调节部分细胞因子的表达水平并减少吞噬作用，从而阻止炎症细胞侵入眼部[56]。

由于其副作用严重和潜在的致畸性，沙利度胺仅用于治疗一些严重病例，大剂量则作为镇定剂使用。通常根据治疗指征决定用药剂量，一般每天 100 ~ 300mg 分两次服用。目前尚无沙利度胺治疗葡萄膜炎的大型临床试验，只有少量用于治疗 Behcet´s 病的报道。有研究显示，沙利度胺大约控制 6% ~ 16% 的 Behcet´s 病，而采用安慰剂对照组者无一例患者病情得以控制[27]。小剂量沙利度胺 5 ~ 10mg/kg 还可用于部分儿童患者[35]。其他副作用包括嗜睡、头晕、便秘、头疼、肥胖、轻微的皮疹和口干。睡前服用有助于减轻早晨的药物残留作用。

16.5.2　抗 TNF-α 治疗

肿瘤坏死因子 α（TNF-α）是一种促炎细胞因子，主要由活化的单核 - 巨噬细胞所分泌。TNF-α 可以激发许多不同类型细胞分泌一系列的细胞因子。单核细胞激活后分泌 IL-1 和 IL-6，B 细胞产生抗体以及 T 细胞产生 IL-2、IFN-Y 和其他一些细胞因子（图

16.2）。在内皮细胞中，TNF-α 使黏附分子和一氧化氮合成酶的表达上调。TNF-α 还可作用于非免疫细胞。作用于脑细胞引起发热和嗜睡，在成骨细胞、纤维细胞和肌细胞中产生蛋白酶导致组织坏死[15]。除TNF-α 的促炎活性外，其迟发效应会造成风湿病中骨和结缔组织的损害。相反，低浓度TNF-α 则具有神经保护功能，包括促进中枢神经和外周神经系统的髓鞘再生[4]。也许这就是接受抗 TNF-α 治疗患者出现脱髓鞘反应并伴有多发性硬化症和视神经炎的原因所在[18,66]。

尽管抗 TNF-α 疗法在风湿病治疗中已获得成功，但其用于眼内炎症的疗效报道仍颇有争议。

近年有两种药物用于临床。英夫利西是一种抗 TNF-α 的嵌合式单克隆抗体，目前完全型抗 TNF-α 单克隆抗体已经面市，但尚无其用于葡萄膜炎治疗的报道。依那西普由 TNF-α 2 受体和一条 IgG 重链构成，它可以促进 TNF-α 和 TNF-β 与受体结合。另有一种新药为 TNF 受体的融合蛋白，但目前尚处于试验阶段，但最初报道已证实其对葡萄膜炎的治疗作用[24]。前房相关免疫偏离（ACAID）是维持眼免疫赦免状态的一项重要因素，Masli 等对鼠的研究证实，TNF-α 2 受体产生的生物信号对 ACAID 至关重要[44]。

这也许可以解释依那西普治疗强直性脊柱炎时发生葡萄膜炎的原因[58]。

是否采用抗 TNF-α 疗法主要取决于自身抗体发展的程度，部分患者甚至会出现SLE 样症状。

16.5.2.1　依那西普

依那西普可以和 TNF-α 及 TNF-β 结合，从而阻止其与细胞表面受体结合。依那西普的半衰期长达 98~300 小时，一周只需给药两次。其副作用包括注射部位的反应，这通常无需太过关注。但依那西普发挥抗炎和免疫抑制作用的同时也降低了机体对外界感染的抵抗力，有可能会诱发呼吸道感染和结核病复发，甚至部分患者会因此丧命。由于风湿病患者更易发生感染，故使用依那西普治疗时必须密切监测各项生命体征和检验指标。

依那西普曾被用于预防已被甲氨蝶呤控制的慢性复发性葡萄膜炎的复发[19]。但研究者并未发现治疗组和安慰剂组在复发率和视力预后等方面存在差异。但可以明确的是，该药不会增加复发率和死亡率。

依那西普治疗对药物不敏感的伴或不伴有青少年慢性关节炎的葡萄膜炎的疗效各家报道不一。Reiff 等研究显示，16 眼中有 10 眼的葡萄膜炎症状缓解，并且大多数儿童复

图 16.2　本图显示了细胞因子间的网络。Th 细胞（Th），B 细胞（B）和巨噬细胞（M）分别作为典型的抗原递呈细胞或炎症细胞。还显示了TNF-α 对于组织的作用，如上调可诱导的一氧化氮合成酶（iNOS）的表达，增加黏附分子与内皮细胞的结合并导致更多的可溶解组织的蛋白酶产生。紫色的箭头显示了 Th 细胞可被自身分泌的 IL-2 所激活（IL-2R）。

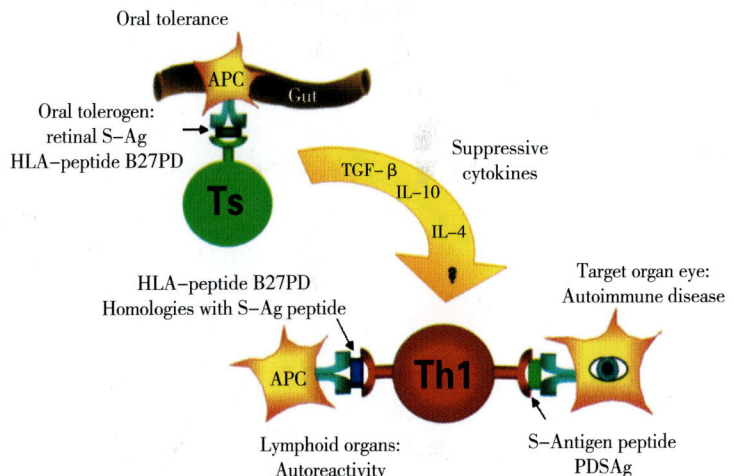

发得以控制，长期随访发现其疗效可靠[59]。Smith 等对一小样本（12 例）儿童葡萄膜炎进行研究，采用双盲、安慰剂对照的研究方法[70]，结果显示，依那西普对两组均无疗效，这使大家对依那西普的疗效产生了怀疑。

16.5.2.2　英夫利西

单克隆抗体英夫利西用于静脉给药，常用剂量是 3~5mg/kg，个别病例可加量到 10mg/kg。首次注射后每隔 2 周注射一次，6 周后再注射一次，以后每隔 8 周注射一次。头晕和头痛是其主要副作用。英夫利西的过敏反应很少见。和依那西普相同，英夫利西抑制免疫反应同时也降低患者对感染的抵抗力，所以常诱发病毒感染、呼吸道感染以及结核感染[42]。因此服药前需做 X 光胸片和结核菌素试验以排除结核病。如果患者结核阳性，则必须使用 INH（异烟肼）先行抗痨治疗。最近研究显示，英夫利西可能与中度和严重的充血性心力衰竭患者的死亡率和住院率上升有关[46]。另有报道显示，英夫利西可引起视神经炎进展[18]，也有学者认为其本身就有直接毒性作用[74]。

英夫利西已用于治疗不同类型的葡萄膜炎，该药主要用于慢性、复发性葡萄膜炎以及对常规治疗不敏感的患者。单一使用英夫利西治疗 HLA-B*27 相关前葡萄膜炎见效迅速。部分患者平均 5 个月后病情复发，这可能与葡萄膜炎的自然病程有关[16,21]。由于 Behcet′s 病葡萄膜炎病情严重，数个研究小组试用英夫利西治疗显示，单次注射 1~2 天内症状迅速缓解，2 周内可完全控制[32,64]，复发患者再次治疗同样有效。尽管有一例出现眼部和全身的结核杆菌感染，但抗结核治疗效果良好。尽管英夫利西治疗儿童 Behcet′s 病葡萄膜炎的病例样本有限，但都显示出较好的疗效[63]。

英夫利西较依那西普更常用于葡萄膜炎治疗。到目前为止，尚无直接比较二者疗效的临床试验。只有一例报道显示，一例 Behcet′s 病患者采用依那西普治疗无效而使用英夫利西效果良好，这似乎提示英夫利西单抗较依那西普更佳[17]。

16.5.3　α-干扰素

α-干扰素和 β-干扰素（IFN-α，IFN-β）属于 I 型干扰素，由病毒感染、肿瘤或外来细胞诱导产生。IFN-α 亚型主要由单核-巨噬细胞产生，但更多发生于病毒感染时，由含病毒或细菌的 CpG 基序的 DNA 激发浆细胞样树突状细胞（PDC）分泌。IFN-α 主要用于治疗慢性乙型肝炎和丙型肝炎。

重组 IFN-α 2a 治疗作用的机制目前尚不完全清楚，其可能机制是通过调节免疫系统实现的。自然杀伤细胞（NK）和 NKT 细胞（一类低变异的具有 NK 细胞和 T 细胞受体的细胞群）可被 IFN-α 激活。最初假说的提出是基于自身免疫性疾病动物模型和糖尿病患者的 NK/NKT 细胞活性和数目有所下降[81]。NKT 细胞在自然免疫应答和适应性免疫应答中起着重要的调节作用[73]。而 IFN-α 疗法可以纠正体内 NK 细胞的缺乏。其次，有报道显示，IFN-α 可以诱导循环中 IL-1 受体拮抗剂的产生。鉴于此，建议诱导产生抗炎状态以维持 IL-1/IL-2 受体拮抗剂平衡。最近研究显示，机体免疫力是影响干扰素疗效的重要因素[61]。

IFN-α 治疗的副作用有：产生抗甲状腺自身抗体，这可能会导致甲状腺炎；其次，产生抗 DNA 自身抗体。由于红斑狼疮患者体内 IFN-α 和抗 DNA 自身抗体增高，人们担心该疗法可能会诱发 SLE 产生。然而对大多数患者而言，该疗法仅引起一些流感样症状，而且很快自愈。

在一项未设立对照组的随访研究中，50 例患有危及视力的 Behcet′s 病葡萄膜炎患者每天接受 600 万单位的重组 IFN-α 治疗。结果显示，46 例效果良好，表现为视力提高、眼内炎症消退。活动性 Behcet′s 病降至

50%，平均 3 年的随访研究发现，缓解期持续 7~58 个月不等，另有 20 例痊愈而终止治疗，其余患者也得以将剂量减少至一周 3 次 300 万单位[39]。

16.5.4　赛替哌

T 细胞通过上调其 IL-2 受体（IL-2R）的表达水平呈活化状态，活化的 T 细胞可以导致自身免疫应答反应。赛替哌作用的靶点为高亲和力的 IL-2R 的 α 链，因此该药仅对活化的 T 细胞发挥作用，并未触及未活化的 T 记忆细胞。对鼠自身免疫性葡萄膜炎的动物模型研究发现，自我攻击型的 Th1 细胞大量表达 IL-2R[11]。对灵长类动物模型研究发现，如果以 IL-2R 为作用靶点，可以减轻眼内炎症反应[26]。上述结果为赛替哌用于临床研究提供了依据[50]。研究人员采用人特异性 IL-2 受体抗体（赛替哌）成功治疗 10 例葡萄膜炎患者，具体治疗方案为 1mg/kg、每隔 2 周给药一次，24 周后每隔 4 周给药一次。治疗第一年内所有患者除赛替哌外均不再需要使用其他任何免疫抑制剂或抗炎药物。

本研究有 7 例患者随访时间超过 4 年，在 3 年随访中，研究人员尝试采用皮下注射抗体的方法（第一周给药两次 2mg/kg；后 4 周每周一次 1mg/kg），所有接受治疗患者其他免疫抑制剂的用量均有所减少，而且视力保持稳定。赛替哌使用一年后，仅 2 例患者出现肉芽肿性皮炎，随访 3 年发现，许多副作用包括从轻微感染到肾癌（1 例）均有发生[53]。

16.6　免疫耐受诱导

上述所有治疗方案都有一个共同点，那就是通过抑制整个免疫系统而并非仅针对自身免疫应答反应。而且，这些化学药物和生物制剂都有一些严重副作用，并且随用药时间延长而累积。尽管大多数副作用呈剂量依赖，联合其他药物可以减轻，但患者还是限制了上述药物的广泛使用，最终患者常为了安全而放弃挽救视力的治疗。由此可见，发展一种高度特异性的治疗方案极其重要，诱导抗原产生特异性黏膜免疫耐受就是其中一种。如果被免疫系统攻击的抗原能通过口服进入体内，就可以诱导调控细胞下调自我攻击的免疫应答反应。

免疫耐受机制对营养性蛋白质非常有效，它可以防止食物过敏的发生。据目前所知，这种免疫耐受由一些抑制性细胞介导，它们特异性的针对不同抗原发生反应。但尽管如此，其具体作用机制仍不甚清楚。有假说认为抑制性 T 细胞识别相应的抗原，然后分泌一些抑制性细胞因子如 TGF-β，IL-10（Th3，Tr 型）或诱发相应的拮抗性 Th 型免疫应答[79]（图 16.3）。目前，已有许多口服抗原用来治疗葡萄膜炎[51,54,75]。

16.6.1　视网膜自身抗原作为免疫耐受原

首次口服免疫耐受诱导研究是采用视网膜 S-Ag 治疗两位需要终生服用免疫抑制剂的 Behcet's 病伴中间葡萄膜炎的患者[54]，患者服用提纯牛视网膜 S-Ag，开始时每周 3 次，给药间隔逐渐延长，直至停药。随访 41 个月发现，疾病活动性有所降低，故口服 S-Ag 对葡萄膜炎有着积极的治疗作用，并且减少其他药物的使用。

随后进行了一项回顾性随机双盲 I、II 期临床试验，四组患者分别采用安慰剂、提纯牛视网膜 S-Ag、富含 S-Ag 的视网膜萃取液和牛视网膜萃取液[51]治疗。这样确保所有可能参与葡萄膜炎反应的抗原都能够诱导耐受[14]。研究重点关注从治疗开始至减少免疫抑制药物用量的时间，以及疾病复发的时间。综合两项指标发现，提纯牛视网膜 S-Ag 组较安慰剂组及其他治疗组效果更佳。遗憾的是，由于样本数太小，其结果并无统计学意义。

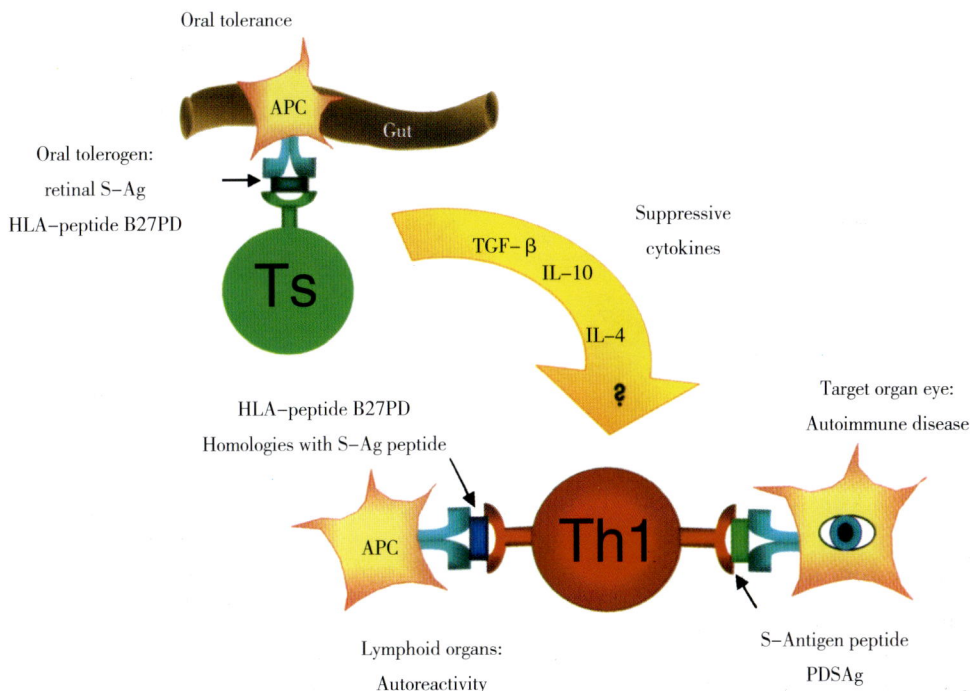

图 16.3　口服免疫耐受。首先通过胃肠道黏膜摄入视网膜自身抗原（S-Ag）或者多肽（B27PD）—— 一种来自 HLA-B 抗原可以模拟 S-Ag 多肽。它们与肠腔内的抗原递呈细胞（APC）结合后激活特异性抑制性细胞（Ts），后者通过一条未知途径也许是通过分泌某种抑制性细胞因子诱导免疫耐受反应。该通路通过阻止自我攻击的 T 辅助细胞 1（Th1）活化，从而达到诱导免疫耐受的目的，同时也是 S-Ag 或多肽（B27PD）作用机制的共同之处。

16.6.2　HLA 多肽 B27PD 作为口服免疫耐受原

研究证实，14 肽 B27PD（ALNEDLSS-WTAADT）对鼠自身免疫性葡萄膜炎有效[80]。在此基础上，研究人员给予 9 例慢性前、中及后葡萄膜炎多肽胶囊口服[75]。所有患者曾长期使用免疫抑制剂但却无明显效果或出现严重并发症。药物用量为前 12 周每周口服 3 次 4mg 的多肽胶囊，随访 9 个月发现，12 周的耐受诱导过程中，患者长期使用免疫抑制药物的剂量降至 20mg 泼尼松龙当量。在整个研究期间，其他辅助治疗也根据病情变化得到调整。

14 肽 B27PD 治疗期间，所有患者的视力和眼内炎症都得到改善。治疗 2~6 周内，所有患者类固醇激素用量都有所减少，从治疗开始前一年平均每天 10.4mg 降至治疗后一年的每天 3.1mg。同时视力明显提高。外周血淋巴细胞体外试验表明其对有丝分裂原（PHA，植物凝血素）和记忆抗原（破伤风类毒素），PPD（结核菌素纯蛋白衍化物）的免疫应答未受影响。这说明诱导耐受不会导致广泛的免疫抑制。

4 年随访发现 4 例患者经治疗后痊愈，此外，所有患者的平均视力都得以维持，而且类固醇激素的治疗剂量均有所减少[76]。

临床要点

- 严重危及视力的葡萄膜炎或呈慢性迁延性病程者，类固醇激素治疗不应或不能耐受者则需使用免疫抑制剂。
- 免疫抑制疗法采用细胞毒性药物（咪唑硫嘌呤、甲氨蝶呤、霉酚酸酯、环磷酰胺、苯丁酸氮芥），抗生素（柳氮磺胺吡啶）和钙调素抑制剂（环孢霉素 A，他克莫司）与类固醇激素联合使用，以便降低每种药物所需剂量从而减少副作用的发生，一般免疫抑制剂的起效时间可能会延迟数周至 3 个月。

- 新的免疫调节疗法包括使用沙利度胺、"生物靶"细胞因子（抗 TNF-α：英夫利西或 TNF-α 受体结合免疫球蛋白：依那西普），免疫细胞表面的细胞因子受体（抗 IL-2 受体：赛替哌）或者直接使用细胞因子（α-干扰素）等。其作用机制更为特异，即使对合并全身疾病如 Behcet's 病者，也常能快速地缓解葡萄膜炎的病情。但由于其应用时间尚短，可能还存在着某些未知的副作用。

- 免疫学疗法可以重新诱导对自身抗原的免疫耐受，却不影响其他免疫反应，例如口服免疫耐受。这种尚在研究的疗法有望避免产生副作用。

参考文献

[1] Akpek EK, Baltatzis S, Yang J, et al. (2001) Long-term immunosuppressive treatment of serpiginous choroiditis. Ocul Immunol Inflamm 9:153–167.

[2] Akpek EK, Ilhan Sarac O (2003) New treatments for serpiginous choroiditis. Curr Opin Ophthalmol 14:128–131.

[3] Akpek EK, Jabs DA, Tessler HH, et al. (2002) Successful treatment of serpiginous choroiditis with alkylating agents. Ophthalmology 109:1506–1513.

[4] Arnett HA, Mason J, Marino M, et al. (2001) TNF alpha promotes proliferation of oligodendrocyte progenitors and remyelination. Nat Neurosci 4:1116–1122.

[5] Baltatzis S, Tufail F, Yu EN, et al. (2003) Mycophenolate mofetil as an immunomodulatory agent in the treatment of chronic ocular inflammatory disorders. Ophthalmology 110:1061–1065.

[6] BenEzra D, Cohen E, Chajek T, et al. (1988) Evaluation of conventional therapy versus cyclosporine A in Behcet's syndrome. Transplant Proc 20:136–143.

[7] Benitez Del Castillo JM, Garcia Sanchez J, Iradier T, et al. (2000) Sulfasalazine in the prevention of anterior uveitis associated with ankylosing spondylitis. Eye 14:340–343.

[8] Bom S, Zamiri P, Lightman S (2001) Use of methotrexate in the management of sight-threatening uveitis. Ocul Immunol Inflamm 9:35–40.

[9] Brock N (1989) Oxazaphosphorine cytostatics: past-present-future. Seventh Cain Memorial Award lecture. Cancer Res 49:1–7.

[10] Cannon J, Linke CA, Cos LR (1991) Cyclophosphamide-associated carcinoma of urothelium: modalities for prevention. Urology 38:413–416.

[11] Caspi RR (2002) Th1 and Th2 responses in pathogenesis and regulation of experimental autoimmune uveoretinitis. Int Rev Immunol 21:197–208.

[12] Christmas NJ, Oh KT, Oh DM, et al. (2002) Long-term follow-up of patients with serpiginous choroiditis. Retina 22:550–556.

[13] Clements PJ, Davis J (1986) Cytotoxic drugs: their clinical application to the rheumatic diseases. Semin Arthritis Rheum 15:231–254.

[14] Deeg CA, Thurau SR, Gerhards H, et al. (2002) Uveitis in horses induced by interphotoreceptor retinoid-binding protein is similar to the spontaneous disease. Eur J Immunol 32:2598–2606.

[15] Eigler A, Sinha B, Hartmann G, et al. (1997) Taming TNF: strategies to restrain this proinflammatory cytokine. Immunol Today 18:487–492.

[16] El Shabrawi Y, Hermann J (2002) Anti-tumor necrosis factor-alpha therapy with infliximab as an alternative to corticosteroids in the treatment of human leukocyte antigen B27-associated acute anterior uveitis. Ophthalmology 109:2342–2346.

[17] Estrach C, Mpofu S, Moots RJ (2002) Behcet's syndrome: response to infliximab after failure of etanercept. Rheumatology (Oxford) 41:1213–1214.

[18] Foroozan R, Buono LM, Sergott RC, et al. (2002) Retrobulbar optic neuritis associated with infliximab. Arch Ophthalmol 120:985–987.

[19] Foster CS, Tufail F, Waheed NK, et al. (2003) Efficacy of etanercept in preventing relapse of uveitis controlled by methotrexate. Arch Ophthalmol 121:437–440.

[20] Frassanito MA, Dammacco R, Fusaro T, et al. (2003) Combined cyclosporin-A/prednisone therapy of patients with active uveitis suppresses IFN-gamma production and the function of dendritic cells. Clin Exp Immunol 133:233–239.

[21] Fries W, Giofre MR, Catanoso M, et al. (2002) Treatment of acute uveitis associated with Crohn's disease and sacroileitis with infliximab. Am J Gastroenterol 97:499–500.

[22] Gion N, Stavrou P, Foster CS (2000) Immunomodulatory therapy for chronic tubulointerstitial nephritis-associated uveitis. Am J Ophthalmol 129:764–768.

[23] Goldstein DA, Fontanilla FA, Kaul S, et al. (2002) Long-term follow-up of patients treated with short-term high-dose chlorambucil for sight-threatening ocular inflammation. Ophthalmology 109:370–377.

[24] Greiner K, Murphy CC, Willermain F, et al. (2004) Anti-TNFalpha therapy modulates the phenotype of peripheral blood CD4+ T cells in patients with posterior segment intraocular inflammation. Invest Ophthalmol Vis Sci 45:170–176.

[25] Greiner K, Varikkara M, Santiago C, et al. (2002) Efficiency of mycophenolate mofetil in the treatment of intermediate and posterior uveitis. Ophthalmologe 99:691–694.

[26] Guex Crosier Y, Raber J, Chan CC, et al. (1997) Humanized antibodies against the alpha-chain of the IL-2 receptor and against the beta-chain shared by the IL-2 and IL-15 receptors in a monkey uveitis model of autoimmune diseases. J Im-

munol 158:452–458.

[27] Hamuryudan V, Mat C, Saip S, et al. (1998) Thalidomide in the treatment of the mucocutaneous lesions of the Behcet syndrome. A randomized, double-blind, placebo-controlled trial. Ann Intern Med 128:443–450.

[28] Hanke JH, Nichols LN, Coon ME (1992) FK506 and rapamycin selectively enhance degradation of IL-2 and GM-CSF mRNA. Lymphokine Cytokine Res 11:221–231.

[29] Hudde T, Heinz C, Neudorf U, et al. (2002) Tubulointerstitial nephritis and uveitis (TINU syndrome) – comorbidity and complications in four patients. Klin Monatsbl Augenheilkd 219:528–532.

[30] Isnard Bagnis C, Tezenas du Montcel S, Beaufils H, et al. (2002) Long-term renal effects of low-dose cyclosporine in uveitis-treated patients: follow-up study. J Am Soc Nephrol 13:2962–2968.

[31] Jordan JF, Walter P, Ayertey HD, et al. (2003) Intermediate uveitis in childhood preceding the diagnosis of multiple sclerosis: a 13-year follow-up. Am J Ophthalmol 135:885–886.

[32] Joseph A, Raj D, Dua HS, et al. (2003) Infliximab in the treatment of refractory posterior uveitis. Ophthalmology 110:1449–1453.

[33] Kaklamani VG, Kaklamanis PG (2001) Treatment of Behcet's disease – an update. Semin Arthritis Rheum 30:299–312.

[34] Kaplan Messas A, Barkana Y, Avni I, et al. (2003) Methotrexate as a first-line corticosteroid-sparing therapy in a cohort of uveitis and scleritis. Ocul Immunol Inflamm 11:131–139.

[35] Kari JA, Shah V, Dillon MJ (2001) Behcet's disease in UK children: clinical features and treatment including thalidomide. Rheumatology (Oxford) 40:933–938.

[36] Kilmartin DJ, Fletcher ZJ, Almeida JA, et al. (2001) CD69 expression on peripheral CD4+ T cells parallels disease activity and is reduced by mycophenolate mofetil therapy in uveitis. Invest Ophthalmol Vis Sci 42:1285–1292.

[37] Kiss S, Letko E, Qamruddin S, et al. (2003) Long-term progression, prognosis, and treatment of patients with recurrent ocular manifestations of Reiter's syndrome. Ophthalmology 110:1764–1769.

[38] Klausner JD, Freedman VH, Kaplan G (1996) Thalidomide as an anti-TNF-alpha inhibitor: implications for clinical use. Clin Immunol Immunopathol 81:219–223.

[39] Kotter I, Zierhut M, Eckstein AK, et al. (2003) Human recombinant interferon alfa-2a for the treatment of Behcet's disease with sight threatening posterior or panuveitis. Br J Ophthalmol 87:423–431.

[40] Kulkarni P (2001) Review: uveitis and immunosuppressive drugs. J Ocul Pharmacol Ther 17:181–187.

[41] Larkin G, Lightman S (1999) Mycophenolate mofetil. A useful immunosuppressive in inflammatory eye disease. Ophthalmology 106:370–374.

[42] Lim WS, Powell RJ, Johnston ID (2002) Tuberculosis and treatment with infliximab. N Engl J Med 346:623–626.

[43] Liu J (1993) FK506 and cyclosporin, molecular probes for studying intracellular signal transduction. Immunol Today 14:290–295.

[44] Masli S, Turpie B, Streilein JW (2003) By altering TNFR2:TNFR1 expression, TGFb prevents ACAID-inducing antigen presenting cells from secreting IL-12. Invest Ophthalmol Vis Sci E-Abstract 44:990.

[45] Michel S-S, Ekong A, Baltatzis S, et al. (2002) Multifocal choroiditis and panuveitis: immunomodulatory therapy. Ophthalmology 109:378–383.

[46] Mikuls TR, Moreland LW (2003) Benefit-risk assessment of infliximab in the treatment of rheumatoid arthritis. Drug Saf 26:23–32.

[47] Miserocchi E, Baltatzis S, Ekong A, et al. (2002) Efficacy and safety of chlorambucil in intractable noninfectious uveitis: the Massachusetts Eye and Ear Infirmary experience. Ophthalmology 109: 137–142.

[48] Mudun BA, Ergen A, Ipcioglu SU, et al. (2001) Short-term chlorambucil for refractory uveitis in Behcet's disease. Ocul Immunol Inflamm 9:219–229.

[49] Munoz Fernandez S, Hidalgo V, Fernandez Melon J, et al. (2003) Sulfasalazine reduces the number of flares of acute anterior uveitis over a one-year period. J Rheumatol 30:1277–1279.

[50] Nussenblatt RB, Fortin E, Schiffman R, et al. (1999) Treatment of noninfectious intermediate and posterior uveitis with the humanized anti-Tac mAb: a phase I/II clinical trial. Proc Natl Acad Sci U S A 96:7462–7466.

[51] Nussenblatt RB, Gery I, Weiner HL, et al. (1997) Treatment of uveitis by oral administration of retinal antigens: results of a phase I/II randomized masked trial. Am J Ophthalmol 123:583–592.

[52] Nussenblatt RB, Palestine AG, Rook AH, et al. (1983) Treatment of intraocular inflammatory disease with cyclosporin A. Lancet 2:235–238.

[53] Nussenblatt RB, Thompson DJ, Li Z, et al. (2003) Humanized anti-interleukin-2 (IL-2) receptor alpha therapy: long-term results in uveitis patients and preliminary safety and activity data for establishing parameters for subcutaneous administration. J Autoimmun 21:283–293.

[54] Nussenblatt RB, Whitcup SM, de Smet MD, et al. (1996) Intraocular inflammatory disease (uveitis) and the use of oral tolerance: a status report. Ann N Y Acad Sci 778:325–337.

[55] Ozdal PC, Ortac S, Taskintuna I, et al. (2002) Long-term therapy with low dose cyclosporin A in ocular Behcet's disease. Doc Ophthalmol 105: 301–312.

[56] Patil CR, Bhise SB (2003) Re-emergence of thalidomide. Ind J Pharmacol 35:204–212.

[57] Qi S, Xu D, Peng J, et al. (2000) Effect of tacrolimus (FK506) and sirolimus (rapamycin) mono- and combination therapy in prolongation of renal allograft survival in the monkey. Transplantation 69:1275–1283.

[58] Reddy AR, Backhouse OC (2003) Does etanercept induce uveitis? Br J Ophthalmol 87:925.

[59] Reiff A (2003) Long-term outcome of etanercept therapy in children with treatment-refractory uveitis. Arthritis Rheum 48:2079–2080.

[60] Saenz A, Ausejo M, Shea B, et al. (2000) Pharmacotherapy for Behcet's syndrome. Cochrane Database Syst Rev 2.

[61] Saito H, Ebinuma H, Satoh I, et al. (2000) Immunological and virological predictors of outcome during interferon-alpha therapy of chronic hepatitis C. J Viral Hepat 7:64–74.

[62] Samson CM, Waheed N, Baltatzis S, et al. (2001) Methotrexate therapy for chronic noninfectious uveitis: analysis of a case series of 160 patients. Ophthalmology 108:1134–1139.

[63] Saulsbury FT, Mann JA (2003) Treatment with infliximab for a child with Behcet's disease. Arthritis Rheum 49:599–600.

[64] Sfikakis PP (2002) Behcet's disease: a new target for anti-tumour necrosis factor treatment. Ann Rheum Dis 61 Suppl 2:ii51–53.

[65] Shah SS, Lowder CY, Schmitt MA, et al. (1992) Low-dose methotrexate therapy for ocular inflammatory disease. Ophthalmology 99:1419–1423.

[66] Sicotte NL, Voskuhl RR (2001) Onset of multiple sclerosis associated with anti-TNF therapy. Neurology 57:1885–1888.

[67] Silman AJ, Petrie J, Hazleman B, et al. (1988) Lymphoproliferative cancer and other malignancy in patients with rheumatoid arthritis treated with azathioprine: a 20 year follow up study. Ann Rheum Dis 47:988–992.

[68] Sloper CM, Powell RJ, Dua HS (1999) Tacrolimus (FK506) in the treatment of posterior uveitis refractory to cyclosporine. Ophthalmology 106:723–728.

[69] Smith J-R (2002) Management of uveitis in pediatric patients: special considerations. Paediatr Drugs 4:183–189.

[70] Smith JA, Smith S, Whitcup SM, et al. (2002) The treatment of JRA-associated uveitis with etanercept. Arthritis Rheum 46:S482.

[71] Stawell R (2003) Methotrexate in inflammatory eye disease. Ocul Immunol Inflamm 11:79–82.

[72] Stockman GD, Heim LR, South MA, et al. (1973) Differential effects of cyclophosphamide on the B and T cell compartments of adult mice. J Immunol 110:277–282.

[73] Taniguchi M, Harada M, Kojo S, et al. (2003) The regulatory role of Valpha14 NKT cells in innate and acquired immune response. Annu Rev Immunol 21:483–513.

[74] ten Tusscher MP, Jacobs PJ, Busch MJ, et al. (2003) Bilateral anterior toxic optic neuropathy and the use of infliximab. BMJ 326:579.

[75] Thurau SR, Diedrichs-Möhring M, Fricke H, et al. (1999) Oral tolerance with an HLA-peptide mimicking retinal autoantigen as a treatment of autoimmune uveitis. Immunol Lett 68:205–212.

[76] Thurau SR, Wildner G (2003) An HLA-peptide mimics organ-specific antigen in autoimmune uveitis: its role in pathogenesis and therapeutic induction of oral tolerance. Autoimm Rev 2:171–176.

[77] Tseng S, Pak G, Washenik K, et al. (1996) Rediscovering thalidomide: a review of its mechanism of action, side effects, and potential uses. J Am Acad Dermatol 35:969–979.

[78] Uchio E, Matsumoto T, Tanaka SI, et al. (1999) Soluble intercellular adhesion molecule-1 (ICAM-1), CD4, CD8 and interleukin-2 receptor in patients with Behcet's disease and Vogt-Koyanagi-Harada's disease. Clin Exp Rheumatol 17:179–184.

[79] Weiner HL (2001) Oral tolerance: immune mechanisms and the generation of Th3-type TGF-beta-secreting regulatory cells. Microbes Infect 3:947–954.

[80] Wildner G, Thurau SR (1994) Cross-reactivity between an HLA-B27-derived peptide and a retinal autoantigen peptide: a clue to major histocompatibility complex association with autoimmune disease. Eur J Immunol 24:2579–2585.

[81] Wilson SB, Kent SC, Patton KT, et al. (1998) Extreme Th1 bias of invariant Valpha24JalphaQ T cells in type 1 diabetes. Nature 391:177–181.

[82] Zierhut M, Stubiger N, Aboalchamat W, et al. (2001) Immunosuppressive therapy with mycophenolate mofetil (CellCept) in treatment of uveitis. Ophthalmologe 98:647–651.

第 17 章

葡萄膜炎的玻璃体切除术

Matthias D.Becker, Arnd Heiligenhaus, Marc de Smet, Janet Davis

---

主要内容

- 经平坦部玻璃体切除术主要清除葡萄膜炎中混浊的玻璃体。
- 玻璃体切除术与许多诊断和治疗适应证有关。对特定患者做出临床决策前，应该考虑玻璃体切除术的利弊所在，这些知识在教科书上并无明确定义。
- 葡萄膜炎施行玻璃体切除术存在一些特殊并发症，术前、术后必须控制眼内炎症。这需要葡萄膜炎和视网膜专家协同治疗。

17.1 引　言

　　过去 25 年共发表了 60 篇关于玻璃体切除术治疗葡萄膜炎的文献[1]。目前，采用玻璃体切除术的单一术式或联合手术治疗眼内炎症的临床对照研究已经完成。有关预后的影响因素和术前免疫抑制治疗的作用等方面尚无取得一致性结论。因此有必要对玻璃体切除术治疗葡萄膜炎的文献做一综述，总结有用的信息和治疗方案。

17.2 总　论

17.2.1 患者选择

　　患者可因明确诊断或治疗施行玻璃体切除术，通常在去除混浊玻璃体时，诊断和治疗目的兼备。非选择性适应证主要是治疗葡萄膜炎并发症，如视网膜脱离。选择性适应证包括减轻黄斑囊样水肿以提高视力，或用玻璃体切除术替代免疫抑制疗法，但由于缺乏临床试验其有效性尚难以确定。总之，持续性中间葡萄膜炎、明显的玻璃体混浊和药物控制的黄斑囊样水肿是玻璃体切除术的明确适应证。

17.2.2 手术时机

　　尽管白内障手术需在葡萄膜炎完全稳定 3～6 个月后施行，但玻璃体切除术可以在炎症活动期施行。小切口眼后节手术较大切口虹膜操作的眼前节手术带来的创伤小得多。由于尚不知影响视力预后的最严重炎症反应，因此对并非急需处理的眼病，仍建议手术应在眼前节炎症稳定后进行。炎症性葡萄膜渗出和渗出性视网膜脱离是否手术仍存争议。平坦部的渗出可能增加经平坦部穿刺视网膜导致视网膜损伤的风险。

17.2.3 手术技巧

　　采用 20G 玻切头的标准三通道玻璃体切除术已广泛应用。新型 25G 玻切手术也是一种很好的选择，尤其适用于诊断性玻璃体切除或仅为了清除轴部混浊玻璃体的玻璃体切除术[2]。

　　葡萄膜炎的玻璃体切除术中通常还需要其他特殊器械和技巧完成下列玻璃体视网膜操作，如经平坦部切除晶状体、剥膜、视网膜复位、视网膜活检、视网膜切开、视网膜切除、眼内光凝等（见 17.4 "联合手术"）。

17.2.4　诊断步骤

术中如需取出玻璃体用于诊断性试验则应在术前详细计划。不同的玻璃体标本应收集在不同器皿中以用于不同的诊断试验。通常，没有稀释的玻璃体用于细胞学、病毒培养、PCR 和抗体检查。而稀释的玻璃体可以用于流式细胞仪、DNA 基因重组研究和细菌及真菌培养。

玻璃体细胞以及细菌和真菌的培养通常在室温下进行。病毒培养、PCR 和抗体检查需要冷冻不同时间直至测定开始。玻璃体切除术前需与实验室协商以免浪费标本。

17.3　术前准备

17.3.1　眼部其他疾病的检查

17.3.1.1　视网膜脱离

由于虹膜后粘连瞳孔过小、白内障和玻璃体混浊会影响术前视网膜检查，术前的 B 超检查十分重要。B 超检查有助于发现屈光介质混浊眼是否发生视网膜脱离，并可能发现视网膜裂孔或玻璃体牵引。

有时不论临床检查或 B 超都难以区分孔源性视网膜脱离和渗出性视网膜脱离。既往观点认为，只要视网膜下液存在流动性则提示为渗出性视网膜脱离，但在葡萄膜炎合并视网膜脱离患者中由于其视网膜下液蛋白质含量升高导致其视网膜脱离的范围和形态都可以随头位改变而变化。僵硬、收缩的视网膜或广泛的视网膜前膜通常只发生在孔源性视网膜脱离中。

眼部合并急性炎症时，术前 2 周口服大剂量皮质激素有助于控制包括渗出性视网膜脱离在内的炎症反应。应注意的是，单纯孔源性视网膜脱离可以导致明显的眼内炎症；而没有眼部炎症既往史的视网膜脱离可以在

视网膜复位后使眼部炎症缓解或消除。

由于眼部并发症的存在，葡萄膜炎伴发视网膜脱离通常采用包括玻璃体切除术在内的多种手段治疗。

17.3.1.2　视网膜前膜

视网膜前膜伴黄斑囊样水肿（既往或现有）对视力的损害较实际发生更为严重。根据光学相干断层扫描仪检查黄斑厚度、黄斑前膜厚度、视网膜内层曲度是否变直、囊样病变范围大小和玻璃体牵引的结果，确定是否手术剥除黄斑前膜。药物治疗后黄斑厚度仍增加、视网膜内层弯曲度变直以及伴有玻璃体黄斑牵引的黄斑增厚可能是视网膜前膜剥除的最佳适应证。而对黄斑厚度降低伴慢性视力下降者（慢性黄斑囊样水肿或瘢痕形成）的视网膜前膜，即便剥除并不能提高视力。

17.3.1.3　青光眼

葡萄膜炎伴发青光眼需要在玻璃体切除术前评估以确定术中是否同时植入引流阀。眼前节炎症反应会使小梁切除术早期失败，也可以使引流阀周围发生纤维化[3]。经平坦部将引流阀植入后房可以避免上述并发症。彻底切除周边和后极部玻璃体皮质可以避免玻璃体切除时对视网膜损伤。

17.3.1.4　玻璃体后黏连

黏连紧密的玻璃体后皮质难以剥除使手术变得非常困难，特别见于长期前葡萄膜炎的儿童患者。剥除皮质使视网膜脱离的危险同时增加。玻璃体后皮质状态以及能否完全清除也是手术关键。

17.3.2　药物治疗

17.3.2.1　术前免疫抑制剂

目前尚无证据显示，术前控制眼内炎症可以减少玻璃体切除术后并发症如眼压过低、

黄斑囊样水肿的发生。基于葡萄膜炎并发白内障的手术经验来看，如果术前炎症控制良好，葡萄膜炎患者行玻璃体切除术应有更好的视力预后。在一组通常是植入人工晶状体禁忌证的葡萄膜炎——空肠回肠性关节病相关葡萄膜炎（5 例）中术前应用免疫抑制剂治疗后再度植入人工晶状体是安全的[4]。植入材料的异物反应并不是玻璃体切除术最为关心的话题。

　　另一个有关术前应用免疫抑制剂的证据是基于目前对葡萄膜炎发病机制的理解。在自身免疫性葡萄膜炎中，抗原特异性 T 细胞在将大量非抗原特异性白细胞聚集进入玻璃体中发挥着重要作用。抗原特异性 T 细胞仅在眼外淋巴结和脾中呈激活状态，而在眼内

的活性较低。因此，从免疫学角度而言，玻璃体切除术仅仅能去除已有的玻璃体细胞，但并不能阻止炎症反应。玻璃体切除术对改变葡萄膜炎的疾病过程究竟有多大作用仍不清楚。如果患者术前没有进行充分的免疫抑制治疗，葡萄膜炎的炎症反应在术后仍将继续，可能产生如黄斑囊样水肿等术后并发症。但充分免疫抑制治疗的定义尚不统一。多数患者口服 3 个月中等剂量的皮质激素或其他皮质激素辅助药物如甲氨蝶呤、霉酚酸酯能够较好控制炎症反应。除上述理论上的证据，在一项 7 组的系列临床研究中，葡萄膜炎玻璃体切除术前应用免疫抑制剂者大约为 26%（10% ～ 100%）[5～12]。图 17.1 显示葡萄膜炎玻璃体切除术前应用免疫抑制剂的作用机制。

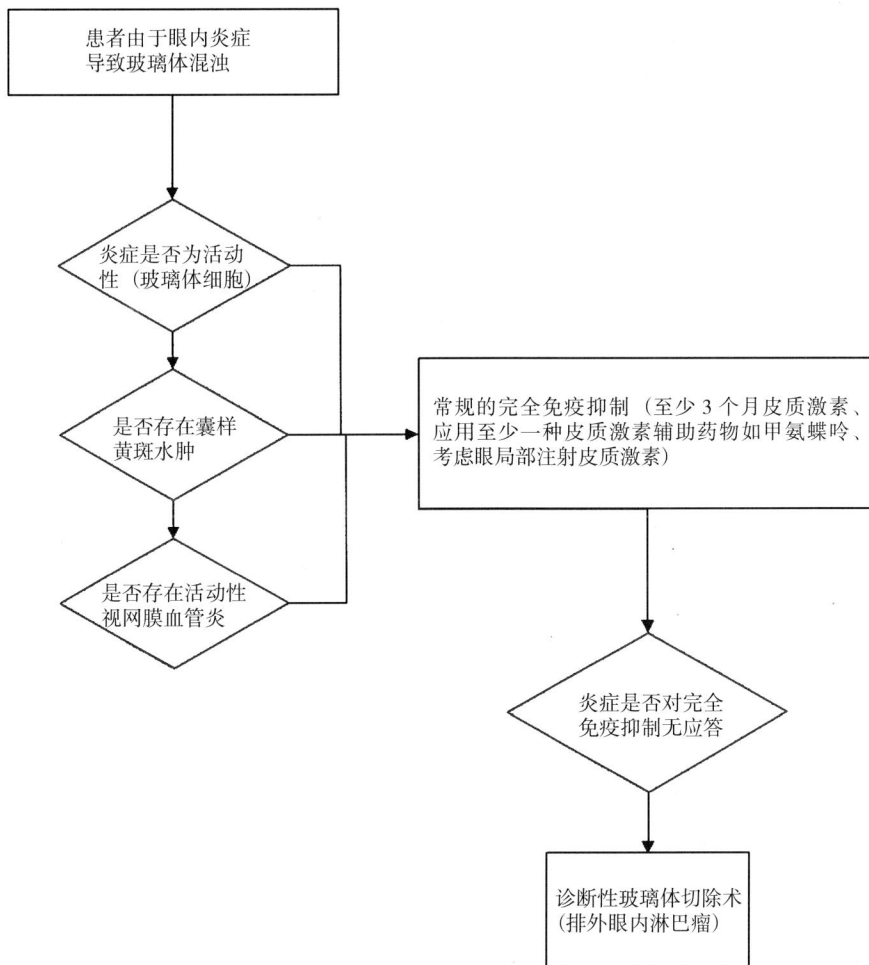

图 17.1　葡萄膜炎玻璃体切除术前应用免疫抑制剂的作用机制。

目前仍不清楚玻璃体切除术是否使免疫抑制剂在术后能更好地发挥控制炎症的作用。以理论而言，手术本身可以去除大量的活化淋巴细胞和细胞因子使药物更好地发挥作用或使药物更好地进入眼内。

17.3.2.2　玻璃体腔注射皮质激素

尽管疗效尚存争议，临床常向玻璃体腔内注射地塞米松治疗细菌性眼内炎导致的严重的眼内炎症反应[13]。但该方法在葡萄膜炎玻璃体切除术中很少应用。曲安奈德是一种新型的皮质类固醇药物，该药不仅能够减轻葡萄膜炎术后炎症反应，而且减轻药物治疗后残存的黄斑囊样水肿，此外，曲安奈德在玻璃体切除术中还可用做手术辅助剂判断有无玻璃体皮质残留[14]，因此玻璃体腔中注射皮质激素已用于葡萄膜炎玻璃体切除术中[15]。

尽管尚缺乏随机临床试验结果，但临床研究提示玻璃体腔中注射曲安奈德后黄斑水肿得到改善，一般在 4~6 周后视力明显提高。眼内注射可能会发生如白内障进展和眼压升高等并发症。此外，眼内注射曲安奈德可能导致无菌性眼内炎影响术后疗效。尽管眼内注射曲安奈德可以明显提高视力，但在彻底弄清其在葡萄膜炎玻璃体切除术中的确切作用前，应慎重选择病例。

17.4　联合手术

17.4.1　白内障手术

17.4.1.1　一般情况

白内障是葡萄膜炎最常见的并发症之一，约占 50%。

17.4.1.2　适应证和禁忌证

白内障手术的最主要适应证是去除混浊的晶状体，以便在随访或玻璃体黄斑手术中能够看清眼底。禁忌证是急性、活动性眼部炎症以及仍有完全调节能力的儿童中等混浊的白内障，特别是在弱视形成阶段。

17.4.1.3　手术方法

目前有多种手术方法用于治疗葡萄膜炎并发白内障，主要包括晶状体切除术、白内障囊外摘除术（或白内障超声乳化术）、联合或不联合人工晶状体植入。手术时机非常关键，术前需应用抗炎药物完全控制眼内炎症，术后继续使用药物治疗。根据葡萄膜炎的病因、体征以及并发症确定围手术期的药物治疗以及手术技巧。

葡萄膜炎并发白内障尤其儿童患者手术，常产生后发性白内障以及严重的炎症反应，后者可以导致瞳孔膜闭、玻璃体混浊、黄斑水肿和低眼压。上述并发症在非葡萄膜炎中可以应用后囊膜联合前部玻璃体切除术解决[16]，对严重并发症者最好经平坦部切除晶状体和玻璃体。25 年前研究已经证实，对伴有慢性炎症的白内障采取经平坦部切除晶状体和玻璃体能够有效地提高视力[17]。对青少年性特发性关节炎和虹膜睫状体炎并发白内障者目前仍主张采用经平坦部切除晶状体和玻璃体[18]，但最近有一项小样本研究显示，对上述患者可以选择性植入人工晶状体。

完全控制葡萄膜炎症或急性炎症缓解后，可以行白内障超声乳化联合玻璃体切除术。这种联合手术常用于合并存在白内障和玻璃体视网膜病变的患者[19]。该术式在提高术后视力方面有着独特优势，可以避免玻璃体切除术后发生白内障，不必行二次手术摘除白内障，减少并发症的发生，使视力尽早恢复[20]。但该术式在葡萄膜炎患者疗效尚不确定。联合手术相对分期手术而言，将会产生更为严重的前房炎症反应和黄斑囊样水肿。因此，当需要在前房里进行大量操作以及炎症处于活动期时，病例选择显得十分重要。

17.4.2　剥　膜

17.4.2.1　一般情况

对非葡萄膜炎患者而言，不论是否伴有黄斑囊样水肿，去除黄斑前膜都是玻璃体切除术的适应证。由于膜形成导致视力严重下降[21]，葡萄膜炎玻璃体切除术中剥除前膜的效果相似。

17.4.2.2　适应证和禁忌证

葡萄膜炎形成视网膜前膜者十分常见，但较少发生严重的视力下降。有一些前膜并不直接影响黄斑中心凹，尚需通过 OCT 或活体显微镜检查证实。视网膜结构改变是手术剥离前膜的主要指征，但应在炎症得到有效控制后方行手术治疗。

17.4.2.3　手术技巧

围手术期应通过全身使用类固醇激素加强免疫抑制功能。手术结束时常需行球旁激素注射，术后根据眼部反应情况，尽快将全身使用的类固醇激素减量。手术其他细节与常见的视网膜加压手术相似。

17.4.3　冷凝治疗

17.4.3.1　一般情况

冷凝不仅有助于视网膜复位，而且对葡萄膜炎的治疗有益。但冷凝产生无菌性炎症反应，表现为持续 3～4 天的房水闪辉以及明显的葡萄膜渗出和视网膜前膜或视网膜下膜形成。鉴于此，只要条件具备，应选择激光经瞳孔或采用远红外二极管经巩膜光凝取代冷凝。

17.4.3.2　适应证和手术技巧

在葡萄膜炎患者中采用冷凝裂孔周围视网膜可以使视网膜 – 葡萄膜粘连，视网膜裂孔周围数个相连的轻度冷凝斑较裂孔中心单一的较大的冷凝斑更为理想。

冷凝也可以治疗对药物治疗无效、严重

的急性中间葡萄膜炎的平坦部渗出。由于玻璃体出血导致平坦部渗出引起的新生血管也可以使用冷凝术。当然在操作中应尽可能使用最小治疗量。光凝也用于治疗平坦部雪堤样改变，特别当范围不是很大时，多次光凝可以减少牵拉周边部视网膜的可能。

17.4.4　诊断性玻璃体切除术

17.4.4.1　一般情况

分子生物学的最新进展给眼内炎症的诊断带来新的突破。基因标记和种族特异性基因序列已用于化妆综合征的诊断。

诊断性玻璃体切除术需要各实验室的密切合作，微生物室检测完玻璃体标本的感染因素后需立即将其送至病理室以免细胞自溶，这是诊断性玻璃体切除术的必要条件，只有在专门研究中心才能实现。

除传统的培养技术外，抗体滴度的测定、DNA 的 PCR 技术大大提高诊断性玻璃体切除术检出率。此外，细胞表面标记物和细胞因子的细胞学测定为眼内淋巴瘤的诊断带来了更多有用的信息。

应用如酶联免疫吸附试验和放射免疫分析等现代诊断检查，鼠弓形体、犬弓蛔虫、单纯疱疹病毒、带状疱疹病毒、巨细胞病毒、E–B 病毒的抗体都可以定量检测。比较血清和玻璃体的抗体水平得出 Goldmann–Wittmer 系数可以发现眼内抗体的异常。

PCR 技术对从很小样本中提取的 DNA 有很高的诊断敏感性，但该技术的局限性和有效性仍需认真分析。阳性结果需考虑假阳性的可能。实验室检查结果应用至临床时需要考虑其敏感性和特异性。此外，检查结果仅仅是一个简单"是 / 否"，临床医生还需要考虑 DNA 是"旧 / 新"、"活 / 死"、"有活性 / 无活性"的可能。

17.4.4.2　适应证和禁忌证

诊断性玻璃体切除术通常应用于不典型

葡萄膜炎，例如，常规免疫抑制治疗没有产生预期治疗效果时，其目的主要是排除微生物感染，以及如眼内淋巴瘤导致的化妆综合征等。

因治疗费用所限，如果现有检测条件下不可能得到明确诊断时，诊断性玻璃体切除术应视为禁忌。但有关葡萄膜炎的玻璃体标本的检测将成为科学研究的热点。

17.5　术后并发症

17.5.1　低眼压

葡萄膜炎术后低眼压主要与急性炎症反应导致的房水生成突然减少有关。玻璃体切除术后还需排除由于伤口渗漏或视网膜脱离引起的低眼压。

口服激素、频点激素眼液和静脉使用激素对低眼压均有治疗作用。长期低眼压常常发生于术前诊断不明的患者。应用高分辨率仪器扫描睫状体可以发现睫状突之间的膜状物，一旦发现，应立即手术去除。由于接触性检查可能使眼球塌陷或使其解剖结构紊乱，因此必须使用非接触性 B 超探头。

玻璃体手术前应用间接眼底镜和巩膜压迫法可以发现睫状体前膜、评估睫状体萎缩程度，这对估计术后低眼压的发生十分有用。鉴于临床检查睫状体前膜较为困难，可行 UBM 检查。然而，低眼压时发生的形态学改变并不容易鉴别。

17.5.2　视网膜脱离

视网膜脱离是葡萄膜炎最严重的并发症，眼内炎症导致视网膜前膜形成并使视力预后不良。葡萄膜炎玻璃体切除术导致视网膜脱离的主要原因有：平坦部手术器械进出眼球导致视网膜渗出、渗出物收缩牵引导致视网膜脱离、脉络膜视网膜炎症边缘出现裂孔导致视网膜脱离。

玻璃体切除术后必须采用空气、惰性气体或硅油填充玻璃体腔。但由于残留玻璃体腔中液体的炎症介质和细胞浓度升高，同样使视力预后不良。此外，还可以诱发视网膜前膜形成导致视网膜脱离。

17.5.3　玻璃体积血

玻璃体积血常见于各种类型葡萄膜炎玻璃体切除术后，可能因巩膜穿刺口发生渗出性出血所致。积血通常在一个月内吸收，但由新生血管和视网膜裂孔所导致的玻璃体积血需进一步治疗。

17.5.4　葡萄膜炎复发

玻璃体切除术后葡萄膜炎仍可能复发。术后立即出现的、短暂的炎症反应加重经口服皮质类固醇激素即可控制。玻璃体切除后玻璃体细胞减少，对视力影响相对减小。玻璃体细胞反应缺乏时，常造成炎症已经完全控制的假象。判断炎症是否控制的其他检查还包括眼前节炎症反应、眼后节病变、视网膜功能状态、视野、视网膜电流图以及黄斑有无水肿等。

17.6　特殊葡萄膜炎的玻璃体切除术

17.6.1　Fuchs 综合征

目前有两篇关于 Fuchs 综合征玻璃体切除术的报道[22,23]。研究显示，术后 25 例眼视力均提高，仅出现 1 例前房积血。Fuchs 综合征玻璃体切除术的风险 – 收益比似乎与白内障手术相似，通常是可以接受的[24~26]。

17.6.2　Behct´s 病

复习文献发现，Behct´s 病在伴有全身异常葡萄膜炎的玻璃体切除术中约占 1/4 左右。一个法国研究小组报道的病例相对较少，而且无术后疗效的报道。3 例 Behct´s 病患者玻璃体切除术后发现，由于并发症的发生率高，玻璃体切除术对 Behct´s 病的治疗并没有益处。

17.6.3　中间葡萄膜炎

在已发表的文献中约 46% 的病人归为中间葡萄膜炎。有 5 篇报道特别关注中间葡萄膜炎的玻璃体切除术。大多数作者支持在中间葡萄膜炎患者行玻璃体切除术，特别是全身激素治疗不能控制炎症者。玻璃体切除术可以减少黄斑囊样水肿。

17.6.4　儿童葡萄膜炎

已有 3 例青少年型葡萄膜炎行玻璃体切除术的报道[31,33,34]。其他还有小样本儿童发生前、中、后和全葡萄膜炎的报道。少数报道如全身病合并葡萄膜炎，例如肉样瘤、幼年特发性关节炎和 Behcet´s 病[18]。

儿童葡萄膜炎行玻璃体切除术的主要适应证是中间葡萄膜炎。玻璃体切除术和免疫抑制剂在儿童患者中的疗效尚不确定。玻璃体切除术可以避免全身应用激素或免疫抑制剂，减少副作用的发生。但玻璃体切除术可能带来如白内障形成等并发症。

经平坦部切除晶状体和玻璃体，可以为葡萄膜炎伴有并发性白内障的儿童提供一种新的治疗方法[18]。

17.6.5　感染性葡萄膜炎

17.6.5.1　弓形体病

玻璃体切除术治疗弓形体脉络膜视网膜炎主要有三种情况。（1）严重的、非典型病例，脉络膜视网膜炎症并未发生于邻近视网膜色素瘢痕处。PCR 扩增弓形体基因和抗体产物有助于明确诊断。也有报道在玻璃体标本中培养弓形体。（2）玻璃体切除术可以解除脉络膜视网膜损伤边缘的玻璃体牵引。尤其在炎症反应严重时，玻璃体浓缩导致玻璃体牵拉膜形成。（3）应用玻璃体切除术复位因弓形体感染导致的脱离视网膜。手术方法取决于炎症的严重程度。如果术眼仍处于炎症期，常采用长期填充物如硅油。避免使用冷凝，以便减轻术后炎症反应。

围手术期预防性使用针对弓形体的抗生素可以减少该病的复发率。

17.6.5.2　弓蛔虫病

玻璃体切除术为眼内抗体检测提供了可能，这将有助于疾病的诊断。此外，玻璃体切除术可以解除视网膜周边部或黄斑周围的玻璃体对视网膜的异常牵拉。更为重要的是，手术可以从视网膜下取出导致眼内异常改变的蛔虫活体，从而避免了蛔虫体在眼内导致的炎症反应[36]。

17.6.5.3　巨细胞病毒性视网膜炎

该病伴有视网膜脱离是玻璃体切除术的主要适应证[37]。视网膜脱离发生在巨细胞病毒侵袭的部位甚至整个视网膜。手术目的是复位视网膜、解除巨细胞病毒视网膜炎症部位及其相邻部位，以及视网膜裂孔周围的玻璃体牵引。通常选择硅油作为眼内填充物，特别适用于抗病毒药物治疗无效的巨噬细胞病毒性视网膜炎患者。下方视网膜脱离或者基底部玻璃体没有完全切除时，巩膜外环扎有助于视网膜复位。炎症局限者应选用气体填充，从而避免硅油的相关并发症[38]。

17.6.5.4　坏死性疱疹病毒性视网膜炎

玻璃体切除术可以去除本病中出现的大量混浊玻璃体。当炎症消退时，应该及时复位由于感染引起视网膜脱离，特别适用于未用激光封闭坏死视网膜边缘的患者。手术效果取决于视网膜坏死的程度和视网膜脱离的范围。应用激光光凝将健康视网膜与坏死组织分隔。通常并不需要巩膜外环扎，选择硅油作为眼内填充物。术后视网膜前膜增殖十分常见[39]。

17.6.5.5　黄斑囊样水肿

药物治疗无效的黄斑囊样水肿是玻璃体切除术的相对适应证，特别是伴有其他玻璃体视网膜异常时。玻璃体切除术是否能够改善黄斑囊样水肿仍存有争议。玻璃体切除术能够解除玻璃体条索对黄斑的牵引，增加药物的渗透性，就理论而言，该术式可以改善黄斑囊样水肿。然而玻璃体切除术本身可以引发术后的黄斑囊样水肿，术前免疫抑制治疗可能减少术后黄斑囊样水肿的发生。

慢性黄斑囊样水肿可以导致光感受器的继发性改变。眼底荧光血管造影显示黄斑中心凹陷无血管区的扩大提示玻璃体切除术后视力恢复的可能性很小。然而，目前认为只要 OCT 确认黄斑区存在玻璃体牵引，则可以考虑行玻璃体切除术。

总　结

葡萄膜炎行玻璃体切除术的适应证
可以接受的适应证
- 急诊手术适应证
  孔源性视网膜脱离
  晶状体溶解性葡萄膜炎
- 选择性适应证
  应用激素或免疫抑制剂治疗无效、显著影响视力的玻璃体混浊
  伴有黄斑水肿的玻璃体黄斑牵引
  病因不明的玻璃体积血
  严重影响视力的视网膜前膜
  需联合其他眼部手术：经平坦部晶状体切除、植入青光眼减压阀
  对于感染或眼内白血病进行诊断
相对或有争议的适应证
- 免疫抑制剂或激素的替代疗法
- 药物治疗无效的囊样黄斑水肿
- 伴睫状体前膜的低眼压

- 联合白内障囊外摘除和人工晶状体植入术
- 中到重度影响视力的慢性玻璃体混浊
玻璃体切除术的禁忌证
- 视力未受影响的视网膜前膜
- 光感受器受损的慢性囊样黄斑水肿
- 病情稳定的牵引性视网膜脱离
- 慢性炎症渗出
- 渗出性视网膜脱离
- 前葡萄膜炎或没有明显玻璃体炎症的后葡萄膜炎
- 急性活动性葡萄膜炎，玻璃体切除术后可能伴有严重的术后反应
- 怀疑视网膜母细胞瘤的葡萄膜炎

参考文献

[1] Becker MD, Harsch N, Zierhut M, et al. (2003) Therapeutic vitrectomy in uveitis. Ophthalmologe 10:787–795.
[2] Fujii GY, De Juan E Jr, Humayun MS, et al. (2002) A new 25-gauge instrument system for transconjunctival sutureless vitrectomy surgery. Ophthalmology 10:1807–1812.
[3] Sheppard JD, Shrum KR (1995) Pars plana Molteno implantation in complicated inflammatory glaucoma. Ophthalmic Surg 3:218–222.
[4] Lam LA, Lowder CY, Baerveldt G, et al. (2003) Surgical management of cataracts in children with juvenile rheumatoid arthritis-associated uveitis. Am J Ophthalmol 6:772–778.
[5] Heiligenhaus A, Bornfeld N, Foerster M, et al. (1994) Long-term results of pars plana vitrectomy in the management of complicated uveitis. Br J Ophthalmol 7:549–554.
[6] Leuenberger P (1984) L'interet de la vitrectomie dans le traitement des uveites posterieures. Klin Monatsbl Augenheilkd 5:445–448.
[7] Sikic J, Suic S (2001) Surgical treatment of uveitis. Coll Antropol 71–76.
[8] Stavrou P, Baltatzis S, Letko E, et al. (2001) Pars plana vitrectomy in patients with intermediate uveitis. Ocul Immunol Inflamm 3:141–151.
[9] Thumann G, Bartz-Schmidt K, Esser P, et al. (1997) Vitrektomie in der Behandlung von Augen mit komplizierter Uveitis. Klin Monatsbl Augenheilkd 4:241–244.
[10] Verbraeken H (1996) Pars plana lensectomy in cases of cataract with juvenile chronic uveitis. Graefes Arch Clin Exp Ophthalmol 10:618–622.
[11] Wiechens B, Nolle B, Reichelt J (2001) Pars-plana vitrectomy in cystoid macular edema associated with intermediate uveitis. Graefes Arch Clin Exp Ophthalmol 7:474–481.
[12] Wiechens B, Reichelt J, Urbat C, et al. (2003) Pars-

plana-Vitrektomie bei zystoidem Makulaödem bei verschiedenen Formen der chronischen Uveitis. Ophthalmologe 1:33–43.

[13] Shah GK, Stein JD, Sharma S, et al. (2000) Visual outcomes following the use of intravitreal steroids in the treatment of postoperative endophthalmitis. Ophthalmology 3:486–489.

[14] Enaida H, Hata Y, Ueno A, et al. (2003) Possible benefits of triamcinolone-assisted pars plana vitrectomy for retinal diseases. Retina 6:764–770.

[15] Sonoda K, Enaida H, Ueno A, et al. (2003) Pars plana vitrectomy assisted by triamcinolone acetonide for refractory uveitis: a case series study [In Process Citation]. Br J Ophthalmol 8:1010–1014.

[16] Ram J, Brar GS, Kaushik S, et al. (2003) Role of posterior capsulotomy with vitrectomy and intraocular lens design and material in reducing posterior capsule opacification after pediatric cataract surgery. J Cataract Refract Surg 8:1579–1584.

[17] Diamond J, Kaplan H (1978) Lensectomy and vitrectomy for complicated cataract secondary to uveitis. Arch Ophthalmol 10:1798–1804.

[18] Flynn H, Davis J, Culbertson W (1988) Pars plana lensectomy and vitrectomy for complicated cataracts in juvenile rheumatoid arthritis. Ophthalmology 8:1114–1119.

[19] Lahey JM, Francis RR, Kearney JJ (2003) Combining phacoemulsification with pars plana vitrectomy in patients with proliferative diabetic retinopathy: a series of 223 cases. Ophthalmology 7:1335–1339.

[20] Koenig SB, Han DP, Mieler WF, et al. (1990) Combined phacoemulsification and pars plana vitrectomy. Arch Ophthalmol 3:362–364.

[21] Dev S, Mieler W, Pulido J, et al. (1999) Visual outcomes after pars plana vitrectomy for epiretinal membranes associated with pars planitis. Ophthalmology 6:1086–1090.

[22] Scott R, Sullivan P, Aylward G, et al. (2001) The effect of pars plana vitrectomy in the management of Fuchs heterochromic cyclitis. Retina 4:312–316.

[23] Waters F, Goodall K, Jones N, et al. (2000) Vitrectomy for vitreous opacification in Fuchs' heterochromic uveitis. Eye 2:216–218.

[24] Avramides S, Sakkias G, Traianidis P (1997) Cataract surgery in Fuchs' heterochromic iridocyclitis. Eur J Ophthalmol 2:149–151.

[25] Daus W, Schmidbauer J, Buschendorff P, et al. (1992) Results of extracapsular cataract extraction with intraocular lens implantation in eyes with uveitis and Fuchs' heterochromic iridocyclitis. Ger J Ophthalmol 6:399–402.

[26] Jones NP (1996) Cataract surgery in Fuchs' heterochromic uveitis: past, present, and future. J Cataract Refract Surg 2:261–268.

[27] Limon S, Boscher C, Abenhaim A, et al. (1985) Interet de la vitrectomie precoce au cours de la maladie de behcet compliquee de hyalite, a propos de 20 cas. Bull Soc Ophtalmol Fr 3:363–365.

[28] Limon S, Renard J, Waligora G, et al. (1989) Interet de la vitrectomie dans les uveites intermediaires et la maladie de Behcet avec hyalite. Ophtalmologie 3:206–208.

[29] Ozdemir O, Erkam N, Bakkaloglu A (1988) Results of pars plana vitrectomy in Behcet's disease. Ann Ophthalmol 1:35–38.

[30] Eckardt C, Bacskulin A (1992) Vitrectomy in intermediate uveitis. Dev Ophthalmol 23:232–238.

[31] Kroll P, Romstock F, Grenzebach U, et al. (1995) Frühvitrektomie bei endogener juveniler Uveitis intermedia – eine Langzeitstudie. Klin Monatsbl Augenheilkd 4:246–249.

[32] Schönfeld C, Weissschadel S, Heidenkummer H, et al. (1995) Vitreoretinal surgery in intermediate uveitis. Ger J Ophthalmol 1:37–42.

[33] Bacskulin A, Eckardt C (1993) Ergebnisse der Pars plana-Vitrektomie bei chronischer Uveitis im Kindesalter. Ophthalmologe 5:434–439.

[34] Ulbig M, Kampik A (1989) Pars plana-Vitrektomie bei chronischer Uveitis des Kindes. Klin Monatsbl Augenheilkd 1:10–12.

[35] Miller D, Davis J, Rosa R, et al. (2000) Utility of tissue culture for detection of *Toxoplasma gondii* in vitreous humor of patients diagnosed with toxoplasmic retinochoroiditis. J Clin Microbiol 10:3840–3842.

[36] Belmont J, Irvine A, Benson W, et al. (1982) Vitrectomy in ocular toxocariasis. Arch Ophthalmol 12:1912–1915.

[37] Davis JL (1999) Management of CMV retinal detachments in the new era of antiretroviral therapy. Ocul Immunol Inflamm 3–4:205–213.

[38] Canzano JC, Morse LS, Wendel RT (1999) Surgical repair of cytomegalovirus-related retinal detachment without silicone oil in patients with AIDS. Retina 4:274–280.

[39] Ahmadieh H, Soheilian M, Azarmina M, et al. (2003) Surgical management of retinal detachment secondary to acute retinal necrosis: clinical features, surgical techniques, and long-term results. Jpn J Ophthalmol 5:484–491.